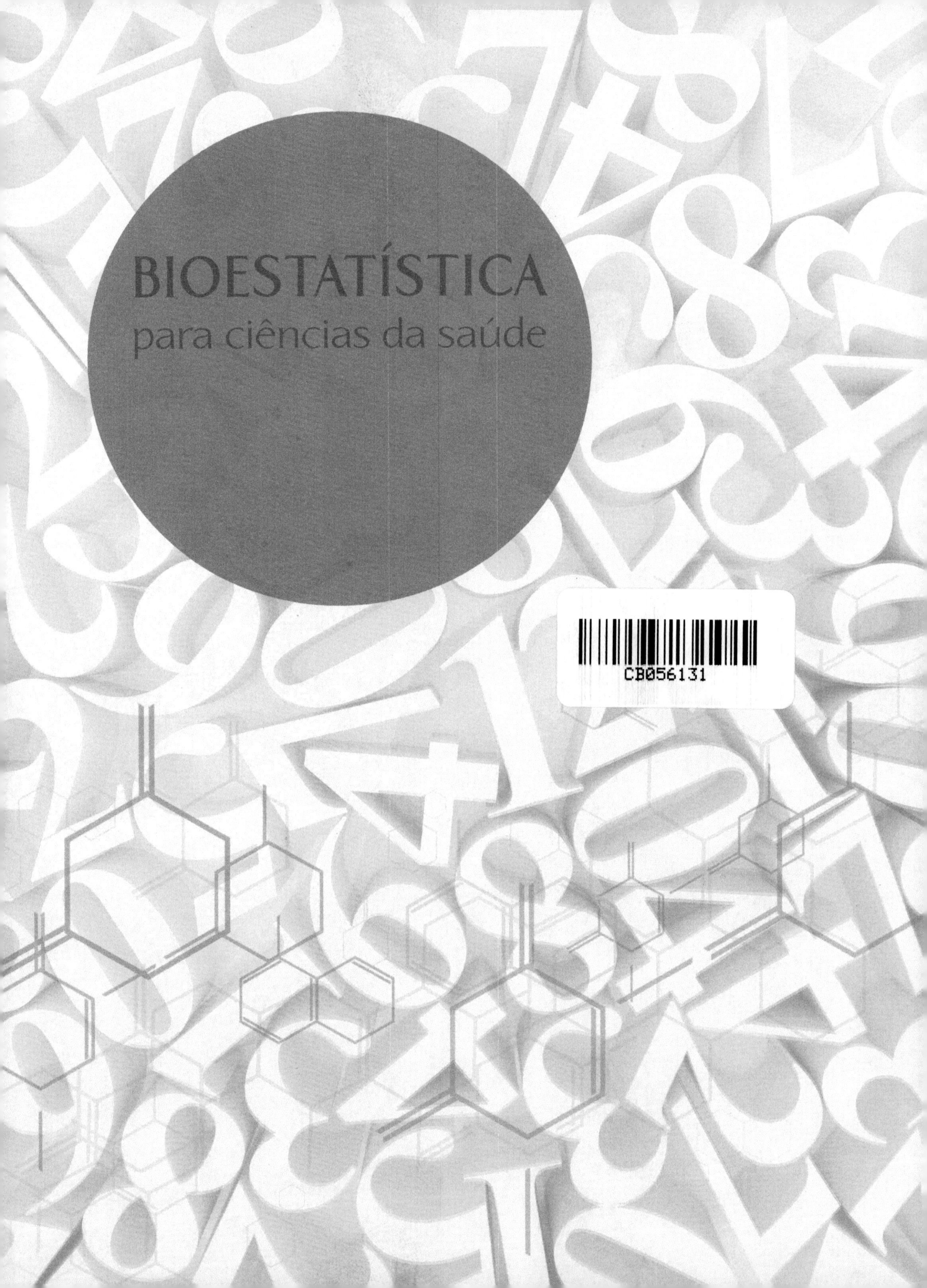

BIOESTATÍSTICA
para ciências da saúde

BIOESTATÍSTICA
para ciências da saúde

R. Clifford Blair
University of South Florida

Richard A. Taylor

Tradutor:
Daniel Vieira

Revisão técnica:
Dr. Jorge Alves de Sousa
Prof. Adjunto do Centro de Educação e Saúde da
Universidade Federal de Campina Grande (UFCG)
Doutor em Engenharia Agrícola pela Universidade
Federal de Campina Grande (UFCG)

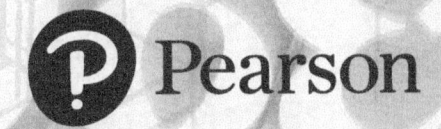

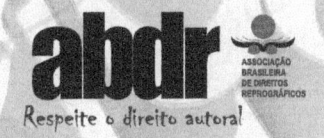

Pearson

©2013 by Pearson Education do Brasil Ltda.
© 2008 Pearson Education, Inc..

Todos os direitos reservados. Nenhuma parte desta publicação poderá ser reproduzida ou transmitida de qualquer modo ou por qualquer outro meio, eletrônico ou mecânico, incluindo fotocópia, gravação ou qualquer outro tipo de sistema de armazenamento e transmissão de informação, sem prévia autorização por escrito e transmissão de informação, da Pearson Education do Brasil.

Diretor editorial e de conteúdo	Roger Trimer
Gerente editorial	Kelly Tavares
Supervisora de produção editorial	Silvana Afonso
Coordenadora de produção gráfica	Tatiane Romano
Coordenador de produção editorial	Sérgio Nascimento
Editor de aquisições	Vinícius Souza
Editora de texto	Sabrina Levensteinas
Editor assistente	Marcos Guimarães
Preparação	Beatriz Garcia
Revisão	Guilherme Summa e Juliana Costa
Capa	Solange Rennó
Projeto gráfico	RS2
Diagramação	Casa de Ideias

Dados Internacionais de Catalogação na Publicação (CIP)
(Câmara Brasileira do Livro, SP, Brasil)

Blair, R. Clifford
  Bioestatística para ciências da saúde / R. Clifford Blair, Richard A. Taylor; tradução Daniel Vieira ; revisão técnica Jorge Alves de Sousa. – São Paulo: Pearson Education do Brasil, 2013.

  Título original: Biostatistics for the health sciences.
  Bibliografia.
  ISBN 978-85-8143-171-0

  1. Biometria 2. Biometria - Métodos 3. Estatística médica 4. Estatística - Métodos I. Taylor, Richard A.. II. Sousa, Jorge Alves de. III. Título.

12-13154   CDD-570.15195

Índice para catálogo sistemático:
1. Bioestatística para ciências da saúde   570.15195

Direitos exclusivos cedidos à
Pearson Education do Brasil Ltda.,
uma empresa do grupo Pearson Education
Avenida Francisco Matarazzo, 1400
Torre Milano – 7o andar
CEP: 05033-070 -São Paulo-SP-Brasil
Telefone 19 3743-2155
pearsonuniversidades@pearson.com

Distribuição
Grupo A Educação
www.grupoa.com.br
Fone: 0800 703 3444

Para Pal

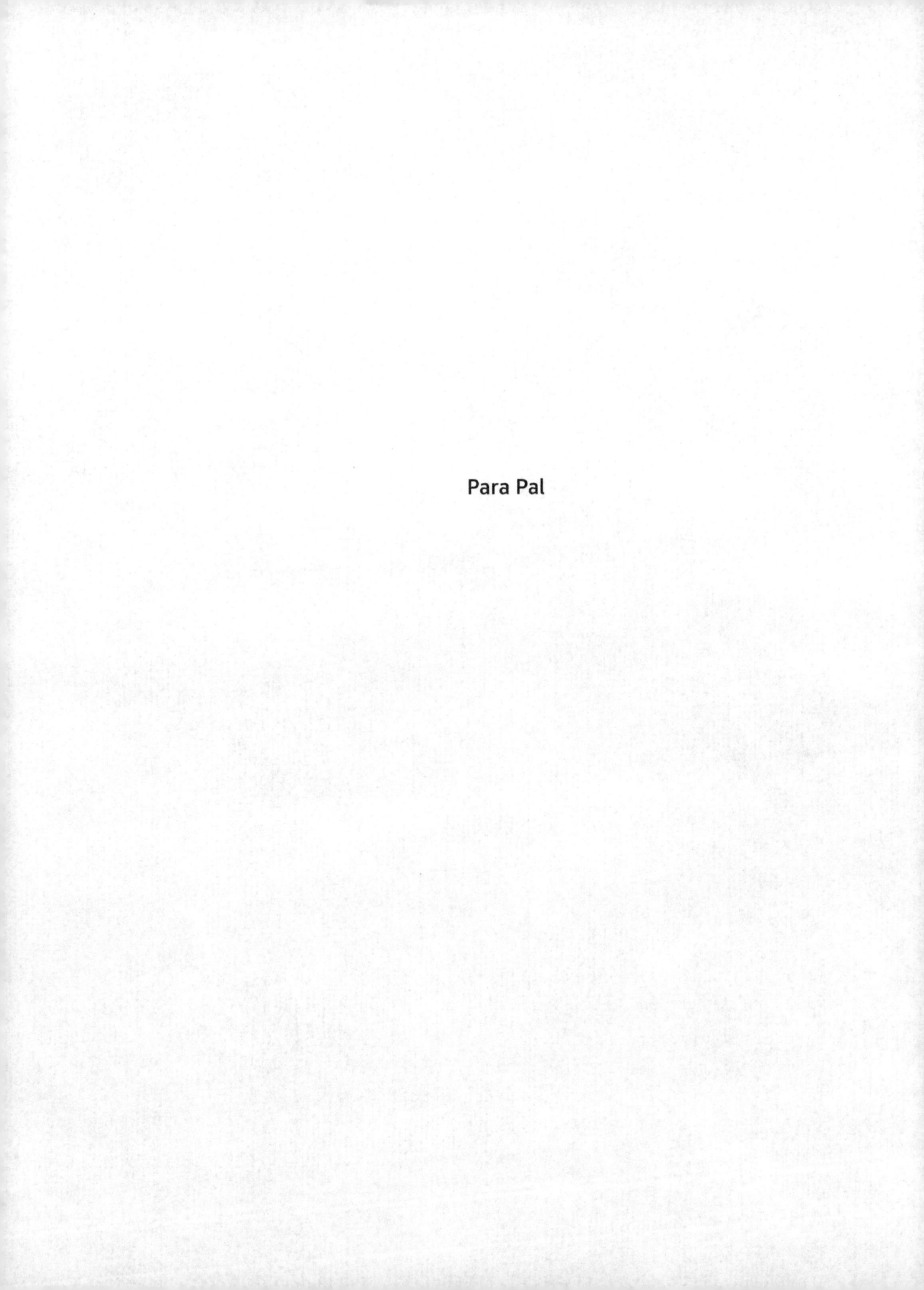

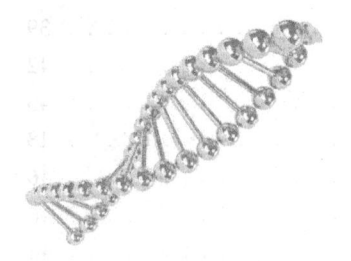

Sumário

	Prefácio		XIII
1	**Bases da bioestatística**		1
	1.1	Introdução	1
	1.2	Populações e amostras	1
	1.3	Parâmetros e estatísticas	3
	1.4	Estatística descritiva e inferencial	4
	1.5	Por que populações e amostras?	5
	1.6	E agora?	5
	Termos e expressões		6
	Exercícios		6
2	**Métodos descritivos**		7
	2.1	Introdução	7
	2.2	Escalas de medida	7
		2.2.1 Escala nominal	8
		2.2.2 Escala ordinal	8
		2.2.3 Escala intervalar (ou de intervalo igual)	9
		2.2.4 Escala de razões	9
		2.2.5 Dados contínuos e discretos	9
		2.2.6 Mais comentários sobre escalas	10
	2.3	Notação de somatório	10
		2.3.1 Notação básica	10
		2.3.2 Algumas regras do somatório	11
	2.4	Distribuições	13
		2.4.1 Distribuições de frequência	14
		2.4.2 Distribuições relativas de frequência	14
		2.4.3 Distribuições de frequência cumulativa	14
		2.4.4 Distribuições de frequência relativa cumulativa	14
		2.4.5 Distribuições agrupadas	15
	2.5	Gráficos	16
		2.5.1 Gráficos de barras	17
		2.5.2 Histogramas	17
		2.5.3 Polígonos	18
		2.5.4 Diagramas de ramo e folhas	20

2.6 Métodos numéricos. 21
    2.6.1 Medidas de tendência central. 21
    2.6.2 Medidas de variabilidade 28
    2.6.3 Medidas de posição relativa. 33
    2.6.4 Medidas associadas à forma de distribuição 39
2.7 Uma reorientação. 42
Termos e expressões 43
Exercícios 43

3 Probabilidade. 46

3.1 Introdução. 46
3.2 Definição de probabilidade 46
3.3 Tabelas de contingência 47
    3.3.1 Amostragem da população 47
    3.3.2 Tabelas de frequência 48
    3.3.3 Tabelas de probabilidade 49
    3.3.4 Independência 50
    3.3.5 Sensibilidade, especificidade e conceitos relacionados. 51
    3.3.6 Razões de risco e de chances 53
    3.3.7 Regra de Bayes 54
3.4 Curva normal 56
    3.4.1 Amostragem da população 56
    3.4.2 Algumas características da curva normal 57
    3.4.3 Cálculo de áreas sob a curva normal. 58
    3.4.4 Uso da curva normal para aproximar probabilidades 61
Termos e expressões 63
Exercícios 64

4 Introdução à inferência e aos métodos para uma amostra 67

4.1 Introdução. 67
4.2 Distribuições amostrais 67
    4.2.1 Definição 67
    4.2.2 Distribuição amostral de $\bar{x}$. 68
    4.2.3 Uso da curva normal para aproximar probabilidades associadas a $\bar{x}$ 70
    4.2.4 Distribuição amostral de $\hat{p}$. 71
    4.2.5 Uso da distribuição binomial na aproximação de probabilidades associadas a $\hat{p}$ . . . 73
    4.2.6 Uso da curva normal na aproximação de probabilidades associadas a $\hat{p}$. 75
4.3 Teste de hipótese 77
    4.3.1 Introdução. 77
    4.3.2 Argumento e método 78
    4.3.3 Teste Z para uma média 80
    4.3.4 Teste t para uma média 91
    4.3.5 Testes de uma amostra para uma proporção 96
    4.3.6 Testes de equivalência 103
    4.3.7 Erros e decisões corretas no teste de hipótese 110
4.4 Intervalos de confiança. 121
    4.4.1 Introdução. 121
    4.4.2 Raciocínio e método 121
    4.4.3 Observação 124
    4.4.4 Intervalo de confiança para μ quando o valor de σ é conhecido. 125
    4.4.5 Intervalo de confiança para μ quando o valor de σ não é conhecido 128
    4.4.6 Intervalo de confiança para π 130

4.5 Comparação de testes de hipótese e intervalos de confiança...........135
    4.5.1 Testes de hipótese bicaudais e intervalos de confiança bilaterais..........135
    4.5.2 Testes de hipótese unicaudais e intervalos de confiança unilaterais.........136
    4.5.3 Alguns comentários adicionais..........137
4.6 Uma reorientação..........137
Termos e expressões..........137
Exercícios..........138

5 Métodos para amostras emparelhadas..........141
5.1 Introdução..........141
5.2 Métodos relacionados à diferença de médias..........141
    5.2.1 Teste t para amostras emparelhadas (diferença)..........141
    5.2.2 Estabelecimento da equivalência por meio de testes t de amostras emparelhadas..146
    5.2.3 Intervalo de confiança para a diferença da média de amostras emparelhadas....152
    5.2.4 Hipóteses..........155
5.3 Métodos relacionados a proporções..........155
    5.3.1 Teste de McNemar de uma proporção de amostras emparelhadas..........155
    5.3.2 Determinação da equivalência para uma proporção de amostras emparelhadas...161
    5.3.3 Intervalo de confiança para uma proporção de amostras emparelhadas..........166
    5.3.4 Hipóteses..........168
5.4 Métodos relacionados a razões de risco de amostras emparelhadas..........168
    5.4.1 Fundamentos..........168
    5.4.2 Teste da hipótese $RR = 1$ para amostras emparelhadas..........169
    5.4.3 Determinação da equivalência por meio da razão de risco das amostras emparelhadas..........172
    5.4.4 Intervalo de confiança para uma razão de risco de amostras emparelhadas......174
    5.4.5 Hipóteses..........177
5.5 Métodos relacionados a razões de chances de amostras emparelhadas..........177
    5.5.1 Fundamentos..........177
    5.5.2 Teste da hipótese $OR = 1$ para amostras emparelhadas..........179
    5.5.3 Determinação de equivalência por meio da razão de chances de amostras emparelhadas..........181
    5.5.4 Intervalo de confiança para uma razão de chances de amostras emparelhadas....184
    5.5.5 Hipóteses..........188
Termos e expressões..........188
Exercícios..........189

6 Métodos para amostras independentes..........192
6.1 Introdução..........192
6.2 Métodos relacionados a diferenças entre médias..........192
    6.2.1 Teste t com amostras independentes..........192
    6.2.2 Determinação da equivalência por meio de testes t com amostras independentes..200
    6.2.3 Intervalo de confiança para a diferença entre médias de duas amostras independentes..........203
    6.2.4 Hipóteses..........205
6.3 Métodos relacionados a proporções..........206
    6.3.1 Teste de amostras independentes para a diferença entre proporções..........206
    6.3.2 Determinação da equivalência por meio de um teste Z com amostras independentes para a diferença entre proporções..........209
    6.3.3 Intervalo de confiança para uma diferença entre proporções com base em duas amostras independentes..........211
    6.3.4 Hipóteses..........213

6.4 Métodos relacionados a razões de risco com amostras independentes 213
    6.4.1 Fundamentos 213
    6.4.2 Teste da hipótese $RR = 1$ para amostras independentes 214
    6.4.3 Determinação de equivalência por meio da razão de risco
           de amostras independentes 216
    6.4.4 Intervalo de confiança para a razão de risco de amostras independentes 219
    6.4.5 Hipóteses 221
6.5 Métodos relacionados a razões de chances de amostras independentes 221
    6.5.1 Fundamentos 221
    6.5.2 Teste da hipótese $OR = 1$ para amostras independentes 223
    6.5.3 Determinação da equivalência por meio da razão de chances
           de amostras independentes 225
    6.5.4 Intervalo de confiança para a razão de chances de amostras independentes 228
    6.5.5 Hipóteses 230
    6.5.6 Estimativa do risco de doença a partir dos dados caso-controle 230
Termos e expressões 232
Exercícios 232

7 Métodos multiamostrais. 237
7.1 Introdução. 237
7.2 Teste F (ANOVA). 237
    7.2.1 Hipóteses 237
    7.2.2 Cálculo do F 238
    7.2.3 Teste de significância. 242
    7.2.4 Tabela ANOVA. 242
    7.2.5 Duas características importantes de QM_e e QM_d 246
    7.2.6 Hipóteses 249
7.3 Teste qui-quadrado 2 por k 249
    7.3.1 Hipóteses 249
    7.3.2 χ^2 calculado 250
    7.3.3 Hipóteses 254
7.4 Procedimentos de comparações múltiplas 254
    7.4.1 Introdução. 254
    7.4.2 Controle de erros em família 256
    7.4.3 Outros comentários referentes a procedimentos de comparação múltipla 262
Termos e expressões 263
Exercícios 263

8 Análise de correlação 265
8.1 Bases 265
8.2 Coeficiente de correlação de Pearson 265
    8.2.1 Cálculo do coeficiente de correlação de Pearson 265
    8.2.2 A natureza da relação 268
    8.2.3 Força da relação 270
    8.2.4 Correlação zero 275
    8.2.5 Relações de causa-efeito 276
    8.2.6 Teste de hipótese e intervalo de confiança 277
    8.2.7 Hipóteses 279
8.3 Teste qui-quadrado para independência 280
    8.3.1 Hipóteses 282

		Termos e expressões ... 283
		Exercícios ... 283
9	**Regressão linear** ... **285**	
	9.1	Bases ... 285
	9.2	Regressão linear simples ... 285
		9.2.1 Cálculo de a e b ... 286
		9.2.2 As somas residuais e de regressão dos quadrados e os coeficientes de determinação e não determinação ... 287
		9.2.3 Lembrete sobre os cálculos de SQ_{res} e SQ_{reg} ... 289
		9.2.4 Mais comentários sobre os coeficientes de determinação e não determinação ... 290
		9.2.5 Inferência em relação a b e $\hat{R}^2$ ... 291
		9.2.6 Uma inconsistência lógica ... 293
	9.3	Regressão linear múltipla ... 294
		9.3.1 Modelo ... 294
		9.3.2 Cálculo do modelo ... 294
		9.3.3 Testes de significância para $\hat{R}^2$ e bs ... 296
		9.3.4 Teste F parcial ... 297
	9.4	Hipóteses ... 301
	9.5	Comentários adicionais com relação à utilidade da RLM ... 302
		Termos e expressões ... 302
		Exercícios ... 302
10	**Métodos baseados no princípio da permutação** ... **305**	
	10.1	Introdução ... 305
	10.2	Algumas preliminares ... 306
		10.2.1 Permutações ... 306
		10.2.2 Combinações ... 307
	10.3	Aplicações ... 310
		10.3.1 Correlação ... 311
		10.3.2 Testes de amostras emparelhadas ... 321
		10.3.3 Duas amostras independentes ... 333
		10.3.4 Múltiplas amostras independentes ... 346
		10.3.5 Tabelas de contingência ... 354
	10.4	Outros comentários referentes a métodos baseados em permutação ... 363
		Termos e expressões ... 365
		Exercícios ... 365
A	Tabela da curva normal ... 368	
B	Valores críticos da distribuição t de Student ... 371	
C	Valores críticos da distribuição F ... 375	
D	Valores críticos da distribuição qui-quadrado ... 389	
E	Valores críticos de q para o teste HSD de Tukey ... 391	
F	Valores críticos do coeficiente de correlação de postos ... 394	
G	Valores críticos para o teste de postos sinalizados de Wilcoxon (como uma estatística t) ... 397	
H	Valores críticos para o teste da soma de postos de Wilcoxon (como uma estatística t) ... 400	
I	Valores críticos para o teste de Kruskal-Wallis (expresso como estatística F) ... 402	
J	Estudos de caso ... 406	
K	Respostas dos exercícios ... 415	
Referências ... **459**		
Índice remissivo ... **462**		

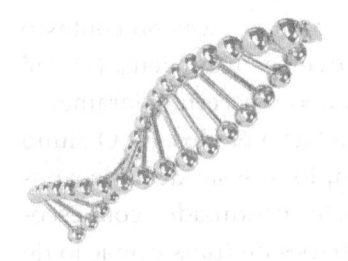

Prefácio

Como o título indica, este livro oferece uma introdução à bioestatística voltada a alunos e profissionais das áreas de ciências da saúde. Ele será tipicamente usado em cursos de nível de graduação e de pós-graduação preparados para alunos que estejam estudando disciplinas relacionadas à saúde que não tenham relação com bioestatística. Ou seja, este livro não oferece a teoria ou o rigor matemático normalmente encontrados em um curso básico para estudantes avançados de bioestatística. Ele é apropriado para praticamente qualquer outra disciplina relacionada à saúde que exija um conhecimento fundamental de bioestatística. Os pré-requisitos matemáticos são mínimos, e um nível prático de álgebra é suficiente para a maior parte dos alunos.

O que levou os autores a produzir outro livro introdutório à bioestatística? Tivemos três motivações. A primeira foi produzir um texto que funcionasse tanto em ambientes de ensino não tradicionais quanto em ambientes tradicionais de sala de aula, como tem ocorrido até agora. Com isso, referimo-nos aos ambientes em que o contato aluno/professor é limitado pela proximidade física e/ou pelo método de ensino. Entre os principais ambientes estão os cursos de ensino a distância baseados na Internet ou em sistemas de distribuição por satélite e cursos direcionados/autodidáticos. Nosso desejo, então, foi produzir um livro feito de forma clara para permitir aos alunos adquirir conhecimento estatístico sob a orientação de um professor, independentemente da interação face a face ser ou não limitada.

Para esse propósito, as explicações são elaboradas em um grau muito mais elevado do que aconteceria com a maioria dos outros textos. O resultado é um livro que alguns poderiam caracterizar como "prolixo", mas consideramos que isso tenha sido apenas consequência de nossa preocupação em sermos claros em nossos esclarecimentos. Além disso, incluímos soluções passo a passo para os exercícios em vez de simplesmente fornecer as respostas. Essas soluções incorporam referências a páginas no texto, bem como a equações específicas. Como resultado, os alunos que não conseguirem responder aos exercícios poderão consultar a parte de soluções do livro, adquirindo assim uma orientação passo a passo, o que levará à resolução do problema.

O segundo fator motivador foi apresentar aos alunos o ensaio de equivalência. Os testes de equivalência são comumente utilizados em exames clínicos e em outros contextos, de modo que os alunos poderão se familiarizar um pouco com eles por meio de seu uso. Além disso, como indicaram Hoenig e Heisey [23] em um artigo na *American Statistician*, a introdução do ensaio de equivalência aos alunos em um estágio inicial do curso pode ajudar a consolidar seu conhecimento sobre testes de hipótese ao conduzi-los ao ponto de que deixar de rejeitar uma hipótese nula não constitui evidência de sua validade. Os alunos aprendem que, se desejarem estabelecer a condição nula, serão necessários testes especiais (de equivalência).

O terceiro motivo foi apresentar métodos não paramétricos de uma ótica mais moderna que o costume atual e deixar de lado certos mitos relacionados a essas técnicas. Com o surgimento de computadores poderosos e algoritmos velozes, o uso de métodos baseados em permutação tem aumentado consideravelmente nos últimos anos. Por esse motivo, abandonamos o método tradicional e desatualizado (em nossa opinião) e apresentamos técnicas não paramétricas no contexto mais amplo dos métodos baseados em permutação. Essa técnica tem diversas vantagens: (1) Até mesmo o aluno com conhecimentos não tão sofisticados de matemática pode discernir claramente a lógica por trás da construção de distribuições amostrais relacionadas a tais métodos. (2) O aluno pode ver que certos métodos não paramétricos tradicionais (por exemplo, o teste de Wilcoxon-Mann-Whitney) são simplesmente analogias baseadas em postos de testes conduzidos com escores originais. (3) Ao apresentarmos métodos não paramétricos como versões de transformação de postos [8] de estatísticas paramétricas familiares, grande parte do mistério desses testes é removida. Em outras palavras, o aluno não recebe métodos novos e pouco familiares que se referem a tabelas de aparência estranha e às vezes contraintuitivas com valores críticos, mas descobre que testes independentes da distribuição às vezes podem ser realizados por meio da aplicação de métodos paramétricos, aprendidos em capítulos anteriores, aos postos. Isso também permite que as tabelas de valores críticos assumam formas com as quais o aluno já está familiarizado. Em resumo, os métodos não paramétricos são desmistificados.

Este livro é dividido conceitualmente em três partes. Os quatro primeiros capítulos estabelecem a base para todos os seguintes. O Capítulo 1 fornece a estrutura conceitual que abrange o restante do livro. O Capítulo 2 usa uma técnica um tanto tradicional para a estatística descritiva, mas inclui algumas visões inovadoras de mediana, percentis e escalas de percentis. O Capítulo 3 oferece uma visão não teórica da probabilidade e estabelece o alicerce para os modelos baseados em probabilidade que apoiam os métodos inferenciais que se seguem. O Capítulo 4 aborda as bases da inferência e é a pedra fundamental do livro. Esse capítulo também apresenta a lógica e o método do ensaio de equivalência.

Os capítulos 5 a 9 apresentam técnicas específicas usadas com dados contínuos e binários. Além das amostras emparelhadas tradicionais, os métodos k grupos, correlação e regressão, métodos de equivalência associados a amostras emparelhadas e métodos de dois grupos são apresentados e detalhados.

O Capítulo 10 oferece uma visão geral dos métodos baseados em permutação e trata de testes específicos relacionados ao tema. Esse é um capítulo grande que, com alguma suplementação, poderia ser usado como base em um pequeno curso sobre métodos não paramétricos.

Há mais material neste livro do que poderia ser abordado em um único semestre. No entanto, o professor não deve hesitar em designar partes do livro para as quais não poderá ser alocado tempo de aula/palestra. Como já indicamos, embora idealmente as tarefas do livro devam contar com o suporte de palestras ou outros meios, os níveis de exposição elaborados permitem que seja incluído um material que, caso contrário, pode ser omitido devido ao tempo limitado de aula. Em resumo, a intenção deste livro é ensinar ao invés de simplesmente orientar.

Além disso, queremos dizer que este livro se beneficiou de um extenso teste em campo. Ele foi usado em forma de rascunho tanto em sala de aula quanto em ambientes de ensino a distância por diversos professores. Foi feito um grande esforço para reunir opiniões de alunos e professores, e isso ocasionou modificações e um estilo geral de apresentação que é diferente da maioria dos outros livros.

Finalmente, este livro foi revisado e comentado pelos seguintes especialistas, que representam diversas disciplinas relacionadas a saúde: Sara Vesely, University of Oklahoma Health Sciences Center; Jessica L. Thomson, Louisiana State University Health Sciences Center, School of Public Health; Lynn E. Eberly, University of Minnesota, School of Public Health; Lisa M. Sullivan, Boston University; Hua Yun Chen, University of Illinois, Chicago; Stephen C. Alder, University of Utah;

Kenneth R. Hess, Rice University; Heather A. Young, George Washington University; Bonnie Davis, University of New England; Margaret Louis, University of Nevada, Las Vegas; Reg Arthur Williams, University of Michigan; Sudipto Banjeree, University of Minnesota. As sugestões e as correções que fizeram e as ideias que tiveram se refletem em todo o livro, embora eles não sejam os responsáveis pela forma final. Expressamos nosso profundo reconhecimento a todos aqueles que contribuíram para esse desafio. Agradecemos especialmente aos Drs. James Mortimer e Lakshminarayan Rajaram, do College of Public Health da University of South Florida, que lideraram o trabalho de teste em campo.

R. Clifford Blair, Ph.D.

Richard A. Taylor, Ph.D.

Material de apoio do livro

No site www.grupoa.com.br professores e alunos podem acessar os seguintes materiais adicionais:

Para professores:

- Manual de soluções dos exercícios pares;
- Banco de exercícios (em inglês);
- Apresentações em PowerPoint;
- Manuais de importantes ferramentas associadas ao livro como Minitab e Stata (em inglês).

Esse material é de uso exclusivo para professores e está protegido por senha. Para ter acesso a ele, os professores que adotam o livro devem entrar em contato através do e-mail divulgacao@grupoa.com.br.

Para estudantes:

- Banco de dados reais;
- Exercícios adicionais de múltipla escolha.

capítulo 1 Bases da bioestatística

1.1 Introdução

Os pesquisadores de disciplinas relacionadas à saúde utilizam uma grande variedade de ferramentas para entender os fenômenos estudados por eles. Talvez a mais importante delas seja a bioestatística. A bioestatística desempenha um papel fundamental na análise de dados coletados no contexto de testes químicos, bem como em estudos de outras áreas, como epidemiologia, política sanitária, saúde pública e familiar, e saúde ambiental e ocupacional.

O que é, então, bioestatística? Primeiro, devemos dizer que bioestatística é um ramo mais amplo da área estatística. **Estatística** é uma disciplina que trata de (1) organização e resumo de dados, e (2) inferência de características a respeito de um grupo de pessoas ou coisas quando somente uma parte dessas características está disponível para estudo. A **bioestatística** é, então, o ramo da estatística que trata principalmente de ciências biológicas e disciplinas médicas e relacionadas à saúde. Assim, este livro trata do estudo da estatística com ênfase em sua aplicação às ciências da saúde.

Ao abordarmos o estudo de qualquer curso formal, especialmente um tão diversificado e complexo quanto a bioestatística, é importante que uma base seja identificada, a partir da qual o material componente possa ser visto. Sem essa estrutura de organização, os conceitos a serem aprendidos provavelmente parecerão ao estudante tópicos não relacionados, cujas finalidades são percebidas apenas vagamente. Até certo ponto, essa situação precisa simplesmente ser tolerada. Muitos dos elementos importantes da bioestatística não podem ser totalmente apreciados até que sejam justapostos a outros desses elementos. Assim, seu papel e sua utilidade no esquema maior da disciplina apenas se tornam claros quando vistos como partes do todo.

Felizmente, a bioestatística tem uma base um tanto natural, que ajuda a aliviar esse problema até certo ponto. A maior parte do material em um curso introdutório à bioestatística pode ser estruturada em torno dos conceitos de populações e amostras. Esses conceitos oferecem a base sobre a qual este livro está organizado.

1.2 Populações e amostras

Você poderia pensar que, devido ao papel fundamental das populações na estatística/bioestatística, haveria consenso sobre essa definição. Infelizmente, isso não ocorre. Compare as seguintes afirmações com relação a populações, tiradas de dois textos diferentes sobre estatística.

> Uma população é um conjunto de pessoas (ou objetos) que possuem uma característica observável comum [29]. Observe que a palavra *população* se refere a dados, e não a pessoas [36].

Essas duas afirmações são claramente divergentes e refletem as imprecisões com as quais o termo é usado com frequência. Grande parte da confusão com relação a populações vem do fato de que os estatísticos usam o termo em dois sentidos diferentes. O primeiro se refere ao que chamaremos de **populações comuns**, e o segundo, a **populações estatísticas**. Populações comuns são compostas de pessoas ou coisas. Assim, no uso comum, podemos nos referir à população de pessoas que moram na Flórida e que apresentam um resultado positivo para hepatite C, ou à população de cervos em uma determinada cidade de Michigan que transportam o carrapato responsável pela doença de Lyme. Essas populações são claramente compostas de pessoas ou coisas.

Diferentemente, populações estatísticas são compostas de *características* de pessoas ou coisas. Para entender a distinção, considere o seguinte: uma população comum poderia ser composta de alunos de uma universidade. Uma população estatística poderia então consistir nas pressões sanguíneas desses mesmos alunos. De modo semelhante, a população estatística poderia ser composta de um parâmetro que indicasse se todos os alunos experimentaram alguma forma de abuso sexual durante sua vida ou sua opinião com relação à qualidade da educação que recebem.

Parece, então, que o autor da primeira afirmação citada tenta definir uma população comum, enquanto a segunda afirmação se refere a uma população estatística. Há outro problema em relação à segunda definição que precisa ser esclarecido. As populações estatísticas consistem em características de pessoas ou coisas, independentemente de terem sido medidas ou não. A palavra **dados** se refere aos registros de medições feitas das características. Assim, se as pressões sanguíneas de alguns ou de todos os alunos são medidas e registradas de alguma maneira, o resultado é obtido em forma de dados. A distinção a ser feita aqui é que as populações estatísticas são compostas das próprias características, e não dos registros dessas características.

Quando tais características assumem diferentes valores, elas são chamadas de **variáveis**. Embora seja possível que uma população seja composta de uma característica que não varia (ou seja, uma constante), isso seria de pouco interesse em um contexto estatístico e, portanto, não será tratado neste livro. Para os propósitos atuais, os termos "característica" e "variável" serão usados para indicar a mesma coisa.

Obviamente, os tamanhos das populações podem variar. Na disciplina da estatística, é útil distinguir entre populações finitas e infinitas, pois os métodos usados para lidar com cada uma diferem um pouco. **Populações infinitas** podem ser consideradas como grandes populações, enquanto **populações finitas** são aquelas consideradas menores. Reconhecidamente, a distinção é muito vaga. Os métodos descritos neste livro geralmente são apropriados para uso com populações infinitas.

Uma **amostra** é um subconjunto de uma população. Por exemplo, as pressões sanguíneas dos alunos de uma determinada turma na universidade que mencionamos anteriormente constituiriam uma amostra (embora não possa ser considerada uma amostra aleatória).

O conceito de uma população é frequentemente muito mais abstrato do que a discussão anterior sugere. Por exemplo, em um teste clínico, a população pode ser concebida como as pressões sanguíneas de todos os homens com mais de 65 anos que tomarão uma medicação anti-hipertensiva recém-desenvolvida. Nessa situação, seria impossível enumerar a população, pois ninguém sabe exatamente quem tomará e quem não tomará a nova droga. Diferentemente, a amostra é quase sempre mais bem definida. Em um estudo sobre a eficácia da droga, a medicação poderá ser administrada a 50 homens com mais de 65 anos que atendam o protocolo do estudo. Nesse caso, a amostra é prontamente definida, pois é fácil identificar pessoas que estão ou não na amostra.

Em um ambiente típico de pesquisa, o pesquisador terá medido ou observado as características que compõem a amostra e as terá registrado em forma de dados. Mas o mesmo não será verdade no caso da população. No caso dos alunos, pode ser impraticável medir as pressões sanguíneas de todos os alunos de uma grande universidade, mas pode ser bastante viável fazer medições em uma amostra de 50 dessas pressões sanguíneas.

Nesta seção, foi feita uma distinção clara entre a palavra "população" quando usada em um sentido comum e quando usada em um sentido estatístico. Essa distinção normalmente é confusa nos textos estatísticos. Não é raro lermos que "uma amostra de 50 pacientes foi usada no estudo". Claramente, essa amostra foi tirada de uma população de pessoas, o que implica que o termo é usado no sentido comum. Você também encontrará afirmações como "a média da amostra é 121". Nesse caso, a amostra mencionada pertence a uma população estatística. Você encontrará os dois usos da palavra neste livro, assim como na maioria dos outros textos estatísticos. Na maioria dos casos, o contexto tornará o significado claro. A compreensão da diferença entre os significados estatístico e comum da palavra "população" evita possíveis confusões para alunos iniciantes em estatística.

1.3 Parâmetros e estatísticas

Os conceitos de parâmetros e estatísticas se relacionam fortemente com populações e amostras. Um **parâmetro** é definido como qualquer resumo dos elementos de uma população, enquanto o resumo provável de elementos de uma amostra é chamado de **estatística**. (Não confunda "estatística" quando usada nesse sentido com a palavra "estatística" quando usada em referência à disciplina de estudo. Novamente, o contexto em geral esclarecerá o significado.) A partir dessas definições, a pressão sanguínea média de todos os alunos na universidade mencionada seria um parâmetro, enquanto a pressão sanguínea média dos alunos em uma determinada turma dessa universidade seria uma estatística. De modo semelhante, a pressão sanguínea mediana de todos os homens com mais de 65 anos que tomarão a droga anti-hipertensiva seria um parâmetro, enquanto a pressão sanguínea mediana dos 50 homens que participaram do estudo seria uma estatística. Observe que, para obter o valor de um parâmetro ou estatística, alguém teria que medir ou observar os elementos da população ou da amostra correspondente, registrar essas medidas ou observações em forma de dados e depois resumi-los.

Um ponto importante que complementa o que acabamos de discutir é que os valores dos parâmetros normalmente não estão disponíveis ao pesquisador, enquanto os valores das estatísticas estão prontamente disponíveis. Grande parte do material neste livro está relacionada a esse fato.

A distinção entre parâmetros e estatísticas é tão fundamental para o pensamento estatístico que duas convenções diferentes são comumente empregadas em sua representação. Na primeira, os parâmetros são representados por letras gregas, enquanto as estatísticas são representadas pelo alfabeto romano ou por uma forma dele. Por exemplo, a média de uma população é frequentemente representada pela letra grega μ (pronuncia-se "mi"), enquanto o mesmo resumo de dados de uma amostra é representado por $\bar{x}$ (pronuncia-se "Xis barra"). Uma segunda convenção representa parâmetros com letras maiúsculas do alfabeto romano e coloca um caractere, chamado de "circunflexo", sobre a(s) mesma(s) letra(s) para representar estatísticas. Um exemplo dessa convenção é o uso de RR para representar a forma de parâmetro da razão de risco (a ser discutida nos capítulos 3, 5 e 6) e $\widehat{RR}$ (pronuncia-se "R R chapéu") para representar a estatística. Às vezes, essas duas convenções são combinadas de modo que o parâmetro é representado por uma letra grega, e a estatística, por uma letra romana com um circunflexo.

Ambas as convenções serão usadas neste livro conforme a prática comum. Indicaremos a convenção a ser usada se houver alguma chance de confusão.

1.4 Estatística descritiva e inferencial

Com essa base, agora se torna conceitualmente conveniente mostrar que a disciplina da estatística/bioestatística consiste em duas partes ou componentes. O primeiro componente é chamado de estatística descritiva, enquanto o segundo é chamado de estatística inferencial. A **estatística descritiva** é composta de várias técnicas usadas para resumir a informação contida em um conjunto de dados. Considere o problema a seguir.

Suponha que um estudo seja realizado para avaliar os níveis de chumbo no sangue de 150 crianças que vivem em casas mais antigas em uma determinada área urbana. Se fosse preciso pesquisar as descobertas desse estudo, a resposta poderia ser uma listagem dos resultados individuais dos testes. Assim, seria relatado que o primeiro resultado mostrou um nível de 20 µg/dl, enquanto o segundo mostrou um nível de 25 µg/dl, e assim por diante. Depois de saber os 150 resultados dos testes, o pesquisador provavelmente entenderia muito pouco a informação oferecida. Essa informação não resumida devastaria a capacidade do pesquisador de chegar a uma conclusão significativa. Uma resposta mais convincente poderia ter sido que "o nível *médio* de chumbo encontrado no sangue das crianças incluídas nesse estudo foi de 30 µg/dl". Outros resumos poderiam incluir os valores mais altos e os valores mais baixos e diversas representações gráficas dos dados. Assim, a estatística descritiva lida exatamente com o que o termo sugere: a descrição de dados. Para reiterar isso, os resumos de dados relacionados aos elementos de uma amostra (estatística) normalmente serão obtidos com facilidade pelo pesquisador, enquanto aqueles relacionados com a população (parâmetros), não.

Ao contrário da estatística descritiva, a **estatística inferencial** é composta de diversas técnicas usadas para oferecer informações sobre valores de parâmetro com base em observações feitas nos valores das estatísticas. Pesquisas de opinião são um exemplo comum dessa forma de inferência. Em uma pesquisa de opinião, uma amostra de opiniões obtidas de um grupo relativamente pequeno de pessoas é usada para se tirar conclusões referentes a opiniões de uma determinada população. Por exemplo, podemos perguntar a 1.000 pessoas se elas são ou não a favor de um plano de saúde administrado pelo governo. Se 65% das opiniões consultadas fossem favoráveis, então aquele que realizasse a pesquisa tentaria usar essa informação para tirar conclusões sobre a proporção de opiniões favoráveis no país como um todo. Observe que, nesse caso, o valor de uma estatística (proporção de opiniões favoráveis na amostra) é usado para que se tenha uma ideia quanto a um valor de parâmetro indisponível (proporção de opiniões favoráveis no país). Retomando um exemplo anterior, os pesquisadores poderiam calcular a pressão sanguínea média de 50 pacientes dada a medicação anti-hipertensiva (valor de uma estatística) a fim de estimar a pressão sanguínea média de todos os homens com idades acima de 65 anos que algum dia tomarão a droga (valor de um parâmetro).

A relação entre populações e amostras, parâmetros e estatísticas, e estatísticas inferenciais e descritivas é representada na Figura 1.1. Observe que a proporção de uma população representada por uma amostra normalmente é muito pequena, e nem de perto tão grande quanto essa figura poderia sugerir. Observe também que os elementos que compõem a amostra (representados por x na figura) são amostrados aleatoriamente a partir da população.

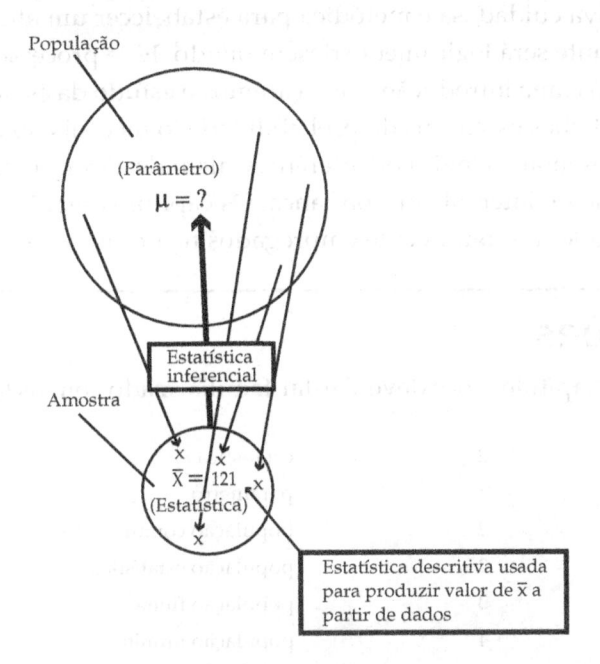

Figura 1.1 Esquema que mostra a relação entre populações e amostras, parâmetros e estatísticas, e estatísticas inferenciais e descritivas.

1.5 Por que populações e amostras?

Já declaramos que a estatística é uma ferramenta importante usada para que pesquisadores tenham uma ideia do assunto que pesquisam. Também dissemos que o alicerce da estatística é baseado nos conceitos de populações e amostras.[1] No momento, você deve estar se perguntando como esse alicerce pode ser usado para ajudar na resposta a diversas perguntas feitas por pesquisadores. Há o benefício aos pesquisadores de opinião pública já mencionado, mas exatamente como a inferência de uma amostra para uma população ajuda a determinar se uma droga recém-desenvolvida é eficaz ou se a exposição a um fator de risco em potencial está relacionada à manifestação de alguma doença?

Infelizmente, é difícil compreender esse processo até que mais partes de um mosaico particularmente elaborado tenham sido reunidas. Por esse motivo, você precisará dominar certos conceitos introdutórios cuja utilidade não será totalmente apreciada até que uma imagem mais completa seja formada. Por enquanto, basta entender que os dados coletados em estudos de pesquisa podem ser muito complexos e podem envolver diversos elementos do acaso. Mostraremos que os conceitos de populações e amostras podem ser usados para ajudar a separar esses elementos do acaso da realidade fundamental.

1.6 E agora?

Há muito tempo afirmamos que muitos compêndios de estatística são culpados de uma abordagem superficial dos conceitos básicos para chegar à parte mais interessante. Como resultado, os alunos que cursam o segundo ou até mesmo o terceiro ano de estatística frequentemente não entendem com clareza o raciocínio por trás dos métodos que estudam. Consequentemente, neste livro,

---

1 Uma exceção é a estatística não paramétrica, que será tratada mais adiante neste livro.

será feita uma tentativa cuidadosa e metódica para estabelecer um alicerce apropriado, a partir do qual o conteúdo restante será logicamente desenvolvido. Esse processo já começou.

No Capítulo 2, após uma introdução, começaremos o estudo da estatística descritiva. O Capítulo 3 discutirá alguns detalhes essenciais da probabilidade, o mecanismo que está por trás da inferência. O Capítulo 4 apresentará a lógica de inferência, além de alguns métodos simples de teste de hipótese e de construção de intervalo de confiança. Os capítulos seguintes se aprofundam em vários métodos estatísticos que são comumente empregados na pesquisa de ciências da saúde.

Termos e expressões

Depois de ler este capítulo, você deverá estar familiarizado com os termos e expressões a seguir.

amostra	2	estatísticas	1
bioestatística	1	parâmetro	3
característica	2	população comum	2
dados	2	população estatística	2
estatística	3	população finita	2
estatística descritiva	4	população infinita	2
estatística inferencial	4	variável	2

Exercícios

1.1 Que tarefas principais a disciplina da estatística focaliza?

1.2 Aponte as diferenças entre:
 (a) amostras e populações,
 (b) estatísticas e parâmetros,
 (c) populações comuns e populações estatísticas,
 (d) estatística descritiva e estatística inferencial, e
 (e) populações infinitas e finitas.

1.3 O que significa o termo "dados"?

1.4 Explique por que as populações não são compostas de dados, como afirmam alguns autores.

A. As seguintes perguntas se referem ao "Estudo de caso A", no Apêndice J.

1.5 Identifique a amostra nesse estudo. Você diria que essa amostra seria mais bem definida como pertencente a uma população estatística ou a uma comum?

1.6 A população nesse estudo é bem identificada? Justifique sua resposta.

1.7 Descreva a população da melhor forma possível.

1.8 Podemos encontrar uma estatística descritiva nesse estudo? Se sim, dê exemplos.

1.9 Podemos encontrar um parâmetro nesse estudo? Se sim, dê exemplos; se não, explique o motivo.

1.10 Podemos encontrar algum dado nesse estudo? Se sim, dê exemplos.

B. As perguntas a seguir se referem ao "Estudo de caso B", no Apêndice J.

1.11 Identifique a amostra nesse estudo. Você diria que essa amostra é mais bem definida quando considerada parte de uma população estatística ou de uma comum?

1.12 A população nesse estudo é bem identificada? Justifique sua resposta.

1.13 Descreva a população da melhor forma possível.

1.14 Existe uma estatística descritiva nesse estudo? Se sim, dê exemplos.

1.15 Existe um parâmetro nesse estudo? Se sim, dê exemplos; se não, explique o motivo.

1.16 Existe um dado nesse estudo? Se sim, dê exemplos.

F. A pergunta a seguir se refere ao "Estudo de caso F", no Apêndice J.

1.17 Você acredita que os resultados desse estudo são aplicáveis a casos de tuberculose nos Estados Unidos? Explique o princípio de sua resposta.

capítulo 2 Métodos descritivos

2.1 Introdução

No Capítulo 1, chamamos a atenção para o fato de que as tentativas de obtenção de informações de conjuntos de dados grandes e diversificados provavelmente acabarão em frustração, a menos que uma forma de resumo seja usada para revelar aspectos em destaque dos dados. Neste capítulo, apresentamos alguns dos métodos mais utilizados. Os assuntos a serem tratados aqui podem ser divididos em métodos distributivos, gráficos e numéricos. Embora eles se apliquem tanto a dados derivados de populações quanto de amostras, quase sempre são aplicados a dados de amostras.

Antes de tratar desses tópicos, é útil primeiro conhecer dois assuntos relacionados, normalmente chamados de escalas de medida e notação de somatório. Depois de ter uma ideia desses pré-requisitos, voltaremos aos três tópicos que acabamos de listar.

2.2 Escalas de medida

Já dissemos que populações e amostras são compostas de variáveis que, por sua vez, são características mensuráveis ou observáveis de pessoas ou coisas que assumem diferentes valores. Também dissemos que, uma vez que as medidas são executadas e registradas, o resultado é chamado de dado. Mas o que significa a palavra *medir*? Em termos simples, significa que atribuímos números, letras, palavras ou outro símbolo a pessoas ou coisas a fim de transmitir informações sobre as características que são medidas. Assim, poderíamos atribuir o número 220 a uma pessoa a fim de representar seu nível de colesterol total ou um "F" ou "M" para representar seu gênero.

Muitas vezes, não reconhecemos o fato de que as medidas tomadas sobre variáveis podem transmitir diferentes valores de informação, dependendo da escala empregada no processo de medição. Isso significa que as medidas que produzem os números 1, 2 e 3 em uma escala podem transmitir uma quantidade de informação muito diferente sobre a variável daquela que os mesmos números obtidos pelo uso de uma escala diferente transmitiriam. Isso, por sua vez, tem implicações no tratamento estatístico desses dados. Tudo isso ficará mais claro a seguir.

As escalas discutidas nesta seção foram descritas por S.S. Stevens [44]. De acordo com Stevens, o processo de medição pode ser concebido como se existisse em quatro níveis diferentes, que ele chamou de escalas nominal, ordinal, intervalar (ou de intervalo igual) e de razões. Cada um deles será discutido a seguir.

2.2.1 Escala nominal

A escala nominal é a menos sofisticada das quatro, e possui duas características principais. Primeiro, ela produz classificações de pessoas ou coisas com base em uma avaliação qualitativa da característica a ser considerada e, segundo, nenhuma informação referente a quantidade ou valor é passada por seu uso. Considere o seguinte exemplo referente à classificação por tipo sanguíneo.

Nesse caso, a escala nominal é usada para atribuir as designações dos tipos sanguíneos A, B, AB ou O a pessoas com base em certos critérios hematológicos. Observe que essas designações simplesmente classificam as pessoas em uma das quatro categorias de tipo sanguíneo. Assim, todas as pessoas com o mesmo tipo sanguíneo recebem a mesma designação, enquanto aquelas com outros tipos sanguíneos recebem outras designações. Observe também que não existem os conceitos de "maior" ou "menor" implicados nessas classificações. Isso significa que as medidas[1] de nível nominais não permitem comparações de pessoas ou coisas com base em *mais* ou *menos*, mas, sim, com base em *semelhante* e *divergente*.

Designações produzidas por escalas nominais podem parecer numéricas por natureza, mas não devem ser tratadas como tais. Ao realizar uma pesquisa por telefone ou correio, as famílias podem ser categorizadas por código de área ou código postal para fins de amostragem. Nesse caso, os códigos de área 11 ou 21 simplesmente seriam indicadores do local geográfico das famílias. Certamente, não faria sentido afirmar que as residências com código de área 21 têm mais "código de área" do que aquelas com o código 11. De modo semelhante, operações aritméticas sobre tais "números", por exemplo, cálculos de um código de área médio, não teriam um resultado significativo. Porém, podemos contar o número de famílias que se encontram em cada categoria.

2.2.2 Escala ordinal

Assim como a escala nominal, a escala ordinal classifica as pessoas ou coisas com base na característica a ser avaliada. Porém, diferentemente da escala nominal, as classificações produzidas por essa escala incorporam os atributos muito importantes "maior que" e "menor que".

Por exemplo, suponha que, no decorrer de um estudo que lida com a gestão da dor, os pacientes tenham que avaliar sua dor percebida como "nenhuma", "leve", "moderada" ou "forte". Esse esquema categoriza os pacientes em uma das quatro categorias que são ordenadas em termos de intensidade da dor. Podemos entender prontamente que a categoria "forte" representa *mais* dor percebida do que a categoria "moderada", e assim por diante. Nesse sentido, podemos dizer que a escala ordinal oferece mais informações sobre a característica a ser medida do que a escala nominal. Outros exemplos incluem a categorização de uma patologia em estágios 1, 2, 3 ou 4, ou a ordenação dos pacientes em uma situação de triagem.

Observe que, embora esse sistema possa ordenar categorias em termos de mais ou menos da característica a ser medida, ele não permite uma indicação em termos de o *quanto* mais ou menos. A dor forte representa mais dor do que a dor moderada, mas quanto mais? Um paciente que tenha passado pela triagem para uma categoria pode precisar mais de cuidado do que um paciente em outra categoria, mas quanto mais?

Os dados ordinais são comuns na pesquisa relacionada à saúde, mas tradicionalmente têm causado certas dificuldades analíticas. Uma solução comum é tratar esses dados estatisticamente, como se estivessem em um nível nominal. Embora em um sentido correto, essa prática normalmente desperdiça informações e, portanto, não é totalmente satisfatória. Retornaremos a esse problema em capítulos posteriores.

---

[1] Muitos psicometristas se opõem ao uso da palavra "medir" em relação a escalas nominais, pois muitas definições do termo implicam em quantidade. Psicometria é uma área da psicologia que faz ponte com a estatística.

2.2.3 Escala intervalar (ou de intervalo igual)

Assim como a escala ordinal acrescenta os atributos de maior e menor àqueles da escala nominal, a escala intervalar (também chamada de intervalo igual) acrescenta os atributos de *o quanto mais* e *o quanto menos* àqueles da escala ordinal. Embora existam vários exemplos de escalas intervalares, sua discussão é bastante complexa, e seria necessário um exame mais de perto do campo da psicometria[2] do que aquele que é feito em um livro de estatística. Por esse motivo, o exemplo frequentemente dado é aquele do termômetro de Fahrenheit, que é bastante claro.

A temperatura, quando obtida a partir de um termômetro de Fahrenheit, é medida em unidades iguais, o que permite a quantificação das diferenças. Uma leitura de 70 representa cinco graus a mais de temperatura do que uma leitura de 65. O mesmo também acontece com leituras de 100 e 95. Assim, essa escala não apenas permite comparações entre os tipos maior que e menor que, mas também indica o quanto mais ou o quanto menos uma leitura representa quando comparada à outra leitura.

Uma deficiência da escala intervalar é a sua falta de um ponto zero verdadeiro. Em outras palavras, o ponto zero nessa escala é uma designação arbitrária que significa que não representa uma ausência da característica a ser medida. Assim, é possível ter uma temperatura zero em um determinado dia e uma leitura de menos dez no dia seguinte. A leitura zero não significa que não houve temperatura, mas que esse foi simplesmente outro ponto na escala. Segue que essa escala não permite a formação de razões significativas. Não é possível afirmar de forma incontestável que uma leitura de 80 graus representa o dobro daquela de uma temperatura de 40 graus.

2.2.4 Escala de razões

A escala de razões é semelhante à escala intervalar, exceto que possui um ponto zero verdadeiro. Medidas físicas como altura e peso são exemplos comuns. Quando algo tem peso zero, o zero indica que não existe um peso presente.

2.2.5 Dados contínuos e discretos

Uma visão mais simples dos dados afirma se eles são contínuos ou discretos. Uma *variável* **contínua** é aquela que, pelo menos teoricamente, pode assumir qualquer valor em uma escala especificada. Por exemplo, uma pessoa pode pesar 70 quilos, enquanto outra pesa 71 quilos. Mas é possível encontrar um peso entre esses dois, por exemplo, 70,5 quilos. Também podemos encontrar um peso entre 70 e 70,5 quilos, que seria 70,25 quilos. Teoricamente, esse processo poderia prosseguir continuamente, embora por fim veríamos que não há uma balança sensível o suficiente para fazer as distinções necessárias. O peso, então, é uma variável contínua.

Uma variável **discreta** é aquela que não é contínua. Por exemplo, o número de pessoas que vivem em casas em uma área geográfica pode ser 1, 2, 3, 4, e assim por diante, mas não pode ser 2,1367. Em termo simples, as variáveis discretas existem em unidades discretas, e não em uma série contínua.

Variáveis discretas que podem assumir apenas um de dois valores, por exemplo, masculino ou feminino, morto ou vivo, positivo ou negativo, são consideradas variáveis **dicotômicas**. Alguns métodos estatísticos são projetados especialmente para serem usados com dados dicotômicos.

Podemos argumentar que todos os *dados* são discretos, pois todos os métodos de medida são limitados por seu nível de precisão, o que produz dados em unidades discretas, e não em uma série contínua. Seja como for, os dados obtidos de variáveis contínuas normalmente são considerados e tratados como contínuos, enquanto os dados de variáveis discretas são tratados como discretos. Às vezes, os pesquisadores podem medir uma variável contínua, mas intencionalmente registram suas descobertas como dados discretos. Isso aconteceria, por exemplo, se as pressões sanguíneas fossem registradas como se estivessem ou não na faixa normal. A classificação dos

---

[2] Teoria psicológica ou técnica da medida mental.

dados (ao contrário das variáveis) como discretos ou contínuos tem um componente reconhecidamente arbitrário.

2.2.6 Mais comentários sobre escalas

A conceituação das quatro escalas que acabamos de apresentar foi formulada inicialmente no contexto da teoria psicométrica, e não no da estatística. Sua inclusão na literatura da estatística e sua potencial contribuição a ela foram alvos de controvérsia [33]. No mínimo, elas forneceram um esqueleto útil para a visualização de diversas estratégias analíticas. Por exemplo, alguns métodos analíticos são claramente apropriados para uso com dados nominais, enquanto outros são empregados de forma mais lucrativa com dados intervalares ou de razões. Dados ordinais apresentam outro conjunto de questões analíticas. As opiniões sobre alguns desses tópicos variam.

2.3 Notação de somatório

O tratamento estatístico de dados frequentemente requer que eles sejam somados de alguma forma. Um exemplo comum é o cálculo da média de um conjunto de dados. Nesse caso, os dados são somados e depois divididos pelo número de observações no conjunto de dados. Mas nem toda soma é tão simples. Às vezes, somente parte dos dados deve ser somada, ou os dados devem ser elevados ao quadrado antes da soma, ou devem ser somados para, depois, a soma ser elevada ao quadrado. A **notação de somatório** é a notação que é usada para transmitir exatamente como a soma deve ser executada. Ao entender algumas regras de soma simples, você terá uma noção significativa das fórmulas a serem apresentadas mais adiante.

2.3.1 Notação básica

Suponha que cinco números sejam escritos em uma ordem qualquer. Chame o primeiro número de x_1, o segundo, de x_2, e assim por diante. Se quiséssemos indicar que esses números devem ser somados, poderíamos escrever a expressão

$$x_1 + x_2 + x_3 + x_4 + x_5.$$

Uma forma mais curta dessa notação pode ser escrita como

$$\sum_{i=1}^{5} x_i.$$

A notação $\sum x$ indica que os valores de x devem ser somados, enquanto o subscrito i no x atua como um posicionamento para os números de 1 a 5. A notação $i = 1$ mostra que a soma deve começar com x_1, enquanto o 5 indica que a soma deve terminar com x_5. Em outras palavras, todos os números no conjunto devem ser somados.

Suponha agora que o somatório

$$\sum_{i=2}^{4} x_i$$

deva ser executada sobre os números 3, 0, 5, 9, 2 e 7. Nesse caso, a soma deve começar com x_2 e terminar com x_4, gerando o resultado 0 + 5 + 9 = 14. Se você quer indicar que o somatório deve incluir o último número no conjunto de dados, mas não sabe quantos números estarão envolvidos, um n é usado no lugar do numeral final. Considere o seguinte:

$$\sum_{i=2}^{n} x_i^2$$

Isso indica que os valores ao quadrado devem ser somados juntamente com a soma começando com x_2 e continuando até o último número. Usando os dados de exemplo, isso seria

$$0^2 + 5^2 + 9^2 + 2^2 + 7^2 = 159$$

Observe também que

$$\left(\sum_{i=1}^{n} x_i\right)^2 = (3 + 0 + 5 + 9 + 2 + 7)^2 \neq \sum_{i=1}^{n} x_i^2 = 3^2 + 0^2 + 5^2 + 9^2 + 2^2 + 7^2$$

Muitos cálculos estatísticos exigem que os dados sejam ordenados com uma soma parcial e sejam calculados depois. Neste livro, as somas quase sempre incluirão todos os valores, permitindo com isso que dispensemos a notação adicional. Isso será indicado especificamente quando esse não for o caso.

2.3.2 Algumas regras do somatório

As quatro regras a seguir o ajudarão a entender as fórmulas a serem apresentadas mais adiante.

1. $\sum_{i=1}^{n} c = nc$

2. $\sum_{i=1}^{n} cx_i = c \sum_{i=1}^{n} x_i$

3. $\sum_{i=1}^{n} (x_i + y_i) = \sum_{i=1}^{n} x_i + \sum_{i=1}^{n} y_i$

4. $\sum_{i=1}^{n} (x_i - y_i) = \sum_{i=1}^{n} x_i - \sum_{i=1}^{n} y_i$

A primeira regra indica que a soma de uma constante (c) é igual a n (o número de constantes) vezes a constante. Ou seja,

$$\sum_{i=1}^{n} c = \overbrace{(c + c + \cdots + c)}^{n \text{ valores}} = nc$$

Suponha que a constante a ser somada tenha o valor 3 e que existam quatro delas. Então, temos

$$\sum_{i=1}^{4} 3 = \overbrace{(3 + 3 + 3 + 3)}^{4 \text{ valores}} = 4 \cdot 3 = 12$$

A segunda regra afirma que o somatório do produto de uma constante e uma variável (x) é igual ao produto da constante e o somatório da variável. Ou seja,

$$\sum_{i=1}^{n} cx_i = (cx_1 + cx_2 + \cdots + cx_n)$$
$$= c(x_1 + x_2 + \cdots + x_n)$$
$$= c\sum_{i=1}^{n} x_i$$

Novamente permitindo que a constante assuma um valor 3 e que a variável assuma os valores 3, 0, 5, 9, 2 e 7, temos

$$\sum_{i=1}^{6} 3x_i = (3 \cdot 3 + 3 \cdot 0 + 3 \cdot 5 + 3 \cdot 9 + 3 \cdot 2 + 3 \cdot 7)$$
$$= 3(3 + 0 + 5 + 9 + 2 + 7) = 3 \cdot 26 = 78$$

A terceira regra declara que o somatório da soma de duas variáveis (x, y) pode ser expresso como o somatório da primeira mais o somatório da segunda. Se permitirmos que y represente a segunda variável, então teremos

$$\sum_{i=1}^{n} (x_i + y_i) = (x_1 + y_1) + (x_2 + y_2) + \cdots + (x_n + y_n)$$
$$= (x_1 + x_2 + \cdots + x_n) + (y_1 + y_2 + \cdots + y_n)$$
$$= \sum_{i=1}^{n} x_i + \sum_{i=1}^{n} y_i$$

Observe que esse resultado persiste mesmo que x e/ou y sejam constantes. Agora suponha que as somas de variáveis $(x_i + y_i) = (3 + 4) + (0 + 2)$ e $(5 + 1)$ devam ser somadas. Isso pode ser feito como

$$\sum_{i=1}^{3} (x_i + y_i) = (3 + 4) + (0 + 2) + (5 + 1)$$
$$= (3 + 0 + 5) + (4 + 2 + 1)$$
$$= 8 + 7 = 15$$

A regra quatro resulta diretamente da regra três.

Aplicação de exemplo

Essas regras podem ser usadas na determinação de um resultado simples, porém importante. Suponha que a média de um conjunto de dados deva ser subtraída de cada elemento do conjunto e que o resultado deva ser somado. Qual será o resultado?

$$\sum_{i=1}^{n}(x_i - \bar{x}) = \overbrace{\sum_{i=1}^{n} x_i - \sum_{i=1}^{n} \bar{x}}^{\text{regra 4}}$$

$$= \sum_{i=1}^{n} x_i - \overbrace{n\bar{x}}^{\text{regra 1}}$$

$$= \sum_{i=1}^{n} x_i - \sum_{i=1}^{n} x_i = 0$$

O último resultado vem da definição de $\bar{x}$. (Veja a Equação 2.1.)

Depois de completar as preliminares, agora voltamos para o foco principal deste capítulo: a descrição dos dados. Para isso, examinaremos algumas técnicas distributivas, gráficas e numéricas, uma por vez, que são usadas comumente para essa finalidade.

2.4 Distribuições

A Tabela 2.1 mostra as respostas (fictícias) de 60 pacientes em período pós-operatório que classificaram sua dor percebida em uma escala ordinal de quatro pontos como parte do estudo de gestão de dor. Como podemos ver, esses dados desorganizados são em grande parte pouco informativos em termos de padrões de resposta. Algum nível de dor domina? A dor forte foi comum? Que proporção dos pacientes não teve dor? E que proporção sofreu de dor leve ou menos?

Com essa pequena quantidade de dados, você poderia gastar alguns minutos examinando a tabela a fim de formular respostas aproximadas para essas perguntas. Porém, essa estratégia não seria eficaz em um conjunto de dados maior. Mesmo com esse número limitado de respostas, seria conveniente ter os dados reorganizados de modo a tornar essas respostas mais facilmente discerníveis.

Tabela 2.1	Medidas de dor percebida coletadas de 60 pacientes.						
Núm. Pac.	Nível de dor	Núm. Pac.	Nível de dor	Núm. Pac.	Nível de dor	Núm. Pac.	Nível de dor
1	moderada	16	leve	31	nenhuma	46	forte
2	nenhuma	17	leve	32	moderada	47	nenhuma
3	leve	18	moderada	33	nenhuma	48	nenhuma
4	nenhuma	19	nenhuma	34	nenhuma	49	leve
5	forte	20	nenhuma	35	leve	50	leve
6	nenhuma	21	leve	36	nenhuma	51	leve
7	moderada	22	nenhuma	37	moderada	52	nenhuma
8	nenhuma	23	nenhuma	38	leve	53	leve
9	nenhuma	24	leve	39	nenhuma	54	forte
10	leve	25	moderada	40	nenhuma	55	moderada
11	leve	26	moderada	41	nenhuma	56	nenhuma
12	nenhuma	27	nenhuma	42	nenhuma	57	nenhuma
13	leve	28	nenhuma	43	nenhuma	58	nenhuma
14	leve	29	leve	44	nenhuma	59	leve
15	nenhuma	30	forte	45	nenhuma	60	nenhuma

2.4.1 Distribuições de frequência

A Tabela 2.2 mostra esses dados agrupados em frequência, frequência relativa, frequência cumulativa e frequência relativa cumulativa. A primeira coluna lista as categorias de escala como forte a leve. A segunda mostra a frequência de resposta para cada categoria que é obtida contando o número de vezes que cada resposta ocorre no conjunto de dados. A **frequência**, então, é o *número* de respostas de cada tipo.

Tabela 2.2 Distribuições das medidas de dor percebida.

Categoria de dor	Frequência	Frequência relativa	Frequência cumulativa	Frequência relativa cumulativa
Forte	4	0,07	60	1,00
Moderada	8	0,13	56	0,93
Leve	17	0,28	48	0,80
Nenhuma	31	0,52	31	0,52

2.4.2 Distribuições relativas de frequência

A terceira coluna da Tabela 2.2 mostra a frequência relativa de respostas que é obtida dividindo cada frequência pelo número total de respostas (60, nesse caso). A **frequência relativa** é, então, a *proporção* das respostas de cada tipo.

Você pode rapidamente discernir pelas duas primeiras colunas que o maior número de pacientes (31) indicou que não tinha dor. Esse número representou 0,52 (ou 52%) da amostra total. A dor forte foi menos comum, com apenas 4 pessoas (7% na amostra) escolhendo essa categoria. Em geral, os números de respostas nas categorias caíram à medida que as categorias representaram níveis de dor mais altos.

2.4.3 Distribuições de frequência cumulativa

A coluna de **frequência cumulativa** mostra os *números* de pacientes que indicaram que sua dor era *menor ou igual* ao nível representado. Por exemplo, 48 pacientes (31 + 17) avaliaram sua dor como leve ou menor do que leve, enquanto 56 pacientes (31 + 17 + 8) perceberam sua dor como moderada ou menor do que moderada. A frequência cumulativa é obtida pelo acréscimo da frequência em determinada categoria àquelas frequências das categorias que mostram um nível menor da variável medida.

2.4.4 Distribuições de frequência relativa cumulativa

A frequência relativa cumulativa é calculada pela divisão de cada frequência cumulativa pelo número total de respondentes. Podemos ver que 80% dos pacientes acreditou que sua dor era leve ou menor em intensidade, enquanto 93% achou que sua dor era moderada ou menor. A coluna de **frequência relativa cumulativa**, então, mostra a *proporção* de pacientes que indicaram que sua dor era *menor ou igual* ao nível representado.

As distribuições de frequência, frequência relativa, frequência cumulativa e frequência relativa cumulativa mostradas na Tabela 2.2 foram calculadas para uma variável de nível ordinal. As duas primeiras distribuições também poderiam ser usadas em uma variável de nível nominal. Obviamente, as distribuições cumulativas não seriam apropriadas nesse caso, pois não existe ordenação quantitativa para uma variável de nível nominal. Agora, veremos algumas questões distributivas relacionadas a variáveis contínuas.

2.4.5 Distribuições agrupadas

A Tabela 2.3 oferece uma distribuição de frequência para as pressões sanguíneas sistólicas (fictícias) de 144 adolescentes moderadamente obesos. Nessa tabela, as frequências se relacionam aos valores de pressão sanguínea em vez de categorias discretas, como aconteceu na Tabela 2.2. Como resultado, existe um grande número de valores para os quais são fornecidas frequências. Isso pode causar dificuldades de interpretação, especialmente quando as frequências individuais são pequenas e até mesmo incluem zero. Nesses casos, às vezes é útil reduzir o número de valores, agrupando-os. Distribuições de frequência, frequência relativa, frequência cumulativa e frequência relativa cumulativa podem então ser fornecidas para esses grupos de valores, em vez de valores individuais.

A Tabela 2.4 oferece distribuições agrupadas para os dados de pressão sanguínea. Como podemos ver, os valores de pressão sanguínea foram formados em intervalos tecnicamente chamados de **intervalos de classe**. As diversas distribuições foram então baseadas nesses intervalos. Reduzindo os dados dessa maneira, padrões de resposta são mais prontamente discerníveis. Mas o preço pago por essa conveniência interpretativa tem sido a perda de informações. Por exemplo, embora seja fácil visualizar que cerca de 21,5% dos valores caem no intervalo de 135-139, não existe informação sobre os valores individuais nesse intervalo.

Tabela 2.3 Distribuição de frequência das pressões sanguíneas de 144 adolescentes moderadamente obesos.

PS	Freq.	PS	Freq.	PS	Freq.	PS	Freq.
143	2	128	3	113	0	98	2
142	0	127	3	112	0	97	2
141	0	126	7	111	3	96	2
140	4	125	4	110	3	95	3
139	6	124	4	109	1	94	0
138	3	123	2	108	0	93	1
137	11	122	3	107	2	92	2
136	3	121	1	106	1	91	0
135	8	120	3	105	2	90	1
134	5	119	2	104	0	89	0
133	8	118	2	103	1	88	0
132	4	117	1	102	1	87	0
131	3	116	3	101	0	86	1
130	5	115	6	100	4		
129	3	114	2	99	1		

Tabela 2.4 Distribuições agrupadas de pressões sanguíneas sistólicas usando 12 intervalos.

Intervalo	Frequência	Frequência relativa	Frequência cumulativa	Frequência relativa cumulativa
85-89	1	0,007	1	0,007
90-94	4	0,028	5	0,035
95-99	10	0,069	15	0,104
100-104	6	0,042	21	0,146
105-109	6	0,042	27	0,188
110-114	8	0,056	35	0,243
115-119	14	0,097	49	0,340
120-124	13	0,090	62	0,431
125-129	20	0,139	82	0,569
130-134	25	0,174	107	0,743
135-139	31	0,215	138	0,958
140-144	6	0,042	144	1,000

Na construção de tabelas desse tipo, duas questões relacionadas devem ser respondidas. Em quantos intervalos os valores devem ser agrupados, e que tamanho os intervalos devem ter? Muito poucos intervalos resultarão em perda de muitas informações, enquanto muitos intervalos prejudicarão a finalidade do resumo. O tamanho dos intervalos dependerá do número de intervalos usados, e vice-versa. Não existem regras rígidas com relação a isso. Basicamente, você desejará apresentar os dados da forma mais significativa possível. Porém, existem algumas regras práticas que podem ser usadas para orientação. Uma sugestão comum é que não haja menos de seis e não mais do que 15 intervalos. Outra regra útil é que, quando plausível, sejam usadas larguras de intervalos de classe de 5 unidades, 10 unidades ou um múltiplo de 10 unidades, a fim de tornar o resumo mais compreensível.

No caso da Tabela 2.4, essa última sugestão parecia viável. Para determinar se os intervalos de classe de tamanho cinco produziriam um número razoável de intervalos, a faixa[3] de valores de pressão sanguínea foi dividida por cinco. Ou seja,

$$\frac{(143 - 86)}{5} = 11,4$$

Por esse resultado, decidimos usar 12 intervalos com largura cinco.

Intervalos de classe também devem ser iguais em tamanho sempre que possível, sendo o extremo inferior do primeiro intervalo menor ou igual à menor medida no conjunto de dados, e o extremo superior do último intervalo, maior ou igual à maior medida. Devemos notar que os intervalos devem ser contíguos e não sobrepostos. A Tabela 2.4 segue essas orientações.

Como foi dito anteriormente, o número e o tamanho dos intervalos são flexíveis. Para fins comparativos, a Tabela 2.5 mostra os mesmos dados agrupados em oito intervalos. O tamanho dos intervalos foi estimado dividindo-se a faixa por oito, o que resultou em 7,125. Isso foi arredondado para oito. As tabelas 2.4 e 2.5 serão comparadas na próxima seção.

Nem sempre é necessário formar distribuições agrupadas para variáveis contínuas. Quando o número de valores não é muito grande, as distribuições podem ser baseadas em dados não agrupados.

Tabela 2.5 Distribuições agrupadas de pressões sanguíneas sistólicas usando oito intervalos.				
Intervalo	Frequência	Frequência relativa	Frequência cumulativa	Frequência relativa cumulativa
86-93	5	0,035	5	0,035
94-101	14	0,097	19	0,132
102-109	8	0,056	27	0,188
110-117	18	0,125	45	0,313
118-125	21	0,146	66	0,458
126-133	36	0,250	102	0,708
134-141	40	0,278	142	0,986
142-149	2	0,014	144	1,000

2.5 Gráficos

Frequentemente é mais prático apresentar as distribuições como gráficos, em vez de no formato tabular usado na seção anterior. Muitas formas gráficas estão disponíveis. Nesta seção, você aprenderá sobre gráfico de barras, histograma, polígono e diagrama de ramo e folhas.

---

3   A faixa que é definida como o valor mais alto menos o valor mais baixo será discutida mais adiante.

2.5.1 Gráficos de barras

A Figura 2.1 mostra a distribuição de frequência relativa dada na Tabela 2.2 em forma de um gráfico de barras. Como podemos ver, as categorias de resposta são representadas ao longo do eixo horizontal (x), enquanto as frequências relativas são indicadas ao longo do eixo vertical (y). A frequência relativa para cada categoria de resposta é lida como a altura, medida contra o eixo y, de uma barra colocada acima da categoria. Gráficos de barras de frequência, frequência cumulativa e frequência relativa cumulativa podem ser construídos de modo semelhante, com a altura das barras indicando essas quantidades. É fácil perceber, por essa figura, por que os gráficos são tão usados para descrever dados. Até mesmo uma olhada rápida revela uma imagem clara dos padrões de resposta.

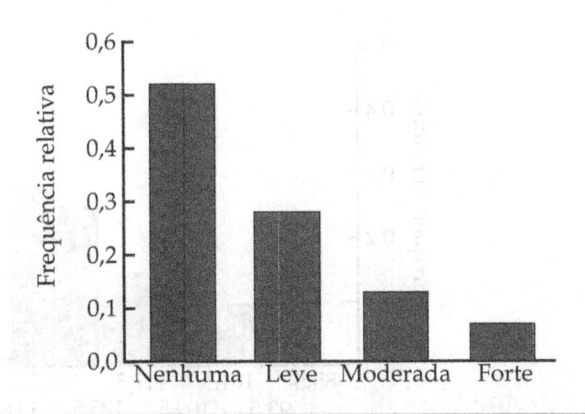

Figura 2.1 Gráfico de barras de frequência relativa para níveis de dor.

2.5.2 Histogramas

A Figura 2.2 é um histograma de frequência relativa para as medidas de pressão sanguínea dadas na Tabela 2.4. Várias diferenças entre as figuras 2.1 e 2.2 devem ser observadas. Primeiro, as barras na Figura 2.2 são adjacentes, enquanto aquelas na Figura 2.1 não são. Isso é feito para enfatizar o fato de que os dados representados na Figura 2.2 são contínuos, enquanto aqueles na Figura 2.1 são discretos. Essa é, então, a distinção entre gráficos de barras e histogramas. No primeiro caso, eles são usados para dados discretos e utilizam barras não adjacentes, enquanto no segundo caso eles são usados para dados contínuos e utilizam barras adjacentes. A rotulagem do eixo x da Figura 2.2 também requer uma explicação.

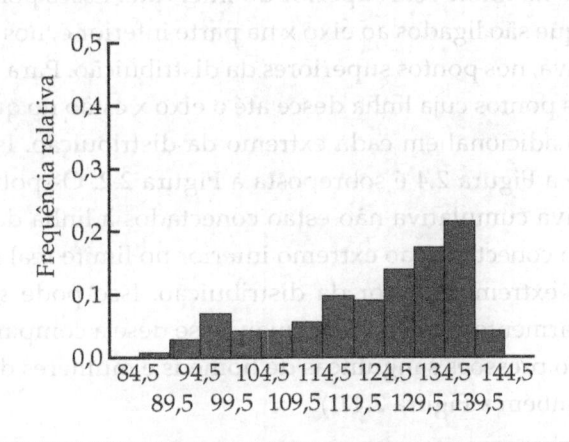

Figura 2.2 Histograma de frequência relativa das medidas de pressão sanguínea em 12 categorias.

Pelo menos em teoria, um valor medido de uma variável contínua é indicativo de uma faixa em vez de um ponto na escala de medida. Por exemplo, uma pressão sanguínea de 120 não significa que o paciente tem uma pressão sanguínea de exatamente 120, mas que sua pressão está em algum lugar entre 119,5 e 120,5. O dispositivo de medição não é suficientemente preciso para fazer distinções entre valores de 119,7 e 120,1, por exemplo, de modo que esses valores são aproximados como 120. Essa conceituação não está relacionada a um erro de medição, mas sim ao nível de precisão produzido pelo dispositivo de medida. Segue que, se um intervalo de classe abranger 85 a 89, as pressões sanguíneas na realidade representam uma faixa de 84,5 a 89,5. Esses valores são chamados de **limites reais** superior e inferior do intervalo. Um histograma de distribuição de frequência relativa com oito intervalos para as medidas de pressão sanguínea aparece na Figura 2.3, para fins de comparação.

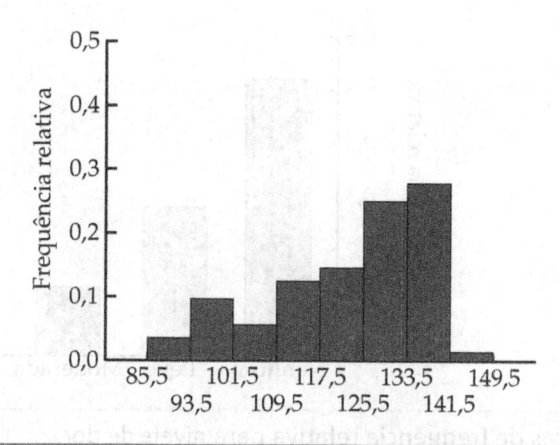

Figura 2.3 Histograma de frequência relativa das medidas de pressão sanguínea em oito categorias.

2.5.3 Polígonos

Outra forma gráfica usada com frequência é o polígono. Assim como o histograma, os polígonos podem ser construídos para qualquer uma das distribuições aqui discutidas. A escolha entre os dois é em grande parte uma questão de gosto e conveniência. A Figura 2.4 é um polígono da mesma distribuição mostrada na Figura 2.2. Os polígonos são construídos de um modo semelhante aos histogramas, exceto que, em vez de colocar uma barra sobre cada intervalo, um ponto é colocado em uma altura apropriada ao eixo y. No caso de polígonos de frequência e frequência relativa, o ponto é colocado no meio do intervalo, enquanto para as distribuições cumulativas o ponto é colocado no limite real superior do intervalo. Esses pontos são então conectados com segmentos de reta que são ligados ao eixo x na parte inferior e, nos casos de polígonos de frequência e frequência relativa, nos pontos superiores da distribuição. Para os polígonos de frequência e frequência relativa, os pontos cuja linha desce até o eixo x estão no que seriam os pontos intermediários de um intervalo adicional em cada extremo da distribuição. Isso pode ser visto prontamente na Figura 2.5, onde a Figura 2.4 é sobreposta à Figura 2.2. Os polígonos de frequência cumulativa e frequência relativa cumulativa não estão conectados à linha de base no extremo superior da distribuição, e estão conectados ao extremo inferior no limite real superior de um intervalo adicional acrescentado ao extremo inferior da distribuição. Isso pode ser visto na Figura 2.6. Os polígonos são particularmente convenientes quando se deseja comparar duas ou mais distribuições, por exemplo, quando pressões sanguíneas de homens e mulheres devem ser representadas no mesmo gráfico. (Veja também a Figura 2.11.)

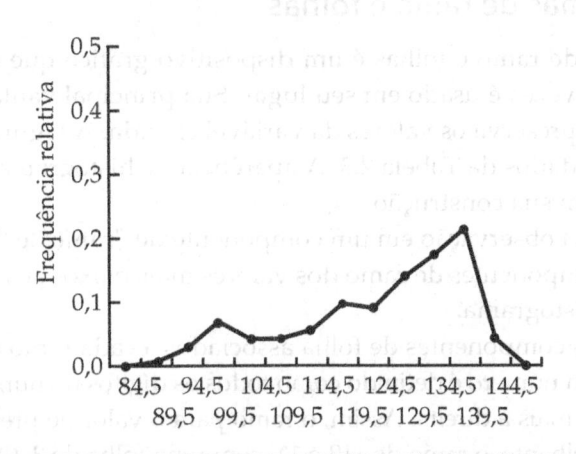

Figura 2.4 Polígono de frequência relativa das medidas de pressão sanguínea em 12 categorias.

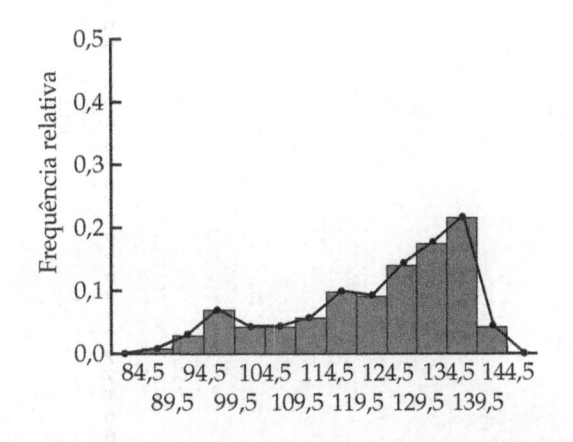

Figura 2.5 Polígono de frequência relativa imposto sobre o histograma de medidas de pressão sanguínea em 12 categorias.

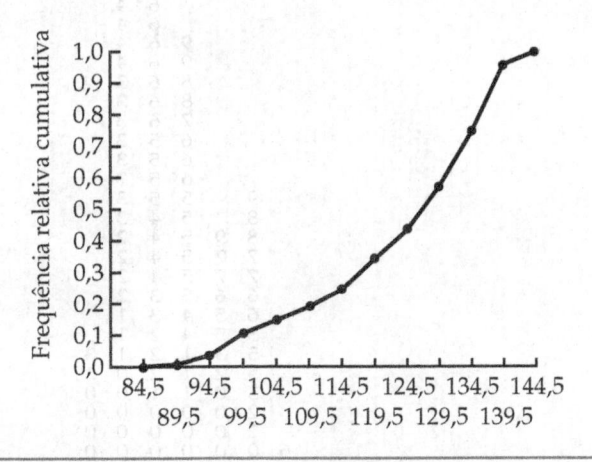

Figura 2.6 Polígono de frequência relativa cumulativa das medidas de pressão sanguínea em 12 categorias.

2.5.4 Diagramas de ramo e folhas

O diagrama de ramo e folhas é um dispositivo gráfico que está relacionado ao histograma de frequência, e às vezes é usado em seu lugar. Sua principal vantagem em relação à forma de histograma é que ele preserva os valores da variável exibida. A Figura 2.7 mostra um diagrama de ramo e folhas para os dados da Tabela 2.3. A aparência de histograma dessa figura é óbvia. As seguintes etapas descrevem sua construção.

1. Divida cada observação em um componente de "ramo" e "folha", como descrito a seguir.
2. Liste os componentes de ramo dos valores mais baixos aos mais altos, como seria feito no eixo x de um histograma.
3. Coloque os componentes de folha associados a cada ramo sobre o ramo em ordem crescente.

O **ramo** de um número é definido como todos os dígitos no número, exceto o mais à direita. A **folha** é, então, o dígito mais à direita. Assim, o ramo para o valor de pressão sanguínea de 86 é 8, e a folha é 6. De modo semelhante, o ramo de 113 é 11, com uma folha de 3. Os ramos para as medidas de pressão sanguínea são listados horizontalmente abaixo da linha na Figura 2.7. As folhas que estão associadas a cada ramo são colocadas acima do ramo em ordem crescente. O efeito é semelhante a um histograma de frequência, mas os valores individuais de pressão sanguínea ainda podem ser recuperados do diagrama.

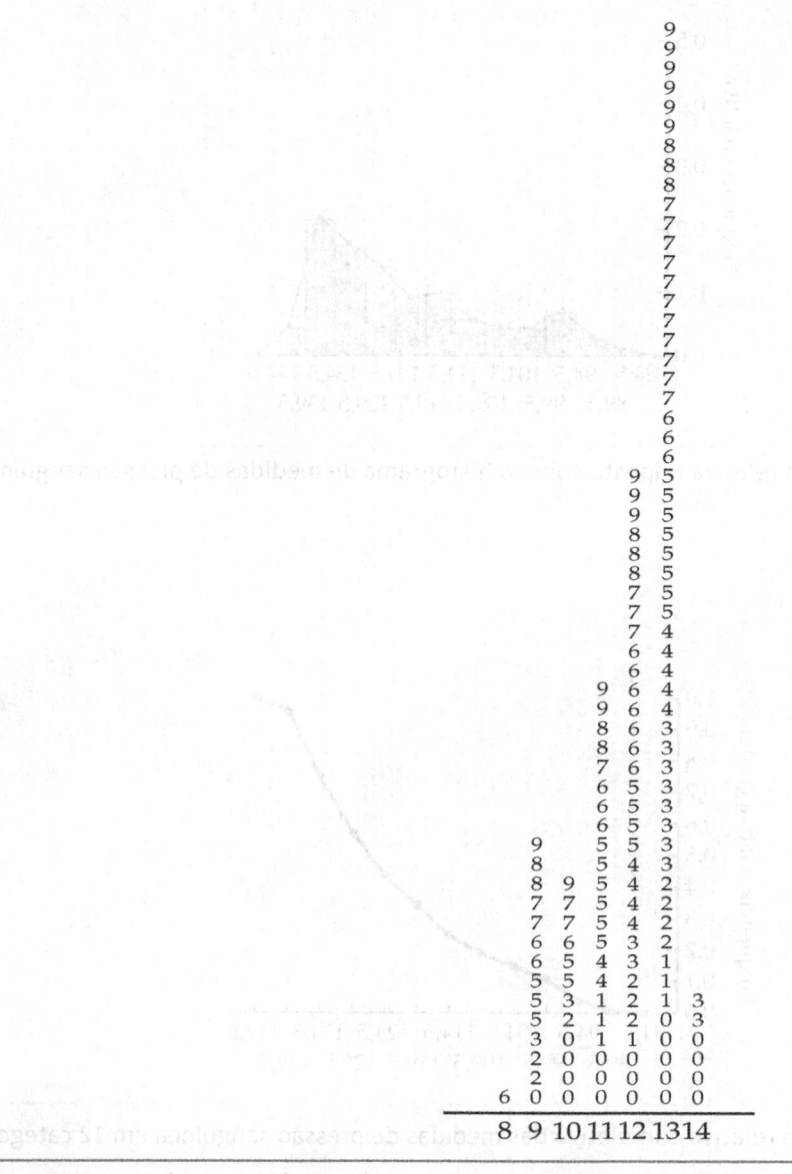

```
                        9
                        9
                        9
                        9
                        9
                        8
                        8
                        8
                        7
                        7
                        7
                        7
                        7
                        7
                        7
                        7
                        7
                        7
                        6
                        6
                        6
                    9   5
                    9   5
                    9   5
                    8   5
                    8   5
                    8   5
                    7   5
                    7   5
                    7   4
                    6   4
                    6   4
                9   6   4
                9   6   4
                8   6   3
                8   6   3
                7   6   3
                6   5   3
                6   5   3
                6   5   3
            9   5   5   3
            8   5   4   3
            8   9 5  4  2
            7   7 5  4  2
            7   7 5  4  2
            6   6 5  3  2
            6   5 4  3  1
            5   5 4  2  1
            5   3 1  2  1  3
            5   2 1  2  0  3
            3   0 1  1  0  0
            2   0 0  1  0  0
            2   0 0  0  0  0
        6   0   0 0  0  0  0
        ─────────────────────
        8   9  10 11 12 13 14
```

Figura 2.7 Diagrama de ramo e folhas das medidas de pressão sanguínea.

Alguns pontos devem ser esclarecidos antes de deixarmos esse assunto. Primeiro, os diagramas de ramo e folhas são mais eficazes com conjuntos de dados relativamente pequenos. As 144 observações representadas na Figura 2.7 provavelmente estão perto de um máximo para esse tipo de gráfico. Segundo, diagramas desse tipo normalmente não são usados para comunicações em massa, como relatórios de pesquisa publicados. Em vez disso, eles são usados mais informalmente pelos pesquisadores que tentam tirar conclusões sobre seus dados. Terceiro, os diagramas de ramo e folhas podem ser mais complexos do que aquele mostrado aqui. Por exemplo, as folhas podem consistir em dois ou mais dígitos, e os ramos podem ser agrupados de uma maneira semelhante aos histogramas agrupados. Por fim, devemos dizer que, tradicionalmente, os ramos são listados verticalmente, e as folhas, agrupadas em linhas. Essa convenção não foi seguida aqui, para enfatizar a natureza de histograma desse diagrama.

2.6 Métodos numéricos

Métodos distributivos e gráficos são excelentes dispositivos para transmitir uma descrição geral de um conjunto de dados. Porém, com frequência desejamos descrever numericamente uma determinada característica de um conjunto de dados. Talvez a medida mais conhecida desse tipo seja o que normalmente é conhecido como "média" ou, mais precisamente, *média aritmética* de um conjunto de dados. Nesta seção, examinaremos quatro categorias distintas dessas medidas. Elas são medidas de tendência central, medidas de variabilidade, medidas de posição relativa e medidas associadas à forma de distribuição (assimetria).

2.6.1 Medidas de tendência central

Medidas de tendência central oferecem informações sobre valores típicos ou médios de um conjunto de dados. Existem muitas dessas medidas, mas consideraremos apenas a média, a mediana e a moda, pois elas são as mais usadas.

Média aritmética. A média aritmética é a mais conhecida das medidas de tendência central, e é aquela à qual a maioria das pessoas se refere como "média". Ela é calculada pelo somatório de todas as observações no conjunto de dados e pela divisão desse somatório pelo número de observações. O modificador "aritmética" é usado para distingui-la de outras médias menos conhecidas. Dispensaremos o modificador neste livro, pois essa é a única forma de média que discutiremos aqui.

Mais formalmente, a **média da amostra** é definida como[4]

$$\bar{x} = \frac{\sum x}{n}$$

(2.1)

enquanto a média equivalente da população é dada por

$$\mu = \frac{\sum x}{N}$$

(2.2)

A notação para essas expressões já foi discutida na Seção 2.3. As formas estatística e de parâmetro diferem apenas no símbolo usado no lado esquerdo da equação e no uso da letra n minúscula e maiúscula, que é uma convenção comumente usada para indicar o número de observações em uma amostra ou população, respectivamente.

---
[4] Como indicado anteriormente, os subscritos serão omitidos das fórmulas, exceto em situações potencialmente ambíguas.

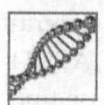

Exemplo 2.1

Determine a média dos números 3, 5, 4, 8, 7.
Solução

$$\bar{x} = \frac{3+5+4+8+7}{5} = 5,4$$

Entre as muitas propriedades da média estão as seguintes:

1. Ela é definida de forma clara porque seu método de cálculo é reconhecido de modo geral.
2. Ela é única porque o conjunto de dados tem uma, e somente uma média.
3. Seu valor é influenciado por todas as observações no conjunto de dados.

Mediana. Ao contrário da média aritmética, existem diversas formas diferentes de definir e calcular a mediana. A definição mais comum mantém que a **mediana** é o valor que divide um conjunto de dados em duas partes iguais, de modo que o número de valores que são maiores ou iguais à mediana é igual ao número de valores que são menores ou iguais à mediana.

A forma mais comum de calcular a mediana quando o número de valores é ímpar consiste em ordenar as observações em termos de magnitude e depois escolher o elemento central como mediana. Um modo mais formal de expressar isso é dado por[5]

$$\boxed{\text{Mediana }(n \text{ ímpar}) = x_{\frac{n+1}{2}}} \quad (2.3)$$

onde n é o número de observações e $\frac{n+1}{2}$ é o subscrito de x.

Quando o número de observações no conjunto de dados for par, não existe um valor do meio para ser escolhido como mediana. Nesse caso, a mediana é calculada como a média dos dois elementos centrais. Um modo mais formal de expressar isso é dado por

$$\boxed{\text{Mediana }(n \text{ par}) = \frac{x_{\frac{n}{2}} + x_{\frac{n}{2}+1}}{2}} \quad (2.4)$$

onde $\frac{n}{2}$ e $\frac{n}{2}+1$ são os subscritos que indicam os dois elementos centrais.

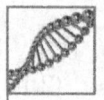

Exemplo 2.2

Determine a mediana dos números 3, 5, 4, 8, 7, 0, 12.
Solução   Os valores são primeiro organizados em ordem de grandeza como

$$\underbrace{0 \quad 3 \quad 4}_{3 \text{ valores}} \quad \underbrace{5}_{\text{mediana}} \quad \underbrace{7 \quad 8 \quad 12}_{3 \text{ valores}}$$

Como o número de observações é ímpar, a mediana será o elemento central, que é 5. Observe que existem quatro números que são maiores ou iguais a 5 e quatro números que são menores ou iguais a 5, o que satisfaz assim a definição da mediana, dada anteriormente.

A aplicação da Equação 2.3 com n igual a 7 gera $x_4 = 5$, que é o mesmo valor obtido acima por inspeção.

---

[5] Não faremos distinção entre as formas de estatística e de parâmetro da mediana e da moda, pois elas não serão usadas em um cenário inferencial neste livro. Essa diretriz também será seguida para estatísticas em outras seções.

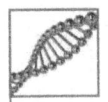

Exemplo 2.3

Determine a mediana dos números 14, 8, 3, −1, 0, 12, 12 e 11.

Solução Organizando os dados e notando que o número de observações é par, calculamos a média dos dois elementos centrais (isto é, x_4 e x_5) e obtemos $\frac{8+11}{2} = 9{,}5$.

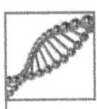

$$-1\ 0\ 3\ \overbrace{8\ 11}^{\text{elementos centrais}}\ 12\ 12\ 14$$

Exemplo 2.4

Determine a mediana dos números 3, 2, 0, 2, 1, 1, 2, 2.

Solução Novamente notando que o número de observações é par, calculamos a média dos dois elementos centrais (isto é, x_4 e x_5) e obtemos $\frac{2+2}{2} = 2$.

$$0\ 1\ 1\ \overbrace{2\ 2}^{\text{elementos centrais}}\ 2\ 2\ 3$$

Observe que esse valor não satisfaz a definição da mediana dada anteriormente, pois existem sete valores que são menores ou iguais a 2 e cinco que são maiores ou iguais a 2. Claramente, 2 não divide o conjunto de dados em duas partes iguais. Essa dificuldade surge com frequência quando existem observações empatadas perto do centro da distribuição.

Uma definição menos comum, mas potencialmente mais útil, da **mediana** declara que ela é um ponto na escala de medida localizado de modo que metade das observações esteja acima e abaixo do ponto.[6] Essa definição não oferece um valor único para a mediana, mas, quando combinada com o método computacional descrito a seguir, oferece tal resultado.

A escala conceituada mostrada na Figura 2.8 pode ser usada para demonstrar essa definição da mediana, bem como seu cálculo. Você deverá se lembrar, da Seção 2.5.2, que os escores obtidos pelas medidas de variáveis contínuas são considerados indicadores de valores que se encontram dentro de intervalos especificados da característica básica em vez de pontos específicos. Assim, considerando intervalos de tamanho 1, um escore 0 indica um valor da característica que se encontra entre −0,5 e 0,5. Esses valores são chamados, coletivamente, de limites reais inferiores e superiores do intervalo. Um escore 1 indica um valor entre o limite real inferior 0,5 e o limite real superior 1,5, e assim por diante. Assim, o limite real superior de um intervalo também é o limite real inferior do próximo valor maior. A Figura 2.8 mostra esses intervalos para os dados indicados no último exemplo. Para os fins atuais, supomos que observações empatadas são distribuídas uniformemente pelo intervalo que representam.[7] Assim, como existem quatro 2s no conjunto de dados, supomos que o intervalo de 1,5 a 2,5 pode ser dividido em quatro partes iguais, sendo os quatro 2s igualmente distribuídos entre esses subintervalos, como mostra a figura. De modo semelhante, como existem dois 1s, o intervalo de 0,5 a 1,5 é dividido em dois subintervalos com cada um dos dois escores ocupando cada subintervalo. Os locais específicos dos valores, marcados como "x" na figura, não são conhecidos. Somente o intervalo ou o subintervalo dentro do qual os valores se encontram é considerado conhecido.

---

6 Veja a discussão sobre percentis, na página 33, para obter uma definição da mediana como um percentil.
7 Isso às vezes é conhecido como hipótese de isomorfismo (correspondência um a um entre os intervalos).

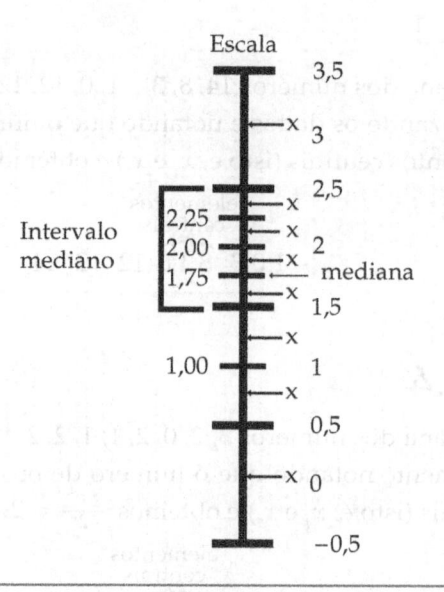

Figura 2.8 Conceituação da mediana de uma variável contínua.

O problema é determinar um ponto nessa escala abaixo do qual e acima do qual se encontre metade das observações. Como existe um total de 8 observações, metade das observações seria (0,5)(8) = 4. Existe uma observação que é menor do que 0,5, 3 observações que são menores do que 1,5 e 7 que são menores do que 2,5. A mediana, portanto, deverá se encontrar no intervalo de 1,5 a 2,5. Esse intervalo é conhecido como o **intervalo mediano**. Como existem três observações que são menores do que o limite real inferior do intervalo mediano, a mediana precisa estar em um ponto no intervalo que seja maior do que uma das quatro observações no intervalo. Como podemos ver na figura, esse ponto seria em 1,75. Observe que, dada a hipótese de dispersão igual pelo intervalo, existem quatro observações abaixo e acima de 1,75, o que satisfaz a definição dada anteriormente. Esse método de cálculo da mediana pode ser formalizado pela organização dos dados em uma distribuição de frequência cumulativa e pela aplicação de

$$\text{Mediana} = LRI + (w)\left[\frac{(0,5)(n) - fc}{f}\right] \quad (2.5)$$

onde LRI é o limite real inferior do intervalo mediano, w é a largura do intervalo mediano, calculado como a diferença entre os limites reais superior e inferior desse intervalo, n é o número total de observações, fc é a frequência cumulativa *até* o intervalo mediano e f é a frequência do intervalo mediano.

Aplicando a Equação 2.5 ao problema, temos

$$1,5 + (1,0)\frac{(0,5)(8) - 3}{4} = 1,75$$

que é o resultado obtido.

Duas exceções ao uso da Equação 2.5 devem ser observadas. O conceito da primeira delas é formado na Figura 2.9. Nesse caso, existem oito observações, quatro delas abaixo do limite superior

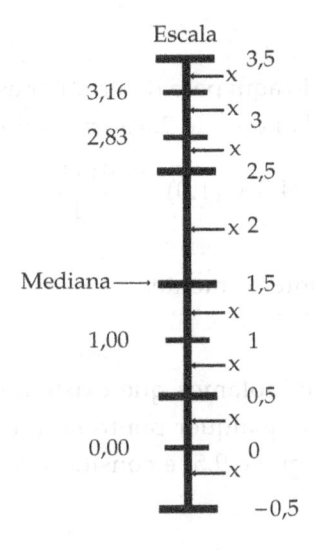

Figura 2.9 Conceituação da mediana de uma variável contínua sem intervalo mediano.

1,5 e quatro acima desse ponto. Então, não há intervalo mediano, pois o ponto que divide (sem ambiguidade) os dados em duas partes iguais cai no limite superior (ou inferior) de um intervalo. Em situações desse tipo, a mediana é considerada o valor no limite real, como mostra a figura.

A segunda exceção é representada na Figura 2.10. Nesse caso, existem quatro observações, duas abaixo e duas acima do limite real superior 0,5. O problema é que essa afirmação é verdadeira para qualquer ponto entre 0,5 e 2,5 na escala. Isso resulta de frequências zero em intervalos próximos ao centro da distribuição. Nesse caso, o ponto central do(s) intervalo(s) é considerado como a mediana. Isso resulta em uma mediana 1,5.

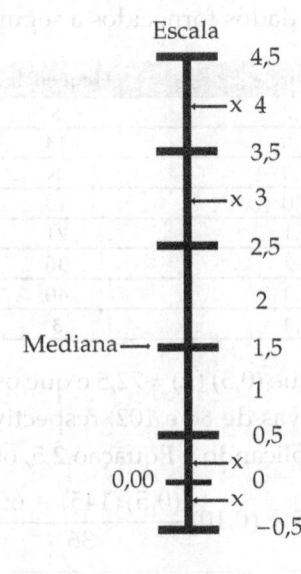

Figura 2.10 Conceituação da mediana de uma variável contínua com frequências zero em alguns intervalos-chave.

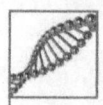

Exemplo 2.5

Use o método apresentado aqui para determinar as medianas dos valores nos exemplos 2.2 e 2.3.
Solução   A aplicação da Equação 2.5 ao primeiro exemplo resulta em

$$4,5 + (1,0)\frac{(0,5)(7) - 3}{1} = 5,0$$

que é a resposta obtida anteriormente.

Para o segundo exemplo, notamos que existem quatro observações abaixo de 8,5 e 4 observações acima de 10,5. Como qualquer ponto no intervalo entre 8,5 e 10,5 satisfaz a definição, o ponto central do intervalo, que é 9,5, é considerado como a mediana. Esse é o resultado obtido anteriormente.

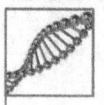

Exemplo 2.6

Determine a mediana dos escores dados na Tabela 2.3.
Solução   Organizando os dados em uma distribuição de frequência simples e depois aplicando a Equação 2.5, obtemos

$$125,5 + (1,0)\frac{(0,5)(144) - 66}{7} = 126,36$$

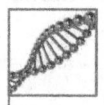

Exemplo 2.7

Determine a mediana dos dados fornecidos a seguir.

Escore	Frequência	Frequência cumulativa
1,7	5	5
1,8	14	19
1,9	8	27
2,0	18	45
2,1	21	66
2,2	36	102
2,3	40	142
2,4	3	145

Solução   Ao notarmos que $(0,5)(n) = 72,5$ e que os limites reais inferior e superior do intervalo 2,2 têm frequências cumulativas de 66 e 102, respectivamente, identificamos o intervalo mediano como sendo de 2,15 a 2,25. Aplicando a Equação 2.5, obtemos

$$2,15 + (0,10)\frac{(0,5)(145) - 66}{36} = 2,17$$

Em resumo, ao calcular a mediana pelo método descrito acima, três cenários diferentes são possíveis. (1) Quando um intervalo mediano é identificado, a Equação 2.5 é aplicada. (2) Quando metade das observações está abaixo e metade acima de um limite real, e o intervalo acima do limite tem frequência diferente de zero, o limite real é considerado a mediana. (3) Quando metade das observações está abaixo e metade acima de um limite real, e o intervalo acima do limite tem frequência zero, o ponto central do(s) intervalo(s) de frequência zero é considerado a mediana.

Entre as muitas propriedades da mediana estão as seguintes:
1. Ela pode ser definida e calculada de diversas maneiras.
2. Dados uma definição e um modo de cálculo específico, ela é única, porque um conjunto de dados tem uma e somente uma mediana.
3. Ela é insensível a observações extremas.

Moda. A **moda** de um conjunto de dados é o escore ou os escores no conjunto em que ocorrem com mais frequência. Se todos os escores no conjunto ocorrem com a mesma frequência, não há moda. Por outro lado, se dois ou mais escores ocorrem com a mesma frequência e essa frequência é maior do que aquela de outros escores no conjunto, então haverá mais de uma moda.

No caso de dados de nível nominal ou ordinal, a categoria modal pode ser encontrada. A categoria modal é aquela que tem a maior frequência. Se duas ou mais categorias têm frequências iguais e essa frequência é maior do que a de todas as outras categorias, então haverá mais de uma categoria modal.

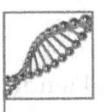

Exemplo 2.8

Determine a moda dos dados representados na Tabela 2.3.

Solução A referência à Tabela 2.3 mostra que o valor da pressão sanguínea 137 ocorre 11 vezes no conjunto de dados, que é mais do que ocorre com qualquer outro valor. A moda, portanto, é 137.

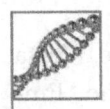

Exemplo 2.9

Determine a(s) moda(s) dos números 7, 8, 9, 7, 7, 4, 9, 5, 9, 3, 1, 9, 7 e 8.

Solução As modas podem ser facilmente identificadas quando os dados são agrupados em uma distribuição de frequência, como vemos a seguir. Como 9 e 7 possuem frequência 4, que é maior do que a frequência de qualquer outro valor, 9 e 7 são as modas dos dados.

Escore	Frequência
1	1
2	0
3	1
4	1
5	1
6	0
7	4
8	2
9	4

Exemplo 2.10

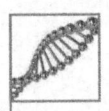

Determine a categoria modal dos dados representados na Tabela 2.2.

Solução A categoria modal é "nenhuma", pois ela tem frequência 31, que é maior do que a frequência de qualquer outra categoria.

Comparação entre as propriedades da média, da mediana e da moda

1. A média e a mediana são medidas que localizam o "meio" de uma distribuição de alguma forma. Isso não é necessariamente verdadeiro sobre a moda.

2. A moda pode ser instável em amostras pequenas. Por exemplo, a moda dos números 1, 1, 1, 2, 3, 4, 5 e 5 é 1. Mas se um dos 1s for mudado para 0, o conjunto se torna bimodal. Por outro lado, se um dos 1s fosse mudado para 5, a moda seria 5.

3. A mediana *não* é afetada pelo *tamanho* dos escores nos extremos superior e inferior da distribuição para a qual ela é calculada. Por exemplo, a mediana de 1, 2, 3, 4 e 5 é 3. Se o 5 for mudado para 490, a mediana ainda será 3.

4. A média *é* afetada pelo tamanho de cada valor no conjunto de dados. Por exemplo, a média do conjunto original de números dados anteriormente é 3. Depois de mudar o 5 para 490, a média se torna 100.

5. A média desempenha um papel importante nas estatísticas inferenciais, enquanto a mediana desempenha um papel menor, e a moda, praticamente nenhum.

2.6.2 Medidas de variabilidade

A Figura 2.11 mostra as distribuições de frequência de dois conjuntos de dados, cada qual tendo média, mediana e moda igual a quatro. Apesar de suas medidas comuns da tendência central, esses conjuntos de dados diferem em um aspecto importante. Os escores na distribuição A são menos dispersos do que aqueles da distribuição B. Em outras palavras, os escores em A são mais homogêneos do que aqueles em B. Como você aprenderá em outros capítulos, é importante ser capaz de quantificar o grau de dispersão em um conjunto de dados. Medidas desse tipo são chamadas de medidas de variabilidade ou de dispersão.

Assim como as medidas de tendência central, existem muitas medidas de variabilidade. Nesta seção, você aprenderá sobre quatro delas: amplitude, desvio médio, variância e desvio padrão.[8] Embora todas elas sejam úteis em determinadas circunstâncias, as duas últimas são de longe as mais importantes, e formarão o alicerce de muitos dos métodos que você estudará em outros capítulos.

Amplitude. A amplitude é uma função apenas do maior e do menor escores em um conjunto de dados. Duas formas de amplitude são frequentemente identificadas. A **amplitude exclusiva** é definida como a diferença entre o maior e o menor escores no conjunto de dados ou, mais formalmente,

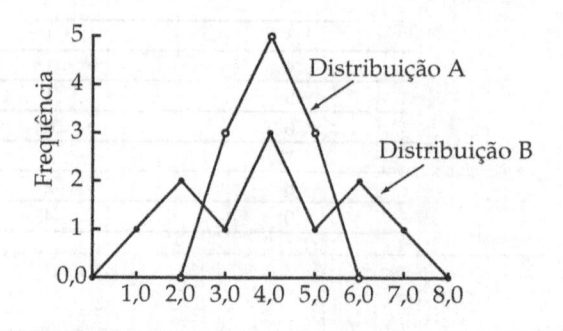

Figura 2.11 Duas distribuições com média, mediana e moda comuns.

---

[8] Uma medida de variabilidade adicional, a semiamplitude interquartílica, é discutida em conjunto com os percentis, na Seção 2.6.3.

$$\boxed{\text{Amplitude (exclusiva)} = x_L - x_S} \tag{2.6}$$

onde x_L e x_S são o maior e o menor escores no conjunto de dados, respectivamente.

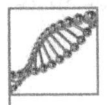

Exemplo 2.11

Determine as amplitudes exclusivas dos dados na Figura 2.11.

Solução   A amplitude exclusiva para a distribuição A é $5 - 3 = 2$, enquanto para a distribuição B ela é $7 - 1 = 6$.

A **amplitude inclusiva** leva em conta os limites reais superior e inferior (veja a Seção 2.5.2 e a discussão que começa na página 23) dos escores mais alto e mais baixo, e é expressa como

$$\boxed{\text{Amplitude (inclusiva)} = LRS_L - LRI_S} \tag{2.7}$$

onde LRS_L e LRI_S são o limite real superior dos maiores escores e o limite real inferior dos menores escores no conjunto de dados, respectivamente.

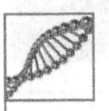

Exemplo 2.12

Determine as amplitudes inclusivas dos dados na Figura 2.11.

Solução   A amplitude inclusiva para a distribuição A é $5,5 - 2,5 = 3$, enquanto, para a distribuição B, é $7,5 - 0,5 = 7$.

A amplitude é uma medida de variabilidade instável devido ao fato de ser baseada apenas em dois valores. Uma mudança em um desses escores pode afetar drasticamente a amplitude.

Desvio médio. Assim como a amplitude, o desvio médio é uma medida de variabilidade altamente intuitiva. Porém, diferentemente da amplitude, o desvio médio leva em conta todos os dados para os quais a variabilidade deve ser avaliada, tornando-a assim uma estatística mais estável.

Muitas das diversas medidas de variabilidade são baseadas nas diferenças entre os valores em uma distribuição e algum ponto central na distribuição. Por exemplo, suponha que a diferença $x - \bar{x}$ seja encontrada para cada escore no conjunto de dados. Esse valor, chamado de **escore de desvio**, ou simplesmente **desvio**,[9] oferece o número de unidades entre o escore e a média. Quando os dados estão bastante "concentrados" em torno da média, os desvios tendem a ser pequenos. Para dados que estão mais dispersos, os desvios serão maiores. Plausivelmente, uma representação razoável da variabilidade poderia ser baseada na média desses desvios. Quando os dados estão mais dispersos, a média dos desvios é maior do que para dados menos dispersos. A dificuldade de uso de desvios dessa maneira é que eles sempre totalizam zero. (Veja os detalhes na Seção 2.3.2.) Esse problema pode ser contornado pelo uso dos valores absolutos dos desvios. Esse, então, é o raciocínio para o desvio médio. O **desvio médio** (*DM*, ou MD do inglês *Mean deviation*) é a média dos valores absolutos dos desvios de um conjunto de escores. A expressão formal é

$$\boxed{DM = \frac{\sum |x - \bar{x}|}{n}} \tag{2.8}$$

---

[9]   Os desvios também podem ser tomados da mediana ou de outros pontos em uma distribuição, mas usaremos o termo para nos referirmos aos desvios da média.

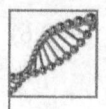

Exemplo 2.13

Determine o desvio médio dos dados representados na Figura 2.11.

Solução A coluna 1 da Tabela 2.6 mostra os escores que compõem a distribuição A da Figura 2.11. As colunas 3 e 4 dessa tabela mostram, respectivamente, os escores de desvio e os valores absolutos dos escores de desvio para os dados na coluna 1. Usando a soma da coluna 4, obtemos:

$$DM = \frac{6}{11} = 0{,}55$$

A Tabela 2.7 oferece resultados para a distribuição B. Usando a soma da coluna 4 a partir dessa tabela, obtemos

$$DM = \frac{16}{11} = 1{,}45$$

Tabela 2.6 Cálculo do desvio médio e variância da distribuição A.

(1) x	(2) x^2	(3) $x - \bar{x}$	(4) $|x - \bar{x}|$	(5) $(x - \bar{x})^2$
3	9	−1	1	1
3	9	−1	1	1
3	9	−1	1	1
4	16	0	0	0
4	16	0	0	0
4	16	0	0	0
4	16	0	0	0
4	16	0	0	0
5	25	1	1	1
5	25	1	1	1
5	25	1	1	1
Σ 44	182	0	6	6

Tabela 2.7 Cálculo do desvio médio e variância da distribuição B.

(1) x	(2) x^2	(3) $x - \bar{x}$	(4) $|x - \bar{x}|$	(5) $(x - \bar{x})^2$
1	1	−3	3	9
2	4	−2	2	4
2	4	−2	2	4
3	9	−1	1	1
4	16	0	0	0
4	16	0	0	0
4	16	0	0	0
5	25	1	1	1
6	36	2	2	4
6	36	2	2	4
7	49	3	3	9
Σ 44	212	0	16	36

Assim, o desvio médio dos escores na distribuição A foi 0,55 unidade, enquanto aquele na distribuição B foi 1,45 unidade, o que confirma que a distribuição B tem maior variabilidade do que a distribuição A.

Variância. Variância é uma medida de variabilidade menos intuitiva, porém, geralmente mais útil do que a amplitude ou o desvio médio. Como uma estatística descritiva, a variância é menos atraente do que o desvio médio, mas geralmente é mais útil, devido ao seu papel na inferência, como veremos em capítulos mais adiante. Assim como o desvio médio, a variância usa desvios como sua base, mas os eleva ao quadrado em vez de usar os valores absolutos. A forma de parâmetro é dada por

$$\sigma^2 = \frac{\sum (x - \mu)^2}{N} \tag{2.9}$$

Assim, a forma de parâmetro da **variância** é a média dos desvios *ao quadrado* dos escores que compõem a população. A estatística é

$$s^2 = \frac{\sum (x - \bar{x})^2}{n - 1} \tag{2.10}$$

Você notará que o divisor para a estatística é $n - 1$, enquanto para o parâmetro é N. Isso é deduzido do fato de que s^2 normalmente é usado como uma estimativa de σ^2 em cenários inferenciais, como veremos mais adiante. Podemos mostrar que, se o divisor de s^2 fosse n, a estimativa resultante seria viesada. Ou seja, na média, o valor de s^2 seria menor do que σ^2. Dividindo por $n - 1$, esse viés é removido, o que torna s^2 uma estimativa melhor de σ^2. Isso tudo é bastante teórico, e fora do escopo deste livro, de modo que você não precisa saber mais do que apresentamos aqui.

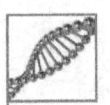

Exemplo 2.14

Determine a variância dos dados representados na Figura 2.11.

Solução A coluna 5 da Tabela 2.6 mostra os desvios ao quadrado dos dados na distribuição A. Usando a soma dessa coluna, obtemos

$$s^2 = \frac{6}{10} = 0,60$$

Usando a soma da mesma coluna na Tabela 2.7, obtemos

$$s^2 = \frac{36}{10} = 3,60$$

para a distribuição B.

As equações que acabamos de determinar para a variância são chamadas de **equações conceituais**, pois refletem o conceito de variância. Ou seja, elas transmitem a ideia de que a variância é baseada nos desvios ao quadrado. Às vezes, é mais conveniente empregar equações computacionais. **Equações computacionais** são úteis para calcular variância, mas não transmitem o conceito. Podemos usar as regras dadas na Seção 2.3.2 para determinar uma equação computacional comumente usada para a variância. Usando o numerador de 2.10, que é chamado de **soma dos quadrados**, observamos que

$$\sum (x-\bar{x})^2 = \sum \left(x^2 - 2x\bar{x} + \bar{x}^2\right)$$

$$= \overbrace{\sum x^2 - \sum 2x\bar{x} + \sum \bar{x}^2}^{\text{regra 4}}$$

$$= \sum x^2 - \overbrace{2\bar{x}\sum x}^{\text{regra 2}} + \overbrace{n\bar{x}^2}^{\text{regra 1}}$$

$$= \sum x^2 - 2\frac{(\sum x)^2}{n} + \frac{(\sum x)^2}{n}$$

$$= \sum x^2 - \frac{(\sum x)^2}{n}$$

Essa forma da soma dos quadrados, bem como seu correspondente na população, pode ser dividida por $n-1$ ou N para produzir as seguintes equações computacionais para variância:

$$\sigma^2 = \frac{\sum x^2 - \frac{(\sum x)^2}{N}}{N} \tag{2.11}$$

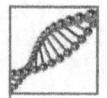

$$s^2 = \frac{\sum x^2 - \frac{(\sum x)^2}{n}}{n-1} \tag{2.12}$$

Exemplo 2.15

Use a Equação 2.12 para calcular a variância dos dados representados na Figura 2.11.
Solução Usando as somas das colunas 1 e 2 da Tabela 2.6, produzimos

$$s^2 = \frac{182 - \frac{(44)^2}{11}}{10} = 0{,}60$$

que é o mesmo resultado obtido com a equação conceitual. De modo semelhante, tomando as mesmas somas da Tabela 2.7, temos

$$s^2 = \frac{212 - \frac{(44)^2}{11}}{10} = 3{,}60$$

que, novamente, é o mesmo valor obtido por meio da equação conceitual.

A variância pode não possuir tanto atrativo quanto uma estatística puramente descritiva, pois é expressa em unidades ao quadrado, mas, como você aprenderá, esse é um dos conceitos mais importantes na estatística.

Desvio padrão. O **desvio padrão** é definido como a raiz quadrada da variância. Segue, pelos resultados apresentados, que o parâmetro é dado por

$$\sigma = \sqrt{\frac{\sum (x-\mu)^2}{N}} \tag{2.13}$$

e

$$\sigma = \sqrt{\dfrac{\sum x^2 - \dfrac{(\sum x)^2}{N}}{N}} \qquad (2.14)$$

A estatística é

$$s = \sqrt{\dfrac{\sum (x - \bar{x})^2}{n - 1}} \qquad (2.15)$$

e

$$s = \sqrt{\dfrac{\sum x^2 - \dfrac{(\sum x)^2}{n}}{n - 1}} \qquad (2.16)$$

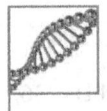

Exemplo 2.16

Determine o desvio padrão dos dados representados na Figura 2.11.
Solução O desvio padrão da distribuição A é $\sqrt{0{,}60} = 0{,}77$, e o da distribuição B é $\sqrt{3{,}60} = 1{,}90$.

A variância é expressa em termos do *quadrado* das unidades de medida originais. Assim, se as medidas estão em gramas, a variância é expressa em gramas ao quadrado. Diferentemente, o desvio padrão avalia a variabilidade em termos de unidades originais — gramas, nesse caso. Teremos oportunidades de utilizar a variância e o desvio padrão nos capítulos seguintes.

2.6.3 Medidas de posição relativa

Nesta seção, você aprenderá sobre métodos que localizam as posições relativas das observações em uma distribuição. Por exemplo, você pode querer determinar um ponto na escala de medida abaixo do qual estão localizadas 25% das observações na distribuição. Pontos caracterizados dessa maneira são chamados de percentis. Por outro lado, você pode querer calcular as porcentagens das observações que estão localizadas abaixo de um ponto especificado na escala. Essas porcentagens são chamadas de posto percentil. Finalmente, você pode querer determinar a posição de uma observação em relação à média de uma distribuição por meio do que chamamos de escores z. Nesta seção, examinaremos percentis, postos percentis e escores z.

Percentis. Ao calcular a mediana, você aprendeu a determinar um ponto na escala de medida abaixo do qual está localizada metade (ou 50%) das observações. Esse ponto foi chamado de mediana. Esse conceito pode ser ampliado para determinarmos um ponto na escala abaixo do qual uma porcentagem qualquer das observações está localizada. Por exemplo, você pode querer determinar o ponto abaixo do qual estão localizadas 25% ou 75% das observações. Esses pontos são chamados de percentis 25º e 75º, respectivamente. Um **percentil** é um ponto na escala de medida abaixo do qual uma porcentagem especificada das observações está localizada. Por essa definição, a **mediana** pode ser definida como o percentil 50º.

Como a mediana é apenas um exemplo de percentil, você não ficará surpreso ao descobrir que o método aprendido para calcular a mediana pode ser generalizado para determinar qualquer percentil. Nesse ponto, seria bom revisar os conceitos relacionados à mediana, apresentados na página 22, pois eles se aplicam diretamente ao problema que temos aqui. Uma ligeira modificação da Equação 2.5 gera

$$P_p = LRI + (w)\left[\frac{(pr)(n) - fc}{f}\right] \quad (2.17)$$

onde P_p representa o percentil de ordem p, LRI é o limite real inferior do intervalo que contém o percentil de ordem p, w é a largura do intervalo, calculada como a diferença entre os limites reais superior e inferior desse intervalo, pr é p expresso como uma proporção (isto é, $p/100$), n é o número total de observações, fc é a frequência cumulativa *até* o intervalo percentil e f é a frequência desse intervalo.

Observe que a única diferença entre as equações 2.5 e 2.17 é a substituição de pr pela constante 0,5. Isso permite a flexibilidade de encontrar qualquer percentil em vez de restringir o cálculo ao percentil 50% (mediana).

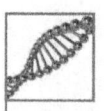

Exemplo 2.17

Determine os percentis 25º, 60º e 75º dos dados na Tabela 2.3.

Solução Formando uma distribuição de frequência cumulativa e notando que $(0,25)(144) = 36$, o intervalo percentil 25º é identificado como 114,5 a 115,5. Isso segue do fato de que a frequência cumulativa até o limite real inferior de 114,5 é 35 e que, para 115,5, é 41. O ponto na escala abaixo do qual estão localizadas 36 observações deverá estar entre esses dois limites. Usando essa informação juntamente com a Equação 2.17, temos

$$P_{25} = 114,5 + (1,0)\left[\frac{(0,25)(144) - 35}{6}\right] = 114,67$$

Como $(0,6)(144) = 86,4$, e as frequências cumulativas até 129,5 e 130,5 são 82 e 87, respectivamente, P_{60} deverá se encontrar nesse intervalo. Aplicando novamente a Equação 2.17, temos

$$P_{60} = 129,5 + (1,0)\left[\frac{(0,6)(144) - 82}{5}\right] = 130,38$$

Usando o mesmo método, P_{75} é obtido por

$$P_{75} = 134,5 + (1,0)\left[\frac{(0,75)(144) - 107}{8}\right] = 134,63$$

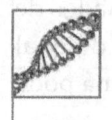

Exemplo 2.18

Determine P_{15}, P_{40} e P_{69} dos dados fornecidos a seguir.

Escore	Frequência	Frequência cumulativa
0,7	22	80
0,6	26	58
0,5	0	32
0,4	0	32
0,3	20	32
0,2	7	12
0,1	4	5
0,0	1	1

Solução P_{15} é o ponto na escala de medida abaixo do qual estão localizadas 15% ou (0,15) (80) = 12 das observações. Como a frequência cumulativa no limite real superior de 0,25 é 12, 0,25 é o percentil 15º. (Reveja a discussão da mediana na página 22, se não conseguir acompanhar essa lógica.)

Como (0,4) (80) = 32 das observações estão localizadas abaixo de qualquer ponto entre 0,35 e 0,55, o ponto central de 0,45 é considerado como o percentil 40º. (Novamente, reveja a discussão sobre mediana se não conseguir se lembrar da resposta.)

Como as frequências cumulativas até 0,55 e 0,65 são 32 e 58, respectivamente, o ponto abaixo do qual estão localizadas (0,69) (80) = 55,2 observações deverá estar no intervalo de 0,55 a 0,65. Aplicando a Equação 2.17, obtemos

$$P_{69} = 0,55 + (0,10) \left[\frac{(0,69)(80) - 32}{26} \right] = 0,64$$

Os percentis são usados com frequência para comparar o escore de um indivíduo com aqueles de um grupo maior. Por exemplo, um pediatra pode querer saber se o peso de um bebê está abaixo do 5º percentil em uma tabela normal de bebês com a mesma idade, pois muito poucos bebês dessa idade têm pesos tão baixos. De modo semelhante, pessoas com escore acima de um percentil especificado em uma prova podem ser selecionadas para honras especiais. Observe que em nenhum caso as comparações são feitas com um padrão absoluto, mas sim com outros escores.

Os percentis também são úteis para descrever distribuições. Usando percentis, podemos transmitir o fato de que 5% das observações estão localizadas abaixo de determinado ponto (P_5), ou que 50% das observações estão localizadas entre dois pontos — P_{25} e P_{75}. Como os percentis são muito utilizados com essa finalidade, alguns deles possuem designações específicas. Por exemplo, P_{10}, P_{20}, P_{30} ... P_{90} são chamados de primeiro ao nono **decis**, pois dividem a distribuição em dez componentes com dez por cento das observações em cada. Da mesma forma, P_{20}, P_{40}, P_{60} e P_{80} são chamados de primeiro ao quarto **quintis** (quintil de cinco) e P_{25}, P_{50} e P_{75} são o primeiro, o segundo e o terceiro **quartis**. (Observe que o quinto decil, o segundo quartil e a mediana são termos diferentes para o mesmo ponto.) Coletivamente, percentis, decis, quintis e quartis são chamados de **quantis**.

Por fim, algumas estatísticas descritivas são baseadas em percentis. Por exemplo, uma medida de variabilidade às vezes utilizada, chamada **semiamplitude interquartílica** (ou Q), é calculada por

$$Q = \left[\frac{P_{75} - P_{25}}{2} \right] \quad (2.18)$$

Posto percentil. Como você já sabe, um percentil é um ponto na escala de medida abaixo do qual determinado percentil de observações está localizado. Diferentemente, um **posto percentil** é a porcentagem de observações que estão localizadas abaixo de determinado ponto na escala. Assim, os percentis são pontos, e postos percentis são porcentagens. Devido à relação estreita entre esses dois conceitos, eles são frequentemente confundidos ou usados para indicar a mesma coisa. Dadas as mesmas hipóteses usadas para calcular percentis, podemos usar a equação a seguir para determinar os postos percentis:

$$PR_P = \frac{100\left[\frac{f(P-LRI)}{w} + fc\right]}{n} \qquad (2.19)$$

onde P é o ponto na escala para o qual o posto percentil deve ser calculado, LRI é o limite real inferior do intervalo que contém P, w é a largura do intervalo calculado como a diferença entre os limites reais superior e inferior desse intervalo, n é o número total de observações, fc é a frequência cumulativa *até* o intervalo que contém P e f é a frequência desse intervalo.

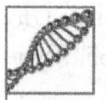

Exemplo 2.19

Use os dados na Tabela 2.3 para encontrar os postos percentis dos pontos de escala 114,67, 130,38 e 134,63.

Solução Notando que 114,67 está localizado no intervalo de 114,5 a 115,5 e usando outras informações da Tabela 2.3 na Equação 2.19, obtemos

$$PR_{114,67} = \frac{100\left[\frac{6(114,67-114,50)}{1,0} + 35,0\right]}{144} = 25$$

Usando o mesmo método para os próximos valores, obtemos

$$PR_{130,38} = \frac{100\left[\frac{5(130,38-129,50)}{1,0} + 82,0\right]}{144} = 60$$

e

$$PR_{134,63} = \frac{100\left[\frac{8(134,63-134,50)}{1,0} + 107,0\right]}{144} = 75$$

Nenhum desses resultados deverá surpreendê-lo, pois esses três pontos foram identificados anteriormente como sendo os percentis 25º, 60º e 75º.

Infelizmente, os analistas de dados em geral não estão interessados em determinar o posto percentil de um *ponto* na escala de medida, mas querem saber o posto percentil de um *escore* ou uma *observação*. Isso apresenta uma dificuldade, pois, como já se sabe, os escores não são pontos na escala, mas representam intervalos. Como, então, você pode determinar o posto percentil de um escore? Basicamente, você precisa escolher um ponto na escala para representar o escore. Três escolhas comuns são utilizadas.

1. O limite real inferior do intervalo de escore.
2. O ponto central do intervalo de escore.
3. O limite real superior do intervalo de escore.

Quando o limite real inferior é usado, a Equação 2.19 é simplificada para

$$PR_P = 100\left[\frac{fc}{n}\right] \qquad (2.20)$$

Para os métodos do ponto central e do limite real superior, as simplificações são

$$PR_P = 100\left[\frac{(0,5)(f) + fc}{n}\right] \qquad (2.21)$$

e

$$PR_P = 100\left[\frac{f + fc}{n}\right] \qquad (2.22)$$

onde todos os termos são como previamente definidos.

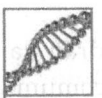

Exemplo 2.20

Use os métodos do limite real inferior, ponto central e limite real superior para determinar o posto percentil para um *escore* de 134 na distribuição dada na Tabela 2.3.

Solução Os métodos do limite real inferior, ponto central e limite real superior produzem, respectivamente,

$$PR_{133,5} = 100\left[\frac{102}{144}\right] = 71$$

$$PR_{134} = 100\left[\frac{(0,5)(5) + 102}{144}\right] = 73$$

e

$$PR_{134,5} = 100\left[\frac{5 + 102}{144}\right] = 74$$

Arredondamos esses resultados porque as partes fracionárias dos postos percentis normalmente não são informadas.

Antes de sair desse tópico, queremos enfatizar nossa afirmação anterior de que existem várias definições diferentes de (e métodos de cálculo para) percentis e postos percentis. Os autores normalmente não deixam isso claro, o que às vezes resulta em confusão. Isso também explica por que diversos pacotes de software parecem produzir resultados conflitantes. Neste livro, tentamos não somente apresentar métodos úteis para lidar com essas estatísticas, mas também oferecer uma base intuitiva para a compreensão das questões envolvidas.

Escores z. Percentis localizam pontos relativos a todas as observações em um conjunto de dados. Por exemplo, o 25º percentil é o ponto abaixo do qual estão localizados 25% dos dados. Diferentemente, escores z localizam pontos relativos à média dos dados. Você já viu uma forma de fazer isso. Os escores de desvio (veja a página 29) calculados como $x - \bar{x}$ mostram até que ponto uma observação está acima ou abaixo da média dos dados. Um escore de desvio de −6 indicaria que o escore em questão está localizado seis unidades abaixo da média, enquanto um escore de 1 indicaria que o escore está uma unidade acima da média. Um problema que surge com os escores de desvio é que eles são dependentes da escala. Suponha que os escores de desvio de um paciente para a pressão sanguínea e peso sejam 12 e 16, respectivamente, quando comparados com outros pacientes da mesma idade. É difícil comparar esses dois escores, pois eles estão em escalas diferentes. Obviamente, o paciente está acima da média de cada medida, mas, em termos relativos, quão acima dela ele está? Seria útil se a pressão sanguínea e o peso estivessem em uma escala comum.

Um **escore z** indica a distância e a direção de um ponto a partir da média em termos de unidades padrão. Mais precisamente, um escore z da amostra é dado por

$$z = \frac{x - \bar{x}}{s} \tag{2.23}$$

A população equivalente é

$$Z = \frac{x - \mu}{\sigma} \tag{2.24}$$

Observe que escores z são simplesmente escores de desvio divididos pelo desvio padrão da distribuição. O efeito dessa divisão é *padronizar* os desvios ou colocá-los em uma escala comum. Em vez de expressar os desvios em termos de suas unidades originais (pressão sanguínea e peso, neste exemplo), eles agora são expressos em unidades de desvio padrão. Quando todos os escores em uma distribuição são convertidos em escores z, esses escores z têm uma média zero e um desvio padrão de um, independentemente da escala original dos dados.

Suponha agora que o desvio da pressão sanguínea de 12 tenha um escore z de 1,5, enquanto o do peso seja 0,6. Isso indica que o paciente está 1,5 desvio padrão acima da média do grupo em termos de pressão sanguínea, mas apenas 0,6 de um desvio padrão acima da média em termos de peso. Não falaremos mais sobre escores z neste ponto, pois eles serão discutidos com mais detalhes quando começarmos nosso estudo da inferência.

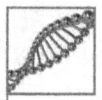

Exemplo 2.21

Converta o conjunto de escores 1, 3, 3 e 9 em escores z. Depois, determine a média e o desvio padrão dos escores z.

Solução Respectivamente, a média e o desvio padrão dos dados originais são 4 e 3,46. Usando esses valores na Equação 2.23, temos

$$z_1 = \frac{1-4}{3,46} = -0,867$$

$$z_3 = \frac{3-4}{3,46} = -0,289$$

$$z_3 = \frac{3-4}{3,46} = -0,289$$

$$z_9 = \frac{9-4}{3,46} = 1,445$$

Como a soma desses escores é zero, a média também é zero. Com média zero, a Equação 2.15 é simplificada para

$$s = \sqrt{\frac{\sum z^2}{n-1}} = \sqrt{\frac{3}{3}} = 1$$

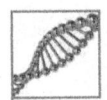

Exemplo 2.22

Converta o conjunto de escores 11, 32, 13, 9 e 10 em escores z. Depois, determine a média e o desvio padrão dos escores z. Comparando os resultados do Exemplo 2.21 com os resultados obtidos aqui, qual é a observação mais extrema em termos da distância a partir da média?

Solução $\bar{x} = \dfrac{75}{5} = 15$, $s = \sqrt{\dfrac{1495 - \dfrac{75^2}{5}}{4}} = 9{,}62$

Usando esses resultados,

$$z_{11} = \frac{11 - 15}{9{,}62} = -0{,}416$$

$$z_{32} = \frac{32 - 15}{9{,}62} = 1{,}767$$

$$z_{13} = \frac{13 - 15}{9{,}62} = -0{,}208$$

$$z_{9} = \frac{9 - 15}{9{,}62} = -0{,}624$$

$$z_{10} = \frac{10 - 15}{9{,}62} = -0{,}520$$

Novamente, a média é zero (com arredondamento), e o desvio padrão (com arredondamento) é

$$\sqrt{\frac{4}{4}} = 1$$

O escore 32 é o mais extremo nos dois conjuntos de dados, pois é 1,767 desvio padrão acima da média de sua distribuição. Esse desvio é maior do que para qualquer outro valor.

Embora os escores z sejam úteis na descrição de dados, sua verdadeira importância é observada na inferência.

2.6.4 Medidas associadas à forma de distribuição

Certos aspectos das formas de distribuição podem ser caracterizados numericamente. Os dois aspectos mais comuns, assimetria e curtose, serão discutidos nesta seção. Por enquanto, simplesmente os trataremos como mais dois na lista de métodos descritivos que você vem aprendendo. Em outros capítulos, eles serão usados ao discutirmos as violações de hipóteses que servem como base para certos métodos de inferência.

Assimetria. Considere as formas dos três polígonos de frequência representados na Figura 2.12. A distribuição A é simétrica no sentido de que metade da distribuição é uma imagem espelho da outra. A distribuição B tem a maior parte de suas observações no extremo superior da escala, mas tem uma "cauda" que se estende para a esquerda. A distribuição C também é não simétrica, mas tem suas observações mais frequentes na parte inferior da escala, com sua cauda se estendendo para a direita. As distribuições dessas três formas gerais são caracterizadas respectivamente como **simétrica**, **assimétrica negativa** e **assimétrica positiva**.

Vários métodos foram desenvolvidos para descrever numericamente a quantidade de assimetria (ou falta dela) que caracteriza uma distribuição. A **assimetria** geralmente é definida como o grau de assimetria em uma distribuição. A medida mais comum da assimetria é dada por

$$\boxed{\text{Assimetria}^{10} = \frac{\sum z^3}{n}} \tag{2.25}$$

---

10 Uma estimativa não viesada da assimetria da população é dada pela expressão $\dfrac{n \sum z^3}{(n-1)(n-2)}$.

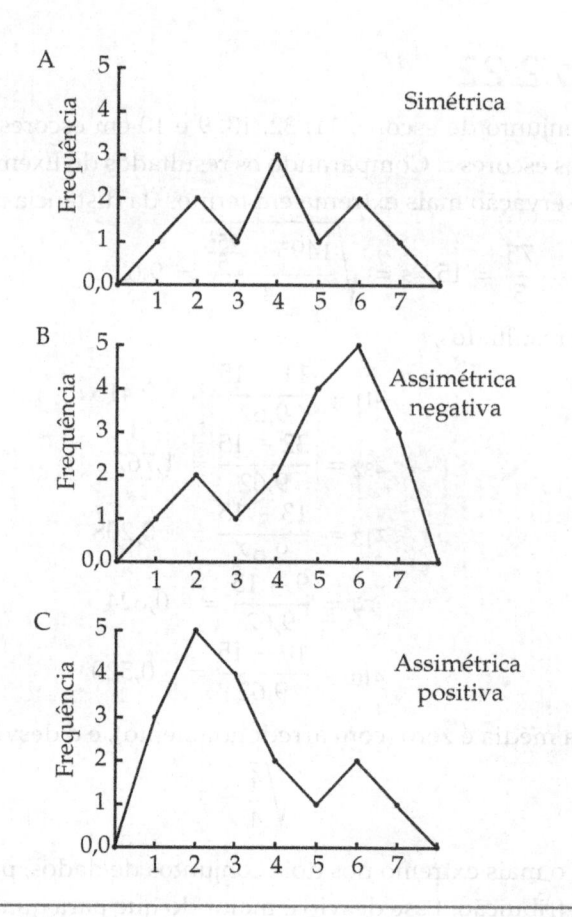

Figura 2.12 Polígonos de formas variadas.

onde z é o desvio padronizado, como descrito pela Equação 2.23, e n é o tamanho da amostra. Em outras palavras, essa expressão da assimetria é simplesmente a média dos escores z ao cubo.

Considere a distribuição B na Figura 2.12. A média dessa distribuição é aproximadamente 4,83. Observe que os desvios de escores que são maiores do que a média serão sinalizados positivamente, enquanto aqueles abaixo da média serão sinalizados negativamente. Quando esses desvios são padronizados e elevados ao cubo, eles retêm seu sinal e, devido à cauda estendida abaixo da média, sua soma é negativa. Assim, o valor da assimetria também será negativo. A mesma lógica indica que a assimetria para a distribuição C será positiva, enquanto aquela para A será zero. Em geral, quanto mais longe de zero, mais intensa é a assimetria.

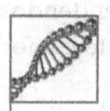

Exemplo 2.23

Calcule a assimetria para cada uma das três distribuições na Figura 2.12.

Solução A Tabela 2.8 mostra valores dos dados que compõem a Figura 2.12, juntamente com escores z correspondentes e seus cubos. Como esperado, a soma dos valores z para cada distribuição é zero. A soma dos valores z ao cubo também é zero para a distribuição simétrica, dando assim um valor para a assimetria igual a zero. Isso sempre acontece em distribuições simétricas. A assimetria para a distribuição B é $\frac{-11,670}{18} = -0,648$, enquanto para C é $\frac{11,670}{18} = 0,648$.

CAPÍTULO 2 Métodos descritivos 41

Tabela 2.8 Dados, escores z e escores z ao cubo da Figura 2.12.

Distribuição A			Distribuição B			Distribuição C		
x	z	z^3	x	z	z^3	x	z	z^3
1	−1,581	−3,952	1	−2,103	−9,301	1	−1,188	−1,677
2	−1,054	−1,171	2	−1,554	−3,753	1	−1,188	−1,677
2	−1,054	−1,171	2	−1,554	−3,753	1	−1,188	−1,677
3	−0,527	−0,146	3	−1,006	−1,018	2	−0,640	−0,262
4	0,000	0,000	4	−0,457	−0,095	2	−0,640	−0,262
4	0,000	0,000	4	−0,457	−0,095	2	−0,640	−0,262
4	0,000	0,000	5	0,091	0,001	2	−0,640	−0,262
5	0,527	0,146	5	0,091	0,001	2	−0,640	−0,262
6	1,054	1,171	5	0,091	0,001	3	−0,091	−0,001
6	1,054	1,171	5	0,091	0,001	3	−0,091	−0,001
7	1,581	3,952	6	0,640	0,262	3	−0,091	−0,001
			6	0,640	0,262	3	−0,091	−0,001
			6	0,640	0,262	4	0,457	0,095
			6	0,640	0,262	4	0,457	0,095
			6	0,640	0,262	5	1,006	1,018
			7	1,188	1,677	6	1,554	3,753
			7	1,188	1,677	6	1,554	3,753
			7	1,188	1,677	7	2,103	9,301
Σ	0,000	0,000		0,000ª	−11,670		0,000	11,670

ª Esse valor é zero quando os cálculos são executados até um número suficiente de casas decimais.

Curtose. Considere as duas distribuições representadas na Figura 2.13. Cada uma tem a média e a mediana iguais a 4, com variância e desvio padrão de 0,73 e 0,85, respectivamente. Elas também são simétricas. Apesar de ter essas estatísticas em comum, as duas distribuições têm formas muito diferentes. A distribuição A tem um pico no meio e tem caudas mais alongadas do que aquelas da distribuição B. Diferentemente, a distribuição B parece estar achatada no meio e tem caudas mais curtas.

O achatamento de uma curva pode ser expresso por sua curtose. Mais precisamente, a **curtose** se refere ao tamanho do achatamento de uma distribuição em relação à extensão e ao tamanho de suas caudas. As distribuições com picos bruscos, como a distribuição A, são consideradas **leptocúrticas**, enquanto aquelas que possuem meios achatados são consideradas **platicúrticas**.[11]

A fórmula da curtose é

$$\text{Curtose}^{12} = \frac{\sum z^4}{n} \quad (2.26)$$

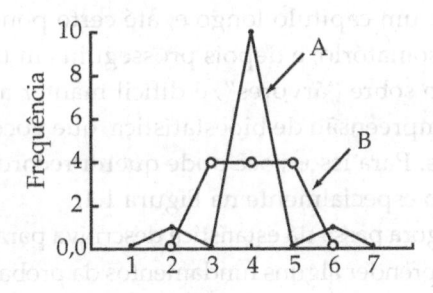

Figura 2.13 Duas distribuições com média e variância comuns, mas com curtose diferente.

---

11 O prefixo *lepto* significa "delgado" ou "estreito", enquanto *plati* significa "plano" ou "largo".

12 Uma estimativa não viesada da curtose da população é dada pela expressão $\frac{n \sum z^4}{(n-1)(n-2)}$.

Você notará que, enquanto a assimetria é expressa como a média dos escores z ao cubo em uma distribuição, a curtose é a média dos escores z elevada à quarta potência. Em geral, valores maiores de curtose refletem picos mais bruscos do que os valores menores. Você também deverá notar que a curtose pertence a distribuições com não mais do que uma moda.

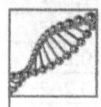

Exemplo 2.24

Determine a curtose das distribuições representadas na Figura 2.13.

Solução   A Tabela 2.9 mostra os dados que compõem as distribuições na Figura 2.13, juntamente com seus escores z e as quartas potências dos escores z. Usando as somas de seus escores z elevados à quarta potência, a curtose das distribuições A e B são, respectivamente,

$$\frac{60,5}{12} = 5,04 \quad \text{e} \quad \frac{15,125}{12} = 1,26.$$

Esses resultados confirmam a afirmação anterior de que, apesar de ter algumas estatísticas em comum, as distribuições com picos mais altos têm valores maiores de curtose do que distribuições com picos menores.

Tabela 2.9   Dados, escores z e sua quarta potência a partir da Figura 2.13.

	Distribuição A			Distribuição B	
x	z	z⁴	x	z	z⁴
2	−2,345	30,250	3	−1,173	1,891
4	0,000	0,000	3	−1,173	1,891
4	0,000	0,000	3	−1,173	1,891
4	0,000	0,000	3	−1,173	1,891
4	0,000	0,000	4	0,000	0,000
4	0,000	0,000	4	0,000	0,000
4	0,000	0,000	4	0,000	0,000
4	0,000	0,000	4	0,000	0,000
4	0,000	0,000	5	1,173	1,891
4	0,000	0,000	5	1,173	1,891
4	0,000	0,000	5	1,173	1,891
6	2,345	30,250	5	1,173	1,891
Σ	0,000	60,500		0,000	15,125

2.7 Uma reorientação

Você acabou de ler um capítulo longo e, até certo ponto, tedioso, que começou com escalas de medida e notação de somatório, e depois prosseguiu em uma série de estatísticas descritivas. Com um estudo tão intenso sobre "árvores", é difícil manter a perspectiva apropriada de "floresta". É importante, para a compreensão de bioestatística, que você mantenha a perspectiva ampla enquanto aprende os detalhes. Para isso, você pode querer recordar o Capítulo 1 antes de continuar. Você deverá prestar atenção especialmente na Figura 1.1.

O foco deste livro agora passa da estatística descritiva para a inferencial. Porém, antes de entrar na inferência, você precisa aprender alguns fundamentos da probabilidade. Esse será o assunto do Capítulo 3.

Termos e expressões

Depois de ler este capítulo, você deverá estar familiarizado com os termos e expressões a seguir.

amplitude	28	limite real inferior	23
assimetria	39	limite real superior	18
curtose	41	média	10
desvio médio	29	mediana	22
desvio padrão	32	moda	27
diagramas de ramo e folhas	20	notação de somatório	10
distribuições agrupadas	15	percentis	33
distribuições de frequência	14	polígonos	18
distribuições de frequência cumulativa	14	postos percentis	35
distribuições de frequência relativas	14	semiamplitude interquartílica	35
distribuições de frequência relativas cumulativas	14	tendência central	21
		variabilidade	28
escalas de medida	7	variância	31
escores z	38	variáveis contínuas	9
gráficos de barras	17	variáveis dicotômicas	9
histogramas	17	variáveis discretas	9
intervalos de classe	15		

Exercícios

2.1 A Tabela 2.10 mostra o número anual de dias de licença médica usados por enfermeiras em um grande hospital urbano em 2003. As enfermeiras são listadas por tempo de casa, isto é, a enfermeira número 1 tem menos tempo de casa, enquanto a enfermeira número 21 tem o maior tempo de casa.

(a) Que nível de medida é representado pela variável do número da enfermeira? Justifique sua resposta.

(b) A variável dias de licença é contínua ou discreta? Justifique sua resposta.

(c) Considere que x_i represente o número de dias de licença médica por ano usados pela enfermeira de número i, onde o índice i é o número da enfermeira. Determine cada um dos itens a seguir.

i. x_3, x_9, x_{21}

ii. $\sum_{i=1}^{10} x_i$

iii. $\sum_{i=11}^{n} x_i$

iv. $\sum_{i=1}^{n} x_i$

v. $\sum_{i=1}^{n} x_i^2$

Tabela 2.10	Tabela para o Exercício 2.1.				
Número da enfermeira	Dias de licença	Número da enfermeira	Dias de licença	Número da enfermeira	Dias de licença
1	2	8	7	15	9
2	9	9	8	16	2
3	1	10	8	17	8
4	0	11	6	18	9
5	5	12	3	19	6
6	4	13	7	20	8
7	6	14	8	21	5

(d) Suponha que cada enfermeira usasse exatamente dois dias de licença a mais do que o que aparece na tabela. Use a notação de somatório para expressar novamente a soma em (c) iv de modo a refletir os dois dias de licença adicionais usados por cada enfermeira.

(e) Use os dados de dias de licença de enfermeira por ano para construir distribuições de frequência, frequência cumulativa, frequência relativa e frequência relativa cumulativa.

(f) Use os dados sobre os dias de licença por ano das enfermeiras para construir um histograma de frequência relativa, um polígono de frequência relativa e um polígono de frequência cumulativa.

(g) Use os dados sobre os dias de licença por ano das enfermeiras para calcular cada um dos itens a seguir:

i. média, mediana e moda

ii. variância e desvio padrão

iii. amplitude exclusiva e inclusiva

iv. escores z para cada x_i

v. 15°, 50° e 80° percentis

vi. postos percentis de 2, 5 e 8 dias de licença

vii. assimetria e curtose

2.2 Os dados fornecidos na Tabela 2.11 foram obtidos a partir de candidatos a empregos no Serviço de Saúde Pública. Estão registrados o gênero, o peso informado (Pi) tirado da ficha de inscrição e o peso registrado (Pr) no momento do exame físico dos candidatos. Os pesos são registrados em libras.

(a) Que nível de medida é representado pela variável gênero? De que outra forma essa variável poderia ser caracterizada? Justifique suas respostas.

(b) Construa um gráfico de barras de frequência relativa para a variável gênero. Seria possível construir um polígono de frequência cumulativa para a variável gênero? Justifique sua resposta.

(c) Usando o número do candidato como índice de soma (i), calcule o seguinte:

i. $\sum_{i=1}^{15} \text{Pi}_i$ e $\sum_{i=1}^{15} \text{Pr}_i$

ii. $\sum_{i=1}^{15} (\text{Pi}_i - \text{Pr}_i)$

(Esse cálculo é realmente necessário para obtermos o resultado desejado? Por quê?)

(d) Usando os intervalos de classe de 110–119, 120–129, ..., 220–229, use a variável Pi para agrupar os itens em forma de: histograma de frequência relativa, polígono de frequência relativa e polígono de frequência relativa cumulativa.

(e) Use os dados de Pr para calcular cada um dos itens a seguir:

i. média, mediana e moda

ii. variância e desvio padrão

iii. amplitude exclusiva e inclusiva

iv. escores z para cada um dos x_i

v. primeiro, segundo e terceiro quartis

vi. postos percentis de 111, 137 e 180

vii. assimetria e curtose

Tabela 2.11	Tabela para o Exercício 2.2.						
Número do candidato	Gênero	Pi	Pr	Número do candidato	Gênero	Pi	Pr
1	m	165	167	16	m	220	225
2	m	215	210	17	f	135	137
3	m	190	186	18	f	180	201
4	f	115	111	19	m	210	205
5	m	158	160	20	f	145	144
6	f	165	160	21	f	131	133
7	f	120	118	22	m	177	180
8	m	173	170	23	m	135	135
9	m	188	195	24	m	183	180
10	m	180	195	25	m	165	166
11	f	135	137	26	f	160	166
12	m	155	155	27	m	178	180
13	m	190	195	28	m	155	152
14	m	187	185	29	f	155	154
15	f	154	156	30	f	130	128

A. As perguntas a seguir se referem ao "Estudo de caso A", no Apêndice J.

2.3 Existem variáveis dicotômicas mencionadas nesse estudo? Se sim, você poderia caracterizá-las como pertencentes a uma das quatro escalas de medida?

2.4 Existem variáveis contínuas mencionadas nesse estudo? Se sim, você poderia caracterizá-las como pertencentes a uma das quatro escalas de medida?

2.5 A idade média dos indivíduos relatados nesse estudo é representada devidamente por $\bar{x}$ ou por μ? Por quê? Que símbolo deve ser usado para o desvio padrão da variável idade?

2.6 Qual é a categoria modal sim/não para os dados relativos ao período da manhã relatados na tabela?

2.7 Qual seria o escore z da idade para o indivíduo que tem 18 anos de idade? E para o indivíduo com 75 anos de idade?

D. As perguntas a seguir se referem ao "Estudo de caso D", no Apêndice J.

2.8 Construa uma distribuição de frequência relativa para os escores NPZ-8.

2.9 Construa um histograma de frequência relativa e um polígono para os escores NPZ-8.

2.10 Calcule a média, a mediana e a moda para os dados NPZ-8.

2.11 Calcule a média, a mediana e a moda para os dados PBV.

2.12 Calcule a variância e o desvio padrão para os dados NPZ-8.

2.13 Calcule o primeiro, o segundo e o terceiro quartis dos dados NPZ-8.

2.14 Observe o histograma de frequência relativa e o polígono que você construiu para os dados NPZ-8 no Exercício 2.9. Pela sua compreensão, você caracterizaria essa distribuição como assimétrica positiva, assimétrica negativa ou simétrica?

2.15 Calcule a assimetria para os dados NPZ-8. Esse cálculo confirma sua observação feita no Exercício 2.14?

2.16 Calcule a assimetria para os dados NPZ-8 usando apenas dados dos 15 indivíduos infectados. A inclusão de cinco indivíduos saudáveis no conjunto de dados aumenta de forma marcante a assimetria, em sua opinião?

O. A pergunta a seguir se refere ao "Estudo de caso O", no Apêndice J.

2.17 Quais escalas melhor descrevem os níveis de medida representados pelas variáveis mencionadas no ponto (a)?

capítulo 3 Probabilidade

3.1 Introdução

No Capítulo 1, destacamos que a probabilidade é a base da estatística inferencial. Em outras palavras, ela é o mecanismo pelo qual a inferência é realizada. Sendo assim, é necessário ter um conhecimento fundamental de probabilidade antes de iniciar o estudo da inferência. Este capítulo lhe dará esse conhecimento.

A teoria da probabilidade é um ramo um tanto complexo da matemática, cujas raízes estão firmemente enterradas nos jogos de azar. De fato, grande parte do trabalho inicial nessa área foi feito em uma tentativa de obter alguma vantagem nesses jogos. Por sorte, o estudo da bioestatística exigirá apenas o conhecimento mais básico da probabilidade.

A maioria das introduções à probabilidade, pelo menos aquelas encontradas nos textos de estatística, conta bastante com os antecedentes da disciplina. Assim, muitos exemplos que envolvem o lançamento de dados e a retirada de cartas são usados para comunicar os conceitos fundamentais. Esse é um método razoável para o estudo da probabilidade. Mas nosso objetivo neste capítulo não é fazer com que você aprenda probabilidade, e sim que aprenda a probabilidade relacionada à estatística inferencial. Em nossa experiência, os alunos frequentemente têm dificuldade em relacionar tais exemplos ao estudo decorrente da inferência. Por esse motivo, abriremos mão da tradição e, em vez disso, apresentaremos a probabilidade em contextos específicos que estão mais relacionados ao ramo da inferência. Especificamente, depois de definir alguns termos, você estudará a probabilidade relacionada a tabelas de contingência e curva normal. No decorrer deste estudo, você também será apresentado a métodos descritivos importantes, não abordados no Capítulo 2, como razões de risco, razões de chances, sensibilidade, especificidade e valores preditivos positivos e negativos. Começaremos com uma definição de probabilidade.

3.2 Definição de probabilidade

Definições de probabilidade suficientes para um estudo rigoroso da disciplina podem ser complexas e controversas. Porém, para os fins deste livro, uma definição intuitiva simples será suficiente. Começaremos com um exemplo.

Suponha que quatro bolas de gude, três delas pretas e uma branca, sejam colocadas em um balde. Agora, sacudimos o balde vigorosamente e, depois, com os olhos fechados, colocamos a mão dentro do balde e tiramos uma bola. (A sacudida do balde e o fechar de olhos são feitos para garantir que a seleção seja *aleatória*.) Agora, fazemos a pergunta: "Qual é a probabilidade de que a bola retirada seja preta?" Supomos que sua resposta seja algo como "três de quatro" ou "três quartos" ou "75%". Concordamos com essas respostas, mas que definição de probabilidade você usou para chegar a elas? Uma ideia rápida é que você definiu a probabilidade de retirar uma bola preta como o número de bolas pretas no balde dividido pelo número total de bolas. Qual é a probabilidade de que a bola seja branca? Novamente, a probabilidade é simplesmente o número de bolas brancas dividido pelo número total de bolas, ou 0,25. Em outras palavras, a probabilidade de tirar uma bola preta foi simplesmente a *proporção* de bolas pretas, com o mesmo acontecendo para a probabilidade de uma bola branca. Formalmente, podemos definir a **probabilidade** de uma ocorrência,[1] que chamaremos de A, como

$$P(A) = \frac{N_A}{N} \quad (3.1)$$

O símbolo $P()$ é lido como "A probabilidade de...", com A usado para representar qualquer evento de interesse, por exemplo, "retirar uma bola preta". O símbolo $\overline{A}$ será usado para indicar o complemento de A ou, nesse caso, significaria "não retirar uma bola preta". Assim, no caso presente, $P(\overline{A})$ indicaria "a probabilidade de não retirar uma bola preta". N_A é o número de eventos que atendem o critério especificado (bolas pretas, por exemplo) e N é o número total de eventos.

Diversas propriedades importantes podem ser deduzidas pela definição dada na Equação 3.1.

1. $P(A) \geq 0$. Isso segue do fato de que N_A é um contador e não pode, por exemplo, ser menor do que zero.
2. $P(A) \leq 1$. Isso segue do fato de que N_A nunca pode exceder N.
3. $P(A) + P(\overline{A}) = 1$ ou $P(\overline{A}) = 1 - P(A)$. Isso segue do fato de que resultados $N - N_A$ não atendem ao critério indicado A. Assim, $P(\overline{A}) = \frac{(N-N_A)}{N} = 1 - \frac{N_A}{N} = 1 - P(A)$.

Com essa definição em mente, passaremos agora ao estudo da probabilidade em contextos específicos. O primeiro deles está relacionado às tabelas de contingência.

3.3 Tabelas de contingência

3.3.1 Amostragem da população

A Figura 3.1 representa uma população conceituada composta de duas características associadas a cada pessoa em um grupo de vinte.[2] Cada uma das vinte pessoas é caracterizada como fumante (S), não fumante ($\overline{S}$), portadora de uma determinada doença (D), ou não portadora da doença ($\overline{D}$).

Agora, fazemos a pergunta: "Qual é a probabilidade de selecionarmos uma pessoa aleatoriamente dessa população e descobrir que ela é fumante?". Essa é apenas uma variação do exemplo das bolas de gude no balde que demos anteriormente, e é resolvida da mesma forma. Contando o número de fumantes e aplicando a Equação 3.1, obtemos $P(S) = \frac{12}{20} = 0,60$. De modo semelhante, a probabilidade de selecionar uma pessoa não portadora da doença é de $P(\overline{D}) = \frac{9}{20} = 0,45$.

As probabilidades que envolvem ambas as características também podem ser calculadas. Por exemplo, qual é a probabilidade de selecionar uma pessoa que fuma *e* é portadora da doença? Como nove pessoas atendem a esse critério, a probabilidade é $P(SD) = \frac{9}{20} = 0,45$. Observe que $P(SD)$ é lido como "A probabilidade de ser fumante *e* estar doente". Agora, determine $P(\overline{S}D)$. O que isso representa? Essa é a probabilidade de selecionar uma pessoa que não seja fumante e que seja portadora da doença, e é calculada como $P(\overline{S}D) = \frac{2}{20} = 0,10$.

---

1 Essa definição considera eventos equiprováveis.

2 No Capítulo 1, chamamos a atenção para o fato de que as populações consideradas neste livro são muito grandes. A representação atual é pequena para fins pedagógicos.

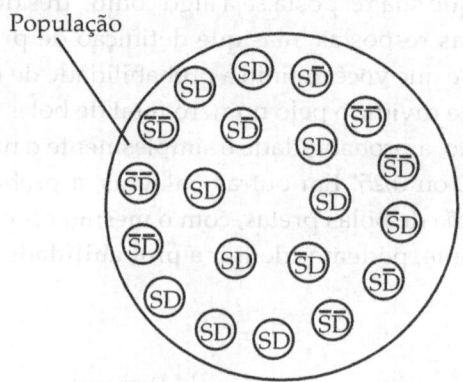

S = fumante, $\overline{S}$ = não fumante, D = portador de determinada doença, $\overline{D}$ = não portador da doença.

Figura 3.1 População de duas características de 20 pessoas.

Qual é a probabilidade de descobrirmos que a pessoa selecionada fuma *ou* é portadora da doença? O critério é atendido nesse caso por qualquer um que fume *ou* que seja portador da doença. Como existem quatorze pessoas que têm um S ou um D (ou ambos) associado a elas, a probabilidade é $P(S \cup D) = \frac{14}{20} = 0,70$. Observe que a notação $P(S \cup D)$ é lida como "A probabilidade de ser fumante ou estar doente".

Em muitas aplicações estatísticas, o interesse está apenas em uma parte especificada da população. Por exemplo, a pergunta "Qual é a probabilidade de doença sendo que a seleção é feita *dentre os fumantes*?" implica que somente os fumantes devem ser considerados. O símbolo usado para esse tipo de probabilidade é $P(D \mid S)$, que é lido como "A probabilidade de estar doente sendo que é fumante". Essa forma geral é conhecida como **probabilidade condicional**.

A Figura 3.2 mostra a população redefinida, ou seja, a população original com todos os não fumantes removidos. A probabilidade de selecionar uma pessoa com doença dentre os fumantes é, então, de $P(D \mid S) = \frac{9}{12} = 0,75$.

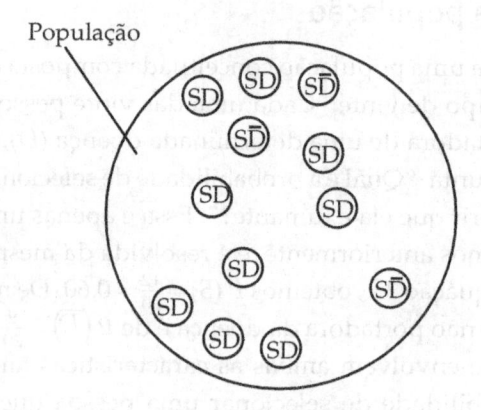

Figura 3.2 População com status de doença somente entre os fumantes.

3.3.2 Tabelas de frequência

As somas usadas para cálculos na Seção 3.3.1 podem ser resumidas convenientemente em uma tabela de contingência como mostra a Tabela 3.1.

Tabela 3.1 Tabela de contingência que mostra frequências de população.

	D	$\overline{D}$	
S	9	3	12
$\overline{S}$	2	6	8
	11	9	

Os números nas quatro células são as contagens de pessoas que atendem a ambos os critérios indicados. Ou seja, há nove pessoas que fumam e são portadoras da doença, três que fumam e não são portadoras da doença, duas que não fumam e são portadoras da doença e seis que não fumam e não são portadoras da doença. Os valores nas margens da tabela dão a contagem total para a característica indicada. Assim, 12 pessoas fumam, 8 não fumam, 11 são portadoras da doença e 9 estão livres da doença.

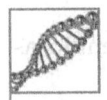

Exemplo 3.1

Use as contagens na tabela de contingência para determinar cada um dos itens a seguir. Declare também o significado de cada probabilidade. Determine $P(\overline{S})$, $P(D)$, $P(S\overline{D})$, $P(\overline{S}\,\overline{D})$, $P(S \cup \overline{D})$, $P(\overline{S} \cup D)$, $P(\overline{D} \mid S)$ e $P(\overline{S} \mid \overline{D})$.

Solução $P(\overline{S})$ é a probabilidade de selecionar uma pessoa que não fuma. Usando a contagem apropriada a partir da tabela de contingência, temos $\frac{8}{20} = 0{,}40$. De modo semelhante, $P(D)$ é a probabilidade de selecionar alguém com uma doença e é $\frac{11}{20} = 0{,}55$.

$P(S\overline{D})$ é a probabilidade de selecionar alguém que fuma *e* não é portador da doença, enquanto $P(\overline{S}\,\overline{D})$ é a probabilidade de selecionar um não fumante que não é portador da doença. Estas são, respectivamente, $\frac{3}{20} = 0{,}15$ e $\frac{6}{20} = 0{,}30$.

$P(S \cup \overline{D})$ é a probabilidade de selecionar alguém que fuma *ou* que não é portador da doença. O número de pessoas que atendem a esse requisito é $9 + 3 + 6 = 18$, que dá uma probabilidade de $\frac{18}{20} = 0{,}90$. Como $9 + 2 + 6 = 17$ pessoas são não fumantes *ou* são portadoras da doença, $P(\overline{S} \cup D) = \frac{17}{20} = 0{,}85$.

A probabilidade condicional $P(\overline{D} \mid S)$ é a probabilidade de selecionar alguém que não seja portador da doença dado que ele/ela seja fumante. Em outras palavras, essa é a probabilidade de selecionar alguém que não esteja doente se a seleção for feita deliberadamente dentre os fumantes. Como há 12 fumantes, três dos quais estão livres da doença, a probabilidade de selecionar uma pessoa não portadora da doença dentre os fumantes é de $\frac{3}{12} = 0{,}25$.

Finalmente, $P(\overline{S} \mid \overline{D})$ é a probabilidade de haver um não fumante dentre os que não são portadores da doença. Novamente usando as contagens da tabela, há um total de nove pessoas livres da doença. Como seis delas são não fumantes, a probabilidade de selecionar um não fumante entre as pessoas livres da doença é $\frac{6}{9} = 0{,}67$.

3.3.3 Tabelas de probabilidade

Outra forma comum de tabela de contingência é obtida pela divisão de cada contagem em uma tabela de frequência por N, a fim de obtermos probabilidades. A tabela de probabilidade representada pela Tabela 3.2 foi construída a partir da tabela de frequência mostrada na Tabela 3.1.

Observe que as entradas nas células dessa tabela representam $P(SD)$, $P(S\overline{D})$, $P(\overline{S}D)$ e $P(\overline{S}\,\overline{D})$, de modo que esses valores podem ser lidos diretamente da tabela. O mesmo vale para $P(S)$ e $P(\overline{S})$, que estão nas margens de linha (à direita), e $P(D)$ e $P(\overline{D})$, que estão nas margens de coluna (abaixo). Probabilidades nas formas $P(S \cup \overline{D})$ e $P(\overline{S} \cup D)$ são obtidas pela soma das entradas de célula apropriadas. Esses valores são, respectivamente, $0{,}45 + 0{,}15 + 0{,}30 = 0{,}90$ e $0{,}45 + 0{,}10 + 0{,}30 = 0{,}85$, que são as mesmas respostas obtidas anteriormente pela tabela de frequência.

Tabela 3.2 Tabela de contingência que mostra probabilidades de população.

	D	$\overline{D}$	
S	0,45	0,15	0,60
$\overline{S}$	0,10	0,30	0,40
	0,55	0,45	

Probabilidades condicionais como $P(\overline{D} \mid S)$ e $P(\overline{S} \mid \overline{D})$ são calculadas da mesma maneira que é feito com as tabelas de frequência. Como $P(\overline{D} \mid S)$ é a probabilidade de nenhuma doença dado um fumante ou, de modo equivalente, a proporção de fumantes que não são portadores da doença, a fração é $\frac{0,15}{0,60} = 0,25$, que é o resultado obtido anteriormente. De modo semelhante, a probabilidade de selecionar um não fumante dentre as pessoas não portadoras da doença é simplesmente a proporção de pessoas não portadoras da doença que são não fumantes, ou $\frac{0,30}{0,45} = 0,67$, que novamente é a resposta derivada da tabela de frequência.

Em geral, se considerarmos que A, $\overline{A}$, B e $\overline{B}$ representam características quaisquer, então as inserções na tabela de probabilidades associadas são as seguintes:

	B	$\overline{B}$	
A	$P(A\,B)$	$P(A\,\overline{B})$	$P(A)$
$\overline{A}$	$P(\overline{A}\,B)$	$P(\overline{A}\,\overline{B})$	$P(\overline{A})$
	$P(B)$	$P(\overline{B})$	

As inserções nas células de uma tabela de probabilidades são chamadas de probabilidades **conjuntas**, enquanto aquelas nas margens são chamadas de probabilidades **marginais**. Você também deverá notar que a ordem em que as características são listadas nas expressões de probabilidade conjunta não são importantes. Ou seja, $P(AB)$ é equivalente a $P(BA)$. O mesmo vale para expressões na forma $P(A \cup B)$, pois isso significa a mesma coisa que $P(B \cup A)$. É importante entender que o mesmo *não* vale para a probabilidade condicional. Assim, $P(A \mid B)$ não é o mesmo que $P(B \mid A)$.

Finalmente, apresentamos duas fórmulas úteis no cálculo e na compreensão das probabilidades relacionadas a tabelas de contingência. São elas:

$$P(A \cup B) = P(A) + P(B) - P(AB) \quad (3.2)$$

e

$$P(A \mid B) = \frac{P(AB)}{P(B)} \quad (3.3)$$

3.3.4 Independência

A independência desempenha um papel fundamental em muitos dos métodos inferenciais que você estudará nos próximos capítulos, bem como na metodologia geral da pesquisa relacionada à saúde. Dois eventos A e B são considerados **independentes** se

$$P(A \mid B) = P(A) \quad (3.4)$$

Se essa igualdade não for válida, os eventos são considerados *não independentes* ou *dependentes*. O significado dessa afirmação pode ser entendido se considerarmos as probabilidades na Tabela 3.2. A probabilidade de doença na população geral (isto é, $P(D)$) é 0,55. Mas a probabilidade de doença entre fumantes (ou seja, $P(D \mid S)$) é $\frac{0,45}{0,60} = 0,75$. Como os fumantes têm uma probabilidade maior de serem portadores da doença do que a população em geral, parece razoável concluir que existe uma forma de relação entre fumantes e essa doença.[3]

---
3 Contudo, isso não prova que fumar *causa* a doença.

Por outro lado, suponha que a probabilidade de doença entre esses fumantes seja a mesma daquela na população geral. Você provavelmente concluiria que os fumantes não têm um risco maior de serem portadores dessa doença do que a população em geral. Nessa circunstância, fumante e doença são independentes.

A definição de independência dada é, com frequência, apresentada de uma forma ligeiramente diferente. Se o lado direito da Equação 3.3 for substituído pelo lado esquerdo da Equação 3.4 e os dois lados forem multiplicados por $P(B)$, o resultado será

$$P(AB) = P(A)P(B) \qquad (3.5)$$

Dessa forma, a definição de independência indica que A e B são independentes se a probabilidade conjunta de A e B for igual ao produto de suas probabilidades marginais. Em referência à Tabela 3.2, vemos que $0,45 \neq (0,60)(0,55)$, de modo que novamente vemos que fumo e doença não são independentes.

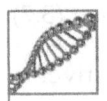

Exemplo 3.2

Use a tabela de probabilidades dada a seguir para determinar $P(\overline{B})$, $P(A)$, $P(A\,\overline{B})$, $P(\overline{A}\,\overline{B})$, $P(\overline{A} \cup \overline{B})$, $P(\overline{A} \cup B)$, $P(\overline{B}\,|\,A)$ e $P(A\,|\,\overline{B})$. A e B são independentes? Qual é a justificativa para a sua resposta?

	B	$\overline{B}$	
A	0,28	0,12	0,40
$\overline{A}$	0,42	0,18	0,60
	0,70	0,30	

Solução Ao lermos as margens da tabela, vemos que $P(\overline{B}) = 0,30$ e $P(A) = 0,40$. Pelas células no interior da tabela, temos $P(A\,\overline{B}) = 0,12$ e $P(\overline{A}\,\overline{B}) = 0,18$. $P(\overline{A} \cup \overline{B}) = 0,60 + 0,30 - 0,18 = 0,72$ enquanto $P(\overline{A} \cup B) = 0,60 + 0,70 - 0,42 = 0,88$. Usando a Equação 3.3 para determinar as probabilidades condicionais, obtemos $P(\overline{B}\,|\,A) = \frac{0,12}{0,40} = 0,30$ e $P(A\,|\,\overline{B}) = \frac{0,12}{0,30} = 0,40$.

Como $P(A\,|\,B) = \frac{0,28}{0,70} = 0,40$ e $P(A) = 0,40$, a Equação 3.4 implica que A e B são independentes. A mesma conclusão é alcançada por meio da aplicação da Equação 3.5 e pela observação de que $P(AB) = 0,28$, que é igual a $P(A)P(B)$.

3.3.5 Sensibilidade, especificidade e conceitos relacionados

Os testes elaborados para estabelecer a presença ou a ausência de uma condição raramente são perfeitos. Por exemplo, gostaríamos que um teste médico para detectar a presença ou a ausência de determinada doença fosse positivo para aquelas pessoas portadoras da doença e negativo para aquelas pessoas não portadoras da doença. Infelizmente, é normal que aconteça de, às vezes, uma pessoa portadora da doença receber um resultado negativo, ou uma pessoa não portadora receber um resultado positivo.

A eficiência do teste em si pode ser avaliada por meio do cálculo de sua sensibilidade, especificidade, valor preditivo positivo e valor preditivo negativo. Usaremos a tabela de probabilidade a seguir para explicar cada um desses conceitos. Nessa tabela, um "+" indica um resultado de teste positivo, e um "–" indica um resultado de teste negativo. Assim como nas tabelas anteriores, D é usado para indicar doença, e $\overline{D}$, para representar a ausência de doença. Por essa tabela, você pode ver que 0,015 da população é portadora da doença e obtém resultado positivo, enquanto 0,970 da população não é portadora da doença e obtém resultado negativo.

	D	$\bar{D}$	
+	0,015	0,010	0,025
−	0,005	0,970	0,975
	0,020	0,980	

Sensibilidade é a probabilidade de uma pessoa portadora da doença receber um resultado positivo, ou

$$\text{Sensibilidade} = P(+ \mid D) \tag{3.6}$$

Para a tabela anterior, a sensibilidade é $\frac{0,015}{0,020} = 0,75$. Isso pode não ser muito confortante, pois apenas 75% das pessoas portadoras da doença são identificadas corretamente.

Especificidade é a probabilidade de uma pessoa não portadora da doença receber um resultado negativo, ou

$$\text{Especificidade} = P(- \mid \bar{D}) \tag{3.7}$$

Para a tabela anterior, a especificidade é $\frac{0,97}{0,98} = 0,99$. Isso significa que, se você não tiver a doença, é quase certo (mas não totalmente) que receberá um resultado negativo.

Valor preditivo positivo é a probabilidade de uma pessoa que recebe um resultado positivo ser portadora da doença, ou

$$VPP = P(D \mid +) \tag{3.8}$$

O valor preditivo positivo para a tabela é $\frac{0,015}{0,025} = 0,60$. Isso significa que, se uma pessoa recebe um resultado positivo, a probabilidade de ela ser portadora da doença é de apenas 0,60.

Valor preditivo negativo é a probabilidade de uma pessoa que recebe um resultado negativo não ser portadora da doença, ou

$$VPN = P(\bar{D} \mid -) \tag{3.9}$$

O valor preditivo negativo para a tabela é $\frac{0,970}{0,975} = 0,99$. Isso significa que, se uma pessoa recebe um resultado negativo, a probabilidade de ela não ser portadora da doença é de 0,99.

Finalmente, **prevalência** é simplesmente a probabilidade de doença, ou

$$\text{Prevalência} = P(D) \tag{3.10}$$

No caso em questão, esse valor é 0,02.

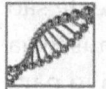

Exemplo 3.3

Use a tabela dada a seguir para determinar a sensibilidade, a especificidade, o valor preditivo positivo, o valor preditivo negativo e a prevalência.

	D	$\bar{D}$	
+	0,008	0,011	0,019
−	0,001	0,980	0,981
	0,009	0,991	

Solução Aplicando as equações 3.6 a 3.10, obtemos os resultados a seguir: Sensibilidade = $\frac{0,008}{0,009} = 0,89$, Especificidade = $\frac{0,980}{0,991} = 0,99$, $VPP = \frac{0,008}{0,019} = 0,42$, $VPN = \frac{0,980}{0,981} = 0,999$ e Prevalência = 0,009.

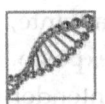

Exemplo 3.4

Suponha que você tenha sido informado que seu exame médico voltou positivo. Qual das características de exame que acabamos de citar seria provavelmente de maior interesse para você?

Solução Você provavelmente gostaria de saber a probabilidade de uma pessoa que recebe um resultado positivo ter a doença. Portanto, você gostaria de saber o valor preditivo positivo.

3.3.6 Razões de risco e de chances

Nem todas as estatísticas descritivas de interesse foram abordadas no Capítulo 2. Duas das mais importantes delas, baseadas em seu uso comum na pesquisa relacionada à saúde, são a razão de risco e a razão de chances. Elas serão explicadas nesta seção.

Razão de risco. Perguntas de pesquisa normalmente giram em torno da questão de se as pessoas expostas a um fator de risco em potencial são mais ou menos propensas a desenvolver uma doença do que as pessoas que não experimentaram a exposição. Exposições ao fumo ou ao amianto no local de trabalho podem ser suspeitas de aumentar a probabilidade de doença, enquanto a exposição a uma vacina pode pressupor a redução da probabilidade de contrair a doença. Um método comum para comparar as probabilidades de doença para pessoas expostas e não expostas é agrupá-las em uma proporção chamada de razão de risco. Formalmente, a **razão de risco** é expressa como

$$RR = \frac{P(D \mid E)}{P(D \mid \overline{E})} \tag{3.11}$$

onde D é como definido anteriormente e E e $\overline{E}$ representam a exposição e a não exposição, respectivamente.[4] Segue da Equação 3.11 que uma razão de risco de 2 significaria que a probabilidade de doença para pessoas expostas é o dobro daquela para pessoas não expostas. De modo semelhante, um valor de 0,5 significaria que a probabilidade de doença para o grupo exposto é apenas metade daquela para o grupo não exposto. Quando RR é menor do que 1,0, a exposição é denominada **protetora**. Observe também que uma razão de risco de 1,0 significaria que a probabilidade de doença nos dois grupos é a mesma.

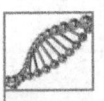

Exemplo 3.5

Use a tabela de probabilidade dada a seguir para calcular a razão de risco.

	E	$\overline{E}$	
D	0,15	0,10	0,25
$\overline{D}$	0,05	0,70	0,75
	0,20	0,80	

Solução Como $P(D \mid E) = \frac{0,15}{0,20} = 0,75$ e $P(D \mid \overline{E}) = \frac{0,10}{0,80} = 0,125$, $RR = \frac{0,75}{0,125} = 6$. Isso significa que a probabilidade de doença para pessoas que passaram por exposição é seis vezes maior do que aquela para pessoas que não foram expostas.

---

4 A convenção para a razão de risco é que RR represente o parâmetro e $\widehat{RR}$ represente a estatística. Veja uma explicação para isso na Seção 1.3.

Razão de chances. Em certos cenários de pesquisa sobre os quais você aprenderá mais adiante, a razão de risco não oferece uma comparação significativa entre os grupos exposto e não exposto. Nesses casos, a razão de chances é frequentemente utilizada para fins de comparação. Para entender a razão de chances, primeiro é preciso entender o que são chances.

A chance de um evento ocorrer é a razão entre a probabilidade de que ele ocorra e a probabilidade de que não ocorra. Assim, as chances de doença em um certo grupo seriam $P(D)/P(\overline{D})$. Uma chance de 2,0 significaria que a probabilidade de ter a doença é o dobro da probabilidade de não ter a doença. Se as chances forem calculadas para dois grupos e dispostas em uma razão, o resultado é, naturalmente, uma razão de chances. Se, como antes, você comparasse um grupo exposto com outro não exposto, a **razão de chances** seria

$$OR = \frac{\frac{P(D|E)}{P(\overline{D}|E)}}{\frac{P(D|\overline{E})}{P(\overline{D}|\overline{E})}}$$

que é simplificada para

$$OR = \frac{P(D|E)\,P(\overline{D}|\overline{E})}{P(\overline{D}|E)\,P(D|\overline{E})}$$

(3.12)

onde E e $\overline{E}$ representam a exposição e a não exposição, respectivamente.

A razão de chances não é tão intuitiva quanto a razão de risco, mas tem a vantagem de se aplicar a uma gama de projetos de estudo. Assim como a RR, um valor de um para OR implica que os dois grupos estão no mesmo nível de risco. Quando a prevalência da doença é relativamente pequena, a razão de chances oferece uma boa estimativa da razão de risco. Retornaremos a esse assunto em outro capítulo.[5]

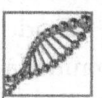

Exemplo 3.6

Determine a razão de chances para a tabela dada no Exemplo 3.5.
Solução Como $P(D|E) = 0,15/0,20 = 0,75$, $P(\overline{D}|\overline{E}) = 0,70/0,80 = 0,875$, $P(\overline{D}|E) = 0,05/0,20 = 0,25$ e $P(D|\overline{E}) = 0,10/0,80 = 0,125$, $OR = (0,75)(0,875)/[(0,25)(0,125)] = 21$. Isso significa que a chance de doença no grupo exposto é 21 vezes aquela do grupo não exposto.

3.3.7 Regra de Bayes

A regra de Bayes desempenha um papel importante no esquema geral da estatística, mas não será assim neste livro. Apresentamos a regra aqui principalmente para completar o assunto e porque você provavelmente a encontrará em seus futuros estudos de estatística. Em sua forma mais simples, a regra de Bayes permite que você use $P(A|B)$ para determinar $P(B|A)$. A regra é expressa como

$$P(B|A) = \frac{P(A|B)\,P(B)}{P(A|B)\,P(B) + P(A|\overline{B})\,P(\overline{B})}$$

(3.13)

---

[5] A convenção para a razão de chances é que OR represente o parâmetro e $\widehat{OR}$ represente a estatística.

Observe que

$$P(A \mid B) P(B) = \frac{P(AB) P(B)}{P(B)} = P(AB)$$

e que

$$P(A \mid \overline{B}) P(\overline{B}) = \frac{P(A\overline{B}) P(\overline{B})}{P(\overline{B})} = P(A\overline{B}).$$

Também

$$P(AB) + P(A\overline{B}) = P(A).$$

Substituindo essas equações na Equação 3.13, temos

$$P(B \mid A) = \frac{P(AB)}{P(A)}$$

que satisfaz a definição dada na Equação 3.3.

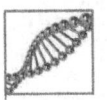

Exemplo 3.7

Dada a sensibilidade de 0,83, a especificidade de 0,89 e a prevalência de 0,05, determine o valor preditivo positivo.

Solução Usando a definição de valor preditivo positivo na Equação 3.8 e a regra de Bayes, temos

$$P(D \mid +) = \frac{P(+ \mid D) P(D)}{P(+ \mid D) P(D) + P(+ \mid \overline{D}) P(\overline{D})}$$

que pode ser reescrita como

$$VPP = \frac{(\text{Sensibilidade})(\text{Prevalência})}{(\text{Sensibilidade})(\text{Prevalência}) + (1 - \text{Especificidade})(1 - \text{Prevalência})}. \quad (3.14)$$

Os termos no numerador e no lado esquerdo do denominador dessa expressão seguem diretamente das definições de sensibilidade e prevalência. Para entender o termo do lado direito no denominador, observe que um menos a especificidade é igual a

$$1 - \frac{P(-\overline{D})}{P(\overline{D})} = \frac{P(+\overline{D}) + P(-\overline{D})}{P(\overline{D})} - \frac{P(-\overline{D})}{P(\overline{D})} = \frac{P(+\overline{D})}{P(\overline{D})} = P(+ \mid \overline{D})$$

e que

$$P(\overline{D}) = 1 - P(D) = 1 - \text{Prevalência}.$$

Substituindo os valores apropriados na Equação 3.14, temos

$$VPP = \frac{(0{,}83)(0{,}05)}{(0{,}83)(0{,}05) + (1 - 0{,}89)(1 - 0{,}05)} = 0{,}28.$$

Como você pode ver agora, embora a sensibilidade e a especificidade para esse teste pareçam adequadas, o valor preditivo positivo não é muito alto.

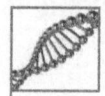

Exemplo 3.8

Use a informação no Exemplo 3.7 para determinar o valor preditivo negativo.

Solução Pela regra de Bayes, o valor preditivo negativo pode ser expresso como

$$P(\overline{D}\,|-) = \frac{P(-|\overline{D})\,P(\overline{D})}{P(-|\overline{D})\,P(\overline{D}) + P(-|D)\,P(D)}$$

que pode então ser escrito como

$$VPN = \frac{(\text{Especificidade})(1-\text{Prevalência})}{(\text{Especificidade})(1-\text{Prevalência}) + (1-\text{Sensibilidade})(\text{Prevalência})} \quad (3.15)$$

Substituindo nessa equação, temos

$$VPN = \frac{(0{,}89)(1-0{,}05)}{(0{,}89)(1-0{,}05) + (1-0{,}83)(0{,}05)} = 0{,}99$$

3.4 Curva normal

3.4.1 Amostragem da população

Na Seção 3.3, fizemos e respondemos perguntas relacionadas à probabilidade de seleção de uma única observação de uma população, observando as características dicotômicas associadas a essa observação e descobrindo que essas características satisfaziam a um critério especificado. As soluções para essas questões foram obtidas pela observação da proporção de características na população que atendia o critério de interesse.

Os problemas tratados nesta seção são semelhantes, mas diferem em dois aspectos importantes. Primeiro, a característica a ser observada é contínua[6] em vez de dicotômica, e, segundo, suporemos que as proporções das observações na população necessárias para calcular as probabilidades desejadas não estejam disponíveis, fazendo com que seja necessário usar um modelo matemático para estimar as soluções. A Figura 3.3 representa uma população desse tipo, composta de pressões sanguíneas sistólicas. A notação "..." indica que o restante da população é composto de um número desconhecido de tipos de valores similares.

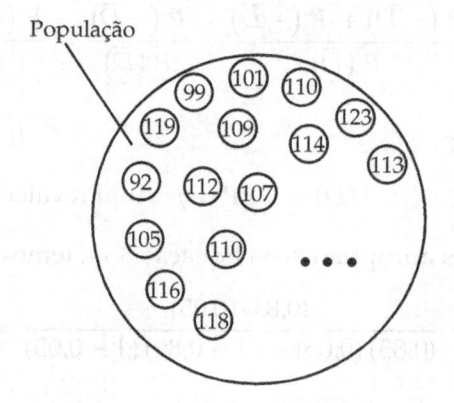

Figura 3.3 População de um número desconhecido de pressões sanguíneas sistólicas.

---
[6] Veja na Seção 2.2.5 uma discussão de variáveis contínuas e dicotômicas.

O modelo que usaremos para estimar as probabilidades associadas a essa população é a conhecida curva normal. Antes de demonstrar como a curva é usada para essa finalidade, descreveremos rapidamente algumas de suas características.

3.4.2 Algumas características da curva normal

A **curva normal** é uma função matemática que normalmente é usada como um modelo da realidade quando essa realidade não pode ser tratada diretamente. O uso da curva normal como um modelo será discutido e demonstrado nas próximas seções. Aqui, simplesmente descreveremos algumas de suas características mais notáveis.

A forma funcional da curva normal é dada por

$$f(x) = \frac{1}{\sigma\sqrt{2\pi}} e^{\frac{-(x-\mu)^2}{2\sigma^2}}$$

(3.16)

onde e^7 é uma constante aproximadamente igual a 2,718281828, μ e σ são constantes que determinam a média e o desvio padrão da distribuição, respectivamente, e x é a variável cuja função deverá ser determinada.

A conhecida "curva em forma de sino" é executada estabelecendo que μ e σ são iguais às constantes desejadas e pela avaliação da Equação 3.16 para valores contíguos apropriados de x. Diagramas desse tipo aparecem na Figura 3.4 para valores selecionados de μ e σ.

Observe que o painel superior da Figura 3.4 representa duas curvas normais com valores idênticos de σ, mas valores diferentes de μ. O efeito de ter valores médios diferentes é poder localizar as distribuições em diferentes pontos na linha de números. Por esse motivo, μ às vezes é chamado de **parâmetro de localização**.

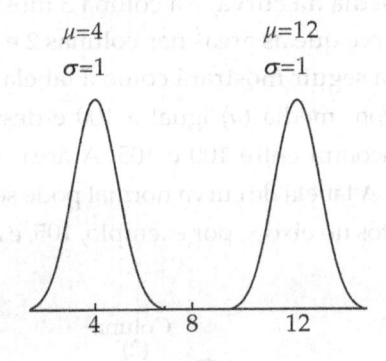

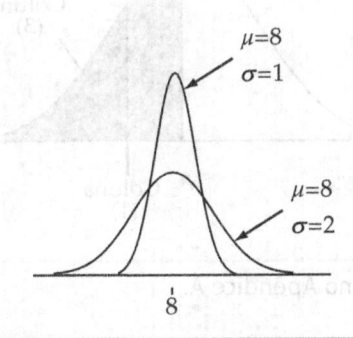

Figura 3.4 Distribuições normais com valores selecionados de μ e σ.

---

7   e = o número de Euler, em homenagem ao matemático suíço Leonhard Euler, é a base dos logaritmos naturais. As variantes desse nome incluem: número de Napier, constante de Néper, número neperiano, constante matemática, número exponencial etc.

Diferentemente, o painel inferior da Figura 3.4 mostra duas distribuições normais com valores comuns de μ, mas valores diferentes de σ. Como eles compartilham uma média comum, estão localizados no mesmo ponto na linha de números, mas diferem no grau de dispersão, pois um tem σ maior do que o outro. Nesse contexto, σ é chamado de **parâmetro de escala**.

Como as curvas normais podem diferir em local e escala, talvez seja mais apropriado pensar em uma *família* de curvas normais em vez de *na* curva normal. Usaremos essa flexibilidade em outra seção para obtermos estimativas de probabilidade. Outras características das curvas normais são:

1. A média, a mediana e a moda estão localizadas no centro da distribuição.
2. Elas são simétricas em torno de suas média, mediana e moda.
3. Elas são definidas para todos os valores de *x* entre $-\infty$ e ∞. Isso significa que descrições como aquelas na Figura 3.4 mostram apenas um segmento da curva, pois estende infinitamente em qualquer direção.
4. A área compreendida pela curva é igual a um, independentemente dos valores de μ e σ.

3.4.3 Cálculo de áreas sob a curva normal

Antes de usar a curva normal para estimar probabilidades, é necessário aprender a calcular áreas sob a curva. Para fazer isso, você precisa aprender a usar uma tabela de curva normal. Essas duas habilidades serão aprendidas nesta seção.

Para começar, suponha que, por algum motivo, você queira descobrir a proporção da área total da curva normal que se encontra entre um ponto no eixo x e a média da curva. Essa área é representada pelo sombreado cinza claro na Figura 3.5.[8] Por inspeção, você pode imaginar que essa área represente cerca de 20 por cento ou 0,20 da área total da curva. Por outro lado, pode querer determinar a área representada pelo sombreado mais escuro. Novamente, poderia estimar essa área por inspeção visual. Respostas precisas podem ser obtidas pelo uso da tabela de curva normal no Apêndice A. Nessa tabela, a coluna 1 mostra vários pontos ao longo do eixo x, a coluna 2 mostra as áreas entre esses pontos e a média da curva, e a coluna 3 mostra a área na cauda representada pelo sombreado mais escuro. Observe que as áreas nas colunas 2 e 3 somam 0,5, pois juntas representam metade da curva. O exemplo a seguir mostrará como a tabela é usada.

Dada uma curva normal com média (μ) igual a 100 e desvio padrão (σ) igual a 5, determine a proporção da curva que se encontra entre 100 e 105. A área a ser determinada é representada pelo sombreado cinza na Figura 3.6. A tabela de curva normal pode ser usada para responder a essa questão, pois oferece áreas entre os pontos no eixo x, por exemplo, 105, e a média da curva, que nesse caso é 100.

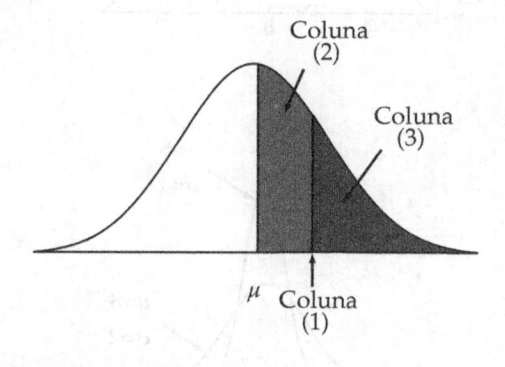

Figura 3.5 Áreas da curva normal dadas no Apêndice A.

---

[8] Como a área total sob a curva é igual a um, podemos pensar na parte sombreada como representante de uma área ou de uma proporção da área total.

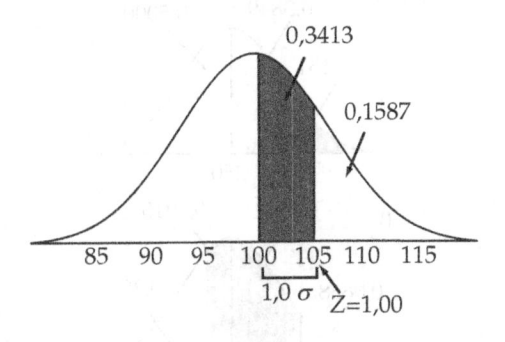

Figura 3.6 Cálculo de uma área sob a curva normal.

Porém, não podemos consultar o ponto 105 na coluna 1 da tabela, pois esse é um valor dependente da escala. Obviamente, a tabela não pode lidar com unidades de medida em centímetros, metros, quilos, escores de QI e todos os outros valores em que podemos ter interesse. Em vez disso, a coluna 1 expressa pontos ao longo do eixo x em termos de escores Z. Você deve se lembrar, pela página 37,[9] que os escores Z indicam o número de desvios padrão em que um ponto no eixo x se encontra a partir da média da distribuição.

A aplicação da Equação 2.24 resulta em $Z = \frac{105-100}{5} = 1,00$. Assim, 105 tem um escore Z de 1,00, o que significa que 105 está um desvio padrão acima da média da distribuição. Localizando 1,00 na coluna 1 do Apêndice A e lendo o valor adjacente na coluna 2, vemos que a área entre 105 e 100 constitui 0,3413 da área da curva. Note que 0,3413 da curva normal se encontra entre a média e um ponto que está a um desvio padrão da média, independentemente dos valores assumidos pela média e pelo desvio padrão. Assim, se uma curva normal for construída com média 10 e desvio padrão 2, 0,3413 da curva estará entre 10 e 12. Se o problema original tivesse sido achar a área *acima* de 105, teríamos procedido da mesma forma, exceto que a resposta, 0,1587, teria sido encontrada na coluna 3.

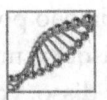

Exemplo 3.9

Dada uma curva normal com média 250 e desvio padrão 25, que parte da curva se encontra *abaixo* de 220?

Solução Normalmente é útil esboçar o problema como fizemos na Figura 3.7(a). Observe que o escore Z associado a 220 é $Z = \frac{220-250}{25} = -1,20$. Isso indica que 220 é 1,2 desvio padrão *abaixo* da média da distribuição. Embora o Apêndice A não ofereça escores Z negativos, a simetria da curva normal pode ser usada para determinar a área em questão. Ou seja, as áreas associadas a um escore Z de −1,20 são as mesmas que são associadas a um escore Z de 1,20.

O Apêndice A mostra que a área na cauda da curva associada a um escore Z de 1,20 é 0,1151, que é a resposta para a pergunta feita. Para familiarizá-lo com a curva, rotulamos as outras áreas da curva da mesma forma.

---

[9] Você pode querer rever essa seção antes de continuar.

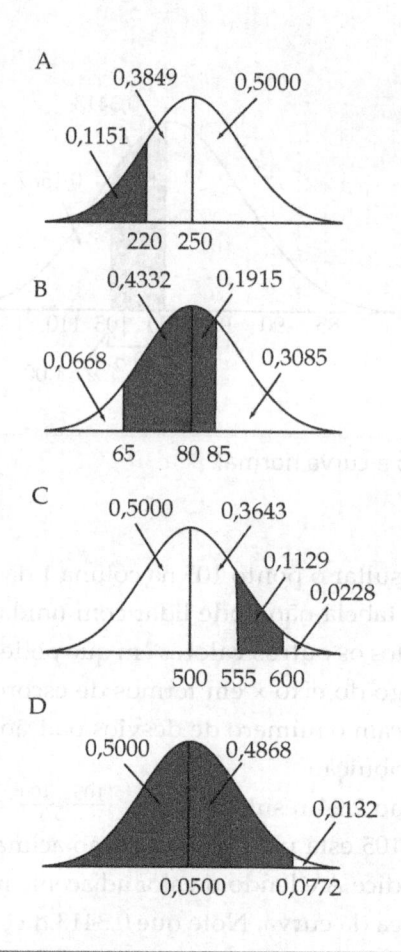

Figura 3.7 Cálculo de áreas sob a curva normal.

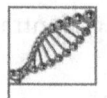

Exemplo 3.10

Dada uma curva normal com média 80 e desvio padrão 10, determine a área entre 65 e 85.

Solução Representamos o problema na Figura 3.7(b). Observe que a área sombreada não pode ser lida diretamente a partir da tabela, pois esta não oferece áreas entre dois pontos quaisquer, mas, sim, entre um ponto e a média ou a área da cauda, como descrito anteriormente. Apesar disso, você pode determinar a área solicitada encontrando cada uma das duas áreas componentes e somando-as.

O escore Z para 65 é $Z = \frac{65-80}{10} = -1,50$. A coluna 2 mostra a área entre 65 e 80 como 0,4332. De modo semelhante, o escore Z para 85 é $Z = \frac{85-80}{10} = 0,50$, que tem uma área associada de 0,1915. A área entre 65 e 85 é, então, 0,4332 + 0,1915 = 0,6247.

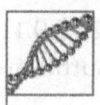

Exemplo 3.11

Dada uma curva normal com média 500 e desvio padrão 50, determine a área entre 555 e 600.

Solução Assim como no problema anterior, a solução não pode ser lida diretamente da tabela. Observe, porém, que o escore Z para 600 é $Z = \frac{600-500}{50} = 2,00$. A coluna 2 mostra que a área entre 600 e 500 é, então, 0,4772. Mas essa não é a resposta que buscamos, pois a área entre 500 e 555 está incluída, e não faz parte da área a ser encontrada. Isso pode ser resolvido pelo cálculo do escore Z para 555, que é 1,10, e pela observação de que a área (indesejada) entre 500 e 555 é 0,3643. A área entre 600 e 555 é, então, 0,4772 − 0,3643 = 0,1129. O problema é esboçado na Figura 3.7(c).

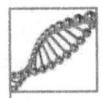

Exemplo 3.12

Dada uma curva normal com média 0,05 e desvio padrão 0,01, determine a área abaixo de 0,0722.

Solução   A área a ser localizada é representada na Figura 3.7(d). Como podemos ver por esse esboço, a área consiste em duas partes componentes. A primeira é a área abaixo de 0,05. Como 0,05 é a média da distribuição, ela tem escore Z 0,00, que tem uma área de cauda associada de 0,5. A segunda área se encontra entre 0,0722 e 0,0500. O escore Z para 0,0722 é $Z = \frac{0,0722 - 0,0500}{0,01} = 2,22$. A coluna 2 mostra que a área entre 0,0722 e 0,0500 é 0,4868. A área abaixo de 0,0772 é, então, 0,5000 + 0,4868 = 0,9868.

3.4.4 Uso da curva normal para aproximar probabilidades

Qual é a probabilidade de escolher uma observação a partir da população apresentada pela Figura 3.3 e descobrir que a pressão sanguínea sistólica obtida dessa forma é 111? Para responder a essa pergunta, você teria que saber a proporção de pressões sanguíneas iguais a 111 na população. A Tabela 3.3 mostra a distribuição de frequência relativa das pressões sanguíneas nessa população. Como essa tabela mostra, a proporção, e portanto a probabilidade associada a 111, é 0,078. Qual é a probabilidade de que a observação esteja entre 112 e 114 (ou seja, 112, 113 ou 114)? Usando novamente a informação da Tabela 3.3, você pode calcular a probabilidade como 0,070 + 0,067 + 0,059 = 0,196.

Agora, suponha que as proporções usadas nos cálculos acima não estejam disponíveis. Na circunstância de que (1) a média e o desvio padrão da população sejam conhecidos[10] e (2) a distribuição das frequências relativas da população tenha forma aproximadamente normal, a curva normal pode ser usada para aproximar as probabilidades desejadas. Ou seja, a curva normal pode ser usada como um modelo da distribuição de frequência relativa da população.

No caso atual, a média e o desvio padrão da população são 110,023 e 4,970, respectivamente. A Figura 3.8 mostra uma curva normal com essa média e esse desvio padrão impostos sobre a distribuição de frequências relativas da população. Como é possível notar, o requisito (2) que vimos anteriormente é atendido.

Tabela 3.3	Distribuição de frequência relativa da população.		
Pressão sanguínea	Frequência relativa	Pressão sanguínea	Frequência relativa
95	0,004	110	0,078
96	0,000	111	0,078
97	0,003	112	0,070
98	0,004	113	0,067
99	0,008	114	0,059
100	0,009	115	0,049
101	0,013	116	0,035
102	0,025	117	0,039
103	0,031	118	0,024
104	0,033	119	0,014
105	0,050	120	0,011
106	0,057	121	0,002
107	0,066	122	0,004
108	0,074	123	0,005
109	0,085	124	0,002
		125	0,001

---

10   A questão de como essas quantidades poderiam ser conhecidas será tratada no Capítulo 4.

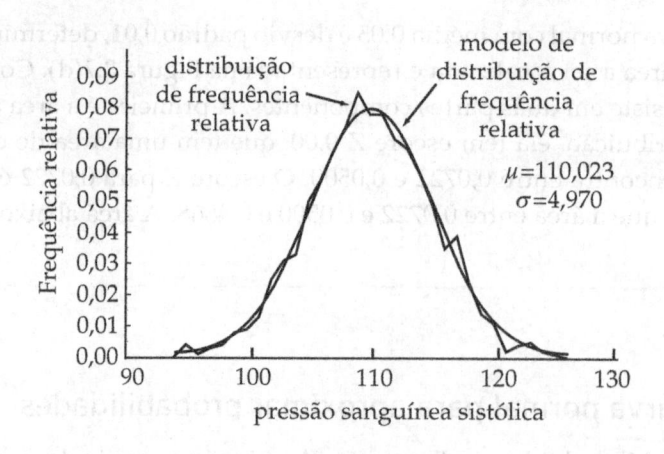

Figura 3.8 Comparação de uma curva normal com uma distribuição de frequências relativas da população.

A aproximação é obtida pelo cálculo da área sob a curva que corresponde ao evento de interesse. Por exemplo, para estimar a probabilidade de que a pressão sanguínea desejada seja 111, deve-se calcular a área sob a curva normal com média 110,023 e sob o desvio padrão 4,970 que corresponde a 111. A área correspondente a 111 é a área entre o limite real inferior de 110,5 e o limite real superior de 111,5.[11] O escore Z para 111,5 é (aproximadamente) $Z = \frac{111,5 - 110,023}{4,970} = 0,30$, que tem uma área correspondente de 0,1179. O escore Z para 110,5 é (aproximadamente) $Z = \frac{110,5 - 110,023}{4,970} = 0,10$ com uma área associada de 0,0398. A área entre 111,5 e 110,5 é então 0,1179 − 0,0398 = 0,0781, que é muito próxima do valor exato de 0,078. O problema é esboçado na Figura 3.9(a).

Uma estimativa da probabilidade de que a observação selecionada aleatoriamente esteja entre 100 e 105 (valor incluso) é obtida pelo cálculo da área entre 99,5 e 105,5. O escore Z para 99,5 é (aproximadamente) $Z = \frac{99,5 - 110,023}{4,970} = -2,12$, que tem uma área correspondente de 0,4830. O escore Z e a área associada para 105,5 são, respectivamente, −0,91 e 0,3186. A probabilidade estimada é então 0,4830 − 0,3186 = 0,1644, que se compara favoravelmente com o valor de 0,009 + 0,013 + 0,025 + 0,031 + 0,033 + 0,050 = 0,161 obtido na Tabela 3.3. [Veja Figura 3.9(b).]

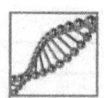

Exemplo 3.13

Estime a probabilidade de que a observação aleatória discutida acima seja maior do que 103. Compare essa estimativa com o valor exato calculado da Tabela 3.3.

Solução A estimativa é obtida pelo cálculo da área sob a curva normal usada anteriormente que se encontra acima de 103,5. [Veja Figura 3.9(c)] Para determinar essa área, observe que o escore Z para 103,5 é (aproximadamente) $Z = \frac{103,5 - 110,023}{4,970} = -1,31$, que tem uma área associada de 0,4049. Como essa é a área entre 103,5 e 110,023, e a área acima de 110,023 é 0,5000, a estimativa é dada por 0,4049 + 0,5000 = 0,9049. O resultado exato obtido na Tabela 3.3 é a soma das probabilidades associadas a 104 e a valores maiores, que é 0,903.

---

11 É possível rever a Seção 2.5.2 se tiver se esquecido do raciocínio por trás dos conceitos de limites reais superiores e inferiores.

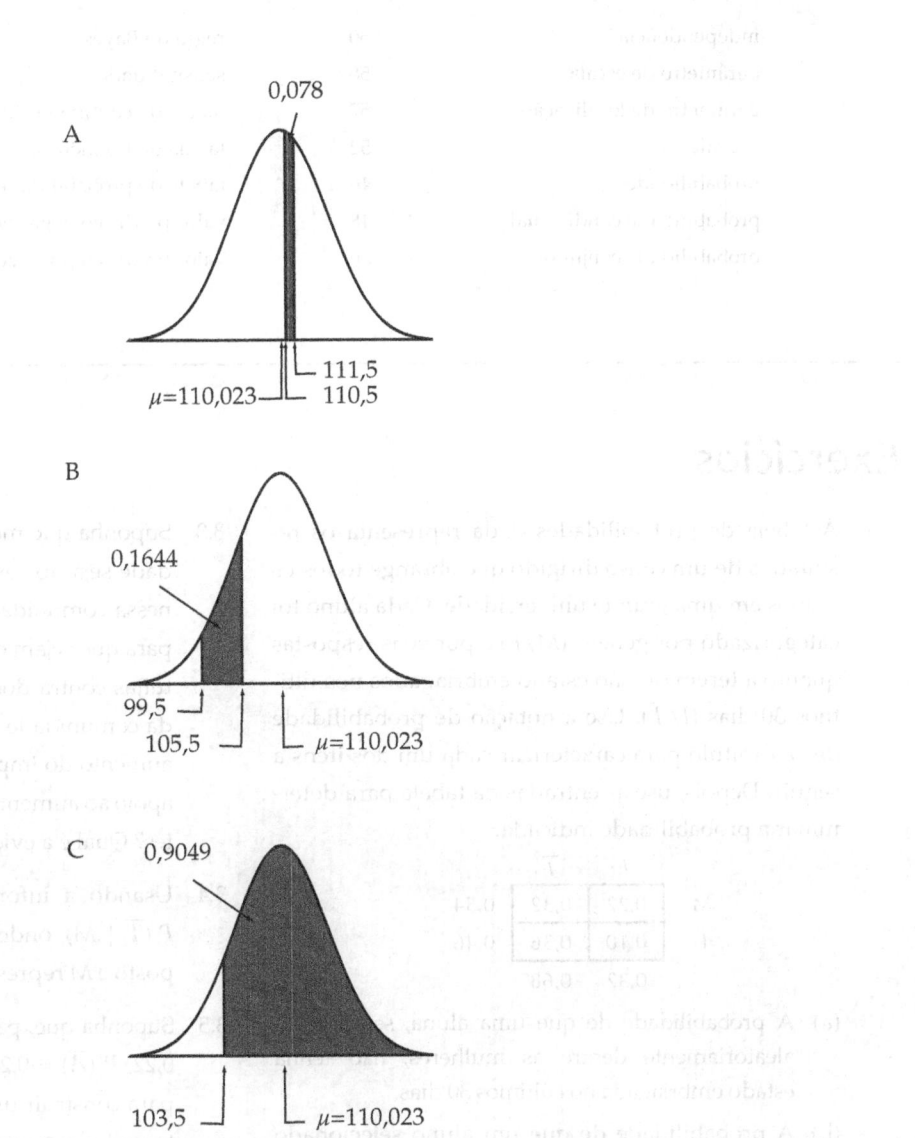

Figura 3.9 Uso da curva normal para aproximar probabilidades.

Não se deve concluir que a curva normal sempre oferece aproximações tão boas quanto aquelas apresentadas aqui. Se a população for viesada ou diferir substancialmente da forma normal em algum outro padrão, as estimativas obtidas podem não ser muito próximas dos valores exatos. Porém, no Capítulo 4 você aprenderá que a curva normal ainda pode funcionar para fornecer boas estimativas de probabilidade quando as populações não estão distribuídas normalmente, desde que as estimativas envolvam certas estatísticas, e não escores individuais, como foi o caso aqui.

Termos e expressões

Depois de ler este capítulo, você deverá estar familiarizado com os termos e expressões a seguir.

área sob a curva normal	58	probabilidade marginal	50
curva normal	57	razão de chance	54
especificidade	52	razão de risco	53

independência	50	regra de Bayes	54
parâmetro de escala	58	sensibilidade	52
parâmetro de localização	57	tabela de contingência	48
prevalência	52	tabela de frequência	48
probabilidade	46	tabela de probabilidade	49
probabilidade condicional	48	valor preditivo negativo	52
probabilidade conjunta	50	valor preditivo positivo	52

Exercícios

3.1 A tabela de probabilidades dada representa os resultados de um censo dirigido que abrange todos os alunos em uma grande universidade. Cada aluno foi categorizado por gênero (M/F) e por suas respostas quanto a terem ou não estado embriagados nos últimos 30 dias ($I/\overline{T}$). Use a notação de probabilidade deste capítulo para caracterizar cada um dos itens a seguir. Depois, use as entradas da tabela para determinar a probabilidade indicada.

	I	$\overline{T}$	
M	0,22	0,32	0,54
F	0,10	0,36	0,46
	0,32	0,68	

(a) A probabilidade de que uma aluna, selecionada aleatoriamente dentre as mulheres, não tenha estado embriagada nos últimos 30 dias.

(b) A probabilidade de que um aluno selecionado aleatoriamente seja do sexo feminino.

(c) A probabilidade de que um aluno selecionado aleatoriamente seja do sexo masculino ou tenha estado embriagado nos últimos 30 dias.

(d) A probabilidade de que um aluno selecionado aleatoriamente seja do sexo feminino e tenha estado embriagado nos últimos 30 dias.

(e) A probabilidade de que um aluno selecionado aleatoriamente dentre aqueles que informaram terem estado embriagados nos últimos 30 dias seja do sexo feminino.

(f) A probabilidade de que um aluno selecionado aleatoriamente seja do sexo masculino ou feminino.

3.2 O sexo e o estado de embriaguez representados na tabela anterior são independentes? Qual é a evidência para a sua conclusão?

3.3 Suponha que metade dos moradores de uma comunidade seja do sexo feminino e que 20% dos residentes nessa comunidade admitam um aumento de imposto para que sejam oferecidos fundos para vacinações gratuitas contra doenças infantis. Se 10% dos moradores da comunidade são do sexo feminino e apoiadores do aumento do imposto, podemos dizer que o gênero e o apoio ao aumento do imposto são eventos independentes? Qual é a evidência que dá suporte à sua resposta?

3.4 Usando a informação do Exercício 3.3, determine $P(\overline{T} \mid M)$, onde T indica o apoio ao aumento do imposto e M representa um morador do sexo masculino.

3.5 Suponha que, para os eventos A, $\overline{A}$, B, $\overline{B}$, $P(\overline{B} \mid A) = 0{,}22$, $P(\overline{A}) = 0{,}20$ e $P(B) = 0{,}72$. Use essa informação para construir uma tabela de probabilidades que mostre todas as probabilidades marginais e conjuntas.

3.6. O que cada um dos itens a seguir representa?

(a) A proporção de pessoas que recebem um resultado positivo e que realmente são portadoras da doença.

(b) A proporção de pessoas portadoras de uma doença que receberam um resultado positivo.

(c) A proporção de pessoas que não são portadoras de uma doença e que receberam um resultado negativo.

(d) A proporção de pessoas que receberam um resultado negativo e que não são portadoras da doença.

3.7 Use a tabela fornecida para determinar cada um dos itens a seguir.

	D	$\overline{D}$	
+	0,065	0,010	0,075
−	0,005	0,920	0,925
	0,070	0,930	

(a) sensibilidade
(b) especificidade
(c) valor preditivo positivo
(d) valor preditivo negativo

3.8 Use a tabela fornecida para calcular e interpretar as razões de risco e de chances.

	E	$\overline{E}$	
D	0,18	0,07	0,25
$\overline{D}$	0,02	0,73	0,75
	0,20	0,80	

3.9 Suponha que, em uma determinada comunidade onde 40% da população tem menos de 40 anos, descubramos que a proporção de moradores com menos de 40 anos que apoiam a vacinação obrigatória de crianças em idade escolar contra certas doenças seja de 0,72. A proporção de moradores com mais de 40 anos que apoiam a proposição é de 0,52. Use essa informação para calcular a proporção de pessoas com menos de 40 anos que apoiam a vacinação.

3.10 Dada a sensibilidade de 0,82, a especificidade de 0,93 e a prevalência de 0,20, calcule o valor preditivo positivo.

3.11 Dada uma variável distribuída normalmente com média 80 e desvio padrão 12, determine as seguintes áreas de curva.

(a) A área entre 80 e 98.
(b) A área abaixo de 74.
(c) A área abaixo de 82.
(d) A área entre 72 e 94.
(e) A área entre 56 e 60.
(f) A área acima de 104.
(g) A área abaixo de 54.
(h) A área entre 82 e 94.

3.12 Dada uma variável de valor inteiro que é aproximadamente distribuída de forma normal com média 100 e desvio padrão 8, use a curva normal para aproximar a probabilidade de selecionar aleatoriamente uma única observação da população e descobrir que ela atende cada um dos seguintes critérios:

(a) É igual a 102.
(b) Tem um valor entre 92 e 108.
(c) Tem um valor maior do que 110.
(d) Tem um valor abaixo de 105.

A. As perguntas a seguir se referem ao "Estudo de caso A", no Apêndice J.

3.13 Qual é a probabilidade de selecionar aleatoriamente um participante nesse estudo e descobrir que ele é do sexo masculino?

3.14 Agrupe os dados referentes ao período da manhã em uma tabela de contingência de frequência e de probabilidade.

3.15 Considerando que T represente "escolheram a lente tratada", que U represente "escolheram a lente não tratada", que Y represente "responderam sim à pergunta sobre duração" e que N represente "responderam não à pergunta sobre duração", use a tabela de probabilidade elaborada no Exercício 3.14 para calcular cada um dos seguintes itens:

(a) $P(T)$
(b) $P(Y)$
(c) $P(T \mid Y)$
(d) $P(T \mid N)$
(e) Expresse cada uma dessas probabilidades em forma de afirmação.
(f) T e Y são independentes? Forneça evidência para a sua resposta.

Continue a usar os dados da tabela elaborada no Exercício 3.14 para os exercícios 3.16 a 3.20.

3.16 Qual é o risco de escolher a lente não tratada para pessoas que responderam sim à pergunta sobre duração? E para as pessoas que responderam não à pergunta sobre duração?

3.17 Para o grupo da manhã, forme uma razão de risco comparando o risco de escolher a lente não tratada para indivíduos no grupo do não com o risco para os indivíduos no grupo do sim. Que implicações essa razão tem para o estudo?

3.18 Para o grupo da manhã, forme uma razão de risco comparando o risco de escolher a lente tratada para indivíduos no grupo do não com o risco para indivíduos no grupo do sim. As implicações para essa razão são as mesmas daquelas para a razão calculada no Exercício 3.17?

3.19 Para o grupo da manhã, quais são as chances de escolher a lente não tratada para pessoas que responderam sim à pergunta sobre duração? E para as pessoas que responderam não à pergunta sobre duração?

3.20 Para o grupo da manhã, forme uma razão de chances comparando as chances de escolher a lente não tratada para indivíduos no grupo do não com as chances para os indivíduos no grupo do sim. Por que você acha que essa razão poderia ser de interesse para os pesquisadores que realizaram esse estudo?

E. A pergunta a seguir se refere ao "Estudo de caso E", no Apêndice J.

3.21 Determine a sensibilidade, a especificidade e os valores preditivos positivo e negativo para o novo teste.

O. A pergunta a seguir se refere ao "Estudo de caso O", no Apêndice J.

3.22 Comente o item 4.

P. O exercício a seguir se refere ao "Estudo de caso P", no Apêndice J.

3.23 Você aprendeu como caracterizar probabilidades relacionadas a duas variáveis dicotômicas moldadas em uma tabela de contingência de dois por dois. Os itens a seguir são projetados para testar ainda mais seu nível de conhecimento dessas probabilidades, fazendo com que você aplique seu conhecimento a uma situação que lida com *três* variáveis, uma delas não dicotômica.

Consulte a Tabela J.10 para resolver os itens a seguir e considere M = masculino, F = feminino, I = diabete do tipo I, II = diabete do tipo II e (a-b) = faixa etária a até b.

(a) Escreva uma sentença para expressar $P(F\;I\;(25-44))$.
(b) Determine $P(F\;I\;(25-44))$.
(c) Determine $P(F \cup I \cup (25-44))$.
(d) Escreva uma sentença para expressar $P(M \mid (15-24) \cup I\;I)$.
(e) Determine $P(M \mid (15-24) \cup I\;I)$.

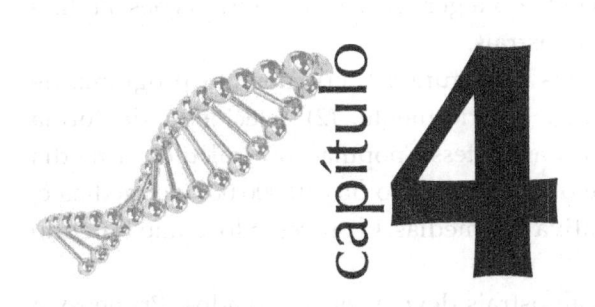

capítulo 4
Introdução à inferência e aos métodos para uma amostra

4.1 Introdução

No Capítulo 1, apresentamos rapidamente o conceito de inferência e mostramos o seu papel fundamental na estatística. Neste capítulo, você aprenderá a aplicar certos métodos inferenciais, além do raciocínio por trás de seu uso. Em geral, os métodos apresentados aqui não são empregados em pesquisa, mas são importantes do ponto de vista pedagógico, pois são relativamente simples e seu domínio abrirá caminho para a compreensão dos métodos mais complexos tratados nos próximos capítulos.

As técnicas que você aprenderá podem ser divididas em duas categorias gerais, (1) testes de hipótese e (2) intervalos de confiança. Porém, antes de iniciar seu estudo, deverá entender o conceito de distribuições de amostragem que está por trás de ambas as classes de métodos inferenciais.

Este é o capítulo mais importante deste livro, sendo essencial para tudo o que se segue. O tempo empregado trará vantagens mais tarde. Iniciaremos com o assunto distribuições amostrais.

4.2 Distribuições amostrais

4.2.1 Definição

Embora um tanto abstrato, o conceito de distribuições amostrais é relativamente simples. Uma **distribuição amostral** é uma distribuição de estatísticas obtidas a partir de amostras retiradas repetidamente de uma ou mais populações. Por exemplo, suponha que você tivesse que escolher aleatoriamente uma amostra composta de cinco observações da população representada pela Figura 3.3. Então você calcularia e registraria a média da amostra. Agora, suponha que você tivesse que repetir esse processo muitas vezes (na verdade, um número infinito de vezes). Se depois precisasse formar uma distribuição de frequência relativa com essas médias, teria assim gerado a distribuição amostral da média ou $\bar{x}$. Naturalmente, você poderia usar esse mesmo método para gerar a distribuição amostral de outras estatísticas, como desvio padrão da amostra, mediana, quinto percentil ou qualquer uma de muitas outras estatísticas.

4.2.2 Distribuição amostral de $\bar{x}$

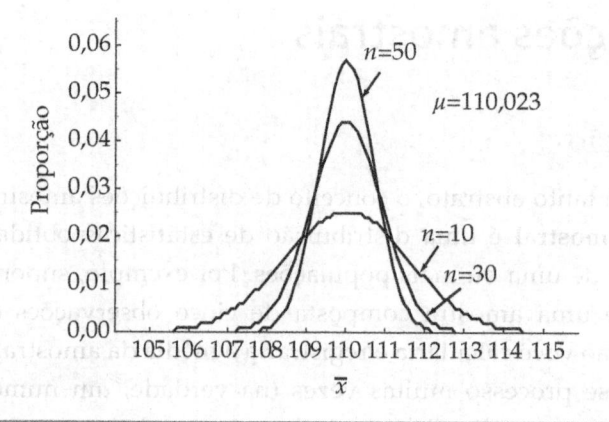

A Figura 4.1 mostra três distribuições amostrais de $\bar{x}$ derivadas da população cuja distribuição de frequência relativa aparece na Figura 3.8. O método pelo qual geramos essas distribuições ajudará na compreensão do conceito geral das distribuições amostrais.

Para construir as distribuições amostrais mostradas na Figura 4.1, criamos um programa de computador que (1) gerou a população mencionada anteriormente, (2) selecionou de forma aleatória 10.000.000[1] de amostras de tamanho dez a partir dessa população e calculou a média de cada amostra, (3) calculou a média, a variância e o desvio padrão das 10.000.000 de médias e, finalmente, (4) gerou a distribuição de frequência relativa das médias. O processo foi então repetido usando amostras de tamanho 30 e 50.

Vários fatores relacionados a essas distribuições amostrais devem ser observados. Primeiro, a média das três distribuições é 110,023, que é a média da população, como relatado na Seção 3.4.4. A média de uma distribuição amostral é chamada de **valor esperado** da estatística, e é representada por $E\,[\ ]$, onde $[\ ]$ contém um identificador da estatística. Neste caso, o valor esperado de $\bar{x}$ é representado por $E\,[\bar{x}]$. Em geral, $E\,[\bar{x}] = \mu$. Você não deverá concluir com isso que o valor esperado de todas as estatísticas é igual ao seu parâmetro correspondente. Por exemplo, $E\,[s] \neq \sigma$.

Segundo, você notará que o desvio padrão das três distribuições amostrais diminui enquanto o tamanho da amostra aumenta. O desvio padrão das distribuições amostrais normalmente é chamado de **erro padrão** da estatística específica. Assim, o desvio padrão da distribuição amostral de $\bar{x}$ é chamado de **erro padrão da média**, que é representado por $\sigma_{\bar{x}}$. O erro padrão da média pode ser expresso como

$$\sigma_{\bar{x}} = \frac{\sigma}{\sqrt{n}}$$

(4.1)

onde σ é o desvio padrão da população e n é o tamanho da amostra. Para o caso onde n é igual a 10 na Figura 4.1, o erro padrão da média é $\frac{4,970}{\sqrt{10}} = 1,572$. É possível ver, pela Equação 4.1, que para o desvio padrão de uma população fixa, o erro padrão da média diminui, enquanto o tamanho da amostra aumenta, o que pode ser visto na figura.

Como a variância é o quadrado do desvio padrão, segue que a variância da distribuição amostral de $\bar{x}$ é

Figura 4.1 Distribuições amostrais de $\bar{x}$.

---

[1] Esse foi um trabalho exagerado, mas queríamos enfatizar o fato de que as distribuições amostrais são baseadas em um grande número de amostras.

$$\sigma_{\bar{x}}^2 = \frac{\sigma^2}{n}$$

(4.2)

Finalmente, deve-se observar que as três distribuições amostrais parecem ter formas aproximadamente normais, de modo que seriam bem modeladas com curvas normais. Embora esses modelos tenham médias comuns, eles necessariamente teriam desvios padrão diferentes. Talvez não seja surpresa que as distribuições amostrais de $\bar{x}$ tenham formas aproximadamente normais, dado que a população da qual elas foram derivadas também é aproximadamente normal, mas surge a questão quanto à forma da distribuição amostral quando a população de origem não é aproximadamente normal.

A imagem da esquerda na Figura 4.2 representa uma distribuição de população decididamente não normal, enquanto a imagem da direita mostra três distribuições amostrais de médias tomadas da mesma população. Como podemos ver, as distribuições amostrais são aproximadamente normais, apesar da forma não normal da população de origem. Esse fenômeno pode ser atribuído ao **teorema central do limite**.

Em termos gerais, o **teorema central do limite** declara que as distribuições amostrais de certas classes de estatísticas aproximam-se da normalidade à medida que o tamanho da amostra (n) aumenta, independentemente da forma da população amostrada. Isso significa que, para tamanhos de amostra muito pequenos, as distribuições amostrais dessas estatísticas podem não ser normais, mas à medida que o tamanho da amostra aumenta, a forma das distribuições amostrais se torna mais semelhante à curva normal. Esse é um resultado extremamente importante, pois implica que muitas distribuições amostrais podem ser modeladas pela curva normal, mesmo quando a população de origem não é de forma nenhuma normal. Surge a questão quanto ao tamanho que n deverá ter a fim de que a curva normal seja um modelo apto para determinada distribuição amostral. Isso depende de vários fatores, incluindo a forma da população amostrada e a natureza da estatística cuja distribuição amostral está em questão. Como a Figura 4.2 sugere, o teorema central do limite em geral produz distribuições aproximadamente normais para $\bar{x}$, mesmo quando os tamanhos das amostras são modestos.

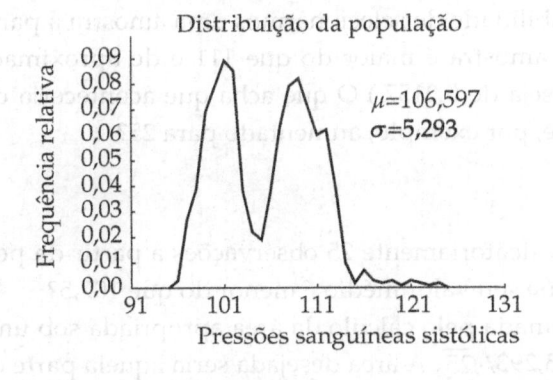

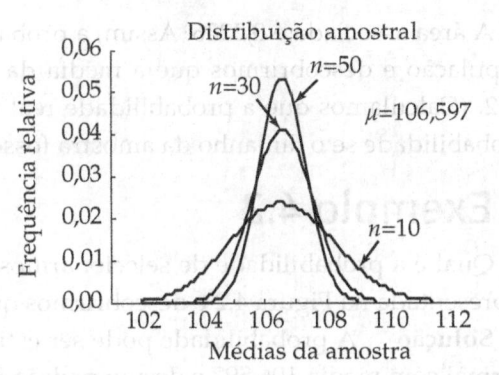

Figura 4.2 População não normal com distribuições amostrais de $\bar{x}$.

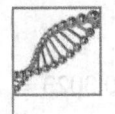

Exemplo 4.1

Determine os desvios padrão das três distribuições amostrais representadas na Figura 4.2.

Solução Usando a Equação 4.1 e a informação da Figura 4.2, os erros padrão da média para $n = 10$, 30 e 50 são, respectivamente, $\frac{5{,}293}{\sqrt{10}} = 1{,}67$, $\frac{5{,}293}{\sqrt{30}} = 0{,}97$ e $\frac{5{,}293}{\sqrt{50}} = 0{,}75$.

4.2.3 Uso da curva normal para aproximar probabilidades associadas a $\bar{x}$

Na Seção 3.4.4, fizemos a pergunta: "Qual é a probabilidade de escolhermos uma observação a partir da população apresentada pela Figura 3.3 e descobrirmos que a pressão sanguínea sistólica obtida dessa forma é 111?". Você aprendeu que essa probabilidade poderia ser aproximada ao calcularmos a área apropriada sob um modelo da curva normal, tendo tal modelo a mesma média e o mesmo desvio padrão que a população.

Nesta seção, você aprenderá a usar o modelo da curva normal para responder a perguntas como "Qual é a probabilidade de escolhermos uma *amostra* de tamanho 15 a partir da população representada pela Figura 3.3 e descobrirmos que a *média da amostra* é maior que 111?". Observe que, se a distribuição amostral de $\bar{x}$ estivesse disponível para essa população, o valor exato poderia ser obtido com facilidade. Isso segue do fato de que as distribuições amostrais são distribuições de frequência relativa que, por sua vez, representam probabilidades.

Como as distribuições amostrais raramente ou nunca estão disponíveis, é possível usar a mesma técnica empregada para calcular probabilidades associadas a observações isoladas. Ou seja, você pode calcular a área apropriada sob uma curva normal. Nesse caso, a probabilidade aproximada seria a área acima de 111. Assim, você simplesmente determinaria o escore Z para 111 e localizaria a área associada na coluna três da tabela de curva normal. Observe, porém, que o escore Z teria a forma

$$Z = \frac{\bar{x} - \mu}{\frac{\sigma}{\sqrt{n}}}$$

(4.3)

em vez da forma dada na Equação 2.24. Como o denominador dessa expressão é o desvio padrão da distribuição amostral, Z é o número de desvios padrão entre $\bar{x}$ e μ.

Para esse problema,[2]

$$Z = \frac{111,0 - 110,023}{\frac{4,970}{\sqrt{15}}} = 0,76.$$

A área associada é 0,2236. Assim, a probabilidade de selecionarmos uma amostra a partir dessa população e descobrirmos que a média da amostra é maior do que 111 é de aproximadamente 0,22. (Calculamos que a probabilidade real seja de 0,2157.) O que acha que aconteceria com essa probabilidade se o tamanho da amostra fosse, por exemplo, aumentado para 25?

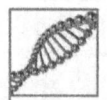

Exemplo 4.2

Qual é a probabilidade de selecionarmos aleatoriamente 25 observações a partir da população representada na Figura 4.2 e descobrirmos que seu valor médio é menor do que 107,5?

Solução   A probabilidade pode ser estimada pelo cálculo da área apropriada sob uma curva normal com média 106,597 e desvio padrão $5,293/\sqrt{25}$. A área desejada seria aquela parte da curva abaixo de 107,5. O escore Z e a área associada para a parte entre 107,5 e 106,597 são, respectivamente,

$$Z = \frac{107,5 - 106,597}{\frac{5,293}{\sqrt{25}}} = 0,85$$

e 0,3023. A área abaixo de 106,597 é 0,50, de modo que a estimativa desejada é 0,5000 + 0,3023 = 0,8023. (Calculamos que a probabilidade real seja 0,8034.)

---

[2] Observe que não empregamos limites reais superiores e inferiores, pois, diferentemente dos escores individuais, as médias não estão restritas a valores discretos.

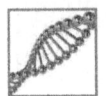

Exemplo 4.3

Suponha que 100 observações sejam selecionadas de forma aleatória a partir de uma população cuja média e desvio padrão sejam, respectivamente, 100 e 20. Qual é a probabilidade de que a média dessas observações esteja entre 99 e 103?

Solução A área de uma curva normal com média 100 e desvio padrão $20/\sqrt{100}$ que se encontra entre 99 e 103 é a soma das áreas entre 99 e 100, e entre 100 e 103. O escore Z e a área entre 99 e 100 são, respectivamente,

$$Z = \frac{99,0 - 100,0}{\frac{20,0}{\sqrt{100}}} = -0,50$$

e 0,1915. Os mesmos valores para a área entre 103 e 100 são

$$Z = \frac{103,0 - 100,0}{\frac{20,0}{\sqrt{100}}} = 1,50$$

e 0,4332. A estimativa de probabilidade é, então, 0,1915 + 0,4332 = 0,6247.

4.2.4 Distribuição amostral de $\hat{p}$

Considere agora uma população que possua uma característica dicotômica, como vivo/morto, com tumor/sem tumor, com dor/sem dor e assim por diante. Tradicionalmente, quando se fala em um sentido geral, um de dois resultados dicotômicos é chamado de "sucesso" e o outro de "fracasso". Agora suponha que você escolha aleatoriamente cinco observações a partir dessa população e registre a proporção de sucessos na amostra. Chamaremos a proporção de sucessos em uma amostra de $\hat{p}$ e a proporção na população de π. Se tivéssemos que repetir esse procedimento muitas vezes e formar as proporções resultantes em uma distribuição de frequência relativa, você teria gerado, assim, a distribuição amostral de $\hat{p}$.

Se os membros da população com a característica "sucesso" são designados com o número um e aqueles com uma característica de "fracasso" com zero, então cada amostra será composta de uns e zeros, e $\hat{p}$ simplesmente será a média desses valores. Por exemplo, se uma amostra for composta de dois 1s e três 0s, tanto a média quanto a proporção seriam 2/5 = 0,4. De modo semelhante, π será a média dos 1s e 0s que compõem a população. Como nesse contexto $\hat{p} = \bar{x}$ e $\pi = \mu$, não é surpresa que $E[\hat{p}] = \pi$.

A variância da população pode ser expressa como $\pi(1 - \pi)$. Isso pode ser visto ao notarmos a consequência do uso da fórmula computacional para a variância da população (Equação 2.11) com dados cujos valores são restritos a 1s e 0s.

$$\frac{\sum x^2 - \frac{(\sum x)^2}{N}}{N} = \frac{N\pi - \frac{N^2 \pi^2}{N}}{N}$$
$$= \frac{N\pi - N\pi^2}{N}$$
$$= \pi - \pi^2$$
$$= \pi(1 - \pi).$$

Elevar 1s e 0s ao quadrado não muda seus valores, de modo que $\Sigma x^2 = \Sigma x$. Como $\pi = \frac{\sum x}{N}$, segue que $\Sigma x^2 = N\pi$. O restante do resultado segue da álgebra simples.

Por analogia com a Equação 4.1, o **erro padrão de $\hat{p}$** é dado por

$$\sigma_{\hat{p}} = \sqrt{\frac{\pi(1-\pi)}{n}}$$

(4.4)

Exemplo 4.4

A Figura 4.3(a) mostra a distribuição de frequência relativa de uma população dicotômica com $\pi = 0{,}10$, enquanto as figuras 4.3(b) e (c) mostram distribuições amostrais de $\hat{p}$ derivadas dessa população com tamanhos de amostra 5 e 50, respectivamente. Qual é o erro padrão de $\hat{p}$ para as duas distribuições amostrais?

Solução Pela Equação 4.4, o erro padrão para a distribuição na Figura 4.3(b) é

$$\sigma_{\hat{p}} = \sqrt{\frac{\pi(1-\pi)}{n}} = \sqrt{\frac{(0{,}10)(0{,}90)}{5}} = 0{,}134$$

e aquele para a distribuição na Figura 4.3(c) é

$$\sigma_{\hat{p}} = \sqrt{\frac{(0{,}10)(0{,}90)}{50}} = 0{,}042.$$

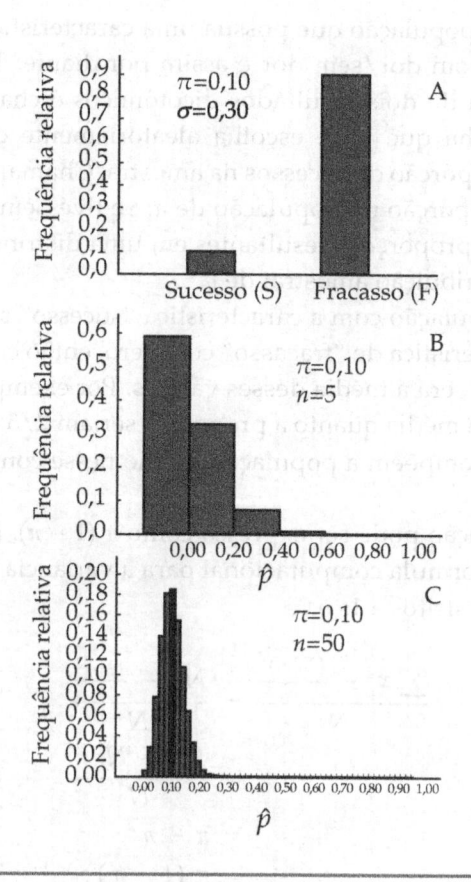

Figura 4.3 População dicotômica com distribuições amostrais de $\hat{p}$.

4.2.5 Uso da distribuição binomial na aproximação de probabilidades associadas a $\hat{p}$

Se a população for grande e outras condições (a serem discutidas mais adiante) forem atendidas, a distribuição binomial pode ser usada para modelar a distribuição amostral de $\hat{p}$. A **distribuição binomial** é gerada pela equação

$$P(y) = \frac{n!}{y!(n-y)!}\pi^y(1-\pi)^{n-y} \tag{4.5}$$

onde n é o tamanho da amostra, y é o número de sucessos, π é a proporção de sucessos na população e $P(y)$ é a probabilidade de y sucessos em uma amostra de tamanho n tomada de uma população onde a proporção de sucessos é π. A notação $n!$ é lida como "fatorial de n", que é calculado como $n(n-1)(n-2)\ldots(n-n+1)$. Com isso, 5! seria calculado como $5 \cdot 4 \cdot 3 \cdot 2 \cdot 1 = 120$, e 3! seria $3 \cdot 2 \cdot 1 = 6$. Por definição, $0! = 1$. Um exemplo esclarecerá o uso dessa equação.

Suponha que queiramos determinar a distribuição amostral de $\hat{p}$ para amostras com tamanho 5 retiradas de uma população em que a proporção de sucessos é 0,10. Observe que somente seis valores de $\hat{p}$ são possíveis para amostras de tamanho 5. Ou seja, pode haver 0, 1, 2, 3, 4 ou 5 sucessos que resultem em valores de $\hat{p}$ de $0/5 = 0,00$, $1/5 = 0,20$, $2/5 = 0,40$, $3/5 = 0,60$, $4/5 = 0,80$ e $5/5 = 1,00$. Para $\hat{p} = 0,00$ a equação binomial gera

$$\begin{aligned}P(0) &= \frac{5!}{0!(5-0)!}0,10^0(1-0,10)^{5-0} \\ &= \frac{\cancel{5!}}{0!\cancel{5!}}0,10^0\,0,90^5 \\ &= 0,90^5 \\ &= 0,59049.\end{aligned}$$

Observe que, na linha dois, os 5!s se cancelam, e tanto 0! quanto $0,10^0$ são iguais a 1, de modo que obtemos o resultado na linha três. Para $\hat{p} = 0,20$, a equação resulta em

$$\begin{aligned}P(1) &= \frac{5!}{1!(5-1)!}0,10^1(1-0,10)^{5-1} \\ &= \frac{5 \cdot \cancel{4!}}{1!\cancel{4!}}0,10^1\,0,90^4 \\ &= (5)(0,10)(0,6561) \\ &= 0,32805.\end{aligned}$$

Um esforço considerável pode ser economizado ao observarmos que $5! = 5 \cdot 4!$, de modo que 4! pode ser fatorado a partir do numerador e do denominador da expressão. No cálculo para $\hat{p} = 0,40$, economizamos esforço de cálculos observando que $5! = 5 \cdot 4 \cdot 3!$, o que permite o cancelamento de 3! a partir do numerador e do denominador da expressão.

$$\begin{aligned}P(2) &= \frac{5!}{2!(5-2)!}0,10^2(1-0,10)^{5-2} \\ &= \frac{5 \cdot 4 \cdot \cancel{3!}}{2!\cancel{3!}}0,10^2\,0,90^3 \\ &= (10)(0,01)(0,729) \\ &= 0,0729.\end{aligned}$$

Para $\hat{p} = 0,60$ e $0,80$

$$P(3) = \frac{5!}{3!(5-3)!}0,10^3(1-0,10)^{5-3}$$
$$= \frac{5 \cdot 4 \cdot 3 \cdot 2!}{3! \, 2!}0,10^3 0,90^2$$
$$= (10)(0,001)(0,81)$$
$$= 0,0081$$

$$P(4) = \frac{5!}{4!(5-4)!}0,10^4(1-0,10)^{5-4}$$
$$= \frac{5 \cdot 4!}{4! \, 1!}0,10^4 0,90^1$$
$$= (5)(0,0001)(0,90)$$
$$= 0,00045.$$

E, finalmente, para $\hat{p} = 1,0$

$$P(5) = \frac{5!}{5!(5-5)!}0,10^5(1-0,10)^{5-5}$$
$$= \frac{5!}{5! \, 0!}0,10^5 0,90^0$$
$$= 0,10^5$$
$$= 0,00001.$$

Os cálculos apresentados foram resumidos na Tabela 4.1, e são graficamente representados na Figura 4.3(b).

Tabela 4.1	Distribuições amostrais de $\hat{p}$ para $n = 5$ e $\pi = 0,10$.	
Proporção $\hat{p}$	Número de sucessos y	Probabilidade $P(y)$
0,00	0	0,59049
0,20	1	0,32805
0,40	2	0,07290
0,60	3	0,00810
0,80	4	0,00045
1,00	5	0,00001

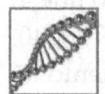

Exemplo 4.5

Dado que 10% dos moradores dos Estados Unidos apresentariam resultados positivos para um determinado anticorpo, qual é a probabilidade de selecionarmos aleatoriamente cinco moradores dos Estados Unidos e descobrirmos que os cinco apresentam resultados positivos para o anticorpo? Qual é a probabilidade de que *pelo menos* quatro (ou seja, quatro ou mais) moradores apresentem resultados positivos? Qual é a probabilidade de que pelo menos um apresente resultado positivo?

Solução Pela Tabela 4.1, a probabilidade de que os cinco moradores apresentem resultados positivos é $P(5) = 0,00001$. A probabilidade de que pelo menos quatro apresentem resultados positivos é de $P(4) + P(5) = 0,00045 + 0,00001 = 0,00046$ e a probabilidade de que pelo menos um apresente resultado positivo é $P(1) + P(2) + P(3) + P(4) + P(5) = 1 - P(0) = 1 - 0,59049 = 0,40951$.

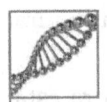

Exemplo 4.6

Trinta e oito por cento de todos os doadores de sangue nos Estados Unidos têm tipo sanguíneo O positivo. Suponha que, como resultado de um argumento teórico baseado na genética, um pesquisador acredite que essa proporção é mais alta na Islândia. Em um estudo preliminar, o pesquisador seleciona aleatoriamente 10 doadores de sangue na Islândia e anota seus tipos sanguíneos. Qual é a probabilidade de que o número de doadores islandeses na amostra com tipo sanguíneo O positivo seja 9 ou 10 se a teoria do pesquisador estiver errada (ou seja, se a proporção na Islândia *for* 0,38)? Se o número de indivíduos com tipo sanguíneo O positivo for de fato 9 ou 10, que implicações isso teria para a teoria do pesquisador?

Solução Dada uma proporção da população de 0,38, a probabilidade de que a amostra contenha 9 ou 10 doadores com tipo sanguíneo O positivo é de $P(9) + P(10)$.

$$P(9) = \frac{10!}{9!(10-9)!} 0,38^9 (1-0,38)^{10-9}$$

$$= \frac{10 \cdot 9!}{9!\, 1!} 0,38^9 \, 0,62^1$$

$$= (10)(0,00017)(0,62)$$

$$= 0,00105$$

$$P(10) = 0,38^{10} = 0,00006.$$

A probabilidade de que 9 ou 10 doadores na amostra tenham tipo sanguíneo O positivo é, então, $0,00105 + 0,00006 = 0,00111$. Se o número de doadores na amostra com tipo sanguíneo O positivo for 9 ou 10, então a teoria do pesquisador tem fundamento, pois a probabilidade de alcançar tal resultado a partir de uma população em que a proporção é 0,38 é muito pequena. É provável, embora não esteja provado, que a proporção de tipos O positivo na população de doadores de sangue da Islândia seja maior do que 0,38.

4.2.6 Uso da curva normal na aproximação de probabilidades associadas a $\hat{p}$

As distribuições amostrais representadas nas figuras 4.3(b) e (c) foram geradas a partir de uma população comum (Figura 4.3(a)), mas diferem porque o tamanho da amostra para a distribuição na Figura 4.3(b) é 5, enquanto o da Figura 4.3(c) é 50. Como podemos ver, os diferentes tamanhos de amostra resultam em formas de distribuições amostrais diferentes. Particularmente, é importante o fato de que a distribuição na Figura 4.3(b) seja decididamente não normal, enquanto aquela em C pareça ser aproximadamente normal. Isso se deve ao teorema central do limite que, como você deve se lembrar, garante que as distribuições amostrais de certas estatísticas se aproximem da normalidade à medida que o tamanho da amostra aumenta.

Como ambos os painéis sugerem, o uso de uma aproximação de curva normal para a distribuição baseada em amostras de tamanho 5 provavelmente não produziria resultados satisfatórios, mas a mesma técnica para a distribuição baseada em amostras de tamanho 50 parece ser promissora. O teorema central do limite garante que o modelo da curva normal seja apropriado para distribuições baseadas em *algum* tamanho de amostra, mas que tamanho seria esse? Não há uma resposta certa, mas uma regra prática muito usada diz que o modelo da curva normal será satisfatório desde que tanto $n\pi$ quanto $n(1-\pi)$ sejam maiores ou iguais a 5.[3] Para a distribuição na Figura 4.3(b), esse

---

[3] Alguns autores sustentam que esses valores deverão ser maiores ou iguais a 10.

cálculo é (5) (0,1) = 0,5 e (5) (0,9) = 4,5, de modo que o critério não é atendido, mas, para a Figura 4.3(c), (50) (0,1) = 5 e (50) (0,9) = 45, de modo que o critério é minimamente atendido.

O modelo da curva normal é aplicado à distribuição de $\hat{p}$ da maneira com que você agora está acostumado. Ou seja, um escore Z é calculado com a área apropriada, estando então localizada na tabela da curva normal. A substituição dos resultados fornecidos anteriormente na Equação 4.3 resulta em

$$Z = \frac{\hat{p} - \pi}{\sqrt{\frac{\pi(1-\pi)}{n}}}$$

(4.6)

Como um exemplo, suponha que uma amostra aleatória de 50 observações seja tomada da população mostrada na Figura 4.3(a). Qual é a probabilidade de que a proporção de sucessos nessa amostra seja maior que 0,12?

A probabilidade estimada será a área sob uma curva normal com média 0,10 e desvio padrão

$$\sigma_{\hat{p}} = \sqrt{\frac{\pi(1-\pi)}{n}} = \sqrt{\frac{(0,10)(0,90)}{50}}$$

que se encontra acima de 0,13. Como a proporção de sucessos pode apenas assumir valores 0,00, 0,02, 0,04, ..., 0,12, 0,14, 1,00, o limite real superior do intervalo 0,12 (ou seja, 0,13) é usado em vez de 0,12. O limite superior é empregado porque o problema é encontrar a probabilidade de que a proporção de sucessos seja *maior* do que 0,12. O limite inferior teria sido usado se o problema exigisse a probabilidade de obtenção de uma proporção de *0,12 ou maior*. Os limites reais superior e inferior das proporções binomiais podem ser calculados diretamente somando e subtraindo $0,5/n$. Para o caso atual, o limite real superior é $0,12 + 0,5/50 = 0,13$. O uso de limites superior e inferior dessa forma ao usarmos uma distribuição contínua para aproximar probabilidades associadas a uma variável discreta é conhecido como **correção de continuidade**. O escore Z é, então,

$$Z = \frac{\hat{p} - \pi}{\sqrt{\frac{\pi(1-\pi)}{n}}} = \frac{0,13 - 0,10}{\sqrt{\frac{(0,10)(0,90)}{50}}} = \frac{0,03}{0,0424} = 0,71.$$

A referência à tabela de curva normal no Apêndice A gera uma área associada de 0,2389. O valor calculado pela Equação 4.5 é $P(7) + P(8) + \cdots + P(50) = 0,2298$.

Qual é a probabilidade estimada de que a proporção seja 0,12? A estimativa será a área entre o limite real inferior de 0,11 e o limite real superior de 0,13. Como acabamos de calcular, o escore Z para 0,13 é 0,71, enquanto aquele para 0,11 é

$$Z = \frac{0,11 - 0,10}{\sqrt{\frac{(0,10)(0,90)}{50}}} = \frac{0,01}{0,0424} = 0,24.$$

O uso desses valores na tabela de curva normal mostra que as áreas entre 0,13 e 0,10 e entre 0,11 e 0,10 são 0,2611 e 0,0948, respectivamente. A área entre 0,11 e 0,13 é, então, $0,2611 - 0,0948 = 0,1663$. A probabilidade calculada pela Equação 4.5 é $P(6) = 0,1541$.

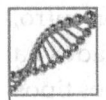

Exemplo 4.7

Aproximadamente 16% dos homens nos Estados Unidos com idades entre 60 e 64 anos que apresentam determinado perfil de risco terão um ataque cardíaco nos próximos 10 anos [14]. Se uma amostra aleatória de 300 desses homens for observada pelos próximos 10 anos, qual é a probabilidade de que menos de 5% sofra um ataque cardíaco?

Solução Como o problema especifica que *menos* de 5% sofrerão um ataque cardíaco, o limite inferior real do intervalo de 5% será usado. Esse limite é 0,05−0,5/300 = 0,048. O escore Z é, então,

$$Z = \frac{0,048 - 0,16}{\sqrt{\frac{(0,16)(0,84)}{300}}} = \frac{-0,112}{0,021} = -5,33.$$

A tabela de curva normal não contém valores Z dessa magnitude, mas podemos concluir com segurança que a probabilidade é menor do que 0,0002. (Essa é a área da cauda associada a Z = 3,50, que é o escore mais extremo na tabela.) O uso de uma correção de continuidade quando as amostras são grandes normalmente tem apenas uma influência secundária sobre o resultado. Nesse caso, se 0,05 tivesse sido usado em vez de 0,048, o valor de Z teria sido −5,24, o que faria pouca diferença no resultado.

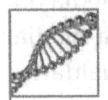

Exemplo 4.8

Suponha que exista a crença de que uma grande comunidade seja dividida uniformemente em sua opinião quanto à obrigatoriedade de um limite de valores que pode ser recuperado em processos judiciais por erro médico. Se essa suposição estiver correta, qual é a probabilidade de que uma pesquisa aleatória com 200 membros da comunidade produza 55% ou mais de respostas favoráveis? Calcule a probabilidade com e sem correção de continuidade.

Solução A correção de continuidade é 0,5/200 = 0,0025. Como a tarefa é encontrar a probabilidade de que 55% ou *mais* sejam favoráveis, o limite real inferior da categoria dos 55%, ou 0,55 − 0,0025 = 0,5475, será usado. Como assumimos que a comunidade é dividida uniformemente, supomos que a proporção favorável na população seja de 0,50. O escore Z é, então,

$$Z = \frac{0,5475 - 0,50}{\sqrt{\frac{(0,50)(0,50)}{200}}} = \frac{0,0475}{0,035} = 1,36.$$

A área acima de 1,36 é 0,0869. Sem correção de continuidade, o escore Z é 0,05/0,035 = 1,43, que tem uma área de cauda superior de 0,0764. A probabilidade calculada pela Equação 4.5 é 0,0895.

4.3 Teste de hipótese

4.3.1 Introdução

No Capítulo 1, mostramos que a disciplina estatística/bioestatística pode ser conceitualmente dividida em duas áreas de estudo relacionadas, a saber, estatística descritiva e estatística inferencial. Com algumas exceções, o estudo de estatísticas descritivas está completo e o conhecimento que é pré-requisito e as habilidades para o estudo da inferência são dominados. Nesta seção, iniciaremos o estudo da inferência como expresso por meio do teste de hipótese. Mais adiante, estudaremos os intervalos de confiança, que são o outro componente da inferência.

Por um lado, os testes de hipóteses deste capítulo não são muito importantes, mas, por outro, são criticamente importantes. Eles não são importantes porque não são comumente empregados na prática de pesquisa. O motivo para isso é que eles testam hipóteses simples, que não refletem os tipos de questões que mais interessam aos pesquisadores de ciências da saúde. Mas essa simplicidade também é seu ponto forte. Como são relativamente simples, é possível dominar sua aplicação e lógica básica sem muita dificuldade. Os mesmos métodos de aplicação e lógica dos quais esses testes dependem também são a base de testes mais sofisticados encontrados em outros capítulos. Assim, dominando completamente os testes simples apresentados aqui, o domínio de métodos mais complexos parecerá um tanto simples. Os testes que você aprenderá a realizar neste capítulo são o teste Z para uma média, o teste t para uma média, os testes para uma proporção e o teste de equivalência para uma média.

4.3.2 Argumento e método

O teste de hipótese é basicamente um método para tomada de decisão. A decisão está relacionada à escolha entre duas afirmações concorrentes, mutuamente exclusivas, que consideram um ou mais parâmetros da população.[4] As afirmações concorrentes de fato são chamadas, respectivamente, de hipóteses nula e alternativa. A **hipótese nula**, representada por H_0, é uma afirmação precisa[5] com relação ao(s) parâmetros(s) de interesse, enquanto a **hipótese alternativa**, representada por H_A, é uma afirmação concorrente menos precisa. Por exemplo, a hipótese nula poderia afirmar que a média da população (μ) é igual a 100,[6] enquanto a alternativa menos concisa poderia assegurar que a média é maior do que 100. O termo *nula* é usado porque a hipótese nula é uma afirmação de igualdade. No exemplo anterior, a hipótese nula afirma que não existe diferença entre a média da população e o valor 100. Por outro lado, a hipótese alternativa afirma que *existe* uma diferença entre a média da população e o valor 100, e, nesse caso, prossegue especificando que a média é maior do que 100.

A decisão quanto a se a afirmação da hipótese nula deve ser abandonada e a afirmação alternativa deve ser estabelecida como a condição verdadeira são feitas a partir de um modelo da distribuição de amostragem da estatística envolvida para estabelecer um critério de decisão. Se o critério for atendido, a hipótese nula é rejeitada em favor da afirmação alternativa. Se o critério não for atendido, a afirmação nula é mantida. Um exemplo ajudará a esclarecer a questão.

Suponha que você queira testar a hipótese nula de que a média da população é igual a 100. Essa afirmação é representada por $H_0 : \mu = 100$. A alternativa mantém que a média é maior do que 100 e é representada por $H_A : \mu > 100$. O teste é executado aleatoriamente por meio da seleção de uma amostra de um tamanho especificado da população e do cálculo da média da amostra ($\bar{x}$). Como a distribuição amostral de $\bar{x}$ tende a ser aproximadamente normal, a curva normal é escolhida como o modelo de teste. A Figura 4.4 mostra esse modelo.

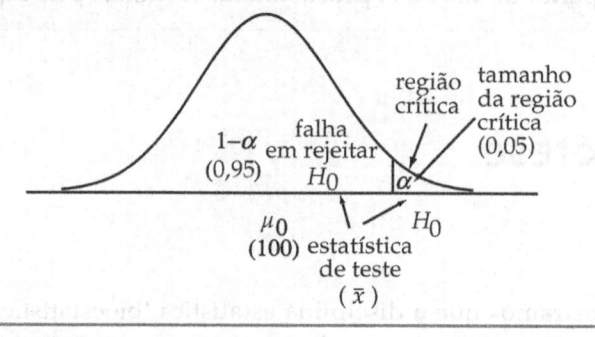

Figura 4.4 Modelo de exemplo para um teste de hipótese.

---

4 Existem testes de hipóteses que não se relacionam a parâmetros, mas eles não serão abordados aqui.

5 Às vezes, a hipótese nula é declarada de uma maneira não precisa, mas o teste é realizado em um valor específico.

6 Alguns prefeririam declarar a hipótese nula como um indicador de que a média é menor ou igual a 100, mas o teste seria realizado com o valor preciso de 100.

Observe primeiro que o teste é realizado a partir da suposição de que a hipótese nula é verdadeira. Assim, o modelo usado tem o valor médio especificado pela hipótese nula, que é simbolizada com μ_0 e é 100 no exemplo atual. (Uma distinção clara deve ser feita entre μ, a média da população, e μ_0, a média *hipotética* da população.) Uma pequena região na cauda da curva, chamada de **região crítica**, é especificada. O *tamanho* dessa região é simbolizado por α (**alfa**). Alfa é definida tradicionalmente em 0,05 ou 0,01, mas pode ser definida em outros níveis se desejado. O posicionamento e o tamanho da região crítica não são arbitrários. A região é determinada para atender a dois critérios.

Primeiro, a probabilidade de que a média da amostra seja um valor na região crítica *se a hipótese nula for verdadeira* é pequena. Isso é garantido pela escolha de um valor suficientemente pequeno para α. Se α é 0,05, então a probabilidade de que a estatística de teste seja um valor na região crítica é de apenas 0,05. Assim, é pouco provável que a estatística de teste manifeste um valor na região crítica *se a hipótese nula for verdadeira*.

Segundo, a probabilidade de que a estatística de teste seja um valor na região crítica deve aumentar quando a hipótese nula é falsa. Mais especificamente, quando a diferença entre μ_0 e μ aumenta, a probabilidade da estatística de teste estar na região crítica também deverá aumentar. Você pode ver que esse critério é atendido colocando a região crítica na cauda da distribuição considerando o seguinte: suponha que a hipótese nula seja falsa porque a média da população é 105. Segue que as médias da amostra dessa população tenderiam a ser maiores (105, na média) do que seria esperado se a hipótese nula fosse verdadeira e, portanto, teria uma probabilidade mais alta de ser grande o bastante para 'cair' na região crítica. Se a média da população fosse ainda maior, digamos, 200, as médias da amostra tenderiam a ser muito grandes e a probabilidade de cair na região crítica aumentaria. Esse ponto será mais bem detalhado em outra oportunidade.

A decisão quanto a se a hipótese alternativa será escolhida como refletora da condição verdadeira da média da população depende de se a estatística de teste assumirá ou não um valor na região crítica. Se a estatística de teste assumir um valor na região crítica, a hipótese nula será rejeitada em favor da alternativa. Isso porque é improvável que a estatística de teste esteja na região crítica se a hipótese nula for verdadeira. De fato, a probabilidade é de apenas α. Por outro lado, se a hipótese nula for falsa, a probabilidade aumentará. Portanto, se a estatística de teste estiver na região crítica, a explicação lógica para essa causalidade é que a hipótese nula é falsa.

Mas e se a estatística de teste não estiver na região crítica? Você poderia pensar que a hipótese alternativa é rejeitada em favor do nulo, mas isso não acontece. A lógica do teste de hipótese estabelece o nulo como a condição que precisa ser invalidada. A prova requerida tem a forma de uma probabilidade suficientemente pequena associada ao valor observado da estatística de teste sob uma hipótese nula verdadeira. Portanto, a conclusão à qual chegamos quando a estatística de teste não está na região crítica é que o nulo não foi invalidado. Usando a linguagem formal do teste de hipótese, você "rejeita a hipótese nula" ou "não rejeita a hipótese nula". Outra maneira de informar a rejeição da hipótese nula é declarar que o teste foi **estatisticamente significativo**, enquanto não rejeitar é informado como **não estatisticamente significativo**.

Acreditamos que, dessa vez, você esteja um tanto confuso com relação ao teste de hipótese. Além disso, você provavelmente está questionando a utilidade desse teste. A lógica do teste de hipótese se tornará clara quando começarmos a realizar testes e interpretar os resultados. Agora, estamos prontos para iniciar esse processo. Antes disso, porém, sugerimos que releia esta seção e estude cuidadosamente a Figura 4.4. Uma rápida olhada na Figura 1.1 também pode ser útil. Quanto à utilidade, começaremos a tratar dessa questão no Capítulo 5. Por enquanto, tenha esperança; tudo será esclarecido à medida que avançarmos.

4.3.3 Teste Z para uma média

O teste Z para uma média é usado para testar hipóteses nulas na forma $H_0 : \mu = \mu_0$, como discutimos anteriormente. A hipótese alternativa assume uma de duas formas conhecidas como testes unicaudal ou bicaudal (também chamados de testes unilateral ou bilateral). A hipótese alternativa para testes unicaudais é $H_A : \mu > \mu_0$ ou $H_A : \mu < \mu_0$ (mas não ambos). O teste bicaudal tem a hipótese alternativa $H_A : \mu \neq \mu_0$. Ilustraremos e discutiremos cada um deles.

Teste unicaudal : $H_A : \mu > \mu_0$. Suponha que um censo tenha sido realizado em uma comunidade afro-americana localizada em um grande centro urbano. A finalidade é avaliar o grau de satisfação/insatisfação dos membros da comunidade em relação ao acesso à assistência médica. A escala usada no censo produz um escore que varia de 0 a 100, sendo que escores inferiores indicam menos satisfação. Os realizadores do censo descobrem que o escore médio na comunidade é 47,4, que é interpretado como um nível considerável de insatisfação. A análise também mostra que o desvio padrão desses escores é 24,7.

Em parte, como resultado desse censo, diversas concessões federais e não federais são disponibilizadas para melhorar o acesso médico na comunidade. Cerca de dez anos após a introdução desses recursos, os políticos desejam determinar se a opinião da comunidade com relação ao acesso médico melhorou.

Obviamente, essa questão poderia ser respondida com a realização de um novo censo da comunidade para descobrirmos se o escore médio é mais alto agora do que há dez anos. Mas os fundos para esse empreendimento em grande escala poderiam não estar disponíveis. Nessa situação, os avaliadores poderiam selecionar aleatoriamente 100 membros da comunidade a ser pesquisada. A média dessa amostra seria então usada para realizar um teste Z para uma média, como explicaremos a seguir.

A hipótese nula a ser testada é que o valor médio na comunidade (população) é 47,4, enquanto a alternativa afirma que o valor médio é maior do que 47,4. Em termos mais formais,

$$H_0 : \mu = 47,4$$
$$H_A : \mu > 47,4$$

Observe que a hipótese nula afirma que a média observada anteriormente ainda é a condição verdadeira da população, enquanto a alternativa mantém que a média na comunidade agora é maior do que aquela observada anteriormente. A lógica do teste requer que a condição nula seja invalidada ou permitida a vigorar.

Como a distribuição amostral de $\bar{x}$ tende a ser normal, a curva normal será usada como modelo para a distribuição amostral. Alfa é definida em 0,05, e a região crítica é estabelecida como vemos na Figura 4.4. Os pesquisadores sabem que a probabilidade da média dos 100 membros da comunidade amostrada ser grande o suficiente para cair na região crítica é de apenas 5 em 100 se a hipótese nula for verdadeira, mas tenderá a ser maior se a hipótese for verdadeira. Portanto, um teste de H_0 pode ser realizado ao observarmos se $\bar{x}$ está ou não na região crítica. Se estiver na região crítica, H_0 será rejeitada; caso contrário, será aceita. Mas como podemos saber se $\bar{x}$ está na região crítica? Isso é feito por dois métodos diferentes, que chamaremos de métodos do p-valor *versus* alfa e de Z calculado *versus* Z crítico. Usaremos cada um deles para realizar testes Z para uma média para o problema que acabamos de esboçar.

Método do p-valor *versus* alfa

Suponha que determinemos que a média da amostra ($\bar{x}$) seja 52,8. Esse valor está na região crítica? A resposta está na Figura 4.5(a). Observe que a média do modelo usado para realizar o teste é $\mu_0 = 47,4$, e que a região crítica está na cauda, do lado direito da curva. O escore Z para a média da amostra é calculado por

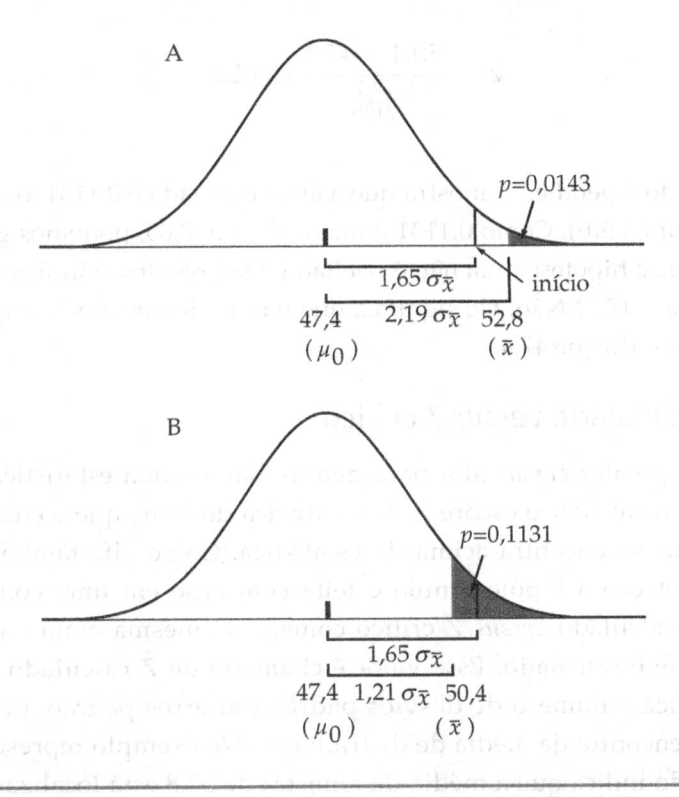

Figura 4.5 Contraste entre testes Z para uma média de $H_0: \mu = 47{,}4$ e a alternativa $H_A: \mu > 47{,}4$ com $\alpha = 0{,}05$.

$$Z = \frac{\bar{x} - \mu_0}{\frac{\sigma}{\sqrt{n}}}$$

(4.7)

que é simplesmente a Equação 4.3 com μ_0 substituído por μ para indicar que um valor médio hipotético é usado em vez de μ. Por essa equação,

$$Z = \frac{52{,}8 - 47{,}4}{\frac{24{,}7}{\sqrt{100}}} = 2{,}19.$$

O *p-valor* (ou simplesmente *p*) para um teste unicaudal com alternativa de forma $H_A: \mu > \mu_0$ é a probabilidade de obtenção de uma estatística de teste tão grande ou maior do que o valor da estatística de teste realmente observada. Nesse caso, o *p*-valor é a probabilidade de obtenção de uma média da amostra cujo valor é 52,8 ou maior. A área na coluna três do Apêndice A para um escore Z de 2,19 é 0,0143, que é o *p*-valor desejado (sombreado cinza na região crítica da curva da Figura 4.5(a)). O fato de que o *p*-valor é menor do que alfa (0,05) sugere que $\bar{x}$ está na região crítica, o que, por sua vez, significa que H_0 é rejeitada. Em geral, a hipótese nula é rejeitada quando $p \leq \alpha$, pois implica que a estatística de teste está na região crítica. Segue que H_0 não é rejeitada quando $p > \alpha$.

A lógica do uso da área da curva acima de $\bar{x}$ (o *p*-valor) a ser comparada com α a fim de determinarmos se $\bar{x}$ está na região crítica pode ser vista se considerarmos o seguinte: suponha que $\bar{x}$ estivesse localizado na borda inicial da região crítica (rotulada com "início" na Figura 4.5(a)). Nesse caso, a área acima de $\bar{x}$ seria exatamente 0,05. Qualquer valor maior do que $\bar{x}$ estaria na região crítica e teria uma área menor acima dela. Por outro lado, um valor menor do que $\bar{x}$ estaria fora da região crítica e teria uma área maior acima dela.

Correndo o risco de continuar a bater na mesma tecla, considere qual seria o resultado do teste se a média da amostra tivesse sido 50,4. O escore Z, nesse caso, seria

$$Z = \frac{50{,}4 - 47{,}4}{\frac{24{,}7}{\sqrt{100}}} = 1{,}21.$$

A coluna três do Apêndice A mostra que a área associada é 0,1131, o sombreado cinza na curva mostrada na Figura 4.5(b). Como 0,1131 é maior do que 0,05, podemos garantir que $\bar{x}$ não está na região crítica e que a hipótese nula não é rejeitada. Esse resultado indica que o nível de satisfação/insatisfação ainda é 47,4? Não, ele significa que não pudemos mostrar que o nível de satisfação/insatisfação é maior do que 47,4.

Método do Z calculado *versus* Z crítico

O método do *p*-valor *versus* alfa para determinar se uma estatística de teste está na região crítica consiste em calcular o escore Z da estatística de teste, que é então usado na obtenção da área da curva que se encontra acima da estatística. Como alfa também é uma área da curva, a decisão com relação à hipótese nula é feita com base em uma comparação de duas áreas. O método do Z calculado *versus* Z crítico começa da mesma maneira. Ou seja, o escore Z da estatística de teste é calculado. Esse valor é chamado de **Z calculado**. Você deve lembrar que um escore Z indica o número de desvios padrão (ou erros padrão, nesse caso) que um escore ou estatística se encontra da média de distribuição. No exemplo representado na Figura 4.5(a) o escore Z calculado indica que a média da amostra de 52,8 está localizada a 2,19 desvios padrão acima da média da distribuição. **Z crítico** é o número de desvios padrão entre a média de distribuição e a borda inicial da região crítica. Em outras palavras, é o escore Z que se encontra na borda inicial da região crítica.

O Z crítico pode ser obtido no Apêndice A, pela verificação da área apropriada a fim de determinar o valor Z associado. Como queremos determinar o valor Z que tem 0,05 da curva acima dele, procuramos pelo 0,05 na coluna três da tabela. Infelizmente, 0,05 não é encontrado. Em vez disso, encontramos duas áreas que são igualmente próximas a 0,05, a saber, 0,0495 e 0,0505. Geralmente, escolheríamos a área mais próxima daquela desejada, mas, nesse caso, as duas áreas estão igualmente próximas de 0,05. Um escore Z de 1,64 corta 0,0505 na cauda, enquanto um Z de 1,65 corta 0,0495 na cauda. Poderíamos interpolar e usar um Z de 1,645, mas, para simplificar, a prática comum consiste em usar a área menor quando duas áreas igualmente próximas são encontradas. Isso significa que tomaríamos o valor Z associado a 0,0495, que é 1,65.

Assim, a distância da média da distribuição (47,4) até a borda inicial da região crítica é (aproximadamente) 1,65 desvio padrão. O Z calculado indica que $\bar{x}$ é 2,19 desvios padrão a partir da média da distribuição, enquanto o Z crítico indica que a borda inicial da região crítica está localizada a 1,65 desvio padrão acima da média da distribuição. Claramente, $\bar{x}$ está mais longe da média da distribuição do que a borda inicial da região crítica, de modo que a estatística de teste está necessariamente localizada na região crítica. (Veja a Figura 4.5(a).) Assim, enquanto o método do *p*-valor *versus* alfa compara duas áreas, o método do Z calculado *versus* Z crítico compara dois escores Z.

Para o exemplo representado na Figura 4.5(b), a estatística de teste está localizada a 1,21 desvio padrão da média de distribuição, de modo que não está tão longe quanto a borda inicial da região crítica e, portanto, não pode estar localizada nela. Em geral, para um teste unicaudal com alternativa $H_A: \mu > \mu_0$, a região crítica está localizada na cauda à direita da curva, de modo que a hipótese nula é rejeitada quando o Z calculado é maior ou igual ao Z crítico.

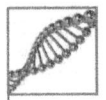

Exemplo 4.9

Use a informação fornecida a seguir para realizar o teste Z para uma média indicado. Justifique sua decisão com relação à hipótese nula com base nos métodos do *p*-valor *versus* alfa e Z calculado *versus* Z crítico.

$H_0: \mu = 120$ $\sigma = 40$ $\bar{x} = 128{,}2$
$H_A: \mu > 120$ $n = 150$ $\alpha = 0{,}01$

Solução O valor Z associado a 128,2 é

$$Z = \frac{\bar{x} - \mu_0}{\frac{\sigma}{\sqrt{n}}} = \frac{128{,}2 - 120{,}0}{\frac{40{,}0}{\sqrt{150}}} = 2{,}51.$$

O *p*-valor é a área acima de 128,2. A coluna três do Apêndice A mostra que a área acima de Z = 2,51 é 0,0060. Como esse valor é menor do que $\alpha = 0{,}01$, a hipótese nula é rejeitada. A coluna três da tabela de curva normal também mostra que o valor mais próximo de 0,01 é 0,0099, que tem um valor Z associado de 2,33. Assim, o valor Z na borda inicial da região crítica é 2,33. Como o Z calculado de 2,51 é maior do que o Z crítico de 2,33, a hipótese nula é rejeitada.

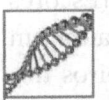

Exemplo 4.10

Use a informação fornecida a seguir para realizar o teste Z para uma média indicado. Justifique sua decisão com relação à hipótese nula com base nos métodos do *p*-valor *versus* alfa e Z calculado *versus* Z crítico.

$H_0: \mu = 40{,}5$ $\sigma = 11{,}5$ $\bar{x} = 38{,}6$
$H_A: \mu > 40{,}5$ $n = 90$ $\alpha = 0{,}10$

Solução O valor Z associado a 38,6 é

$$Z = \frac{38{,}6 - 40{,}5}{\frac{11{,}5}{\sqrt{90}}} = -1{,}57.$$

O *p*-valor é a área acima de 38,6, que por sua vez é composta da área entre 38,6 e a média de distribuição de 40,5 e a área acima de 40,5. Usando Z = −1,57, a coluna dois do Apêndice A mostra que a área entre 38,6 e 40,5 é 0,4418. Como a área acima de 40,5 é 0,5000, o *p*-valor é 0,4418 + 0,5000 = 0,9418, que é decididamente maior do que $\alpha = 0{,}10$, de modo que a hipótese nula não é rejeitada. (Veja a Figura 4.6.)

O valor mais próximo de 0,10 na coluna três do Apêndice A é 0,1003, que tem um valor Z associado de 1,28. Assim, a borda inicial da região crítica está localizada em um ponto que está a 1,28 erro padrão *acima* da média da distribuição. Diferentemente, o Z calculado de −1,57 indica que $\bar{x}$ está localizado a 1,57 erro padrão *abaixo* da média da distribuição. Claramente, então, $\bar{x}$ não está na região crítica. (Veja a Figura 4.6.)

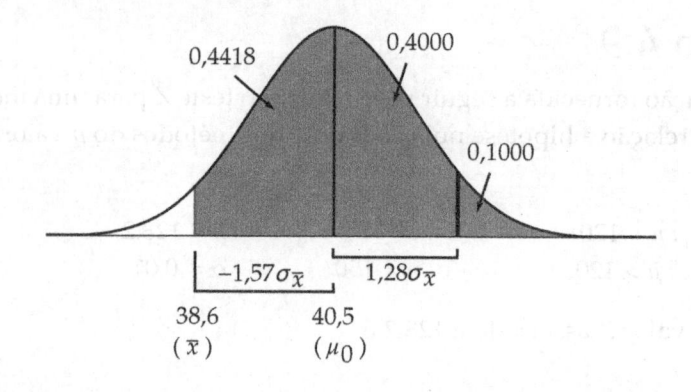

Figura 4.6 Contraste entre o teste Z para uma média de $H_0: \mu = 40{,}5$ e a alternativa $H_A: \mu > 40{,}5$ com $\alpha = 0{,}10$.

Teste unicaudal: $H_A: \mu < \mu_0$. Uma segunda forma do teste unicaudal emprega a alternativa $H_A: \mu < \mu_0$, que implica em uma média da população que é menor do que o valor especificado pela hipótese nula. Para aumentar a probabilidade de alcance de um resultado de teste significativo quando H_0 é falso e H_A é verdadeiro, a região crítica deve estar localizada na cauda esquerda, e não na cauda direita da distribuição. Considere o exemplo a seguir.

O Maslach Burnout Inventory [35] (padrão de questionário de avaliação do desgaste profissional) é um instrumento que mede três aspectos do "esgotamento" manifestado por enfermeiros profissionais. A tabela normal para o inventário relata a média e o desvio padrão para enfermeiros dos EUA na subescala "Esgotamento emocional" como 22,19 e 9,53, respectivamente. (Escores mais altos indicam um grau maior de esgotamento emocional.) Suponha que um pesquisador em enfermagem acredite que, após um longo declínio, as condições de trabalho de enfermeiros nos Estados Unidos tenham gradualmente melhorado desde que as normas foram desenvolvidas. O pesquisador formula ainda uma hipótese de que, devido a essa melhoria, o esgotamento emocional declinou. Para testar essa hipótese, ele administra o inventário a 121 enfermeiros(as) em um hospital local.[7] O escore médio dos 121 enfermeiros na subescala "Esgotamento emocional" foi 20,58. O pesquisador realiza um teste Z para uma média unicaudal com $\alpha = 0{,}05$ e as seguintes hipóteses:

$$H_0: \mu = 22{,}19$$
$$H_A: \mu < 22{,}19$$

Z é calculado como

$$Z = \frac{\bar{x} - \mu_0}{\frac{\sigma}{\sqrt{n}}} = \frac{20{,}58 - 22{,}19}{\frac{9{,}53}{\sqrt{121}}} = -1{,}86.$$

Método do *p*-valor *versus* alfa

O *p*-valor para um teste unicaudal com alternativa na forma $H_A: \mu < \mu_0$ é a área *abaixo* da estatística de teste. A coluna três do Apêndice A revela que esse valor é 0,0314. Como $p = 0{,}0314 < \alpha = 0{,}05$, a hipótese nula é rejeitada. [Veja Figura 4.7(a).]

Método do Z calculado *versus* Z crítico

Como a região crítica para testes com essa alternativa está na cauda esquerda da curva, o Z crítico é negativo. Para este problema, o Z crítico é −1,65, o que indica que a borda inicial da região

---
7 Essa não é uma amostra aleatória, mas reflete as limitações práticas da maior parte da pesquisa.

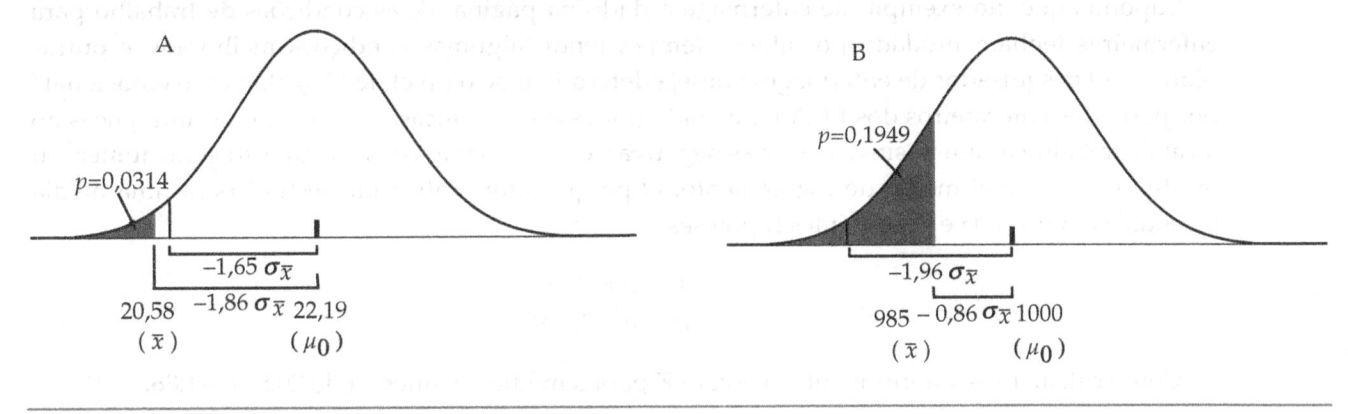

Figura 4.7 Testes Z para uma média e alternativa $H_A : \mu < \mu_0$.

crítica se encontra em um ponto a 1,65 erro padrão abaixo da média da distribuição. Segue que a hipótese nula é rejeitada quando o Z calculado é menor ou igual ao Z crítico. Como −1,86 < −1,65, a hipótese nula é rejeitada. A Figura 4.7(a) representa os elementos dessa análise.

O pesquisador poderia concluir por esse estudo que o esgotamento emocional entre os enfermeiros nos Estados Unidos declinou. Mas essa conclusão deve ser experimental, pois os 121 enfermeiros no estudo não constituíram uma amostra aleatória da população de enfermeiros dos EUA. Essa falta de seleção aleatória de indivíduos para o estudo é o estado de coisas (referência ao único conjunto de dados disponível no momento, os quais não seguiram o princípio da aleatoriedade como um estado da arte) atual, de modo que as conclusões obtidas nesse tipo de estudo raramente são definitivas.

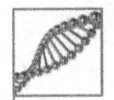

Exemplo 4.11

Use a informação dada a seguir para realizar o teste Z para uma média indicado. Justifique sua decisão com relação à hipótese nula com base nos métodos do *p*-valor *versus* alfa e Z calculado *versus* Z crítico.

$H_0 : \mu = 1000$ $\sigma = 235$ $\bar{x} = 985$
$H_A : \mu < 1000$ $n = 180$ $\alpha = 0{,}025$

Solução   O valor Z associado a 985 é

$$Z = \frac{\bar{x} - \mu_0}{\frac{\sigma}{\sqrt{n}}} = \frac{985 - 1000}{\frac{235}{\sqrt{180}}} = -0{,}86.$$

O *p*-valor é a área abaixo de 985. Usando Z = −0,86, a coluna três do Apêndice A mostra que essa área é 0,1949. Como 0,1949 é maior do que 0,025, a hipótese nula não é rejeitada.

Como um escore Z de 1,96 corta 0,025 na cauda da distribuição e a região crítica está abaixo da média da distribuição, o Z crítico é −1,96. Como −0,86 não é menor do que −1,96, a hipótese nula não é rejeitada. A lógica dessa análise é representada na Figura 4.7(b).

Teste bicaudal: $H_A : \mu \neq \mu_0$. Em muitas situações, os pesquisadores não desejam ou não são capazes de especificar se uma hipótese nula falsa implicaria um valor de μ maior ou menor do que μ_0. Nesses casos, é realizado um teste bicaudal. Para detectar uma eventualidade, uma região crítica é colocada nas *duas* caudas da distribuição. A hipótese nula é rejeitada se a estatística de teste resultar em um valor em qualquer uma das duas regiões. Para manter a probabilidade de uma estatística de teste cair em uma região crítica em α quando H_0 é verdadeiro, o tamanho de cada região é estabelecido como $\alpha/2$.[8]

---

[8]   A divisão igual de α entre as duas caudas não é obrigatória, mas quase sempre é feita.

Suponha que, no exemplo de enfermagem dado na página 84, as condições de trabalho para enfermeiras tenham mudado por algum tempo, tendo algumas condições melhorado e outras piorado. O pesquisador de enfermagem deseja determinar se o nível de "Esgotamento emocional" por parte dos enfermeiros dos EUA foi afetado por essas mudanças. Como algumas mudanças no local de trabalho foram positivas e outras negativas, é interessante ver se o impacto geral aumentou ou diminuiu o nível médio de esgotamento. O pesquisador realiza um teste Z para uma média bicaudal com α = 0,05 e as seguintes hipóteses

$$H_0 : \mu = 22,19$$
$$H_A : \mu \neq 22,19.$$

Como calculamos anteriormente, o escore Z para a média da amostra de 20,58 é –1,86.

Método do p-valor versus alfa

O *p*-valor para um teste bicaudal é obtido pela duplicação da área da cauda definida pela estatística de teste. A área da cauda é a área acima da estatística de teste se esta estiver acima da média da distribuição ou é a área abaixo da estatística de teste se esta estiver abaixo da média da distribuição. No exemplo atual, a média da amostra de 20,58 está abaixo da média da distribuição de 22,19, de modo que a área da cauda é a área abaixo de 20,58. O uso de Z = –1,86 no Apêndice A mostra que essa área é 0,0314. O *p*-valor é, então, 2 × 0,0314 = 0,0628. Visto que 0,0628 > α = 0,05, a hipótese nula não é rejeitada. Esse *p*-valor é mostrado como as áreas sombreadas combinadas na Figura 4.8(a). Observe que a área representada pelas áreas sombreadas combinadas (*p*-valor) excede as áreas combinadas das duas regiões críticas (α).

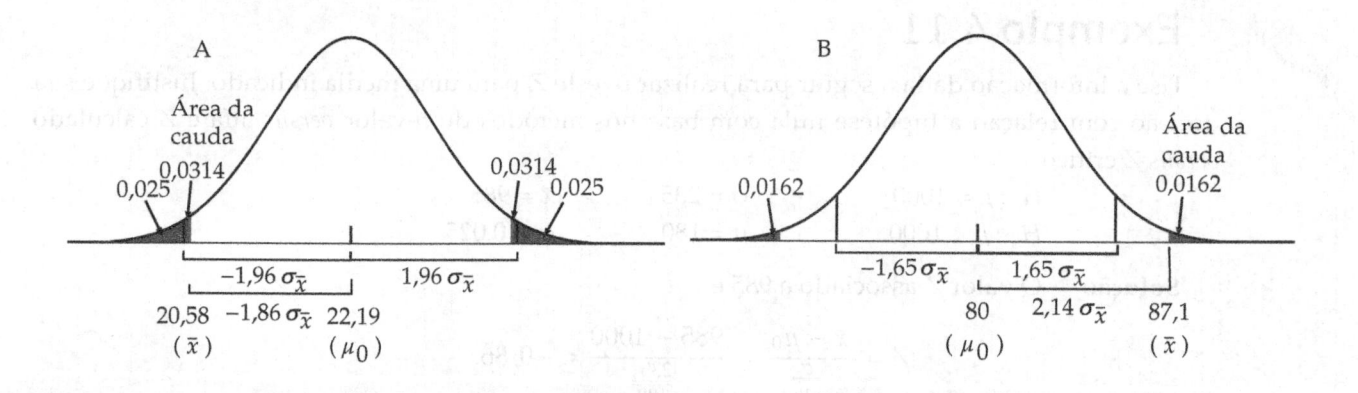

Figura 4.8 Testes Z para uma média com alternativa $H_A : \mu \neq \mu_0$.

Método do Z calculado versus Z crítico

Observe primeiro que existem dois valores Z críticos para um teste bicaudal, um deles positivo e o outro, negativo. Isso resulta do fato de que existe uma região crítica acima e outra abaixo da média da distribuição. Como cada uma dessas regiões compreende α/2 da curva, esse valor é usado no Apêndice A para determinar o Z crítico. Visto que α = 0,05 no exemplo atual, precisamos calcular o valor Z que corta 0,025 na cauda da curva. A coluna três do Apêndice A mostra que esse valor é 1,96. Assim, os *valores* críticos para esse teste são ±1,96.

A hipótese nula é rejeitada se (a) o Z calculado for menor ou igual ao valor de Z crítico negativo *ou* (b) o Z calculado for maior ou igual ao valor do Z crítico positivo. Isso significa que H_0 é rejeitado se a estatística de teste está em qualquer região crítica. A Figura 4.8(a) mostra que a borda inicial da região crítica na cauda esquerda da curva é 1,96 erro padrão abaixo da média da distribuição, enquanto $\bar{x}$

é 1,86 erro padrão abaixo da média da distribuição. Claramente, $\bar{x}$ não está tão abaixo da média da distribuição, ou pelo menos não o suficiente, para alcançar a borda inicial da região crítica.

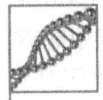

Exemplo 4.12

Use a informação fornecida a seguir para realizar o teste Z para uma média. Justifique sua decisão com relação à hipótese nula com base nos métodos de *p*-valor *versus* alfa e de Z calculado *versus* Z crítico.

$H_0 : \mu = 80$ $\sigma = 21$ $\bar{x} = 87,1$
$H_A : \mu \neq 80$ $n = 40$ $\alpha = 0,10$

Solução O valor Z associado a 87,1 é

$$Z = \frac{\bar{x} - \mu_0}{\frac{\sigma}{\sqrt{n}}} = \frac{87,1 - 80,0}{\frac{21}{\sqrt{40}}} = 2,14.$$

Como 87,1 está acima da média de distribuição de 80,0, a área da cauda é a área acima de 87,1, cuja referência ao Apêndice A mostra ser 0,0162. O *p*-valor é então $p = 2 \times 0,0162 = 0,0324$. Como $p = 0,0324 < \alpha = 0,10$, a hipótese nula é rejeitada. O pesquisador pode estar confiante (embora não totalmente certo) de que a média da população é maior do que 80. Os detalhes desse teste são representados na Figura 4.8(b).

Valores Z críticos para um teste bicaudal em $\alpha = 0,10$ são os valores que cortam 0,05 em cada cauda da distribuição. Como acabamos de observar, esses valores são $\pm 1,65$. Como a estatística de teste está 2,14 erros padrão acima da média da distribuição e a região crítica da cauda direita começa em um ponto a 1,65 erro padrão acima da média da distribuição, a estatística de teste está claramente na região crítica da cauda direita. Os detalhes dessa lógica aparecem na Figura 4.8(b).

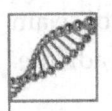

Exemplo 4.13

Use a informação dada a seguir para realizar o teste Z para uma média indicado. Justifique sua decisão com relação à hipótese nula com base nos métodos de *p*-valor *versus* alfa e de Z calculado *versus* Z crítico.

$H_0 : \mu = 150$ $\sigma = 50,4$ $\bar{x} = 142,4$
$H_A : \mu \neq 150$ $n = 105$ $\alpha = 0,01$

Solução O valor Z associado a 142,4 é

$$Z = \frac{142,4 - 150,0}{\frac{50,4}{\sqrt{105}}} = -1,55.$$

A região de cauda definida pela estatística de teste é a área abaixo de 142,4 que o Apêndice A mostra ser 0,0606. O *p*-valor é, então, $p = 2 \times 0,0606 = 0,1212$. Visto que $0,1212 > 0,01$, a hipótese nula não é rejeitada.

O Apêndice A mostra duas áreas de cauda que estão igualmente próximas de 0,005, a saber, 0,0049 e 0,0051. Como observamos anteriormente, quando duas áreas de cauda estão igualmente próximas daquela que é buscada, usamos a menor delas. Nesse caso, o resultado é um valor Z de 2,58. O Z crítico é, então, $\pm 2,58$. Como a estatística de teste está 1,55 erro padrão abaixo da média da distribuição, ela não atinge a borda inicial da região crítica da cauda esquerda. Portanto, a hipótese nula não é rejeitada.

Suposições por trás do teste Z para uma média. Como você já sabe, o raciocínio por trás do teste de hipótese requer que uma ou mais regiões críticas sejam estabelecidas de modo a tornar pequena a probabilidade de uma estatística de teste assumir um valor na(s) região(ões) quando a hipótese nula é verdadeira. Assim, se uma estatística de teste assume um valor na(s) região(ões), a lógica sugere que a hipótese nula provavelmente não é verdadeira. Mas as regiões críticas são construídas em conjunto com um *modelo* da distribuição amostral da estatística em vez da distribuição amostral real. Surge, então, a questão quanto às consequências caso o modelo usado para o teste de hipótese seja inapropriado, de modo que as probabilidades estimadas obtidas pelo modelo sejam imprecisas. Nessa circunstância, a probabilidade de uma estatística assumir um valor na(s) região(ões) crítica(s) pode ser muito diferente da probabilidade estimada fornecida pelo modelo. Por exemplo, suponha que o pesquisador estabeleça α em 0,05. O pesquisador então acredita que a probabilidade de a estatística de teste assumir um valor na(s) região(ões) crítica(s) é 0,05. Mas, se o modelo não representar com precisão a distribuição amostral da estatística, a probabilidade real pode ser muito diferente, digamos, 0,25. Obviamente, o pesquisador não pode ter certeza dos resultados de um teste de hipótese em tal circunstância.

Sob que circunstâncias o pesquisador pode estar certo de que o modelo usado para o teste de hipótese oferecerá probabilidades precisas em relação à(s) região(ões) crítica(s)? Essas circunstâncias são chamadas de **hipóteses básicas** de um teste. O teste Z para uma média tem duas hipóteses básicas, a saber, as hipóteses de (1) normalidade e (2) independência de observações. Comentaremos cada uma delas.

Normalidade

A hipótese de normalidade requer que os dados da amostra usados para o teste sejam tirados de uma população distribuída normalmente. Mas, como você sabe, a distribuição normal é um modelo matemático com atributos muito específicos, sendo um deles o de se estender infinitamente nas duas direções. Na realidade, as amostras nunca são tomadas de populações distribuídas de modo *perfeitamente* normal, de modo que, de certa forma, essa hipótese nunca é respeitada. É mais prático e, se tanto, ligeiramente menos preciso, dizer que a hipótese de normalidade requer que os dados sejam tirados de uma população *aproximadamente* normal. Falaremos mais sobre esse assunto mais adiante.

Independência

A hipótese de independência requer que cada observação na amostra esteja dissociada de qualquer outra observação na mesma amostra. Assim, por exemplo, a pressão sanguínea de um membro da amostra nem influencia nem é influenciada pela pressão sanguínea de outro membro da amostra. De modo semelhante, o fato de uma pressão sanguínea ter um valor específico, digamos, 120, não muda a probabilidade de que a próxima pressão sanguínea observada seja um valor mais específico, digamos, 95. Um exemplo de como essa hipótese poderia ser violada ajudará a esclarecer o conceito.

Imagine uma amostra de 10 pacientes de oftalmologia colhida de uma população de pacientes dessa especialidade. A acuidade visual é medida nos dois olhos dos 10 pacientes. Assim, a amostra consiste em 20 escores de acuidade visual. Mas esses escores não são todos independentes. Saber que a acuidade visual no olho esquerdo do primeiro paciente é de 20/200 pode (ou não) ser indicativo do fato de que a medida do olho direito também reflete uma acuidade reduzida. Isso vem do fato de que uma pessoa com acuidade reduzida em um olho frequentemente tem acuidade reduzida no outro, como pode ocorrer em consequência de uma retinopatia diabética ou catarata.

Como um segundo exemplo, suponha que, em um estudo de hipertensão juvenil, um pesquisador selecione aleatoriamente algumas famílias para participarem. Quando uma família é selecionada, as pressões sanguíneas de todos os moradores da casa com idade abaixo de 18 anos são registradas. Esses dados provavelmente violam a hipótese de independência porque, devido a semelhanças genéticas, as crianças de determinada família provavelmente apresentarão tendências semelhantes em relação às pressões sanguíneas expressas. A hipótese de independência pode ser violada de modos sutis, de maneira que os pesquisadores sempre precisam ter essa hipótese em mente ao usarem métodos estatísticos que exijam independência a fim de assegurar a precisão das probabilidades estimadas.

Consequências das violações de hipótese. Não é possível especificar as consequências da violação das hipóteses por trás do teste Z para uma média, pois é impossível enumerar as formas que tais violações poderiam tomar. Por exemplo, as consequências de violação da hipótese de normalidade dependem, dentre outras coisas, da forma da população não normal. Mas existe um número infinito dessas formas. Dito isso, porém, é possível chegar a algumas conclusões gerais, embora levar em conta essas generalidades possa não ser válido em uma circunstância específica.

Violação da hipótese de normalidade

Talvez a melhor forma de entender as consequências da violação da hipótese de normalidade seja considerar a consequência relacionada à população representada na Figura 4.2. Porém, antes de fazer isso, será útil distinguir entre dois tipos de α.

Alfa nominal (α_N) é a probabilidade *intencionada* de que uma estatística de teste assuma um valor na(s) região(ões) crítica(s) quando a hipótese nula é verdadeira. Ela é o tamanho da(s) região(ões) crítica(s) no modelo de teste. Chamamos esse valor anteriormente de α, mas, aqui, usaremos α_N. **Alfa empírico** (α_E) é a probabilidade *real* de que uma estatística de teste assuma um valor na(s) região(ões) crítica(s) quando a hipótese nula é verdadeira. Quando as duas hipóteses do teste Z para uma média são atendidas, $\alpha_E = \alpha_N$.

A Tabela 4.2 mostra valores de α_E para o teste Z para uma média bicaudal quando a amostragem pertence à população mostrada na Figura 4.2. Se não houvesse violações, a probabilidade de a estatística de teste assumir um valor em cada uma das duas regiões críticas seria de 0,025. Portanto, a diferença entre a probabilidade observada e 0,025 em cada uma das caudas é atribuível à não normalidade da população. De modo semelhante, na ausência de violações, a probabilidade combinada seria de 0,05.

Como podemos ver por esta tabela, para amostras de tamanho 5,

$$\alpha_E - \alpha_N = 0{,}046 - 0{,}050 = -0{,}004.$$

Quando $\alpha_E < \alpha_N$, um teste é considerado **conservador** em face de uma violação. Quando $\alpha_E > \alpha_N$, o teste é considerado **liberal** ou **anticonservador**. Assim, o teste Z para uma média é conservador quando $n = 5$, mas é liberal quando $n = 10$. O ponto importante a observar é que a diferença entre α_E e α_N nunca é grande, especialmente quando $n \geq 10$. Quando a diferença entre α_E e α_N é pequena, consideramos que um teste é **robusto** para uma violação em particular. Quão pequena essa diferença deverá ser para que um teste seja caracterizado como robusto? Embora existam regras práticas[9] para essa determinação, a questão é, em grande parte, uma questão de percepção individual.

Tabela 4.2 α_E para o teste Z para uma média bicaudal quando $\alpha_N = 0{,}05$ e a amostragem pertencer a uma população não normal.

n	Cauda esquerda	Cauda direita	Combinação (α_E)
5	0,020	0,026	0,046
10	0,024	0,028	0,052
20	0,023	0,026	0,049
30	0,024	0,027	0,051
50	0,024	0,026	0,050
100	0,024	0,026	0,050

---

9   Uma dessas regras declara que um teste é robusto se $0{,}5\alpha_N \leq \alpha_E \leq 1{,}5\alpha_N$.

Observe também que as probabilidades nas duas caudas não são iguais. Isso é típico de amostragens de populações assimétricas. Isso acontece frequentemente em situações em que o nível em uma cauda é conservador, enquanto em outra ele é liberal, de modo que a probabilidade combinada está no nível nominal do teste ou próximo dele. Isso implica que o teste Z para uma média é mais robusto para testes bicaudais do que para testes unicaudais.

Em resumo, o teste Z para uma média é razoavelmente robusto para desvios da normalidade e torna-se cada vez mais robusto à medida que o tamanho da amostra aumenta. Para populações assimétricas, o teste bicaudal é frequentemente mais robusto do que o teste unicaudal. Probabilidades empíricas podem não ser satisfatórias quando as amostras são pequenas e/ou as populações são altamente assimétricas.

Violação da hipótese de independência

Diferentemente da hipótese de normalidade, o teste Z para uma média geralmente não é robusto contra desvios da hipótese de independência. Como exemplo, suponha que um pesquisador ingênuo realize um estudo que envolva acuidade visual. O pesquisador testa a acuidade visual dos dois olhos de cinco pacientes e depois realiza um teste Z para uma média bicaudal usando as dez acuidades visuais. A Tabela 4.3 mostra a probabilidade de que $\bar{x}$ assuma um valor nas duas regiões críticas quando houver dependências pequenas e moderadas entre as acuidades visuais dos dois olhos.[10]

Como mostra a tabela, quando o teste é realizado com base nas acuidades dos dez olhos e a dependência é pequena, a probabilidade em cada região crítica é de 0,037, o que produz uma probabilidade geral de 0,074. As probabilidades aumentam para 0,055 em cada cauda e 0,110 em geral quando o grau de dependência é moderado. Observe que aumentar o número de olhos para 50 e 100 não melhora os resultados do teste liberal. A falta de robustez desse teste é refletida no fato de que a dependência moderada mais do que dobra a probabilidade geral intencionada de 0,05.

Violações da suposição de independência também podem causar resultados conservadores, embora resultados liberais pareçam mais comuns. Os pontos importantes a serem observados são (1) o teste Z para uma média geralmente não é robusto contra violações da hipótese de independência e (2) o aumento do tamanho da amostra não reduz o impacto da violação.

Resumo. O teste Z para uma média é usado para testar hipóteses nulas na forma $H_0 : \mu = \mu_0$ contra alternativas unicaudais e bicaudais. Para a alternativa unicaudal

$$H_A : \mu < \mu_0$$

o p-valor é definido como a área abaixo de $\bar{x}$, enquanto o Z crítico é o valor Z que corta α na cauda inferior. Para a alternativa

$$H_A : \mu > \mu_0$$

o p-valor é a área acima de $\bar{x}$ e o Z crítico corta α na cauda superior. A alternativa bicaudal é

Tabela 4.3	α_E para o teste Z para uma média bicaudal quando α_N = 0,05 quando os dados não forem todos independentes e quando a amostragem pertencer a uma população normal.					
	Pequena			Moderada		
n	Cauda esquerda	Cauda direita	Combinação	Cauda esquerda	Cauda direita	Combinação
10	0,037	0,037	0,074	0,055	0,055	0,110
50	0,037	0,037	0,074	0,055	0,055	0,110
100	0,037	0,037	0,074	0,055	0,055	0,110

---

10 Pequena e moderada são definidas operacionalmente como correlações de 0,2 e 0,5, respectivamente. Você aprenderá sobre coeficientes de correlação no Capítulo 8.

$$H_A : \mu \neq \mu_0$$

O *p*-valor para a alternativa bicaudal é o dobro da área da cauda definida por $\bar{x}$. Existem dois valores Z críticos, um dos quais corta $\alpha/2$ na cauda superior, enquanto o outro corta a mesma área na cauda inferior.

O teste geralmente é robusto a violações da hipótese de normalidade e se torna cada vez mais robusto à medida que o tamanho da amostra aumenta. Nenhuma dessas qualidades é verdadeira no que se refere à hipótese de independência.

4.3.4 Teste *t* para uma média

Uma das dificuldades associada ao uso do teste Z para uma média possui bases lógica e prática. A dificuldade lógica está no fato de que o teste é realizado a fim de determinar o parâmetro desconhecido μ. Mas, para realizar o teste, é preciso saber o valor de σ (veja Equação 4.7), que também é um parâmetro. Parece provável que, se σ for conhecido, μ também será conhecido, fazendo com que o teste inferencial seja desnecessário. Embora haja algumas situações em que σ é conhecido e μ, desconhecido, elas não são comuns. A dificuldade prática, então, é realizar o teste de hipótese sem saber o valor de σ.

A chave para a solução foi fornecida por William S. Gossett [45] (que escreveu sob o pseudônimo "Student") em 1908 com melhorias/modificações mais tarde fornecidas por R. A. Fisher [17].

A solução envolve substituir o parâmetro (normalmente) desconhecido σ pela estatística conhecida *s* na expressão para o erro padrão de $\bar{x}$. (Você deverá lembrar-se de que *s* é o desvio padrão da amostra.) Isso resulta na estatística

$$t = \frac{\bar{x} - \mu_0}{\frac{s}{\sqrt{n}}}$$

(4.8)

O modelo mais apropriado para a distribuição amostral dessa estatística não é a curva normal, mas sim um modelo chamado de **distribuição *t***. Para que fique claro, a distribuição *t* modela a distribuição que seria obtida se amostras repetidas fossem retiradas de uma população, *t*, como representado pela Equação 4.8, se fosse calculado em cada amostra e se a estatística resultante formasse então uma distribuição de frequência relativa. Essa distribuição teria média zero quando a hipótese nula fosse verdadeira e média $\mu - \mu_0$ quando a hipótese nula não fosse verdadeira. Embora matematicamente distintas, as curvas *t* são semelhantes em aparência à curva normal, como podemos ver na Figura 4.9.

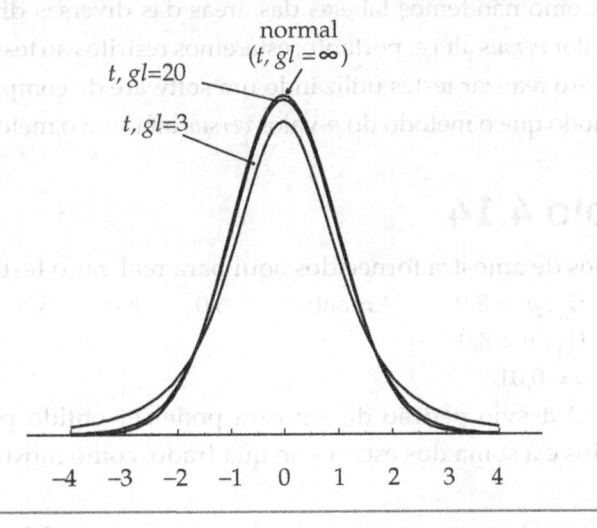

Figura 4.9 Curva normal com distribuições *t*.

Na realidade, há um número infinito de distribuições t distintas, cada qual identificada pelo que chamamos de *graus de liberdade*. Uma discussão aprofundada dos graus de liberdade está fora do escopo deste livro, mas, em termos gerais, **graus de liberdade** referem-se à quantidade de informação disponível em s para estimar σ. As curvas t com três e 20 graus de liberdade aparecem na Figura 4.9. Observe que a curva com 20 graus de liberdade é mais parecida com a curva normal do que a curva com três graus de liberdade. Em geral, à medida que os graus de liberdade aumentam, a curva t associada se torna mais parecida com a curva normal. Teoricamente, em graus de liberdade infinitos a curva t associada é idêntica à curva normal.

Para determinar áreas sob uma curva t dada, você precisaria de uma tabela de áreas (semelhante à tabela de curva normal no Apêndice A) *para essa curva em particular*. Isso não é prático, pois lidaremos com muitas curvas t diferentes. Por eficiência, então, tabelas t não oferecem áreas assim como a tabela de curva normal, mas dão valores críticos comumente empregados para cada curva.

Considere a tabela t do Apêndice B. As duas primeiras linhas dessa tabela se referem aos intervalos de confiança que discutiremos na última parte deste capítulo. A terceira e a quarta linhas dão valores de α para os testes de hipótese uni e bicaudal, respectivamente. Os números na parte principal da tabela são os valores críticos apropriados para cada valor de α. A tabela é usada da maneira mostrada a seguir.

Suponha que você queira determinar o valor crítico para um teste unicaudal com alternativa $H_A : \mu > \mu_0$ em $\alpha = 0{,}05$ para uma distribuição t com três graus de liberdade. Localizar 0,05 na terceira linha e ler até a linha dos três graus de liberdade indica o valor crítico apropriado como 2,353. Isso significa que um valor t de 2,353 corta 0,05 na cauda superior de uma curva t com três graus de liberdade. Uma versão de cauda inferior do teste exigiria um valor crítico de –2,353.

Qual seria o valor crítico para um teste t bicaudal em $\alpha = 0{,}05$ para uma distribuição t com 10 graus de liberdade? Localizar 0,05 na quarta linha e ler até a linha dos 10 graus de liberdade indica o valor de 2,228. Observe que 2,228 corta 0,025 na cauda da curva. Os valores críticos para o teste bicaudal seriam então ± 2,228.

Os graus de liberdade são calculados de formas diferentes para testes diferentes. Para o teste t para uma média, os graus de liberdade são $n - 1$, onde n é o número de observações na amostra.

Exceto pela maneira como o t calculado é obtido, a mecânica de realização de um teste t para uma média é a mesma daquela para um teste Z para uma média. O t calculado é obtido e comparado com o t crítico. Se o t calculado estiver na região crítica, a hipótese nula é rejeitada. Caso contrário, a hipótese nula é aceita. Como não temos tabelas das áreas das diversas distribuições t, não poderemos usar o método do *p*-valor *versus* alfa e, portanto, estaremos restritos ao teste por meio do método do t calculado *versus* t crítico. Ao realizar testes utilizando um software de computador, o *p*-valor será fornecido pelo software, de modo que o método do *p*-valor *versus* alfa será o método normal empregado.

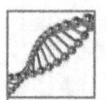

Exemplo 4.14

Use os dados de amostra fornecidos aqui para realizar o teste t para uma média indicado.

$H_0 : \mu = 8{,}0$ Amostra: 6,0 8,0 5,5 4,5 8,5 4,0 3,5
$H_A : \mu < 8{,}0$
$\alpha = 0{,}01$

Solução O desvio padrão da amostra pode ser obtido pela aplicação da Equação 2.16 aos escores somados e à soma dos escores ao quadrado, como mostra a tabela a seguir.

x	x^2
6,0	36,00
8,0	64,00
5,5	30,25
4,5	20,25
8,5	72,25
4,0	16,00
3,5	12,25
40,0	251,00

$$s = \sqrt{\frac{\sum x^2 - \frac{(\sum x)^2}{n}}{n-1}} = \sqrt{\frac{251 - \frac{(40)^2}{7}}{7-1}} = \sqrt{\frac{22,429}{6}} = 1,933$$

e

$$\bar{x} = \frac{40}{7} = 5,714.$$

Pela Equação 4.8, o t calculado é, então,

$$t = \frac{\bar{x} - \mu_0}{\frac{s}{\sqrt{n}}} = \frac{5,714 - 8,00}{\frac{1,933}{\sqrt{7}}} = \frac{-2,286}{0,731} = -3,127.$$

Como podemos ver pela tabela no Apêndice B, um teste unicaudal com graus de liberdade $7 - 1 = 6$ conduzido em $\alpha = 0,01$ tem um valor associado de 3,143. Como indica a hipótese alternativa, a região crítica está na cauda inferior, de modo que o valor crítico é $-3,143$. Como o valor calculado de $-3,127$ é maior do que o valor crítico, a hipótese nula não é rejeitada. A relação entre o valor calculado e o valor crítico aparece na Figura 4.10(a).

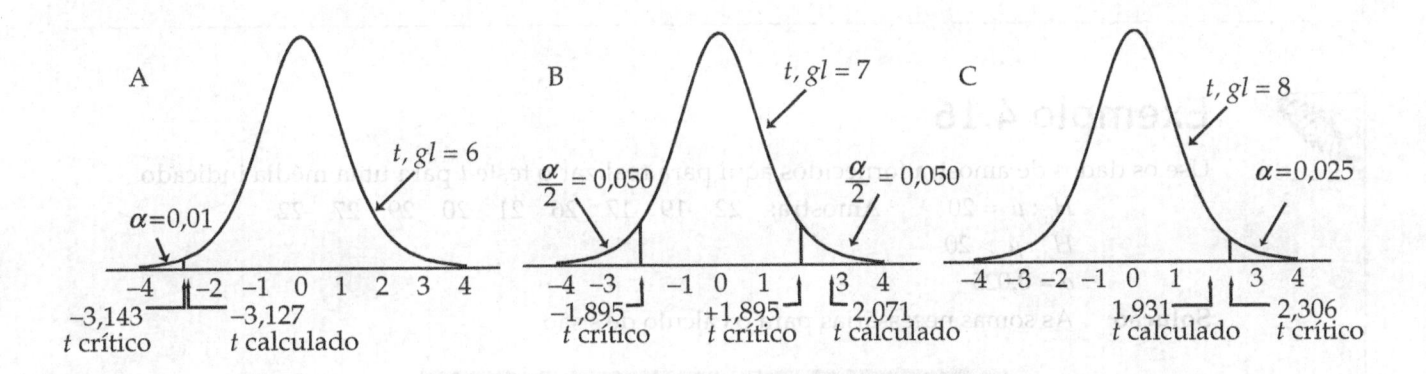

Figura 4.10 Locais dos valores calculado e crítico para três testes t para uma média.

Exemplo 4.15

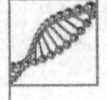

Use os dados da amostra fornecidos aqui para realizar o teste t para uma média.

$H_0: \mu = 0,0$ Amostra: $-0,5$ $1,0$ $2,5$ $-1,0$ $3,5$ $-0,5$ $3,0$ $2,5$
$H_A: \mu \neq 0,0$
$\alpha = 0,10$

Solução   As somas necessárias para o cálculo de s e $\bar{x}$ são

x	x²
−0,5	0,25
1,0	1,00
2,5	6,25
−1,0	1,00
3,5	12,25
−0,5	0,25
3,0	9,00
2,5	6,25
10,5	36,25

De modo que

$$s = \sqrt{\frac{\sum x^2 - \frac{(\sum x)^2}{n}}{n-1}} = \sqrt{\frac{36,25 - \frac{(10,50)^2}{8}}{8-1}} = \sqrt{\frac{22,469}{7}} = 1,792$$

e

$$\bar{x} = \frac{10,5}{8} = 1,313.$$

O t calculado é, então,

$$t = \frac{\bar{x} - \mu_0}{\frac{s}{\sqrt{n}}} = \frac{1,313}{\frac{1,792}{\sqrt{8}}} = \frac{1,313}{0,634} = 2,071.$$

O t crítico para um teste bicaudal em $\alpha = 0,10$ e sete graus de liberdade é ±1,895. Como 2,071 é maior do que 1,895, a hipótese nula é rejeitada. As posições relativas de valores t críticos e calculados no modelo de teste aparecem na Figura 4.10(b).

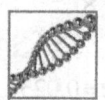

Exemplo 4.16

Use os dados de amostra fornecidos aqui para realizar o teste t para uma média indicado.

$H_0: \mu = 20$ Amostra: 22 19 17 26 21 20 29 27 22
$H_A: \mu > 20$
$\alpha = 0,025$

Solução   As somas necessárias para o cálculo de s são

x	x²
22	484
19	361
17	289
26	676
21	441
20	400
29	841
27	729
22	484
203	4705

De modo que

$$s = \sqrt{\frac{4705 - \frac{(203)^2}{9}}{9-1}} = \sqrt{\frac{126{,}222}{8}} = 3{,}972$$

e

$$\bar{x} = \frac{203}{9} = 22{,}556.$$

O t calculado é, então,

$$t = \frac{22{,}556 - 20{,}000}{\frac{3{,}972}{\sqrt{9}}} = \frac{2{,}556}{1{,}324} = 1{,}931.$$

O t crítico para um teste unicaudal em $\alpha = 0{,}025$ e oito graus de liberdade é 2,306. Como o t calculado de 1,931 é menor do que o t crítico de 2,306, a hipótese nula não é rejeitada. As posições relativas dos valores t crítico e calculado no modelo de teste aparecem na Figura 4.10(c).

Hipóteses por trás do teste t para uma média. As hipóteses por trás do teste t para uma média são as mesmas que observamos para o teste Z para uma média — ou seja, normalidade da população e independência de observações.

Consequências das violações de hipótese. As violações da hipótese de independência para o teste t para uma média produzem as mesmas consequências que observamos para o teste Z para uma média, e não serão reiteradas aqui. A Tabela 4.4 mostra α_E para o teste t para uma média realizado sobre as mesmas amostras que foram usadas na construção da Tabela 4.2.

A comparação da Tabela 4.4 com a Tabela 4.2 mostra os mesmos padrões gerais para o teste t que foram vistos para o teste Z. Ou seja, (1) uma falta de simetria para os resultados das duas caudas devido à amostragem de uma população assimétrica, (2) resultados mais próximos de α_N para os dois lados combinados do que para as caudas individuais e (3) maior robustez com o aumento do tamanho da amostra. Também observamos o fato de que o teste t geralmente não é tão robusto quanto o teste Z.

Resumo. O teste t para uma média difere do teste Z para uma média porque o desvio padrão da amostra (s), em vez do desvio padrão da população (σ), é usado na equação para o valor calculado. Como resultado dessa substituição, o modelo apropriado para a distribuição amostral da estatística t é a família de distribuições t, que são indexadas por seus graus de liberdade. O teste t compartilha a falta de robustez do teste Z a violações da hipótese de independência e é um pouco menos robusto do que o teste Z a violações da hipótese de normalidade.

Tabela 4.4 α_E para o teste t para uma média bicaudal quando $\alpha_N = 0{,}05$ e quando a amostragem pertence a uma população não normal.

n	Cauda esquerda	Cauda direita	Combinação (α_E)
5	0,032	0,037	0,069
10	0,030	0,023	0,053
20	0,029	0,022	0,051
30	0,029	0,022	0,051
50	0,028	0,023	0,051
100	0,027	0,023	0,050

4.3.5 Testes de uma amostra para uma proporção

Nesta seção, discutiremos dois testes para uma proporção da população. O primeiro, que chamaremos de teste *exato*, é baseado na distribuição binomial (veja as seções 4.2.4 e 4.2.5), enquanto o segundo, que chamaremos de teste *aproximado*, é baseado na curva normal (veja a Seção 4.2.6). O motivo para essa terminologia vem do fato de que, se certas hipóteses forem válidas, a distribuição binomial oferecerá probabilidades exatas, enquanto o método da curva normal necessariamente gerará um resultado aproximado.

Os dois métodos podem ser usados para testar a hipótese nula

$$H_0 : \pi = \pi_0$$

onde π é a proporção de observações em uma população que atende um critério especificado e π_0 é a proporção baseada em hipótese para a mesma população. As alternativas unicaudais tomam a forma

$$H_A : \pi < \pi_0$$

ou

$$H_A : \pi > \pi_0$$

enquanto a alternativa bicaudal é expressa como

$$H_A : \pi \neq \pi_0.$$

Teste exato

Teste unicaudal

Você deverá se lembrar de que vimos nas seções 4.2.4 e 4.2.5 que a distribuição binomial pode ser usada para modelar a distribuição amostral de $\hat{p}$. Segue, naturalmente, que esse mesmo modelo pode ser usado como base para os testes de hipótese.

Como exemplo, suponha que obtenha uma amostra aleatória de 10 observações de uma população dicotômica e queira realizar o teste a seguir.

$H_0 : \pi = 0{,}38$ $\qquad\qquad \hat{p} = 0{,}60 \qquad\qquad n = 10$
$H_A : \pi > 0{,}38$ $\qquad\qquad \alpha = 0{,}05$

Você reconhecerá esse cenário como o estudo dos tipos sanguíneos na população de doadores de sangue da Islândia, descrito no Exemplo 4.6. A Equação 4.5 foi usada para construir a distribuição amostral de $\hat{p}$, mostrada na Tabela 4.5. Assim como todos os testes de hipótese, essa distribuição foi construída sob a suposição de uma hipótese nula verdadeira (ou seja, de que $\pi = 0{,}38$). Essa distribuição aparece graficamente na Figura 4.11.

Tabela 4.5	Distribuição amostral de $\hat{p}$ para $n = 10$ e $\pi = 0{,}38$.	
Proporção $\hat{p}$	Número de sucessos y	Probabilidade $P(y)$
0,00	0	0,00839
0,10	1	0,05144
0,20	2	0,14188
0,30	3	0,23189
0,40	4	0,24872
0,50	5	0,18293
0,60	6	0,09343
0,70	7	0,03272
0,80	8	0,00752
0,90	9	0,00102
1,00	10	0,00006

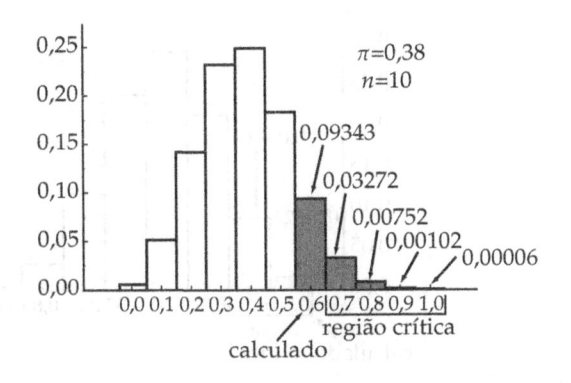

Figura 4.11 Teste binomial com alternativa $H_A : \pi > 0{,}38$.

Distribuições discretas, como a binomial, apresentam certas dificuldades que precisam ser reconhecidas. Indicamos a região crítica para o teste unicaudal que é atualmente considerado na Figura 4.11. Observe que a probabilidade de $\hat{p}$ assumir um valor na região crítica quando a hipótese nula é válida não é de 0,05, como foi planejado, mas, sim, 0,03272 + 0,00752 + 0,00102 + 0,00006 = 0,04132. Se a região crítica fosse expandida para incluir $\hat{p} = 0{,}60$, α seria 0,04132 + 0,09343 = 0,13475, que é muito maior do que o 0,05 intencionado. Ao lidar com distribuições amostrais discretas, a região crítica é construída de modo a abraçar a maior probabilidade possível que não exceda o α intencionado. Esse valor, nesse caso, é 0,04132. Observe que, para um teste com alternativa $H_A : \pi < 0{,}38$, a região crítica conteria apenas $\hat{p} = 0{,}0$, que tem uma probabilidade associada de 0,00839 (veja a Tabela 4.5). Expandir a região de modo a incluir $\hat{p} = 0{,}1$ tornaria a probabilidade 0,00839 + 0,05144 = 0,05983, que é maior do que o α intencionado.

O p-valor para um teste unicaudal com alternativa na forma $H_A : \pi > \pi_0$ é a probabilidade de obtenção de um valor de $\hat{p}$ que seja maior ou igual ao valor realmente observado. Neste caso, o $\hat{p}$ calculado é 0,60, de modo que o p-valor é 0,09343 + 0,03272 + 0,00752 + 0,00102 + 0,00006 = 0,13475. Como esse valor é maior do que α, a hipótese nula não é rejeitada. O p-valor aparece como a região sombreada na Figura 4.11.

Quando a região crítica tiver sido definida, o método do valor calculado *versus* valor crítico também poderá ser usado no teste. O valor crítico é simplesmente o valor de $\hat{p}$ que define a maior área de cauda possível que não ultrapasse α. Como é possível ver pela Figura 4.11, o $\hat{p}$ crítico é 0,70 nesse exemplo. Como o $\hat{p}$ calculado de 0,60 é menor do que 0,70, a hipótese nula não é rejeitada.

Considere agora o teste

$$H_0 : \pi = 0{,}45 \qquad \hat{p} = 0{,}00000 \qquad n = 7$$
$$H_A : \pi < 0{,}45 \qquad \alpha = 0{,}20$$

O p-valor para o teste com alternativa na forma $H_A : \pi < \pi_0$ é a probabilidade de obtenção de um valor de $\hat{p}$ que seja menor ou igual ao valor observado. Nesse caso, o p-valor seria $P(0)$ que, pela Equação 4.5, é 0,01522. Como o p-valor de 0,01522 é menor do que $\alpha = 0{,}20$, a hipótese nula é rejeitada.

O valor $\hat{p}$ crítico pode ser obtido ao notarmos que $P(0) + P(1) = 0{,}01522 + 0{,}08719 = 0{,}10241 < \alpha$ e $P(0) + P(1) + P(2) = 0{,}01522 + 0{,}08719 + 0{,}21402 = 0{,}31643 > \alpha$. Portanto, o $\hat{p}$ crítico é a proporção associada a um sucesso, que é $1/7 = 0{,}14286$. Como a proporção obtida de 0,00000 é menor do que a proporção crítica de 0,14286, a hipótese nula é rejeitada. A relação entre o p-valor, α, $\hat{p}$ crítico e calculado aparece na Figura 4.12. O p-valor está sombreado.

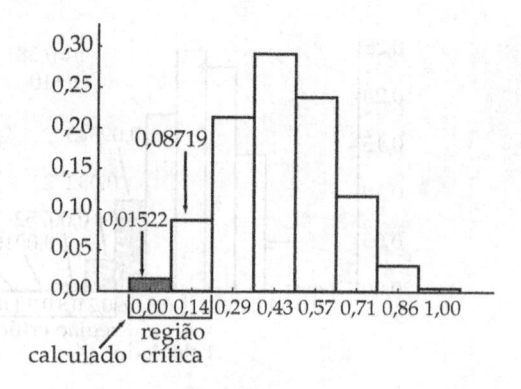

Figura 4.12 Teste binomial com alternativa $H_A: \pi < 0,45$.

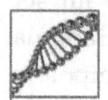

Exemplo 4.17

Qual é o menor nível possível de α que pode ser usado no teste de hipótese a seguir?

$$H_0: \pi = 0,65 \qquad H_A: \pi* > 0,65 \qquad n = 9$$

Qual seria o menor nível possível de α se a alternativa fosse $H_A: \pi < 0,65$?

Suponha que um pesquisador decidisse testar a hipótese nula que acabamos de citar contra a alternativa $H_A: \pi > 0,65$ usando $\alpha = 0,15$. Qual seria o nível *real* de α? Qual seria esse valor para a alternativa $H_A: \pi < 0,65$?

Solução O menor nível possível para a alternativa $H_A: \pi > 0,65$ é, pela Equação 4.5,

$$P(9) = \frac{9!}{9!(0)!} 0,65^9 (1-0,65)^0 = 0,65^9 = 0,02071$$

enquanto aquele para a alternativa de cauda inferior é

$$P(0) = \frac{9!}{0!(9)!} 0,65^0 (1-0,65)^9 = 0,35^9 = 0,00008.$$

O nível real do teste da cauda superior é definido pela maior área de cauda superior possível que não excede o α intencionado. Esse valor pode ser obtido ao notarmos que $P(7) + P(8) + P(9) = 0,21619 + 0,10037 + 0,02071 = 0,33727$, que é maior do que o α intencionado de 0,15. Diferentemente, $P(8) + P(9) = 0,10037 + 0,02071 = 0,12108$, que é menor do que o α intencionado. O nível real para o teste de cauda superior, assim, seria 0,12108.

O nível real para o teste de cauda inferior seria 0,05359, pois $P(0) + P(1) + P(2) + P(3) + P(4) = 0,00008+0,00132+0,00979+0,04241+0,11813 = 0,17173$, que é maior do que $\alpha = 0,15$, enquanto $P(0) + P(1) + P(2) + P(3) = 0,00008+0,00132+0,00979+0,04241 = 0,05359$, que é menor do que 0,15.

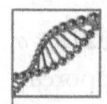

Exemplo 4.18

Realize o teste de hipótese dado a seguir. Relate os resultados para os métodos do *p*-valor *versus* alfa e $\hat{p}$ calculado *versus* $\hat{p}$ crítico. Qual seria o resultado se α fosse definido em 0,01?

$$H_0: \pi = 0,5 \qquad \hat{p} = 1,0 \qquad n = 5$$
$$H_A: \pi > 0,50 \qquad \alpha = 0,05$$

Solução Como a hipótese alternativa especifica um teste de cauda superior, o *p*-valor é a probabilidade de obtenção de um valor de $\hat{p}$ que seja maior ou igual ao valor realmente observado. Como $\hat{p} = 1{,}0$, o *p*-valor é $P(5) = 0{,}03125$, que é menor do que $\alpha = 0{,}05$, de modo que a hipótese nula é rejeitada.

Como $P(4) + P(5) = 0{,}15625 + 0{,}03125 = 0{,}18750 > \alpha = 0{,}05$ e $P(5) = 0{,}03125 < \alpha = 0{,}05$, $\hat{p}$ crítico $= 5/5 = 1{,}0$. Como o $\hat{p}$ calculado é igual ao $\hat{p}$ crítico, a hipótese nula é rejeitada.

Teste bicaudal

Assim como no teste *Z* e no teste *t*, os testes de hipótese bicaudais baseados na distribuição binomial empregam regiões críticas nas duas caudas da distribuição. Porém, diferentemente desses testes, não existe um método geralmente aceito para construir essas regiões ou calcular *p*-valores bicaudais. O método que apresentamos aqui está entre os mais utilizados.[11]

Visto que a distribuição binomial é discreta, normalmente não é possível construir regiões críticas com probabilidades associadas exatamente iguais a $\alpha/2$ ou até mesmo ter probabilidades iguais nas duas regiões.[12] A estratégia, então, é construir regiões cujas probabilidades associadas estejam o mais próximo possível de $\alpha/2$ sem exceder esse valor. Por exemplo, considere o teste

$$H_0: \pi = 0{,}38 \qquad \hat{p} = 0{,}60 \qquad n = 10$$
$$H_A: \pi \neq 0{,}38 \qquad \alpha = 0{,}10$$

A distribuição amostral para esse teste aparece na Tabela 4.5. Uma representação das regiões críticas e metade do *p*-valor aparecem na Figura 4.13.

Observe primeiro que a região crítica da esquerda tem probabilidade associada 0,00839. Se tivéssemos que expandir essa região para incluir $\hat{p}$ de 0,1, a probabilidade de $\hat{p}$ cair nessa região sob uma hipótese nula verdadeira seria $0{,}00839 + 0{,}05144 = 0{,}05983$, que é maior do que $\alpha/2 = 0{,}05$. A região da direita tem probabilidade $0{,}00006 + 0{,}00102 + 0{,}00752 + 0{,}03272 = 0{,}04132$. Novamente, não podemos expandir essa região sem exceder $\alpha/2$. Isso significa que a probabilidade de um erro do Tipo I não é de 0,10 como planejávamos, mas de apenas $0{,}00839 + 0{,}04132 = 0{,}04971$. Também segue que o $\hat{p}$ crítico é 0,00 e 0,7.

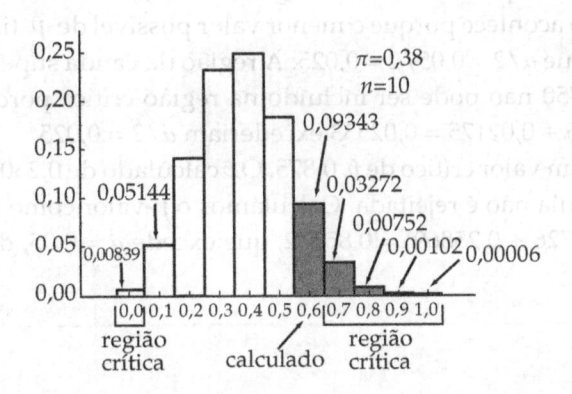

Figura 4.13 Teste binomial com alternativa $H_A: \pi \neq 0{,}38$, $\alpha = 0{,}10$.

---

[11] Apresentaremos um método diferente em conjunto com o teste exato de Fisher, no Capítulo 10. O método demonstrado neste capítulo também se aplica ao problema atual.

[12] As duas regiões serão balanceadas quando π for igual a 0,5.

O *p*-valor sob esse esquema é obtido pela duplicação do *p*-valor unicaudal, sendo o *p*-valor unicaudal definido como a menor das duas probabilidades bicaudais.[13] Nesse caso, o *p*-valor seria

$$2(0,00006 + 0,00102 + 0,00752 + 0,03272 + 0,09343) = 0,26950.$$

Observe que qualquer valor de $\hat{p}$ que cai em uma região crítica produz um *p*-valor que é menor do que α, enquanto qualquer valor de $\hat{p}$ que cai fora de uma região crítica produzirá um *p*-valor maior do que α.

O teste de hipótese é realizado por meio do método do *p*-valor *versus* α observando que o *p*-valor de 0,26950 é maior do que $\alpha = 0,10$, de modo que a hipótese nula não é rejeitada. Chegamos à mesma conclusão por meio do método do $\hat{p}$ calculado *versus* $\hat{p}$ crítico, dado que o $\hat{p}$ calculado de 0,6 está entre os valores críticos de 0,0 e 0,7. Segue que 0,6 não está em nenhuma das regiões críticas.

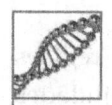

Exemplo 4.19

Use as probabilidades binomiais na Tabela 4.6 para realizar o teste de hipótese a seguir. Informe os resultados para os métodos do *p*-valor *versus* alfa e do $\hat{p}$ calculado *versus* $\hat{p}$ crítico.

$H_0: \pi = 0,35$ $\hat{p} = 0,25$ $n = 8$
$H_A: \pi \neq 0,35$ $\alpha = 0,05$

Tabela 4.6 Distribuições amostrais de $\hat{p}$ para $n = 8$ e $\pi = 0,35$, 0,50 e 0,55.

Proporção $\hat{p}$	Número de sucessos y	$\pi = 0,35$ $P(y)$	$\pi = 0,50$ $P(y)$	$\pi = 0,55$ $P(y)$
0,00	0	0,03186	0,00391	0,00168
0,125	1	0,13726	0,03125	0,01644
0,250	2	0,25869	0,10937	0,07033
0,375	3	0,27859	0,21875	0,17192
0,500	4	0,18751	0,27344	0,26266
0,625	5	0,08077	0,21875	0,25683
0,750	6	0,02175	0,10937	0,15695
0,875	7	0,00335	0,03125	0,05481
1,000	8	0,00023	0,00391	0,00837

Solução Como podemos ver na Figura 4.14(a), não existe região crítica na cauda inferior da distribuição. Isso acontece porque o menor valor possível de $\hat{p}$ (isto é, 0) tem probabilidade 0,03186, que é maior do que $\alpha/2 = 0,05/2 = 0,025$. A região da cauda superior consiste em valores $\hat{p}$ de 0,875 e 1,000. $\hat{p}$ de 0,750 não pode ser incluído na região crítica porque as probabilidades somadas de $0,00023 + 0,00335 + 0,02175 = 0,02533$ excederiam $\alpha/2 = 0,025$.

Há somente um valor crítico de $\hat{p}$, 0,875. O $\hat{p}$ calculado de 0,250 não está na região crítica, de modo que a hipótese nula não é rejeitada. Calculamos o *p*-valor como duas vezes o *p*-valor unicaudal ou $2(0,03186 + 0,13726 + 0,25869) = 0,85562$, que excede $\alpha = 0,05$, de modo que a hipótese nula não é rejeitada.

---

[13] Isto é, a menor das duas probabilidades obtidas quando as probabilidades somadas dos valores $\hat{p}$ que são menores ou iguais ao $\hat{p}$ calculado são comparadas àquelas obtidas pela soma de probabilidades dos valores $\hat{p}$ que são maiores ou iguais ao $\hat{p}$ calculado.

Figura 4.14 Testes binomiais bicaudais.

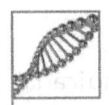

Exemplo 4.20

Use as probabilidades binomiais na Tabela 4.6 para realizar o seguinte teste de hipótese. Utilize os resultados para os métodos do *p*-valor *versus* alfa e $\hat{p}$ calculado *versus* $\hat{p}$ crítico.

$H_0 : \pi = 0{,}50$ $\quad\quad \hat{p} = 0{,}875 \quad\quad n = 8$
$H_A : \pi \neq 0{,}50$ $\quad\quad \alpha = 0{,}10$

Solução Como podemos ver na Figura 4.14(b), a região crítica da cauda inferior consiste nos valores 0,000 e 0,125, enquanto a região da cauda superior consiste nos valores 0,875 e 1,000. Observe que nenhuma dessas regiões pode ser melhorada sem que as probabilidades associadas excedam $\alpha/2 = 0{,}10/2 = 0{,}05$. Os valores $\hat{p}$ críticos são, então, 0,125 e 0,875. Como o $\hat{p}$ calculado de 0,875 é a região crítica superior, a hipótese nula é rejeitada.

O *p*-valor bicaudal é o dobro do *p*-valor unicaudal, ou

$$2(0{,}00391 + 0{,}03125) = 0{,}07032.$$

Visto que esse valor é menor do que $\alpha = 0{,}10$, a hipótese nula é rejeitada. O *p*-valor unicaudal é representado como a parte sombreada na Figura 4.14(b).

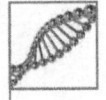

Exemplo 4.21

Use as probabilidades binomiais na Tabela 4.6 para realizar o teste de hipótese a seguir. Informe os resultados para os métodos do *p*-valor *versus* alfa e $\hat{p}$ calculado *versus* $\hat{p}$ crítico.

$H_0 : \pi = 0{,}55$ $\quad\quad \hat{p} = 0{,}000 \quad\quad n = 8$
$H_A : \pi \neq 0{,}55$ $\quad\quad \alpha = 0{,}05$

Solução Como pode ser visto na Figura 4.14(c), a região crítica da cauda inferior consiste nos valores 0,000 e 0,125, enquanto a região da cauda superior contém apenas 1,000. Observe que nenhuma dessas regiões pode ser melhorada sem que as probabilidades associadas excedam $\alpha/2 = 0{,}05/2 = 0{,}025$. Os valores do $\hat{p}$ crítico são, então, 0,125 e 1,000. Como o $\hat{p}$ calculado de 0,000 está na região crítica inferior, a hipótese nula é rejeitada.

O *p*-valor bicaudal é duas vezes o *p*-valor unicaudal, ou $2(0{,}00168) = 0{,}00336$. Visto que esse valor é menor do que $\alpha = 0{,}05$, a hipótese nula é rejeitada. O *p*-valor unicaudal é representado pela parte sombreada na Figura 4.14(c).

Teste aproximado. Como você aprendeu na Seção 4.2.6, a curva normal pode ser usada para aproximar a distribuição amostral de $\hat{p}$ desde que o tamanho da amostra seja suficientemente grande. Segue que, nessa circunstância, a curva normal pode ser usada como base para os testes de hipótese. Esses testes são realizados de uma maneira semelhante àquela que é usada para o teste Z para uma média, sendo a principal diferença o cálculo de Z calculado por meio de

$$Z = \frac{\hat{p} - \pi_0}{\sqrt{\frac{\pi_0(1-\pi_0)}{n}}}$$

(4.9)

que é simplesmente a Equação 4.6 com π_0 no lugar de π para indicar que um valor hipotético de π é usado em lugar de π. (Você pode querer revisar a Seção 4.3.3 antes de continuar.) O teste é demonstrado a seguir.

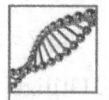

Exemplo 4.22

Use a informação fornecida a seguir para realizar um teste aproximado da hipótese nula indicada. Justifique sua decisão com relação à hipótese nula com base nos métodos do *p*-valor *versus* alfa e Z calculado *versus* Z crítico.

$H_0 : \pi = 0{,}20$ $\hat{p} = 0{,}217$ $n = 350$
$H_A : \pi > 0{,}20$ $\alpha = 0{,}01$

Solução Pela Equação 4.9, o Z calculado é

$$Z = \frac{\hat{p} - \pi_0}{\sqrt{\frac{\pi_0(1-\pi_0)}{n}}} = \frac{0{,}217 - 0{,}200}{\sqrt{\frac{(0{,}20)(0{,}80)}{350}}} = 0{,}80.$$

A coluna três do Apêndice A mostra que a área acima de Z = 0,80 é 0,2119. Visto que esse valor é maior do que α = 0,01, a hipótese nula não é rejeitada. A coluna três da tabela da curva normal também mostra que o valor mais próximo de 0,01 é 0,0099, que tem um valor Z associado de 2,33. Assim, o valor Z na borda inicial da região crítica é 2,33. Visto que o Z calculado de 0,80 é menor do que o Z crítico de 2,33, a hipótese nula não é rejeitada.

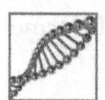

Exemplo 4.23

Use a informação dada a seguir para realizar um teste aproximado da hipótese nula informada. Justifique sua decisão com relação à hipótese nula com base nos métodos do *p*-valor *versus* alfa e Z calculado *versus* Z crítico.

$H_0 : \pi = 0{,}58$ $\hat{p} = 0{,}53$ $n = 400$
$H_A : \pi \neq 0{,}58$ $\alpha = 0{,}05$

Solução Pela Equação 4.9, o Z calculado é

$$Z = \frac{\hat{p} - \pi_0}{\sqrt{\frac{\pi_0(1-\pi_0)}{n}}} = \frac{0{,}53 - 0{,}58}{\sqrt{\frac{(0{,}58)(0{,}42)}{400}}} = -2{,}03.$$

A coluna três do Apêndice A mostra que a área abaixo de Z = –2,03 é 0,0212. Multiplicar essa área por dois resulta em um p-valor de 0,0424. Como esse valor é menor do que α = 0,05, a hipótese nula é rejeitada. A coluna três da tabela da curva normal também mostra que a área da cauda 0,025 ($\alpha/2$) tem um escore Z associado de 1,96. Os valores de Z crítico para o teste bicaudal são, então, ±1,96. Como o Z calculado de –2,03 é menor do que o Z crítico de –1,96, a hipótese nula é rejeitada.

Hipóteses e consequências de suas violações para o teste de uma amostra de uma proporção. A distribuição amostral de $\hat{p}$ é apropriadamente modelada pela distribuição binomial quando as observações de sucesso/fracasso retiradas de uma população dicotômica são independentes. O teste exato de $\hat{p}$ geralmente não é robusto contra violações da hipótese de independência, de modo que as violações podem produzir resultados enganosos. As violações da hipótese de independência podem ocorrer sob circunstâncias semelhantes àquelas discutidas na página 88, em relação ao teste Z para uma média.

O teste aproximado é válido sob as hipóteses de as observações serem independentes e de a amostragem pertencer a uma população distribuída normalmente. Obviamente, a hipótese de normalidade sempre é violada para esse teste, pois a amostragem pertence a uma população dicotômica. (Veja a Figura 4.3(a).) Portanto, o teste aproximado é usado de modo apropriado quando o tamanho da amostra é suficientemente grande, de modo a garantir a normalidade aproximada da distribuição amostral de $\hat{p}$ por meio do teorema central do limite. Como discutimos na Seção 4.2.6, uma comumente chamada regra prática mantém que o modelo da curva normal será satisfatório desde que tanto $n\pi$ quanto $n(1-\pi)$ sejam maiores ou iguais a cinco. Uma regra mais conservadora declara que o critério deverá ser dez, em vez de cinco. Uma correção de continuidade (veja a Seção 4.2.6) pode ser usada em conjunto com o teste aproximado, em uma tentativa de melhorar a aproximação, mas os estudos de Ramsey e Ramsey [39] desencorajam essa prática.

O teste aproximado geralmente não é robusto contra violações da hipótese de independência, e provavelmente produz resultados enganosos nesses casos.

4.3.6 Testes de equivalência

Mais do que um procedimento estatístico específico, o teste de equivalência é um método de teste. Assim, os testes estudados até agora, bem como muitos outros, podem ser usados como testes para equivalência. Segue que o teste de equivalência pode lidar com médias de população, proporções ou outros parâmetros. Para que essa discussão seja eficiente, ela será restringida a médias, e trataremos de proporções mais tarde. Consideraremos outros parâmetros em capítulos subsequentes.

O raciocínio para o teste de equivalência vem do fato de que os testes estatísticos padrão são projetados para estabelecer o que *não* é verdadeiro, em vez do que *é* verdadeiro. Com isso, queremos dizer que, quando uma hipótese nula é rejeitada, você pode estar certo de que a hipótese nula não é verdadeira. Ao contrário, quando a hipótese nula não é rejeitada, você não pode ter certeza de que a hipótese nula *é* verdadeira. Mais adiante, aprenderemos mais sobre por que isso é verdadeiro.

Você também aprenderá sobre a utilidade do teste de equivalência no Capítulo 5, mas, por enquanto, consideraremos um exemplo um tanto artificial. Suponha que uma droga em particular, que chamaremos de droga A, seja usada para tratar um distúrbio de ansiedade. O objetivo do tratamento é reduzir a ansiedade para um nível normal, mas não tanto a ponto de fazer com que o paciente se torne não responsivo a ameaças em seu ambiente. A droga A é um tratamento eficaz, como mostram os diversos estudos baseados na Escala de Ansiedade XYZ. Esses estudos mostram que os pacientes que usam a droga A produzem um escore médio de 80,4 na Escala de Ansiedade XYZ, o que é considerado bastante satisfatório. Uma média muito acima de 80,4 indicaria que a droga deixa os pacientes muito ansiosos, enquanto uma média muito abaixo de 80,4 mostraria muita dessensibilização.

Embora a droga A seja bastante eficaz no tratamento do distúrbio da ansiedade, ela tem diversos efeitos colaterais e, por esse motivo, foi substituída pela droga B, que não produz os efeitos indesejáveis. Um estudo deve ser realizado para saber se a droga B controla a ansiedade tão bem quanto a droga A. Mais especificamente, o estudo foi elaborado para determinar se a população de pacientes que tomam a droga B manifesta um escore médio na Escala de Ansiedade XYZ de cerca de 80,4.

Observe que esse estudo tenta mostrar que o valor médio da população *é* 80,4, em vez de mostrar que ele *não é* 80,4. Esse valor será representado por μ_0. Se a finalidade do estudo fosse mostrar que μ_0 não é uma média da população, um teste padrão de significância, como o teste Z ou o teste t para uma média poderia ser empregado. Como o objetivo é mostrar que μ_0 é a média, um teste de equivalência precisa ser usado.

O primeiro passo no teste de equivalência é definir um **intervalo de equivalência** (*IE*). O *IE* é um conjunto de valores em torno de μ_0 que estão suficientemente próximos de μ_0 para produzir basicamente o mesmo resultado que seria alcançado se a média fosse μ_0. Por exemplo, os especialistas poderiam decidir que um valor médio da população que é menor do que três pontos a partir de 80,4 não seria medicamente significativo a partir de 80,4. Portanto, é decidido que se a média da população é qualquer valor entre 77,4 e 83,4, a droga B será considerada *equivalente*, em termos de eficácia, à droga A. Essa forma de equivalência não deve ser confundida com **bioequivalência**, que se refere à equivalência em taxa e extensão de absorção de drogas.

A estratégia usada para mostrar que a droga B produz resultados equivalentes aos da droga A consiste em mostrar que o valor médio da população tratada com a droga B é menor do que 83,4 *e* maior do que 77,4. Ou seja, mostrar que a população está dentro de *IE*. Isso pode ser feito com dois testes de hipótese da seguinte forma:

Teste um   Teste dois
$H_0 : \mu = 83,4$ $H_0 : \mu = 77,4$
$H_A : \mu < 83,4$ $H_A : \mu > 77,4$

Observe que, se o primeiro teste for significativo, a interpretação é que a média da população é menor do que 83,4. A rejeição do segundo teste leva à conclusão de que a média é maior do que 77,4. Portanto, se *ambos* os testes forem significativos, podemos concluir que a média da população está em *IE* e que, de um ponto de vista prático, as duas drogas são equivalentes no que se refere ao tratamento do distúrbio da ansiedade.

Teste bicaudal. Se permitirmos que IE_s represente a extremidade superior de *IE* e IE_I represente a extremidade inferior de *IE*, as hipóteses nula e alternativa para o teste de equivalência bicaudal (uma média) serão as seguintes:

$$H_{0E} : \mu \leq IE_I \quad \text{ou} \quad \mu \geq IE_s$$
$$H_{AE} : EI_I < \mu < IE_s$$

Observe que a hipótese nula afirma que a média da população não está em *IE*, enquanto a alternativa afirma que a média da população está em *IE*. A hipótese nula, então, é uma afirmação de não equivalência, enquanto a alternativa afirma equivalência. Para rejeitar H_{0E} é necessário mostrar que $\mu > IE_I$ *e* que $\mu < IE_s$. Isso é feito por meio de dois testes bicaudais com hipóteses da seguinte forma:

Teste um   Teste dois
$H_{01} : \mu = IE_s$ $H_{02} : \mu = IE_I$
$H_{A1} : \mu < IE_s$ $H_{A2} : \mu > IE_I$

Usamos as notações H_{0E} e H_{AE} para representar as hipóteses nula e alternativa para o teste de equivalência e H_{01}, H_{A1}, H_{02} e H_{A2} para representar as hipóteses nula e alternativa dos dois testes componentes. Usando essa notação, H_{0E} é rejeitado em favor de H_{AE} somente se *tanto* H_{01} *quanto* H_{02} forem rejeitados em favor de suas respectivas alternativas. A Figura 4.15 representa o procedimento de teste de equivalência bicaudal. Observe que a região crítica para o teste de equivalência é a região que abrange as regiões críticas dos dois testes componentes.

Várias diferenças entre os testes de hipótese de equivalência bicaudal e padrão bicaudal deverão ser reconhecidas. Primeiro, o teste de equivalência é realizado pela condução de dois testes *unicaudais*. Assim, um teste de equivalência bicaudal em $\alpha = 0,05$ seria executado por meio de dois testes unicaudais, cada um realizado em $\alpha = 0,05$, e *não* em $\alpha/2$, como seria feito com o teste padrão. Isso vem do fato de que, quando H_{0E} é verdadeiro, a média da população deve ser ou IE_s ou IE_I. Se a média da população for IE_s, a probabilidade de obtermos um resultado significativo é de α, que é mostrada como a área sombreada da curva da direita na Figura 4.15. Se a média é IE_I, a probabilidade de uma descoberta significativa é a região crítica da curva da esquerda. Isso significa que a probabilidade de concluirmos falsamente a equivalência é *ou* a área na região crítica da curva da direita *ou* a área da região crítica na curva da esquerda. De qualquer forma, a probabilidade de uma descoberta significante em face da não equivalência será de α.[14]

Uma segunda diferença, que segue da primeira, é a maneira como o *p*-valor é calculado. O *p*-valor para o teste de equivalência bicaudal é obtido pelo cálculo do *p*-valor para cada um dos componentes dos testes bicaudais e pela escolha do valor maior. Por exemplo, se os *p*-valores para os dois testes unicaudais fossem 0,07 e 0,001, o *p*-valor para o teste de equivalência bicaudal seria 0,07. Esse método de obtenção do *p*-valor segue do fato de que os dois componentes dos testes precisam ser significativos para rejeitar a hipótese nula da não equivalência em favor de uma descoberta de equivalência. Se o *p*-valor maior for menor do que α, o menor valor também precisará ser menor do que α, o que significa que os dois componentes dos testes são significativos. Por outro lado, se o *p*-valor maior for maior do que α, pelo menos um dos dois componentes dos testes não foi significativo, o que significa que a hipótese de não equivalência não é rejeitada.

Finalmente, ao realizar o teste por meio do método do valor calculado *versus* crítico, você precisa calcular dois valores obtidos para comparar com os dois valores críticos. H_{0E} é rejeitado quando os dois valores calculados caem nas respectivas regiões críticas.

$H_{02}: \mu = IE_I$ $H_{01}: \mu = IE_s$
$H_{A2}: \mu > IE_I$ $H_{A1}: \mu < IE_s$

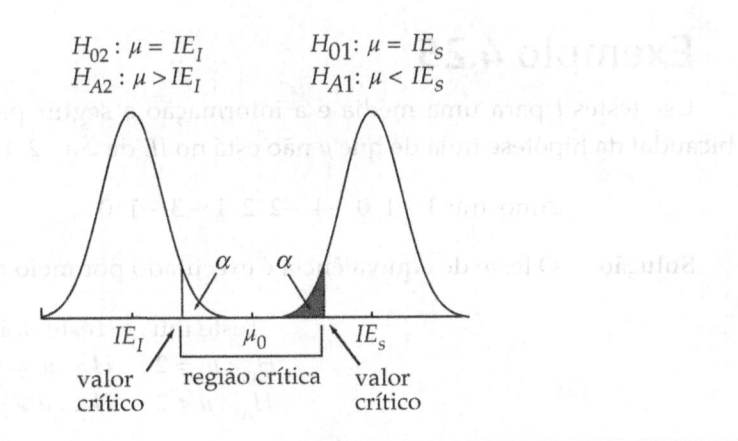

Figura 4.15 Teste de equivalência bicaudal para uma média da população.

---

[14] Na realidade, o valor poderá ser menor do que α, mas não apresentaremos esse problema aqui.

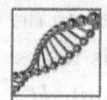

Exemplo 4.24

Use testes Z para uma média e a informação a seguir para realizar um teste de equivalência bicaudal da hipótese nula de que μ não está no IE de 77,4 a 83,4. Informe os resultados para os métodos do p-valor *versus* α e Z calculado *versus* Z crítico.

$$\bar{x} = 82,2 \qquad n = 30$$
$$\sigma = 8 \qquad \alpha = 0,05$$

Solução O teste de equivalência é executado por meio dos seguintes testes:

Teste um   Teste dois
$H_{01}: \mu = 83,4$ $H_{02}: \mu = 77,4$
$H_{A1}: \mu < 83,4$ $H_{A2}: \mu > 77,4$

Para o primeiro teste,

$$Z_1 = \frac{82,2 - 83,4}{\frac{8}{\sqrt{30}}} = -0,82$$

e, para o segundo,

$$Z_2 = \frac{82,2 - 77,4}{\frac{8}{\sqrt{30}}} = 3,29.$$

A referência à coluna três do Apêndice A mostra que os respectivos p-valores são 0,2061 e 0,0005. Como o maior deles é maior do que $\alpha = 0,05$, a hipótese nula não é rejeitada.

Embora Z_2 seja maior do que seu Z crítico associado de 1,65 e, portanto, significativo, Z_1 é maior do que seu valor crítico associado de $-1,65$ e não significativo. Como os dois testes devem ser significativos para rejeitar H_{0E}, a hipótese nula não é rejeitada. A interpretação desse resultado é que a equivalência não poderia ser afirmada.

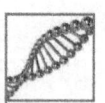

Exemplo 4.25

Use testes t para uma média e a informação a seguir para realizar um teste de equivalência bicaudal da hipótese nula de que μ não está no IE de 2 a -2. Use $\alpha = 0,05$.

Amostra: 3 -1 0 -4 -2 2 1 -3 -1 0

Solução O teste de equivalência é executado por meio dos dois testes a seguir.

Teste um   Teste dois
$H_{01}: \mu = 2$ $H_{02}: \mu = -2$
$H_{A1}: \mu < 2$ $H_{A2}: \mu > -2$

Os valores de $\bar{x}$ e s podem ser obtidos pelas somas a seguir.

x	x²
3	9
−1	1
0	0
−4	16
−2	4
2	4
1	1
−3	9
−1	1
0	0
−5	45

Pelas equações 2.1 e 2.16, $\bar{x}$ e s são

$$\bar{x} = \frac{\sum x}{n} = \frac{-5}{10} = -0{,}5$$

e

$$s = \sqrt{\frac{\sum x^2 - \frac{(\sum x)^2}{n}}{n-1}} = \sqrt{\frac{45 - \frac{-5^2}{10}}{9}} = 2{,}173.$$

Pela Equação 4.8, as duas estatísticas de teste são calculadas como

$$t_1 = \frac{\bar{x} - \mu_0}{\frac{s}{\sqrt{n}}} = \frac{-0{,}5 - 2}{\frac{2{,}173}{\sqrt{10}}} = -3{,}638$$

e

$$t_2 = \frac{-0{,}5 - (-2)}{\frac{2{,}173}{\sqrt{10}}} = 2{,}183.$$

O Apêndice B mostra que um valor de 1,833 corta 0,05 na cauda de uma distribuição t com 9 graus de liberdade. Os valores críticos para os dois testes unicaudais realizados em $\alpha = 0{,}05$ são, portanto, −1,833 e 1,833. Como $t_1 = -3{,}638 < -1{,}833$, e $t_2 = 2{,}183 > 1{,}833$, as duas hipóteses componentes são rejeitadas. Como as duas componentes dos testes são significativas, a hipótese nula de não equivalência é rejeitada em favor da equivalência.

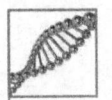

Exemplo 4.26

Use testes exatos de uma amostra para uma proporção a fim de realizar um teste de equivalência bicaudal da hipótese nula de que π não está no IE de 0,3 a 0,7. Use $n = 8$, $\hat{p}$ calculado de 0,5, e $\alpha = 0{,}20$. Informe os resultados para os métodos do p-valor *versus* α e $\hat{p}$ calculado *versus* $\hat{p}$ crítico.

Solução O teste de equivalência é executado por meio dos dois testes a seguir.

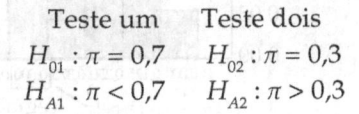

$$\begin{array}{cc} \text{Teste um} & \text{Teste dois} \\ H_{01}: \pi = 0{,}7 & H_{02}: \pi = 0{,}3 \\ H_{A1}: \pi < 0{,}7 & H_{A2}: \pi > 0{,}3 \end{array}$$

A Tabela 4.7 mostra as probabilidades binomiais para $n = 8$ e $\pi = 0{,}3$ e $0{,}7$. Usando as probabilidades para $\pi = 0{,}70$, o p-valor para o teste um é $P(0) + P(1) + P(2) + P(3) + P(4) = 0{,}00007 + 0{,}00122 + 0{,}01000 + 0{,}04668 + 0{,}13614 = 0{,}19411$. De modo semelhante, usando as probabilidades para $\pi = 0{,}30$, o p-valor para o teste dois é $P(4) + P(5) + P(6) + P(7) + P(8) = 0{,}13614 + 0{,}04668 + 0{,}01000 + 0{,}00122 + 0{,}00007 = 0{,}19411$. Como esses dois valores são menores do que $\alpha = 0{,}20$, os dois testes são significativos, o que leva à rejeição da hipótese nula de não equivalência.

Como $P(0) + P(1) + P(2) + P(3) + P(4) = 0{,}19411$, que é menor do que $\alpha = 0{,}20$, e $P(0) + P(1) + P(2) + P(3) + P(4) + P(5) = 0{,}19411 + 0{,}25412 = 0{,}44823$, que é maior que do $\alpha = 0{,}20$, o valor crítico para o teste um é $\hat{p} = 0{,}50$. De modo semelhante, como $P(8) + P(7) + P(6) + P(5) + P(4) = 0{,}19411$, que é menor do que $\alpha = 0{,}20$, e $P(8) + P(7) + P(6) + P(5) + P(4) + P(3) = 0{,}19411 + 0{,}25412 = 0{,}44823$, que é maior do que $\alpha = 0{,}20$, o valor crítico para o teste dois também é $\hat{p} = 0{,}50$. Como o $\hat{p}$ calculado $= 0{,}50$ é menor ou igual ao $\hat{p}$ crítico de $0{,}50$, a hipótese nula para o teste um é rejeitada. O teste dois também é significativo, pois o $\hat{p}$ calculado é maior ou igual ao $\hat{p}$ crítico. Novamente, a hipótese nula da não equivalência é rejeitada. As duas distribuições amostrais binomiais e a região crítica conjunta são representadas na Figura 4.16.

Teste unicaudal. Como você aprenderá nos capítulos 5 e 6, os testes de equivalência unicaudais são mais comumente empregados em pesquisa do que os testes bicaudais. O teste unicaudal é executado realizando o teste um *ou* o teste dois, mas não ambos. A escolha do teste depende da hipótese nula de interesse. Por exemplo, suponha que saibamos que um procedimento cirúrgico restaura a acuidade visual até quase o nível normal de 20/20, mas também sabemos que existe um alto risco de infecção, o que pode levar à perda total da visão. Um novo método tem uma

Tabela 4.7	Distribuições amostrais de $\hat{p}$ para $n = 8$ e $\pi = 0{,}3$ e $0{,}7$.		
Proporção $\hat{p}$	Número de sucessos y	$\pi = 0{,}30$ $P(y)$	$\pi = 0{,}70$ $P(y)$
0,00	0	0,05765	0,00007
0,125	1	0,19765	0,00122
0,250	2	0,29648	0,01000
0,375	3	0,25412	0,04668
0,500	4	0,13614	0,13614
0,625	5	0,04668	0,25412
0,750	6	0,01000	0,29648
0,875	7	0,00122	0,19765
1,000	8	0,00007	0,05765

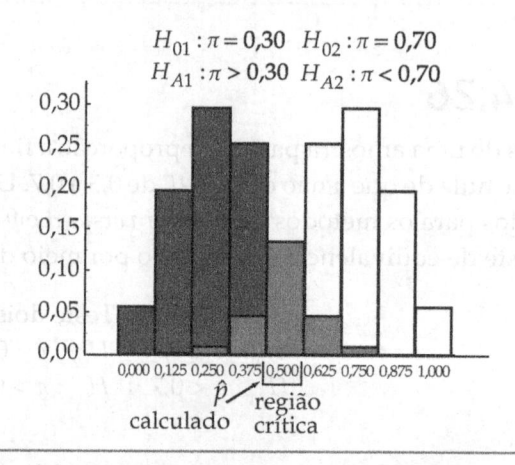

Figura 4.16 Teste de equivalência bicaudal para uma proporção da população.

taxa de infecção muito menor, mas surge a questão sobre a eficácia do método mais antigo em termos de restauração da visão. Uma junta de especialistas em oftalmologia decide que, se o novo procedimento produz acuidades médias de 20/30 ou menos, o novo método será considerado funcionalmente equivalente ao método de tratamento mais antigo. Observe que não se espera que qualquer método possa melhorar a visão a um nível melhor do que o normal (isto é, 20/20).

Nessa situação, o teste um seria executado com IE_s definido em um equivalente numérico de 20/30. (O equivalente numérico é chamado de escore LogMar (tipo de escore para avaliação da acuidade visual) e é 0,20 para uma acuidade de 20/30. O equivalente LogMar de 20/20 é 0,0.) A hipótese nula da equivalência manteria que a acuidade média produzida pelo novo método cirúrgico é maior ou igual a 20/30 (0,20 LogMar), enquanto a alternativa manteria que a média é menor do que 20/30. O teste de equivalência unicaudal é executado por meio do teste a seguir no nível apropriado de α.[15]

Teste um
$$H_{01}: \mu = 0{,}20$$
$$H_{A1}: \mu < 0{,}20$$

Se a hipótese nula for rejeitada, os métodos serão declarados equivalentes. Em geral, as hipóteses nula e alternativa para o teste de equivalência unicaudal são

$$H_{0E}: \mu \geq IE_s$$
$$H_{AE}: \mu < IE_s$$

ou

$$H_{0E}: \mu \leq IE_I$$
$$H_{AE}: \mu > IE_I$$

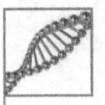

Exemplo 4.27

Use um teste Z para uma média juntamente com a informação dada a seguir para realizar um teste de equivalência unicaudal da hipótese nula de que μ é maior ou igual a $IE_s = 0{,}20$. Utilize os resultados para os métodos do *p-valor versus* α e Z calculado *versus* Z crítico.

$$\bar{x} = 0{,}11 \qquad n = 30$$
$$\sigma = 0{,}16 \qquad \alpha = 0{,}05$$

Solução O teste de equivalência é executado por meio do teste um da seguinte forma:

Teste um
$$H_{01}: \mu = 0{,}20$$
$$H_{A1}: \mu < 0{,}20$$

Para esse teste,

$$Z_1 = \frac{\bar{x} - \mu_0}{\frac{\sigma}{\sqrt{n}}} = \frac{0{,}11 - 0{,}20}{\frac{0{,}16}{\sqrt{30}}} = -3{,}08.$$

A referência à coluna três do Apêndice A mostra que o *p*-valor associado é 0,0010. Como esse valor é menor do que $\alpha = 0{,}05$, a hipótese nula da não equivalência é rejeitada em favor da alternativa da equivalência. Como o Z calculado de −3,08 é menor do que o Z crítico de −1,65, a hipótese nula da não equivalência é rejeitada.

---

[15] Os escores de acuidade visual normalmente são assimétricos, de modo que teríamos que contar com a robustez do teste Z para uma média ou outro teste considerando a normalidade para que obtivéssemos um resultado válido.

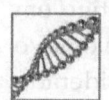

Exemplo 4.28

As pessoas com anemia por deficiência de ferro frequentemente possuem níveis de hemoglobina na faixa de 8-10 g/dl, enquanto os níveis normais estariam em torno de 15 g/dl. O tratamento com suplementos de ferro normalmente leva os níveis aos valores normais, mas não faz com que os valores ultrapassem os níveis normais. Suponha que tenha sido desenvolvido um suplemento alimentar que possa ser facilmente produzido com um baixo custo nos países em desenvolvimento. O suplemento será declarado eficaz se puder ser demonstrado que ele é equivalente a tratamentos mais caros. É decidido que, se as pessoas com deficiência de ferro nos países em desenvolvimento que tomarem o novo suplemento produzirem valores de hemoglobina médios maiores do que 13, o novo suplemento será declarado equivalente aos métodos mais antigos.

Use um teste Z para uma média juntamente com a informação a seguir para testar a hipótese nula da equivalência de que as pessoas que tomam o novo suplemento produzem níveis médios de hemoglobina menores ou iguais a 13.[16] Utilize os resultados para os métodos do p-valor *versus* α e Z calculado *versus* Z crítico.

$$\bar{x} = 13{,}8 \qquad n = 150$$
$$\sigma = 1{,}16 \qquad \alpha = 0{,}05$$

Solução O teste de equivalência é executado por meio do teste dois, como mostramos a seguir.

Teste dois
$$H_0 : \mu = 13$$
$$H_A : \mu > 13$$

Para esse teste,

$$Z_2 = \frac{\bar{x} - \mu_0}{\frac{\sigma}{\sqrt{n}}} = \frac{13{,}8 - 13{,}0}{\frac{1{,}16}{\sqrt{150}}} = 8{,}45.$$

A referência à coluna três do Apêndice A mostra que o p-valor associado para $Z = 3{,}5$ é $0{,}0002$. Segue que p para $Z = 8{,}45$ será menor do que esse valor. Como p é menor do que $\alpha = 0{,}05$, a hipótese nula da não equivalência é rejeitada. Como o Z calculado de 8,45 é maior do que o Z crítico de 1,65, a hipótese nula da não equivalência é rejeitada.

4.3.7 Erros e decisões corretas no teste de hipótese

Como você já deve saber, é possível rejeitar uma hipótese nula embora ela seja verdadeira. Você também aprendeu que a probabilidade de tal ocorrência é simbolizada por α. Também é possível errar não rejeitando uma hipótese nula falsa. Ao contrário desses dois tipos de erros, uma decisão correta seria apresentada quando uma hipótese nula verdadeira não é rejeitada ou uma hipótese nula falsa é rejeitada. Nesta seção, você aprenderá sobre cada uma dessas eventualidades, bem como a probabilidade de sua realização. A discussão a seguir será dividida em dois componentes distintos, a saber, (1) eventos que ocorrem quando a hipótese nula é verdadeira e (2) eventos que ocorrem quando a hipótese nula é falsa. É importante que você tenha em mente qual dessas eventualidades tratamos na discussão a seguir. Os comentários a seguir se aplicam ao teste de hipótese em geral, mas, para simplificar, serão apresentados em relação ao teste Z para uma média. A Tabela 4.8 oferece um resumo do discurso a seguir e deve ser consultada durante a leitura.

---

[16] Mais uma vez, temos que contar com a robustez do teste Z para uma média para os desvios da normalidade da população.

Tabela 4.8 Resultados associados ao teste de hipótese.

	Hipótese nula	
	Verdadeira	Falsa
Rejeita	Erro do Tipo I (α)	Decisão correta (Poder)
Não rejeita	Decisão correta (1 − α)	Erro do Tipo II (β)

Eventos que ocorrem quando a hipótese nula é verdadeira. Um **erro do Tipo I** ocorre quando uma hipótese nula *verdadeira* é rejeitada. A *probabilidade* de criar um erro do Tipo I é chamada de **nível de significância** do teste ou α. Para evitar viés, α deve ser estabelecido antes que a análise seja realizada. Observe também que a probabilidade de um erro do Tipo I está sob o controle do pesquisador que estabelece o nível de significância para o teste.

Não rejeitar uma hipótese nula *verdadeira* resulta em uma **decisão correta**. A probabilidade de uma decisão correta quando a hipótese nula é verdadeira é de 1 − α. As probabilidades de um erro do Tipo I e uma decisão correta para um teste Z unicaudal para uma média são representadas na Figura 4.17.

Eventos que ocorrem quando a hipótese nula é falsa. Um **erro do Tipo II** ocorre quando uma hipótese nula *falsa* não é rejeitada. A *probabilidade* de criar um erro do Tipo II é chamada de **beta** (β).

A rejeição de uma hipótese nula *falsa* resulta em uma **decisão correta**. A probabilidade de ocorrência de uma decisão correta quando a hipótese nula é falsa é chamada de **poder**.

Observe que, quando a hipótese nula é verdadeira, o valor hipotético da média da população (μ_0) é a média da população (μ) (veja a Figura 4.17). Nessa circunstância, a distribuição amostral usada para realizar o teste de hipótese é de fato a distribuição amostral da estatística de teste. Diferentemente, quando a hipótese nula é falsa, a média da população (μ) é diferente da média hipotética (μ_0). Isso implica que a distribuição amostral da estatística de teste é centrada em torno de μ em vez de μ_0, de modo que o modelo usado para realizar o teste de hipótese não é uma representação exata da distribuição amostral da estatística. Essa situação é representada na Figura 4.18.

É importante entender que a distribuição nula é usada para realizar o teste de hipótese, mas é a distribuição **alternativa** que representa a distribuição amostral da estatística. Isso ocorre porque a média da população é μ em vez de μ_0. Suponha, por exemplo, que um pesquisador queira testar a hipótese nula $\mu = \mu_0 = 100$ e use a curva nula para essa finalidade. O que o pesquisador *desconhece* é que $\mu = 120$, de modo que a distribuição amostral gira em torno desse valor, em vez de 100. Segue que a probabilidade de obtenção de uma estatística de teste em qualquer intervalo especificado é representada por uma área sob a alternativa em vez da curva nula.

Distribuição nula

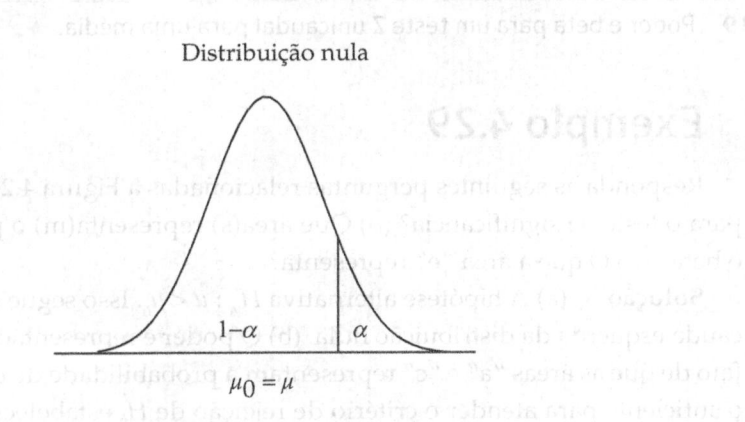

1−α   α

$\mu_0 = \mu$

Figura 4.17 Probabilidade de um erro do Tipo I e de decisão correta para um teste Z unicaudal para uma média.

Figura 4.18 Distribuições nula e alternativa.

Visto que o poder é a probabilidade de rejeitar uma hipótese nula falsa, ele pode ser representado como a parte da curva alternativa que representa valores da estatística de teste que são grandes (ou pequenos) o bastante para causar rejeição da hipótese nula. Considere agora a Figura 4.19. Nessa figura, a curva alternativa é dividida em duas partes, a saber, a parte que representa o poder (sombreado mais escuro) e a parte que representa beta (sombreado mais claro). (A borda inicial da região crítica foi marcada com uma linha branca.) Observe que a hipótese nula é rejeitada quando o valor da estatística de teste é maior ou igual ao valor na borda inicial da região crítica. A probabilidade de rejeitar a hipótese nula é, então, a parte da curva alternativa que representa valores da estatística de teste que são iguais ou excedem a borda inicial da região crítica. A hipótese nula não será rejeitada quando a estatística de teste estiver abaixo da aresta inicial da região crítica. Essa probabilidade (β) é representada pela parte da curva alternativa que se encontra abaixo da região crítica. Como podemos ver na figura, poder = $1 - \beta$, e é frequentemente representado como tal na literatura de estatística e pesquisa.

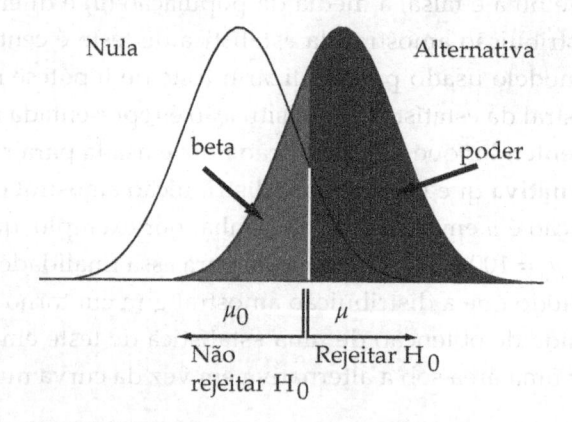

Figura 4.19 Poder e beta para um teste Z unicaudal para uma média.

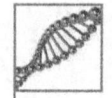

Exemplo 4.29

Responda às seguintes perguntas relacionadas à Figura 4.20(a). (a) Qual é a hipótese alternativa para o teste de significância? (b) Que área(s) representa(m) o poder? (c) Que área(s) representa(m) o beta? (d) O que a área "e" representa?

Solução (a) A hipótese alternativa $H_A : \mu < \mu_0$. Isso segue do fato de que a região crítica está na cauda esquerda da distribuição nula. (b) O poder é representado pelas áreas "a" e "c". Isso segue do fato de que as áreas "a" e "c" representam a probabilidade de que a estatística de teste seja pequena o suficiente para atender o critério de rejeição de H_0 estabelecido pela região crítica da curva nula.

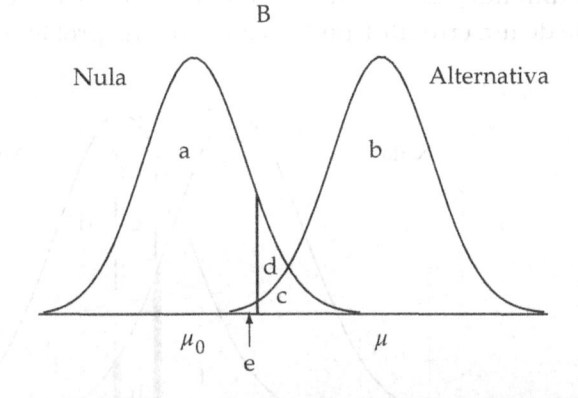

Figura 4.20 Dois exemplos de representação de poder e beta para testes Z unicaudais para uma média.

(c) O beta é representado pelas áreas "b" e "d". Essas áreas são a parte da curva alternativa que se encontra fora da região crítica e, portanto, representa a probabilidade de que o teste resulte em uma não rejeição da hipótese nula. (d) Como a hipótese nula é falsa, a área "e" não representa a probabilidade de um resultado. Todas essas probabilidades são representadas como áreas da curva alternativa.

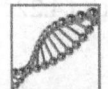

Exemplo 4.30

Responda às seguintes perguntas relacionadas à Figura 4.20(b). (a) Qual é a hipótese alternativa para o teste de significância? (b) Que área(s) representa(m) o poder? (c) Que área(s) representa(m) o beta? (d) O que a área "a" representa? (e) O que a área "d" representa?

Solução (a) A hipótese alternativa $H_A : \mu > \mu_0$. Isso vem do fato de que a região crítica está na cauda direita da distribuição nula. (b) O poder é representado pelas áreas "b" e "c". Isso segue do fato de que as áreas "b" e "c" representam a probabilidade de que a estatística de teste seja grande o suficiente para atender o critério de rejeição de H_0 como estabelecido pela região crítica da curva nula. (c) Beta é a área representada por "e". Essa área é parte da curva alternativa que se localiza fora da região crítica e, portanto, representa a probabilidade de que a hipótese nula não seja rejeitada. (d) Como a hipótese nula é falsa, a área "a" não representa a probabilidade de um resultado. Todas essas probabilidades aparecem como áreas da curva alternativa. (e) Assim como a área "a", a área "d" não representa qualquer resultado.

Fatores que determinam poder e beta. Poder e beta são determinados por (a) nível de significância do teste (α), (b) tamanho da amostra (n) e (c) forma da distribuição alternativa. Agora explicaremos cada um deles.

Nível de significância

O poder aumenta à medida que o nível de significância é elevado (por exemplo, 0,01 para 0,05). Como beta = 1 − poder, beta diminui com o aumento no nível de significância. Essa relação aparece na Figura 4.21. Como podemos ver nessa figura, quando $\alpha = 0{,}01$, o poder é representado pelas áreas "d" e "a" e o beta é representado como áreas "b", "c", "f" e "e". Quando α aumenta em 0,04, chegando a 0,05, o poder é aumentado pelas áreas "b" e "c", e beta diminui na mesma proporção. Naturalmente, a recíproca também é verdadeira. Diminuições no nível de significância são associadas a diminuições no poder e a aumentos no beta. Assim, o preço pago pela diminuição da probabilidade de um erro do Tipo I é o aumento na probabilidade de um erro do Tipo II.

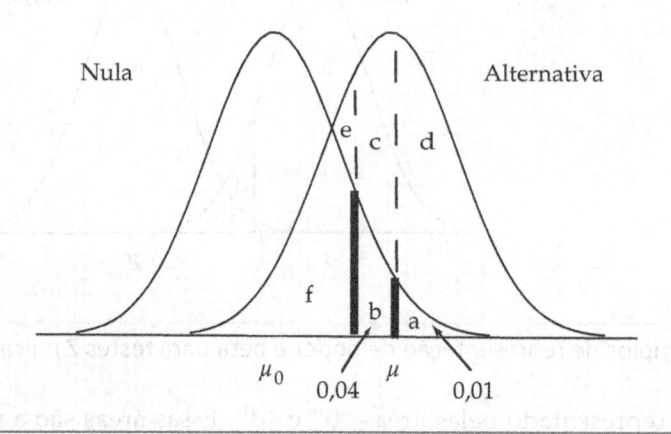

Figura 4.21 Relação entre o nível de significância e o poder e beta.

Tamanho da amostra (n)

Por um ponto de vista prático, talvez o determinante mais importante de poder e beta seja o tamanho da amostra. À medida que o tamanho da amostra aumenta, o poder também aumenta. Assim, um pesquisador que queira estabelecer α em um nível tradicional (por exemplo, 0,05) pode aumentar o poder por meio do aumento do tamanho da amostra. Isso é demonstrado na Figura 4.22 para o teste Z para uma média.

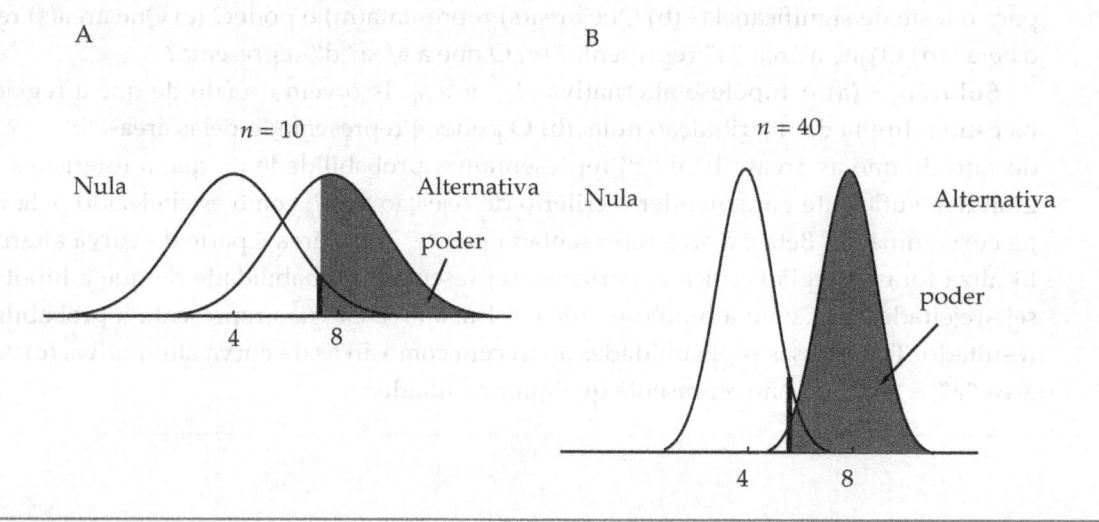

Figura 4.22 Relação entre tamanho de amostra e poder.

A Figura 4.22(a) mostra as distribuições nula e alternativa quando $n = 10$. A parte sombreada da distribuição alternativa representa o poder e parece representar ligeiramente mais do que 0,5 da curva. A Figura 4.22(b) mostra distribuições com as mesmas médias e com o mesmo nível de significância, mas com $n = 40$. Como podemos ver, as curvas na Figura 4.22(b) têm erros padrão menores do que a média, o que de fato faz com que as duas distribuições se afastem uma da outra. Observe, porém, que as médias da distribuição ainda são 4 e 8, como acontece com as curvas na Figura 4.22(a). O resultado é que uma parte muito maior da distribuição alternativa atende o critério de rejeição especificado pela região crítica da curva nula.

Visto que o nível de significância é frequentemente definido a um nível tradicional e a forma da distribuição alternativa está além do controle do pesquisador, normalmente o tamanho da amostra é manipulado para tratar de questões de poder na pesquisa. Trataremos mais desse assunto em breve.

Forma da distribuição alternativa

O poder do teste Z para uma média é altamente dependente da magnitude da diferença entre μ_0 e μ. À medida que a diferença aumenta, o poder aumenta. À medida que a diferença diminui, o poder diminui até que $\mu_0 = \mu$, ponto em que a hipótese nula é verdadeira e a probabilidade de rejeição é α. Essa característica do teste tem suporte intuitivo. Parece razoável que pequenas diferenças do valor nulo sejam mais difíceis de detectar do que diferenças maiores. A Figura 4.23(a) mostra uma situação em que existe uma diferença de duas unidades entre a média da população real ($\mu = 6$) e o valor hipotético ($\mu_0 = 4$). A Figura 4.23(b) mostra o aumento no poder que corresponde a uma média da população de 10, que é seis unidades do valor hipotético.

Em geral, à medida que o grau em que a hipótese nula é falsa aumenta, o poder do teste também aumenta. Para o teste binomial, isso é expresso como a diferença entre π_0 e π, mas pode ser expresso de maneiras muito diferentes para outros tipos de testes encontrados em outros capítulos.

Cálculo de poder e beta. Geralmente, não é possível calcular poder e beta em situações de pesquisa aplicada. O motivo é que, para calcular essas quantidades, você precisa ter certas informações sobre a distribuição alternativa, que normalmente não estão disponíveis. Por exemplo, para o teste Z para uma média, deve-se saber o valor de μ para fazer esses cálculos. Mas, se você

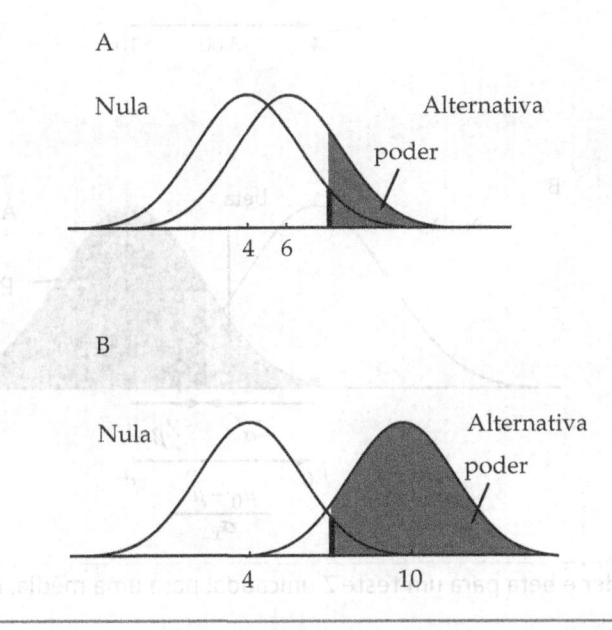

Figura 4.23 O poder do teste Z para uma média como uma função da diferença entre as médias da população hipotética e real.

soubesse o valor de μ, não haveria a necessidade de executar um teste de hipótese. Apesar disso, é útil, no que diz respeito a conhecer o poder e o beta, realizar alguns cálculos hipotéticos.

Por exemplo, qual seria o poder de um teste Z para uma média sob as condições a seguir?

$H_0: \mu = 4$ $\sigma_{\bar{x}} = 2$ $\mu = 10$
$H_A: \mu > 4$ $\alpha = 0,05$

A referência às figuras 4.24(a) e (b) ajudará a esclarecer a discussão a seguir. Para determinar beta, é necessário determinar a parte da curva alternativa que se encontra abaixo da borda inicial da região crítica na curva nula. Para determinar essa área, primeiro calculamos

$$\frac{\mu_0 - \mu}{\sigma_{\bar{x}}} = \frac{4 - 10}{2} = -3,00.$$

Isso indica que $\mu_0 = 4$ está três erros padrão abaixo de $\mu = 10$. Como o valor Z crítico para um teste Z unicaudal realizado em $\alpha = 0,05$ é 1,65, segue que, se o valor for somado a –3,00, obteremos o número de erros padrão que se encontram entre a borda inicial da região crítica e μ. Para fins de cálculos de poder, chamaremos Z crítico de Z_α, e o escore Z que indica a distância entre μ e a borda inicial da região crítica, de Z_β. (Veja a Figura 4.24(b).) Neste exemplo, $Z_\beta = -3,00 + 1,65 = -1,35$. A parte da curva alternativa que se encontra abaixo desse valor representa o beta, enquanto a parte acima desse valor é o poder. Como podemos ver na coluna três da tabela de curva normal, um escore Z de –1,35 corta 0,0885 na cauda inferior da curva alternativa. O poder é $1 - 0,0885 = 0,9115$. A probabilidade de que o teste resulte em um erro do Tipo II é, então, 0,0885, enquanto a probabilidade de uma decisão correta é 0,9115.

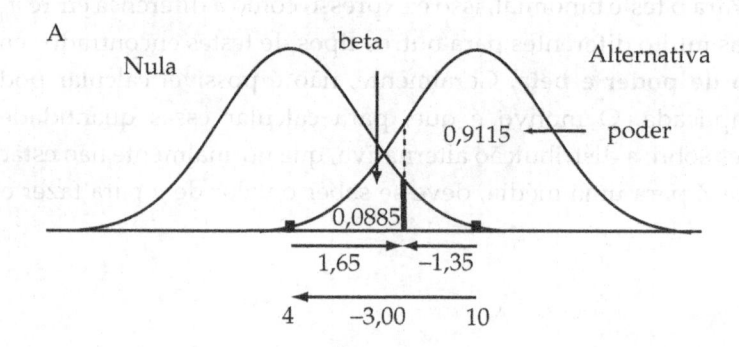

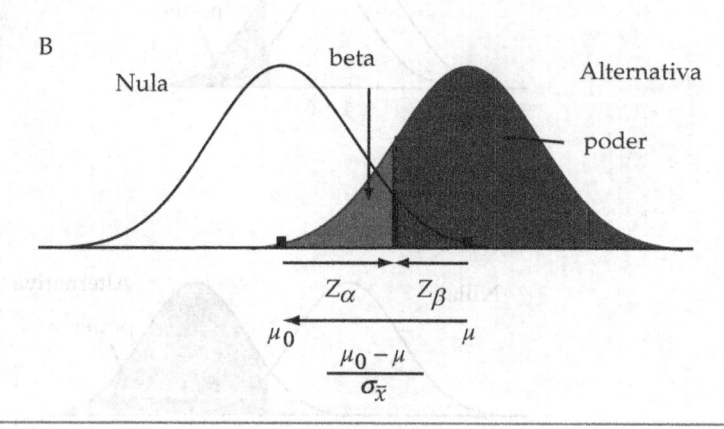

Figura 4.24 Cálculo de poder e beta para um teste Z unicaudal para uma média. As distâncias são expressas em termos de erros padrão.

A lógica por trás dessa solução foi determinar o número de erros padrão entre a borda inicial da região crítica e a média da curva alternativa (isto é, Z_β). Isso foi feito ao determinarmos o número de erros padrão entre μ_0 e μ e somarmos o número de erros padrão entre μ_0 e a borda inicial da região crítica (isto é, Z_α). Depois disso, foi fácil achar a área apropriada na tabela de curva normal. Uma expressão para Z_β é dada por

$$\boxed{Z_\beta = \frac{\mu_0 - \mu}{\sigma_{\bar{x}}} + Z_\alpha}$$

(4.10)

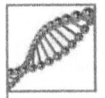

Exemplo 4.31

Determine o poder e o beta para um teste Z para uma média sob as condições a seguir.

$H_0 : \mu = 4$ $\qquad \sigma_{\bar{x}} = 2 \qquad \mu = -2$
$H_A : \mu < 4$ $\qquad \alpha = 0{,}05$

Solução Substituindo na Equação 4.10, obtemos

$$Z_\beta = \frac{4 - (-2)}{2} + (-1{,}65) = 1{,}35.$$

A parte da curva alternativa que se encontra acima desse valor representa o beta, enquanto a parte abaixo desse valor é o poder. A referência à coluna três da tabela de curva normal mostra que $Z = 1{,}35$ corta 0,0885 na cauda superior da curva normal. O poder é, então, $1 - 0{,}0885 = 0{,}9115$. Por que as respostas obtidas aqui são as mesmas que obtivemos no exemplo anterior?

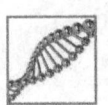

Exemplo 4.32

Determine o poder e o beta para um teste Z para uma média sob as condições a seguir.

$H_0 : \mu = 90$ $\qquad \sigma = 20 \qquad \alpha = 0{,}05$
$H_A : \mu \neq 90$ $\qquad n = 25 \qquad \mu = 88$

Solução Usando

$$\sigma_{\bar{x}} = \frac{\sigma}{\sqrt{n}} = \frac{20}{\sqrt{25}} = 4$$

na Equação 4.10, obtemos

$$Z_\beta = \frac{90 - 88}{4} + (-1{,}96) = -1{,}46.$$

O valor para $Z_\alpha = -1{,}96$ foi usado porque o teste em consideração é bicaudal, com $\alpha = 0{,}05$ e $\mu < \mu_0$. Isso é representado na Figura 4.25. Observe que a distância entre μ_0 e μ é 0,5 erro padrão. Como a borda inicial da região crítica é 1,96 erro padrão abaixo de μ_0, a distância de μ até a borda inicial da região crítica é $-1{,}96 + 0{,}50 = -1{,}46$ erro padrão. A referência à coluna três da tabela de curva normal mostra que o poder é 0,0721. Beta é $1 - 0{,}0721 = 0{,}9279$.

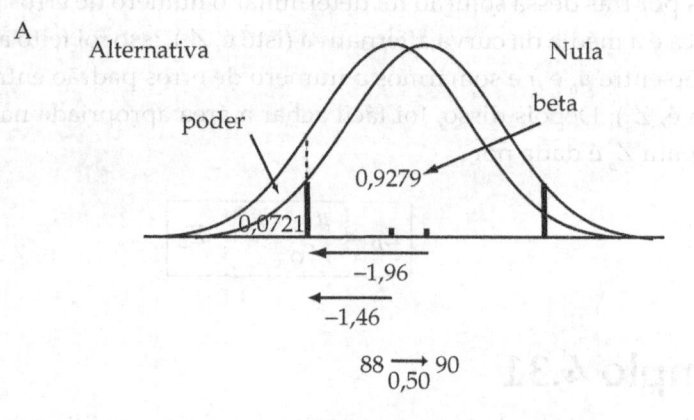

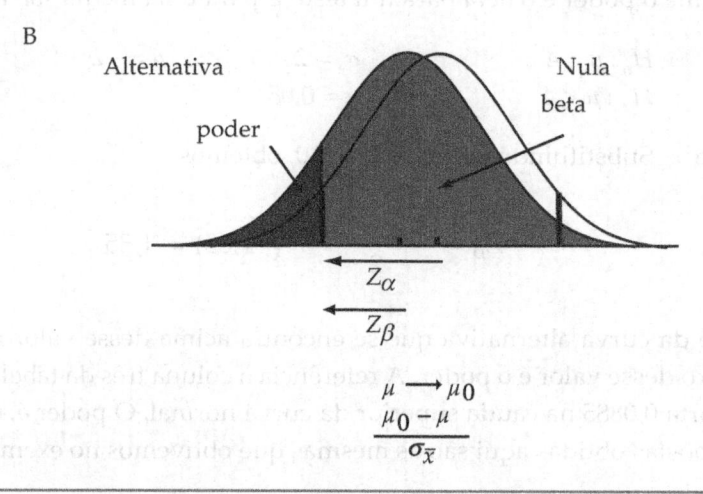

Figura 4.25 Cálculo de poder e beta para um teste Z bicaudal para uma média. As distâncias são expressas em termos de erros padrão.

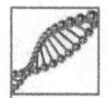

Exemplo 4.33

Determine o poder e o beta para um teste Z para uma média sob as condições a seguir.

$H_0: \mu = 90$ $\sigma = 20$ $\alpha = 0,05$
$H_A: \mu \neq 90$ $n = 25$ $\mu = 92$

Solução   Usando

$$\sigma_{\bar{x}} = \frac{\sigma}{\sqrt{n}} = \frac{20}{\sqrt{25}} = 4$$

na Equação 4.10, obtemos

$$Z_\beta = \frac{90 - 92}{4} + (1,96) = 1,46.$$

O valor para $Z_\alpha = 1,96$ foi usado porque o teste que analisamos é bicaudal com $\alpha = 0,05$ e $\mu > \mu_0$. O poder é a parte da curva normal que se encontra acima de $Z = 1,46$. A referência à coluna três da tabela de curva normal mostra que o poder é 0,0721. Beta é 1 − 0,0721 = 0,9279. Por que esses são os mesmos valores obtidos no exemplo anterior?

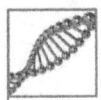

Exemplo 4.34

Como outro exemplo, determinaremos o poder e o beta para o seguinte teste exato para uma proporção.

$$H_0 : \pi = 0,35 \qquad \alpha = 0,05 \qquad \pi = 0,50$$
$$H_A : \pi > 0,35 \qquad n = 8$$

Solução As probabilidades binomiais para as distribuições nula ($\pi = 0,35$) e alternativa ($\pi = 0,50$) aparecem na Tabela 4.6. O $\hat{p}$ crítico pode ser determinado ao notarmos que $P(6) + P(7) + P(8) = 0,02175 + 0,00335 + 0,00023 = 0,02533 < \alpha = 0,05$, enquanto $P(5) + P(6) + P(7) + P(8) = 0,08077 + 0,02533 = 0,10610 > \alpha = 0,05$. O $\hat{p}$ crítico é, então, 0,750. Assim, a hipótese nula é rejeitada para qualquer valor de $\hat{p}$ maior ou igual a 0,750. Mas qual é a probabilidade de que $\hat{p}$ seja igual ou exceda 0,750? Como $\pi = 0,50$, essa probabilidade é de $P(6) + P(7) + P(8) = 0,10938 + 0,03125 + 0,00391 = 0,14454$. Esse, então, é o poder do teste. Por definição, beta é $1 - 0,14454 = 0,85546$. Portanto, parece improvável que uma decisão correta seja alcançada para esse teste.

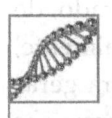

Exemplo 4.35

Quais seriam o poder e o beta se π fosse 0,55 em vez de 0,50 no Exemplo 4.34?
Solução Pela Tabela 4.6, o poder é

$$0,15695 + 0,05481 + 0,00837 = 0,22013.$$

Esse valor maior do que foi calculado para $\pi = 0,50$ é esperado, pois 0,55 está mais longe do valor nulo de 0,35 do que 0,50. Beta é $1 - 0,22013 = 0,77987$. O que você acredita que poderia ser feito para aumentar o poder desses testes?

Cálculo do tamanho da amostra. Uma questão normalmente enfrentada pelos pesquisadores é: "Quantos indivíduos devo ter em meu estudo?". Essa questão é frequentemente resolvida com base em considerações financeiras e outras não relacionadas à estatística. Nesta seção, examinaremos os aspectos estatísticos dessa questão relacionados a testes de hipóteses. Em geral, a solução estatística para essa questão exigirá um software de computador ou tabelas criadas especialmente para isso. Simplificaremos esse processo considerando os cálculos do tamanho da amostra para o teste Z para uma média, que são muito simples. O objetivo desta seção é usar o teste Z para uma média para apresentar a lógica por trás da solução. A mesma lógica se aplica a testes mais complexos.

Suponha que um pesquisador planeje usar um teste Z para uma média como ferramenta de análise principal em seu futuro estudo. A hipótese nula a ser testada é $H_0 : \mu = 100$, enquanto a alternativa tem a forma $H_A : \mu > 100$. Depois de pensar um pouco, o pesquisador decide que, se a média da população for 104 ou mais, ele gostaria de ter uma probabilidade alta (por exemplo, 0,90) de rejeitar a hipótese nula. Isso implica que o pesquisador está menos preocupado em detectar médias que difiram por menos de quatro unidades do valor nulo. Essa decisão poderia ser baseada na opinião de que as diferenças de menos de quatro unidades são de importância clínica secundária, enquanto é mais importante detectar as diferenças de quatro ou mais unidades.

Para especificar ainda mais o problema, o pesquisador deseja ter um tamanho de amostra (n) suficiente para ter poder de 0,90 de rejeitar a hipótese nula se a média da população for 104. Observe que o poder será maior do que 0,90 se a média da população for maior do que 104. O teste unicaudal deve ser realizado em $\alpha = 0,05$.

Calculando n na Equação 4.10 obtemos

$$n = \frac{\sigma^2(Z_\beta - Z_\alpha)^2}{(\mu_0 - \mu)^2}$$

(4.11)

Podemos substituir μ_0 e μ por 100 e 104, respectivamente, e Z_α por 1,65. Como 0,90 da curva normal está acima de $Z = -1,28$ (veja a Figura 4.26(a)), esse valor pode ser usado para Z_β. Para os propósitos desse exercício, consideraremos $\sigma^2 = 400$. Isso, então, resulta em

$$n = \frac{400(-1,28 - 1,65)^2}{(100 - 104)^2} = 214,6$$

Isso seria arredondado para 215. Assim, com 215 indivíduos no estudo, o pesquisador rejeitará a hipótese nula com probabilidade 0,90 se a média verdadeira for 104 e notará uma probabilidade mais alta de rejeição se a média for maior do que 104.

Um problema na geração de estimativas do tamanho da amostra é descobrir um valor para σ^2 para a expressão. Você poderia alegar que podemos simplesmente usar s^2 como foi feito com o teste t, mas lembre-se de que esse cálculo normalmente é executado *antes* de o estudo ser realizado, de modo que pode não haver uma amostra da qual obteríamos a estimativa de variância. Normalmente, a estimativa de variância é obtida da literatura de pesquisa, um estudo piloto criado para gerar a estimativa ou um outro estudo que empregasse dados semelhantes. De qualquer forma, as estimativas de tamanho de amostra são apenas isso: estimativas.

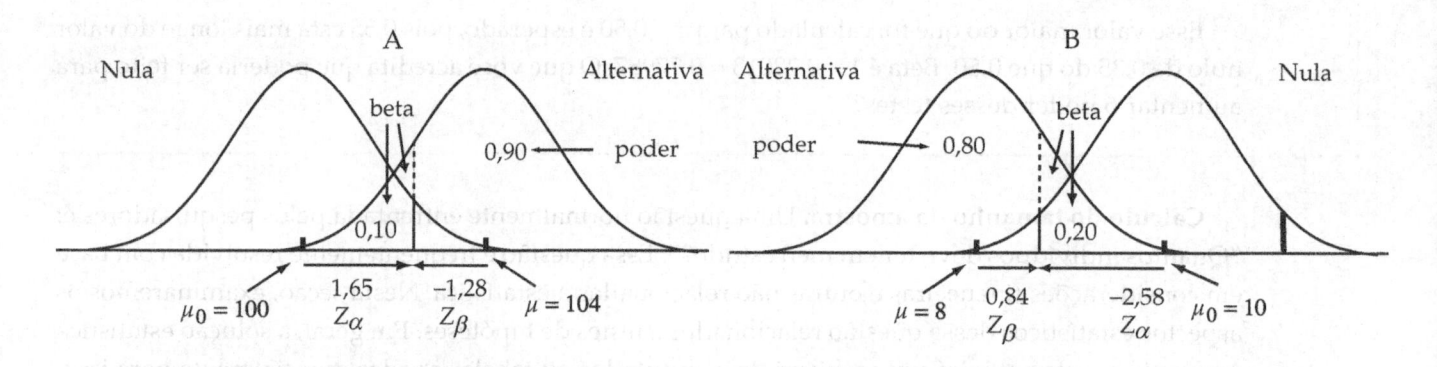

Figura 4.26 Cálculos de tamanho da amostra para testes Z unicaudais e bicaudais para uma média. As distâncias são expressas em termos de erros padrão.

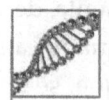

Exemplo 4.36

Calcule o tamanho da amostra exigido para atingir um poder de 0,8 para detectar uma média da população de 8 para um teste Z bicaudal da hipótese nula $H_0: \mu = 10$ realizada em $\alpha = 0,01$. Suponha que $\sigma = 4$.

Solução Vinte por cento da curva normal se encontra acima de um valor Z de 0,84, e 80% da curva normal se encontra abaixo desse valor. (Veja a Figura 4.26(b).) Substituindo Z_β por esse valor, e Z_α por −2,58, μ_0 por 10, μ por 8 e σ^2 por 16, obtemos

$$n = \frac{16(0,84 - (-2,58))^2}{(10 - 8)^2} = 46,8$$

4.4 Intervalos de confiança

4.4.1 Introdução

Já mostramos que existem duas formas básicas de inferência, teste de hipótese e intervalos de confiança. Agora que você concluiu o estudo da introdução ao teste de hipótese, voltamos nossa atenção para a outra forma de inferência. Talvez a diferença mais importante entre os dois métodos inferenciais esteja nas questões que eles tratam. Por exemplo, o teste Z para uma média verifica se a média da população difere do valor especificado pela hipótese nula, enquanto um intervalo de confiança comparável faz uma pergunta mais simples: "Qual é a média da população?". Observe que a última pergunta não implica em uma forma de hipótese sobre a média da população, mas simplesmente impõe a pergunta quanto ao seu valor. Como mostra a Figura 4.27, os dois métodos empregam a estatística para resolver questões impostas sobre parâmetros.

Depois de considerar o raciocínio por trás dos intervalos de confiança, você aprenderá a construir esses intervalos para a média da população quando soubermos ou não o valor de σ. Depois, aprenderá métodos aproximados e exatos para estimar a proporção da população. Na próxima seção, compararemos os dois métodos e mostraremos que os intervalos de confiança normalmente são preferíveis aos testes de hipóteses quando os dois métodos se aplicam a um problema em particular.

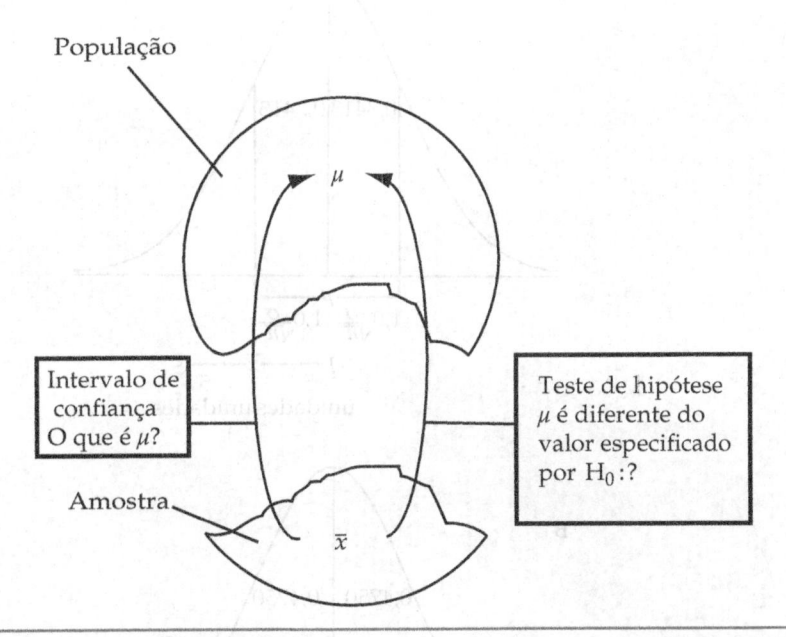

Figura 4.27 Questões relativas à média da população impostas por um teste de hipótese e um intervalo de confiança.

4.4.2 Raciocínio e método

Intervalo de confiança bilateral. Considere o seguinte. Suponha que um pesquisador selecione aleatoriamente uma amostra de tamanho $n = 100$ a partir de uma população distribuída normalmente com desvio padrão (σ) de 50. A média da amostra ($\bar{x}$) é calculada. Qual é a probabilidade de que $\bar{x}$ tenha um valor entre μ e um ponto que está um erro padrão acima de μ? A coluna dois do Apêndice A dá essa probabilidade como 0,3413. Essa também é a probabilidade de que $\bar{x}$ assuma um valor entre μ e um ponto que esteja um erro padrão acima de μ. Assim, a probabilidade de que $\bar{x}$ assuma um valor que esteja dentro de um erro padrão de μ é $0,3413 + 0,3413 = 0,6826$. Marcamos essa região na curva que representa a distribuição amostral de $\bar{x}$ na Figura 4.28(a).

Suponha agora que um erro padrão, que neste exemplo é

$$\frac{\sigma}{\sqrt{n}} = \frac{50}{\sqrt{100}} = 5,$$

seja somado e subtraído de $\bar{x}$. Chamaremos $\bar{x} + \frac{\sigma}{\sqrt{n}}$ de S e $\bar{x} - \frac{\sigma}{\sqrt{n}}$ de I. Representamos $\bar{x}$, I e S na Figura 4.28(a). No exemplo apresentado, a amostra selecionada aleatoriamente produziu um valor de $\bar{x}$ que está exatamente um erro padrão acima de μ.

Vários pontos importantes sobre o intervalo I, S devem ser observados. Primeiro, quando $\bar{x}$ assume um valor que está um erro padrão acima de μ, o intervalo I, S contém μ. Ou seja, $I \leq \mu \leq S$. Segundo, se $\bar{x}$ tivesse assumido um erro padrão abaixo de μ (não representado na figura), o intervalo novamente teria μ, pois μ seria igual a S. Terceiro, qualquer valor de $\bar{x}$ que esteja dentro de um erro padrão de μ produziria um intervalo tal que μ seria um valor entre I e S, enquanto qualquer valor de $\bar{x}$ que não esteja dentro de um erro padrão de μ produziria valores de I e S que não contêm μ. Quarto, a probabilidade[17] de que $\bar{x}$ se encontre dentro de um erro padrão de μ e portanto produza um intervalo I, S que inclua o valor de μ é de aproximadamente 0,68.

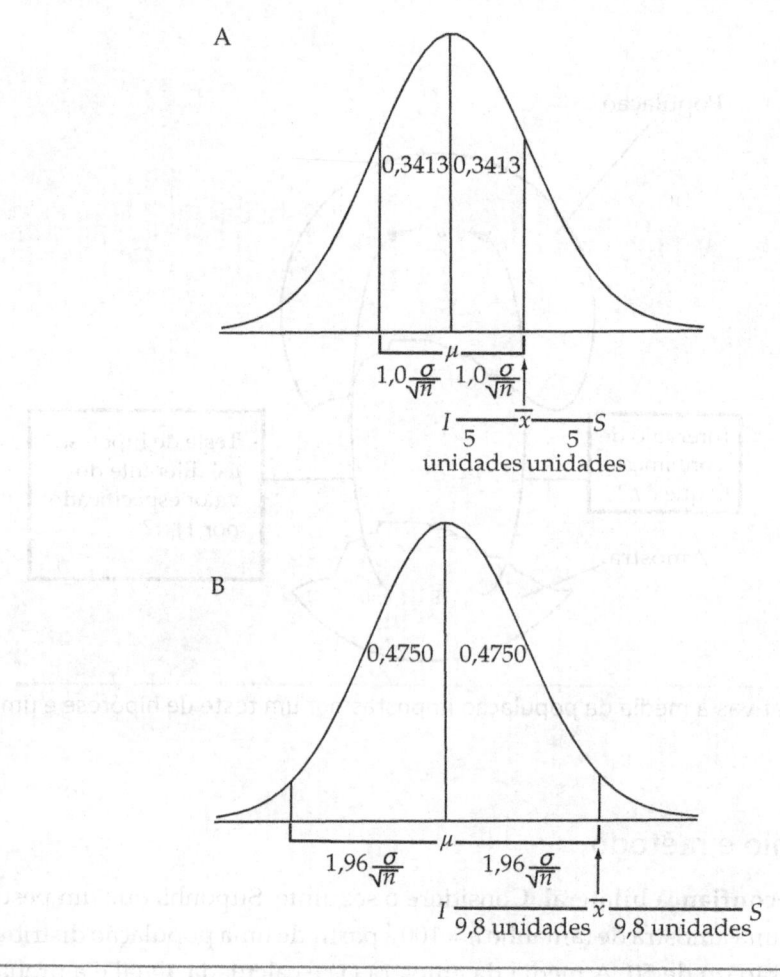

Figura 4.28 Raciocínio por trás dos intervalos de confiança bilaterais para a média de uma população.

---

[17] Comentaremos o uso da palavra probabilidade nesse contexto mais adiante.

O intervalo I, S é chamado de **intervalo de confiança**. I é o **limite inferior** do intervalo de confiança, enquanto S é o **limite superior**. O **nível de confiança** ou **cobertura** do intervalo de confiança é 0,68. A estatística em torno da qual o intervalo é formado, $\bar{x}$ nesse caso, é chamada de **estimativa de ponto**.

As implicações do texto anterior são as seguintes: um pesquisador que deseja estimar a média de uma população pode selecionar aleatoriamente uma amostra de tamanho n da população, calcular a média da amostra e gerar o intervalo de confiança como acabamos de descrever. O pesquisador pode, então, afirmar com 68% de confiança que a média da população é um valor entre I e S. Mas 68% não parece ser um nível de confiança muito alto de que μ esteja no intervalo. Suponha que o pesquisador queira alcançar um nível de confiança mais alto, digamos, um nível de 95%.

O nível de confiança é determinado pelo *número* de erros padrão somados e subtraídos da estimativa pontual. Quantos erros padrão seriam somados e subtraídos de $\bar{x}$ a fim de formar um intervalo de confiança de 95%? O intervalo deverá ter tamanho suficiente para capturar μ caso $\bar{x}$ assuma qualquer um dos valores que compõem o 0,95 central da curva normal. Essa área aparece na Figura 4.28(b). Como pode ser visto na figura, 0,95 da curva normal se encontra dentro de 1,96 erro padrão da média. Segue que a soma e a subtração de 1,96 erro padrão garantirá que o valor de μ esteja entre I e S quando $\bar{x}$ estiver dentro de 1,96 erro padrão de μ. Naturalmente, se $\bar{x}$ não estiver dentro de 1,96 erro padrão de μ, o intervalo resultante não conterá μ. Assim, o pesquisador pode afirmar com 95% de confiança que μ é um valor que está entre I e S. Os detalhes de como formar intervalos de confiança específicos serão dados a seguir.

Intervalos de confiança unilaterais. Em certas circunstâncias, os pesquisadores podem estar mais interessados em um extremo de um intervalo de confiança do que em outro. Nesses casos, o pesquisador pode escolher formar um intervalo de confiança unilateral. Um intervalo de confiança **unilateral** é uma afirmação de confiança que consiste em I ou S, mas não ambos. Por exemplo, um engenheiro ambiental pode amostrar rotineiramente a saída de uma estação de tratamento de água a fim de estimar concentrações de amônia (medida como nitrogênio) nela contida. Se a concentração for muito alta, rios e lagoas nas proximidades podem ser afetados de forma adversa. As concentrações baixas de amônia não seriam um problema. Nesse caso, o intervalo de confiança unilateral consistiria apenas em S. O pesquisador poderia afirmar, com um nível de confiança especificado, que a concentração de amônia na saída é *no máximo S*. Se S estiver abaixo de um nível aceitável, nenhuma ação será tomada. Caso contrário, deverão ser realizados esforços para reduzir sua concentração, independentemente de qual seja I. A vantagem dos intervalos de confiança unilaterais em comparação com os intervalos bilaterais se tornará clara nas discussões a seguir. Antes de considerarmos formas específicas de intervalos de confiança unilaterais, explicaremos o raciocínio por trás de sua construção.

Na Figura 4.29(a), marcamos o ponto na distribuição amostral de $\bar{x}$ de modo que aproximadamente 0,95 (0,5000 + 0,4505 = 0,9505) da curva esteja abaixo do ponto designado. Como podemos ver, esse ponto é 1,65 erro padrão acima da média de distribuição. Observe que, se I é formado pela subtração de 1,65 erro padrão de $\bar{x}$, I sempre será menor ou igual a μ, desde que $\bar{x}$ seja parte da região 0,95 designada. Se $\bar{x}$ for de um ponto de 1,65 erro padrão acima de μ, I não será menor ou igual a μ. Isso pode ser visto pela figura em que $\bar{x}$ foi colocado a 1,65 erro padrão acima de μ. Qualquer valor de $\bar{x}$ que seja menor do que o valor mostrado produzirá um I menor do que μ, enquanto qualquer $\bar{x}$ maior do que o valor mostrado produzirá um I que não é menor ou igual a μ. Como a probabilidade de que $\bar{x}$ venha de um ponto que está 1,65 erro padrão acima da média da distribuição, ou um ponto menor, é 0,95, o pesquisador pode declarar com 0,95 de confiança que a média da população é maior ou igual a I. Como exemplo, se o erro padrão for 2,0, I seria igual a $\bar{x} - (1,65)(2,0)$ ou $\bar{x} - 3,30$.

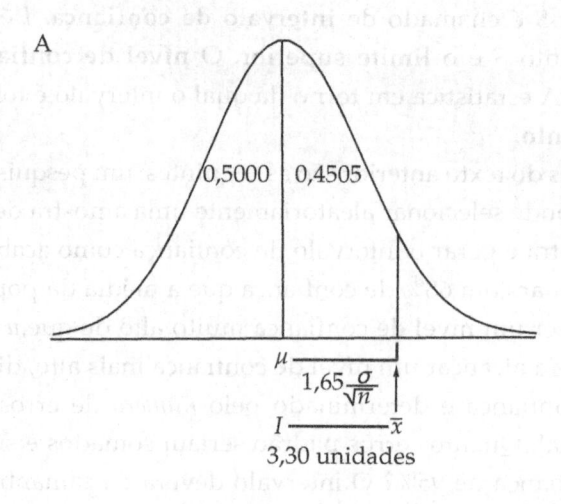

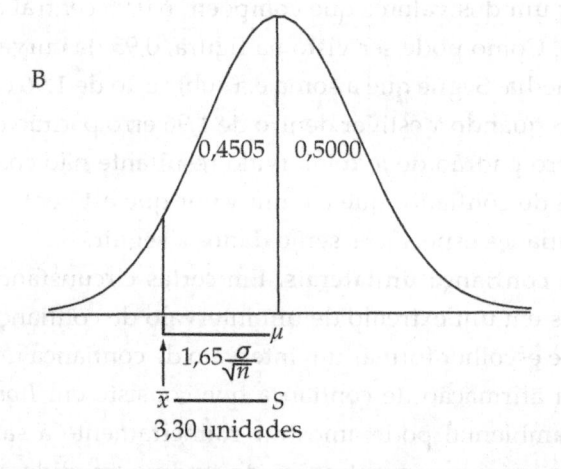

Figura 4.29 Raciocínio por trás dos intervalos de confiança unilaterais para a média de uma população.

Também pode acontecer de um pesquisador estar interessado em estimar o valor mais alto que μ poderia assumir sem se preocupar com um limite inferior. Ou seja, o pesquisador pode querer fazer uma afirmação na forma "a média da população não é maior do que S". Nessa circunstância, um intervalo de confiança unilateral pode ser formado consistindo apenas em S. Como mostra a Figura 4.29(b), qualquer valor de $\bar{x}$ que esteja 1,65 erro padrão abaixo de μ ou mais alto na distribuição produzirá um valor de S que é maior ou igual a μ. Assim, o pesquisador pode sortear uma amostra aleatória da população, calcular S e depois afirmar com 0,95 de confiança que μ é menor do que S.

4.4.3 Observação

Quando for solicitado que o significado de um intervalo de confiança de 95% seja indicado, o aluno provavelmente responderá com algo como "a *probabilidade* de que μ esteja entre I e S é de 0,95". Uma afirmação desse tipo provavelmente fará o professor franzir a testa ou usar a caneta vermelha, se essa resposta for dada por escrito. O problema pode ser mais bem explicado por meio de uma analogia.

Se uma bola de gude for selecionada aleatoriamente de *uma caixa que contém sete bolas brancas e três pretas*, a probabilidade de que a bola escolhida seja preta é, de acordo com a Equação 3.1, simplesmente a proporção de bolas pretas na caixa, ou $\frac{3}{10} = 0,3$. Agora, suponha que você tenha selecionado a bola, mas ainda não tenha conferido a sua cor. Qual é a probabilidade de que a bola *em sua mão* seja preta? Novamente, é a proporção de bolas pretas em sua mão. Mas há apenas uma bola em sua mão. Assim, a probabilidade é zero ou um, dependendo de se a bola em sua mão é preta ou branca.

A mesma lógica se aplica aos intervalos de confiança. *Antes* de selecionar uma amostra da população, podemos afirmar que a probabilidade de que o intervalo de confiança ainda a ser construído contenha μ é de 0,95 (ou um outro nível especificado). O motivo para isso é que a proporção de valores possíveis de $\bar{x}$ que produzirá valores de I e S que contêm μ é 0,95. Mas quando a amostra tiver sido selecionada e o intervalo de confiança construído, a pergunta "Qual é a probabilidade de que *esse* intervalo de confiança contenha μ?" deve ser respondida, assim como no caso da bola de gude em sua mão, com um ou zero. Assim como com a bola de gude, você agora limitou o problema a um intervalo de confiança, de modo que a proporção que contém μ é um ou zero.

Devido a certas considerações filosóficas por trás dessa questão, alguns especialistas em estatística exigem afirmações muito precisas com relação ao significado de intervalos de confiança, enquanto outros parecem não estar tão preocupados. Uma afirmação aceitável à maioria dos estatísticos é: "95% de todos os intervalos de confiança construídos dessa forma contêm μ".

4.4.4 Intervalo de confiança para μ quando o valor de σ é conhecido

Nesta e nas duas próximas seções, trataremos dos detalhes da construção de intervalos de confiança para μ e π. Começamos com os intervalos de confiança para μ quando o valor de σ é conhecido.

Quando o valor de σ é conhecido, a curva normal pode ser usada como um modelo da distribuição amostral de $\bar{x}$, de modo que I e S sejam obtidos por

$$I = \bar{x} - Z\frac{\sigma}{\sqrt{n}} \tag{4.12}$$

e

$$S = \bar{x} + Z\frac{\sigma}{\sqrt{n}} \tag{4.13}$$

Intervalos bilaterais. O nível de confiança associado a um intervalo é determinado por Z. Por exemplo, suponha que um intervalo de confiança bilateral 0,95 deva ser construído. O número de erros padrão a serem subtraídos de $\bar{x}$ e somados a ele deverá ser suficiente para que I e S contenham μ quando $\bar{x}$ assumir qualquer um dos 95% valores centrais em torno de μ. A Figura 4.28(b) demonstra isso. Essa figura mostra que 0,95 da área da curva se encontra dentro de 1,96 erro padrão de μ. O valor Z apropriado pode ser obtido ao notarmos que $\frac{0,95}{2} = 0,475$ da curva se encontra entre μ e o ponto desejado. Para determinar o escore Z apropriado, temos que ler a tabela de curva normal na ordem contrária à que usamos anteriormente. Ou seja, temos que pesquisar 0,4750 na coluna dois da tabela e depois determinar o valor Z associado. Como você pode ver pela tabela de curva normal, esse escore é 1,96. Segue que, somando e subtraindo 1,96 erro padrão de $\bar{x}$, podemos ter certeza de que μ estará entre I e S quando $\bar{x}$ assumir qualquer valor que esteja dentro de 1,96 erro padrão de μ. A probabilidade de que $\bar{x}$ assuma esse valor é de 0,95. Alguns exemplos ajudarão a esclarecer esse método de formação de intervalos de confiança.

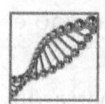

Exemplo 4.37

Dada a informação a seguir, use intervalos de confiança bilaterais de 90, 95 e 99% para estimar o QI médio de uma população de crianças cujas mães receberam cuidados pré-natais inadequados. O que acontece com o intervalo de confiança à medida que o nível de confiança aumenta?

$$\sigma = 16 \qquad n = 60 \qquad \bar{x} = 90,1$$

Solução O erro padrão da média ($\frac{\sigma}{\sqrt{n}}$) é $\frac{16}{\sqrt{60}} = 2,066$. Quantos erros padrão devem ser subtraídos e somados a $\bar{x}$ a fim de formar um intervalo de confiança de 90%? Isso pode ser determinado ao notarmos que $0,90/2 = 0,45$ da curva se encontra entre μ e o escore Z desejado. A coluna dois do Apêndice A mostra que não existe um valor dado para 0,4500 e que existem dois valores, 0,4495 e 0,4505, que são igualmente próximos da área buscada. Seguiremos a convenção de escolher a área na coluna dois que está *mais próxima* da área desejada quando a área desejada não está na tabela, ou escolher a maior área na coluna dois quando duas áreas estão igualmente próximas da área buscada. Nesse caso, existem duas áreas igualmente próximas de 0,4500, de modo que escolheremos a maior, que é 0,4505. O escore Z associado é 1,65. Observe que aproximadamente 0,90 da curva se encontra dentro de 1,65 erro padrão de μ. Assim, se 1,65 erro padrão for subtraído e somado a $\bar{x}$, podemos estar 90% confiantes de que o intervalo contém μ. Assim, de acordo com as equações 4.12 e 4.13,

$$I = \bar{x} - Z\frac{\sigma}{\sqrt{n}} = 90,1 - (1,65)(2,066) = 86,69$$

e

$$S = \bar{x} + Z\frac{\sigma}{\sqrt{n}} = 90,1 + (1,65)(2,066) = 93,51$$

Como mostramos, um intervalo de confiança de 95% é formado pela subtração e pela soma de 1,96 erro padrão, de modo que

$$I = 90,1 - (1,96)(2,066) = 86,05$$

e

$$S = 90,1 + (1,96)(2,066) = 94,15.$$

O valor Z a ser usado na construção de um intervalo de confiança bilateral 0,99 pode ser determinado pela observação de que $0,99/2 = 0,4950$. Como existem dois valores igualmente próximos de 0,4950 na coluna dois do Apêndice A (isto é, 0,4949 e 0,4951), seguimos a convenção de usar a área maior de 0,4951 que tem um valor Z associado de 2,58. O intervalo é, então,

$$I = 90,1 - (2,58)(2,066) = 84,77$$

e

$$S = 90,1 + (2,58)(2,066) = 95,43.$$

Como mostram esses resultados, a confiança é obtida à custa de intervalos maiores.

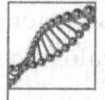

Exemplo 4.38

Use a informação dada a seguir para construir um intervalo de confiança bilateral de 80%.

$$\sigma = 22 \qquad n = 100 \qquad \bar{x} = 220,5$$

Solução O erro padrão é $\frac{22}{\sqrt{100}} = 2{,}20$. O valor Z a ser usado no cálculo deverá ser de tamanho suficiente para produzir valores de I e S que contenham μ quando $\bar{x}$ assumir qualquer um dos valores que compõem o 0,80 do meio da curva. Para determinar esse valor de Z, procuramos a área $0{,}80/2 = 0{,}40$ na coluna dois da tabela de curva normal. A área mais próxima de 0,4000 é 0,3997, que possui um valor Z associado de 1,28. Substituindo nas equações 4.12 e 4.13, temos

$$I = \bar{x} - Z\frac{\sigma}{\sqrt{n}} = 220{,}5 - (1{,}28)(2{,}2) = 217{,}68$$

e

$$S = \bar{x} + Z\frac{\sigma}{\sqrt{n}} = 220{,}5 + (1{,}28)(2{,}2) = 223{,}32$$

Assim, podemos estar 80% confiantes de que a média da população é um valor no intervalo entre 217,68 e 223,32.

Intervalos unilaterais. Suponha que um pesquisador queira formar um intervalo de confiança unilateral de 95% a fim de obter uma estimativa de limite inferior de μ. Ou seja, o pesquisador deseja determinar um valor I que, com confiança de 95%, possa ser declarado menor ou igual a μ. Como podemos ver na Figura 4.29(a), o valor Z apropriado a ser usado com essa finalidade é o valor que tem $0{,}95 - 0{,}50 = 0{,}45$ da curva entre o valor e μ. Usando a regra previamente estabelecida com relação a áreas que são igualmente próximas à que está sendo calculada, identificamos 1,65 como o valor Z apropriado.

Se $\bar{x}$ é 10,2 e o erro padrão é 2,0, então, pela Equação 4.12,

$$I = \bar{x} - Z\frac{\sigma}{\sqrt{n}} = 10{,}2 - (1{,}65)(2{,}0) = 6{,}9$$

O pesquisador pode afirmar com 95% de confiança que a média da população é maior ou igual a 6,9. Se o pesquisador estivesse interessado em uma estimativa de limite superior de μ, então, pela Equação 4.13,

$$S = \bar{x} + Z\frac{\sigma}{\sqrt{n}} = 10{,}2 + (1{,}65)(2{,}0) = 13{,}5$$

Observe que, com testes de hipótese unicaudais e bicaudais, os intervalos de confiança unilaterais e bilaterais não empregam o mesmo valor de Z ao construir intervalos com níveis de confiança iguais. Por exemplo, 1,65 é usado para construir um intervalo unilateral de 95%, mas 1,96 é usado para um intervalo bilateral de 95%.

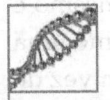

Exemplo 4.39

Use a informação dada a seguir para construir estimativas de limite inferior de μ nos níveis de confiança de 90 e 99%.

$$\sigma = 44 \qquad n = 150 \qquad \bar{x} = 105{,}8$$

Solução Os intervalos de confiança unilaterais serão construídos porque somente estimativas de limite inferior de μ são exigidas. O erro padrão da média é $\frac{44}{\sqrt{150}} = 3{,}593$. Para o intervalo de 90%, o valor Z apropriado terá $0{,}90 - 0{,}50 = 0{,}40$ da curva entre ele mesmo e a média da curva. A coluna dois do Apêndice A mostra que esse valor é (aproximadamente) 1,28. A estimativa de limite inferior é, então,

$$I = \bar{x} - Z\frac{\sigma}{\sqrt{n}} = 105{,}8 - (1{,}28)(3{,}593) = 101{,}2.$$

Para o intervalo de 0,99, o valor Z terá 0,99 − 0,50 = 0,49 da curva entre ele mesmo e a média da distribuição. A coluna dois do Apêndice A mostra que esse valor é (aproximadamente) 2,33. A estimativa do limite inferior é, então,

$$I = 105{,}8 - (2{,}33)(3{,}593) = 97{,}4.$$

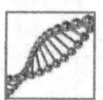

Exemplo 4.40

Use a informação dada a seguir para obter intervalos de confiança de 86 e 94% para valores do limite superior de μ.

$$\sigma = 4{,}5 \qquad n = 80 \qquad \bar{x} = 12{,}0$$

Solução Os valores Z para os dois intervalos são 1,08 e 1,56. O uso desses valores com um erro padrão de $\frac{4{,}5}{\sqrt{80}} = 0{,}503$ resulta em

$$S = \bar{x} + Z\frac{\sigma}{\sqrt{n}} = 12{,}0 + (1{,}08)(0{,}503) = 12{,}5$$

e

$$S = 12{,}0 + (1{,}56)(0{,}503) = 12{,}8.$$

Suposições. As suposições por trás do intervalo de confiança para μ quando o valor de σ é conhecido são as mesmas por trás do teste Z para uma média (veja a página 88). Na verdade, as violações de uma ou mais dessas suposições podem resultar no nível de confiança (cobertura) diferente daquele intencionado. A Tabela 4.2 pode ser usada para a obtenção das propriedades de cobertura para uma violação desse tipo. Isso pode ser feito ao subtrairmos α_E de um. Por exemplo, quando amostras de tamanho cinco são tomadas da distribuição não normal considerada nessa tabela, o nível real de confiança é 1 − 0,046 = 0,954, em vez do 0,950 desejado. De modo semelhante, como vimos na Tabela 4.3, sob uma violação moderada da suposição de independência, o intervalo de confiança de 95% para μ tem cobertura real 1 − 0,11 = 0,89. O intervalo de confiança para μ quando o valor de σ é conhecido é robusto ou não robusto sob as mesmas condições em que o teste Z para uma média é robusto ou não robusto.

4.4.5 Intervalo de confiança para μ quando o valor de σ não é conhecido

Você deverá se lembrar de que o teste t para uma média é usado no lugar do teste Z para uma média na situação comumente encontrada em que o valor de σ não é conhecido. O mesmo é verdadeiro para intervalos de confiança. Quando o valor de σ não é conhecido, s é usado como uma estimativa do parâmetro desconhecido σ, o que significa que a distribuição relevante é t em vez de Z. As equações para I e S se tornam então

$$\boxed{I = \bar{x} - t\frac{s}{\sqrt{n}}} \tag{4.14}$$

e

$$\boxed{S = \bar{x} + t\frac{s}{\sqrt{n}}} \tag{4.15}$$

onde *s* é o desvio padrão da amostra e *t* é o valor apropriado da tabela *t* com *n* – 1 graus de liberdade. Por exemplo, suponha que queiramos construir um intervalo de confiança bilateral de 95% para μ usando os dados da Seção 4.3.4, reproduzidos aqui por conveniência.

Amostra: 6,0 8,0 5,5 4,5 8,5 4,0 3,5

O desvio padrão da amostra pode ser obtido pela aplicação da Equação 2.16 aos escores somados e à soma dos escores ao quadrado, como mostra a tabela a seguir.

x	x^2
6,0	36,00
8,0	64,00
5,5	30,25
4,5	20,25
8,5	72,25
4,0	16,00
3,5	12,25
40,0	251,00

$$s = \sqrt{\frac{\sum x^2 - \frac{(\sum x)^2}{n}}{n-1}} = \sqrt{\frac{251 - \frac{(40)^2}{7}}{7-1}} = \sqrt{\frac{22,429}{6}} = 1,933$$

e

$$\bar{x} = \frac{\sum x}{n} = \frac{40}{7} = 5,714.$$

O valor apropriado para *t* pode ser determinado através da tabela no Apêndice B com 7 – 1 = 6 graus de liberdade. Como queremos construir um intervalo de confiança de 95%, usamos a linha e a coluna designadas dessa forma. Isso gera um valor para *t* de 2,447. Pelas equações 4.14 e 4.15,

$$I = 5,714 - 2,447\frac{1,933}{\sqrt{7}} = 3,926$$

e

$$S = 5,714 + 2,447\frac{1,933}{\sqrt{7}} = 7,502.$$

Assim, o pesquisador pode estar 95% confiante de que essa amostra foi retirada de uma população cuja média estava entre 3,926 e 7,502. Uma estimativa de limite inferior unilateral de 95% de μ seria

$$L = 5,714 - 1,943\frac{1,933}{\sqrt{7}} = 4,294.$$

Exemplo 4.41

Os dados fornecidos a seguir representam uma amostra (fictícia) de glicose do sangue retirado de 10 crianças com idades entre 14 e 16 anos que disseram comer *fast-food* rotineiramente três ou mais vezes por semana. Use esses dados para construir um intervalo de confiança bilateral de 99%.

Amostra: 100 99 97 104 124 120 89 122 118 101

Solução   As observações de soma e de soma dos quadrados são as seguintes:

x	x²
100	10000
99	9801
97	9409
104	10816
124	15376
120	14400
89	7921
122	14884
118	13924
101	10201
1074	116732

A aplicação das equações 2.1 e 2.16 resulta em

$$\bar{x} = \frac{\sum x}{n} = \frac{1074}{10} = 107,4$$

e

$$s = \sqrt{\frac{\sum x^2 - \frac{(\sum x)^2}{n}}{n-1}} = \sqrt{\frac{116732 - \frac{(1074)^2}{10}}{10-1}} = \sqrt{\frac{1384,4}{9}} = 12,403.$$

O Apêndice B mostra que o valor apropriado de t para um intervalo de confiança bilateral de 99% baseado em $10 - 1 = 9$ graus de liberdade é 3,250. Então, pelas equações 4.14 e 4.15,

$$I = \bar{x} - t\frac{s}{\sqrt{n}} = 107,4 - 3,250\frac{12,403}{\sqrt{10}} = 94,65$$

e

$$S = \bar{x} + t\frac{s}{\sqrt{n}} = 107,4 + 3,250\frac{12,403}{\sqrt{10}} = 120,15.$$

Suposições. As suposições por trás do intervalo de confiança para μ quando o valor de σ não é conhecido são as mesmas por trás do teste t para uma média, que, por sua vez, são as mesmas por trás do teste Z para uma média (veja a página 88). Na verdade, as violações de uma ou mais dessas suposições podem resultar no nível de confiança (cobertura) diferente daquele intencionado. A Tabela 4.4 pode ser usada para a obtenção das propriedades de cobertura para uma violação desse tipo. Isso pode ser feito subtraindo α_E de um. Por exemplo, quando as amostras de tamanho cinco são tiradas da distribuição não normal considerada nessa tabela, o nível real de confiança é $1 - 0,069 = 0,931$ em vez do 0,950 desejado. O intervalo de confiança para μ quando o valor de σ não é conhecido é robusto ou não robusto sob as mesmas condições em que o teste t para uma média é robusto ou não robusto.

4.4.6 Intervalo de confiança para π

Existem diversos métodos aproximados para a construção de limites de confiança para uma proporção da população (π). Porém, com frequência, esses métodos não são suficientemente precisos em muitas aplicações, especialmente quando o tamanho da amostra (n) não é grande ou quando $\hat{p}$ está próximo de zero ou um. Há também um método exato que contorna essa dificuldade.

Devido ao seu uso comum pelos pesquisadores, descrevemos rapidamente e oferecemos um cálculo de exemplo para um método aproximado com base na curva normal. Porém, para suas próprias aplicações, você deverá considerar o uso do método exato descrito em uma seção posterior.

Método aproximado. Uma aproximação para I e S é dada por

$$\boxed{I = \hat{p} - Z\sqrt{\frac{\hat{p}\hat{q}}{n}}}$$ (4.16)

e

$$\boxed{S = \hat{p} + Z\sqrt{\frac{\hat{p}\hat{q}}{n}}}$$ (4.17)

onde $\hat{p}$ é a proporção de sucessos na amostra de tamanho n e $\hat{q}$ é a proporção de fracassos, de modo que $\hat{q} = 1 - \hat{p}$. Z determina o nível de confiança e é determinado da maneira descrita na Seção 4.4.4.

Como exemplo de aplicação, suponha que um pesquisador de políticas de saúde queira estimar a proporção de adultos que residem em um distrito rural do sul que tenha algum tipo de convênio médico. Para isso, uma amostra de 350 adultos que moram no distrito são entrevistados. Das 350 pessoas entrevistadas, 112 ou 112/350 = 0,32 relatam que atualmente têm algum tipo de convênio médico. Um intervalo de confiança de 95% pode ser construído como

$$I = \hat{p} - Z\sqrt{\frac{\hat{p}\hat{q}}{n}} = 0{,}32 - 1{,}96\sqrt{\frac{(0{,}32)(0{,}68)}{350}} = 0{,}27$$

e

$$S = \hat{p} + Z\sqrt{\frac{\hat{p}\hat{q}}{n}} = 0{,}32 + 1{,}96\sqrt{\frac{(0{,}32)(0{,}68)}{350}} = 0{,}37.$$

O pesquisador pode então ter 95% de confiança de que a proporção de adultos que moram no distrito e possuem convênio médico está entre 0,27 e 0,37. É instrutivo observar o resultado que teria sido alcançado se $\hat{p}$ estivesse próximo de zero (por exemplo, 0,02) e n fosse muito reduzido (por exemplo, $n = 25$). Nesse caso,

$$I = 0{,}02 - 1{,}96\sqrt{\frac{(0{,}02)(0{,}98)}{25}} = -0{,}03$$

e

$$S = 0{,}02 + 1{,}96\sqrt{\frac{(0{,}02)(0{,}98)}{25}} = 0{,}07.$$

Mas, logicamente, as proporções não podem ser negativas. Em vez de declarar que a proporção da população está entre −0,03 e 0,07, o pesquisador usaria o intervalo 0,00 a 0,07. O ponto importante, porém, é que esse método de construção de intervalos de confiança não é preciso quando o tamanho da amostra não é suficientemente grande e $\hat{p}$ está muito próximo de zero ou um.

Suposições. Veja a página 103. Além dos comentários que podemos encontrar ali, você deverá ter em mente que os limites de confiança para proporções menores do que zero ou maiores do que um devem considerar esses valores como seu limite inferior ou superior legítimos.

Método exato. Assim como a distribuição binomial pode ser usada para formar a base de um teste de hipótese relacionado a π (veja a página 96), essa mesma distribuição pode formar a base de um intervalo de confiança exato para estimar esse parâmetro. Poderemos entender melhor o raciocínio por trás desse intervalo exato depois de lermos a próxima seção. Por enquanto, simplesmente afirmaremos que ele conta com uma relação especial que existe entre os testes de hipótese e os intervalos de confiança.

Dito isso, porém, temos que acrescentar que o *método* pelo qual esses intervalos são formados não é direto e conta com conceitos estatísticos matemáticos que estão muito além do escopo deste livro. Por esse motivo, mostraremos *como* construir esses intervalos, mas não tentaremos lhe dizer *por que* esse método é apropriado. Esses limites são calculados por

$$I = \frac{P}{P + (n - P + 1) F_I} \tag{4.18}$$

e

$$S = \frac{(P + 1) F_S}{n - P + (P + 1) F_S} \tag{4.19}$$

onde P é o número de sucessos na amostra, n é o número de observações na amostra e F_I e F_S são os valores apropriados de uma distribuição F. F_I e F_S podem ser obtidos no Apêndice C. Observe que, diferentemente da tabela t no Apêndice B, a tabela F precisa ser introduzida com *dois* graus de liberdade diferentes. O primeiro deles, que chamaremos de graus de liberdade do numerador, é listado no topo da tabela, enquanto o segundo, que chamaremos de graus de liberdade do denominador, é dado juntamente com a borda da tabela. Assim, por exemplo, o valor F apropriado a ser usado no cálculo de um intervalo de confiança bilateral de 95%, considerando graus de liberdade do numerador iguais a 4 e graus de liberdade do denominador iguais a 20, seria 3,51. Para facilitar os cálculos, usaremos a notação gl_{IN}, gl_{ID}, gl_{SN} e gl_{SD} para representar respectivamente os graus de liberdade do numerador para o cálculo de I, os graus de liberdade do denominador para o cálculo de I, os graus de liberdade do numerador para o cálculo de S e os graus de liberdade do denominador para o cálculo de S. Os graus de liberdade usados para o cálculo dos limites inferior e superior são obtidos por

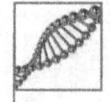

$$gl_{IN} = 2(n - P + 1) \tag{4.20}$$

$$gl_{ID} = 2P \tag{4.21}$$

$$gl_{SN} = 2(P + 1) \tag{4.22}$$

$$gl_{SD} = 2(n - P) \tag{4.23}$$

Exemplo 4.42

Uma amostra aleatória de 10 crianças com níveis normais de glicose no sangue e que têm um ou mais irmãos portadores de diabetes é testada para anticorpos associados a essa doença. Quarenta por cento dessas crianças apresentam resultados positivos para o anticorpo especificado. Use o método exato para construir um intervalo de confiança bilateral de 95% para estimar a proporção de crianças desse tipo na população que apresentarão resultados positivos para o anticorpo. Compare esse intervalo com aquele construído pelo método aproximado discutido na página 131.

Use os mesmos dados para construir um intervalo de confiança exato unilateral de 95% para o limite inferior da proporção da população. Compare esse intervalo com aquele construído pelo método aproximado discutido na página 131.

Solução Começamos pelo cálculo dos graus de liberdade necessários para determinar F_I. Pelas equações 4.20 e 4.21 e pelo fato de que o número de sucessos (P) é $n\hat{p} = (10)(0,4) = 4$,

$$gl_{IN} = 2(n - P + 1) = 2(10 - 4 + 1) = 14$$

e

$$gl_{ID} = 2P = (2)(4) = 8.$$

O Apêndice C mostra que, com graus de liberdade do numerador de 14 e graus de liberdade do denominador de 8, o valor F apropriado a ser usado para a construção de um intervalo de confiança bilateral de 95% é 4,13. Usando esse valor na Equação 4.18, obtemos

$$I = \frac{P}{P + (n - P + 1) F_I} = \frac{4}{4 + (10 - 4 + 1) 4,13} = 0,122.$$

Calculando os graus de liberdade para F_S por meio das equações 4.22 e 4.23, temos

$$gl_{SN} = 2(P + 1) = 2(4 + 1) = 10$$

e

$$gl_{SD} = 2(n - P) = 2(10 - 4) = 12.$$

O valor F com graus de liberdade do numerador e do denominador de 10 e 12, respectivamente, a serem usados na construção de um nível de confiança bilateral de 95% é, de acordo com o Apêndice C, 3,37. Então, pela Equação 4.19

$$S = \frac{(P + 1) F_S}{n - P + (P + 1) F_S} = \frac{(4 + 1) 3,37}{10 - 4 + (4 + 1) 3,37} = 0,737.$$

O intervalo de confiança bilateral exato de 95% é, então, 0,122 a 0,737. O tamanho considerável desse intervalo se deve ao tamanho pequeno da amostra.

O intervalo aproximado construído pelas equações 4.16 e 4.17 é

$$I = \hat{p} - Z\sqrt{\frac{\hat{p}\hat{q}}{n}} = 0,4 - 1,96\sqrt{\frac{(0,4)(0,6)}{10}} = 0,096$$

e

$$S = \hat{p} + Z\sqrt{\frac{\hat{p}\hat{q}}{n}} = 0,4 + 1,96\sqrt{\frac{(0,4)(0,6)}{10}} = 0,704.$$

O intervalo aproximado de 0,096 a 0,704 é diferente do intervalo exato que acabamos de calcular. Isso é esperado, pois geralmente não podemos confiar no método aproximado quando o tamanho da amostra é pequeno.

O intervalo unilateral exato para a estimativa do limite inferior de π pode ser obtido pela substituição do valor apropriado do Apêndice C na Equação 4.18. Observando no Apêndice C a tabela para os graus de liberdade anteriormente calculados pelas equações 4.20 e 4.21 (isto é, 14 e 8), o valor F para um intervalo unilateral de 95% é 3,24. Substituindo esse valor na Equação 4.18, temos

$$I = \frac{P}{P + (n - P + 1) F_I} = \frac{4}{4 + (10 - 4 + 1) 3{,}24} = 0{,}150.$$

O método aproximado resulta em

$$I = \hat{p} - Z\sqrt{\frac{\hat{p}\hat{q}}{n}} = 0{,}4 - 1{,}65\sqrt{\frac{(0{,}4)(0{,}6)}{10}} = 0{,}144.$$

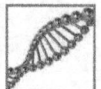

Exemplo 4.43

Dados 24 sucessos em uma amostra de tamanho 28, construa um intervalo de confiança bilateral de 99% para π. Construa um intervalo de confiança unilateral de 99% para o limite superior de π.

Solução Os graus de liberdade do numerador e do denominador para F_I são, de acordo com as equações 4.20 e 4.21,

$$gl_{IN} = 2(28 - 24 + 1) = 10$$

e

$$gl_{ID} = (2)(24) = 48.$$

Pelo Apêndice C, F_I é 3,01. O limite inferior é então, de acordo com a Equação 4.18,

$$I = \frac{24}{24 + (28 - 24 + 1) 3{,}01} = 0{,}615.$$

Os graus de liberdade do numerador e do denominador para F_S são, de acordo com as equações 4.22 e 4.23,

$$gl_{SN} = 2(24 + 1) = 50$$

e

$$gl_{SD} = 2(28 - 24) = 8.$$

Com F_S de 6,22, S é então

$$S = \frac{(24 + 1) 6{,}22}{28 - 24 + (24 + 1) 6{,}22} = 0{,}975.$$

O intervalo de confiança bilateral de 99% está, então, entre 0,615 a 0,975.
O limite superior unilateral é

$$S = \frac{(24 + 1) 5{,}07}{28 - 24 + (24 + 1) 5{,}07} = 0{,}969.$$

Suposições. As suposições por trás do método exato de formulação de intervalos de confiança para a estimativa de π são as mesmas para o teste de hipótese exato discutido na página 103. Uma nota explicativa adicional deverá ser acrescentada a esse método de formação de intervalos de confiança exatos. A precisão dos cálculos de I e S depende do número de casas decimais usadas em F_I e F_S. Visto que neste livro a tabela F oferece duas casas decimais, você não deverá contar com mais de dois dígitos de precisão em seus cálculos de I e S. Isso pode ser particularmente importante quando os limites estão próximos de zero ou um. Por exemplo, se um limite inferior real for 0,0003, você não poderá ter certeza de que chegará a esse resultado por meio da tabela F fornecida aqui. Nesses casos, você recebe valores F mais precisos de outras tabelas ou de um software geralmente disponível.

4.5 Comparação de testes de hipótese e intervalos de confiança

Os testes de hipótese e os intervalos de confiança estão mais fortemente relacionados do que poderia parecer inicialmente. De fato, os intervalos de confiança podem ser usados para realizar testes de hipótese. Por esse motivo e outros a serem discutidos a seguir, os intervalos de confiança normalmente são preferíveis aos testes de hipótese em situações em que ambos poderiam ser empregados. Nesta seção, mostraremos por que e como os intervalos de confiança podem ser usados para realizar testes de hipótese. Terminaremos com uma comparação entre as informações fornecidas por cada um.

4.5.1 Testes de hipótese bicaudais e intervalos de confiança bilaterais

Suponha que um teste Z bicaudal para uma média seja realizado em $\alpha = 0,05$. A distribuição nula usada nesse teste aparece nas figuras 4.30(a) e (b). Como o teste é bicaudal e α é 0,05, a distância do valor médio hipotético (μ_0) à borda inicial das regiões críticas é 1,96 erro padrão (veja o Apêndice A). Na Figura 4.30(a) a estatística de teste ($\bar{x}$, nesse caso) está em uma região crítica que leva à rejeição da hipótese nula.

Suponha agora que um intervalo de confiança de 95% seja construído em torno de $\bar{x}$, como mostra a Figura 4.30(a). Observe que um intervalo de confiança bicaudal de 95% é construído pela soma e pela subtração de 1,96 erro padrão de $\bar{x}$. Como essa também é a distância de μ_0 até a borda da região crítica, segue que, quando $\bar{x}$ está na região crítica, o valor nulo (μ_0) não estará no intervalo formado por I e S.

Por comparação, a Figura 4.30(b) representa a situação em que a estatística de teste não está na região crítica, o que faz com que a hipótese nula não seja rejeitada. Nessa situação, μ_0 estará contido no intervalo formado por I e S. Pelos resultados mostrados nas figuras 4.30(a) e (b), segue que um pesquisador que quer usar um Z bicaudal para uma média $\alpha = 0,05$ para testar a hipótese nula de que μ é igual a μ_0 poderia realizar o teste construindo um intervalo de confiança bicaudal de 95%

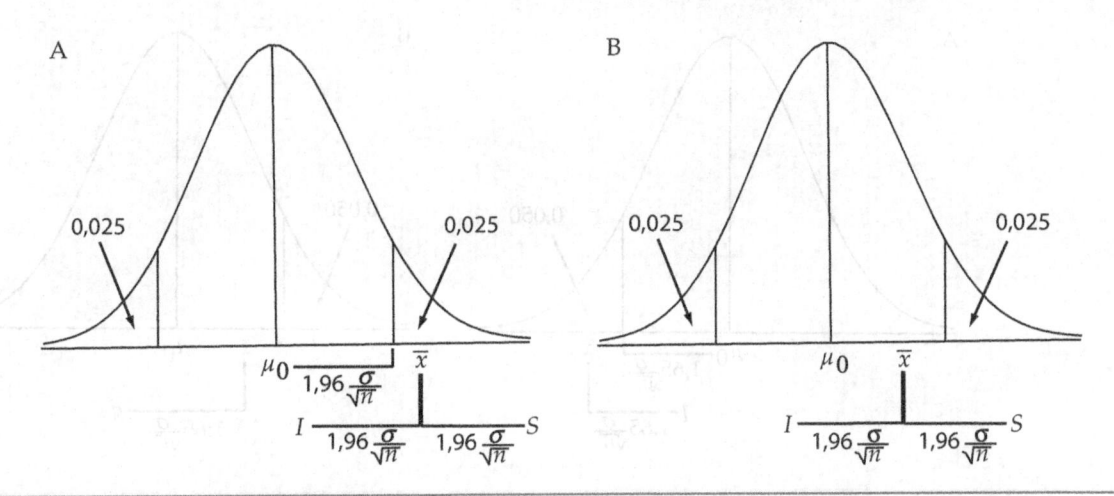

Figura 4.30 Relação entre o teste de hipótese bicaudal e o intervalo de confiança bilateral.

e observando se μ_0 está no intervalo resultante. Se μ_0 não estiver no intervalo, a hipótese nula será rejeitada. Se μ_0 estiver no intervalo, a hipótese nula não será rejeitada.

Se o pesquisador desejasse realizar o teste de hipótese em $\alpha = 0,01$, um intervalo de confiança de 99% seria exigido. Em geral, se α e o nível de confiança forem expressos como decimais, então o nível de confiança usado para realizar um teste no nível α é $1 - \alpha$. Assim, um teste de hipótese realizado em $\alpha = 0,10$ exigiria um intervalo com nível de confiança $1 - 0,10 = 0,90$.

4.5.2 Testes de hipótese unicaudais e intervalos de confiança unilaterais

Assim como os intervalos de confiança bicaudais podem ser usados para realizar testes de hipótese bicaudais, os intervalos unilaterais podem ser usados para realizar testes unicaudais. Por exemplo, um teste de uma hipótese nula contra uma alternativa na forma

$$H_A : \mu > \mu_0$$

pode ser realizado pela construção de um intervalo de confiança unilateral para o limite inferior do parâmetro estimado. Se $\mu_0 \leq I$, a hipótese nula é rejeitada; caso contrário, ela não é rejeitada. A Figura 4.31(a) mostra que, quando a estatística de teste está na região crítica, μ_0 é menor que I.

Um teste com alternativa na forma

$$H_A : \mu < \mu_0$$

é conduzido por meio de um intervalo unilateral para o limite superior do parâmetro. Esse teste é representado na Figura 4.31(b). Nesse exemplo, a estatística de teste não está na região crítica, o que implica que $\mu_0 < S$. A hipótese nula seria rejeitada se $\mu_0 \geq S$.

De certa forma, então, diversos testes de hipótese podem ser conduzidos frequentemente em um intervalo de confiança. O pesquisador sabe que qualquer valor hipotético que esteja entre I e S em um intervalo bilateral não seria rejeitado, enquanto qualquer valor fora do intervalo seria rejeitado. De modo semelhante, o pesquisador sabe que qualquer valor menor ou igual a I em um intervalo unilateral levaria à rejeição, enquanto qualquer valor maior do que I não seria rejeitado. Também é óbvio que qualquer valor de μ_0 que seja maior ou igual a S seria rejeitado, enquanto qualquer valor menor do que S não levaria à rejeição.

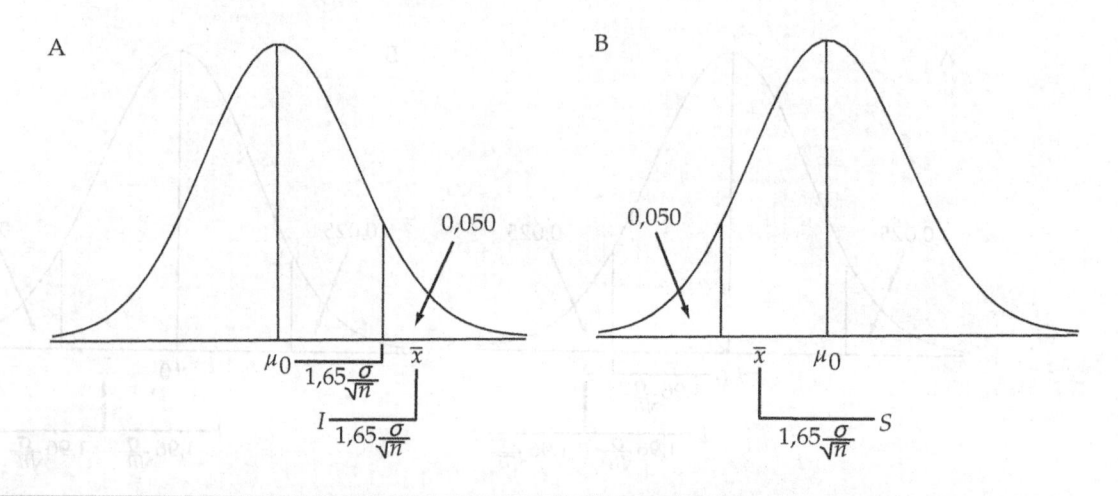

Figura 4.31 Relação entre o teste de hipótese unicaudal e o intervalo de confiança unilateral.

4.5.3 Alguns comentários adicionais

Além do que acabamos de expor, duas características dos intervalos de confiança os tornam geralmente preferíveis aos testes de hipótese. Primeiro, os intervalos de confiança normalmente respondem a perguntas mais interessantes do que os testes de hipótese. Por exemplo, a pergunta "Qual é o μ?" normalmente é mais interessante do que a pergunta "μ é diferente de 12?". Segundo, se uma amostra é muito pequena para oferecer um poder adequado, esse fato não é mostrado ao pesquisador por um teste de hipótese. Diferentemente, uma amostra inadequada produzirá um intervalo de confiança excessivamente longo, o que alertará o pesquisador sobre o fato de a amostra ser muito pequena. Em geral, quanto maior a amostra, mais curto o intervalo de confiança.

Surge naturalmente a questão de por que os testes de hipótese deveriam ser usados. A pergunta subordinada é: por que você teve que aprender tanto sobre esses testes neste capítulo? O motivo principal é que muitas questões de interesse para os pesquisadores não podem ser respondidas por intervalos de confiança. As únicas respostas para essas perguntas são dadas pelos testes de hipótese. Você encontrará alguns exemplos assim nos próximos capítulos. Também é necessário entender certos testes porque eles ainda são (talvez inapropriadamente) comumente relatados na literatura de pesquisa. Se você tiver que entender a literatura de pesquisa, terá que entender os testes de hipótese nela utilizados.

4.6 Uma reorientação

O estudo de uma introdução bastante elaborada à inferência está completo. A maior parte do restante deste livro lidará com métodos inferenciais comumente empregados na pesquisa em ciência da saúde. Ao entender os conceitos abordados neste capítulo, você estará em boa posição para entender o material restante.

Termos e expressões

Depois de ler este capítulo, você deverá estar familiarizado com os termos e expressões a seguir.

Termo	Página	Termo	Página
1 – poder	114	IC para μ, valor de σ conhecido	125
1 – α	111	IC para μ, valor de σ não conhecido	128
1 – β	112	IC para π (aproximado)	130
alfa (α)	79	IC para π (exato)	132
alfa empírico	89	intervalo de confiança	123
alfa nominal	89	intervalo de equivalência	104
aproximação da curva normal para distribuição amostral de $\hat{p}$	75	intervalos de confiança unilateral e bicaudal	123, 125
beta	111	não rejeição da hipótese nula	82
bioequivalência	104	nível de confiança ou cobertura	123
cálculo do tamanho da amostra	119	nível de significância	111
correção de continuidade	76	poder	111
decisão correta	111	p-valor	80
distribuição alternativa	111	p-valor versus α	80
distribuição amostral	67	região crítica	79
distribuição amostral de $\hat{p}$	71	rejeição da hipótese nula	79
distribuição amostral de $\bar{x}$	68	teorema central do limite	69
distribuição binomial	73	teste bicaudal	85

distribuição nula	111	teste conservador	89
distribuição t	91	teste de hipótese	77
erro do Tipo I	111	teste de robustez	90
erro do Tipo II	111	teste de uma amostra para uma proporção (aproximada)	103
erro padrão	68	teste de uma amostra para uma proporção (exata)	103
erro padrão da média	68	teste liberal (anticonservador)	89
erro padrão de $\hat{p}$	72	teste t para uma média	91
estatisticamente não significativo	79	teste unicaudal	80
estatisticamente significativo	79	teste Z para uma média	103
estimativa pontual	123	testes de equivalência	103
graus de liberdade	92	testes de hipótese via intervalos de confiança	135
hipótese alternativa	78	valor esperado	68
hipóteses básicas	88	Z calculado	82
hipótese de independência	88	Z calculado *versus* Z crítico	82
hipótese de normalidade	88	Z crítico	82
hipótese nula	78		

Exercícios

4.1 Dados $\sigma = 50$ e $n = 100$, determine a variância da distribuição amostral de $\bar{x}$.

4.2 Como é chamado o desvio padrão da distribuição amostral de $\bar{x}$?

4.3 O que acontece com o desvio padrão da distribuição amostral de $\bar{x}$ à medida que o tamanho da amostra aumenta?

4.4 O teorema central do limite garante que a distribuição amostral de $\bar{x}$ será feita normalmente quando o tamanho da amostra for suficientemente grande? Justifique sua resposta.

4.5 Use a curva normal para determinar a probabilidade aproximada de selecionar aleatoriamente 25 observações de uma população cuja média é 50 e cuja variância é 100 e descobrir que a média da amostra é menor do que 45.

4.6 Suponha que dez observações sejam selecionadas aleatoriamente de uma população dicotômica em que a proporção de sucessos é 0,40. Use a distribuição binomial para determinar a probabilidade de que a proporção de sucessos na amostra seja menor ou igual a 0,30.

4.7 Use a curva normal para aproximar a probabilidade descrita no Exercício 4.6.

4.8 Dados $\bar{x} = 135$, $\sigma = 40$ e $n = 90$, teste a hipótese nula $H_0 : \mu = 125$ contra a alternativa $H_A : \mu \neq 125$ em $\alpha = 0,10$. Transfira os resultados para os métodos do *p*-valor *versus* alfa e crítico *versus* calculado.

4.9 Use os dados fornecidos a seguir para testar a hipótese nula $H_0 : \mu = 5$ contra a alternativa $H_A : \mu < 5$ no nível de significância 0,05.

Amostra : 3 3 2 1 0 6 5 4

4.10 *Use um intervalo de confiança* construído a partir dos dados no Exercício 4.9 para realizar um teste bicaudal da hipótese $H_0 : \mu = 0$ no nível de significância 0,01. Explique por que você rejeitou ou não a hipótese nula.

4.11 Dados $\sigma = 24$, $n = 144$ e $\bar{x} = 0,52$, realize o teste a seguir no nível de significância 0,05.

$$H_{0E} : \mu \leq -1,0 \text{ ou } \mu \geq 1,0$$

$$H_{AE} : -1,0 < \mu < 1,0$$

Quais são os termos usados para testes desse tipo? Esse é um teste unicaudal ou bicaudal? Por que você não usou testes *t* para realizar o teste?

4.12 Use os dados fornecidos a seguir para realizar o seguinte teste no nível de significância 0,05.

$$H_{0E} : \mu \leq 10$$

$$H_{AE} : \mu > 10$$

Amostra : 14 10 12 16 11 19 15 14

Por que você não usou um teste Z?

4.13 Dados $n = 10$ e $\hat{p} = 0,1$, use um método exato para realizar o teste a seguir no nível de significância 0,05. Use os métodos do *p*-valor *versus* alfa e calculado *versus* crítico.

$$H_0 : \pi = 0,7$$
$$H_A : \pi \neq 0,7$$

4.14 Use um método aproximado para realizar o teste descrito no Exercício 4.13. Como os dois *p*-valores se comparam?

4.15 Dados $n = 9$ e $\hat{p} = 0,11$, use um método exato para realizar o teste a seguir no nível de significância 0,05. Use os métodos do *p*-valor *versus* alfa e calculado *versus* crítico.

$$H_0 : \pi = 0,5$$
$$H_A : \pi < 0,5$$

4.16 Defina cada um dos itens a seguir.

(a) Erro do Tipo I.

(b) Erro do Tipo II.

(c) Poder

(d) Beta

(e) α

(f) $1 - \alpha$

4.17 Quais são os fatores que determinam o poder de um teste inferencial?

4.18 Determine o poder e o beta para um teste Z para uma média sob as condições a seguir.

$H_0 : \mu = 40$ $\quad \sigma = 20 \quad$ $\alpha = 0,05$
$H_A : \mu > 40$ $\quad n = 25 \quad$ $\mu = 42$

4.19 Recalcule o poder e o beta para o teste descrito no Exercício 4.18 supondo que o tamanho da amostra tenha aumentado para 100.

4.20 Determine o poder e o beta para o teste de significância a seguir.

$$H_0 : \pi = 0,40$$
$$H_A : \pi < 0,40$$

onde

$\alpha = 0,05 \quad n = 8 \quad \pi = 0,10$

4.21 Calcule o tamanho da amostra exigido para conseguirmos um poder de 0,9 para detectar a média de uma população de 6 em um teste Z bicaudal de hipótese nula $H_0 : \mu = 10$ conduzida em $\alpha = 0,05$. Suponha que $\sigma = 2$.

4.22 Use os dados fornecidos para construir um intervalo de confiança bilateral de 95% para a estimativa de μ.

Amostra : 9 7 5 4 8 9 5 8 7

4.23 Suponha que em uma amostra aleatória de 200 pessoas com idade superior a 65 seja descoberto que 150 dos indivíduos amostrados foram vacinados contra varíola em algum momento de suas vidas. Use um método aproximado para construir um intervalo de confiança bilateral de 95% para estimar a proporção de pessoas na população de interesse que receberam essas vacinas.

4.24 Recalcule o intervalo de confiança descrito no Exercício 4.23 sob a condição de que 300 das 400 pessoas amostradas foram vacinadas. Que efeito o aumento no tamanho da amostra teve sobre o intervalo de confiança?

4.25 Dados 6 sucessos em uma amostra de tamanho 10, construa um intervalo de confiança exato de 95% para uma estimativa de limite inferior de π.

4.26 Dados 5 sucessos em uma amostra de tamanho 10, use um método exato para construir um intervalo de confiança bilateral para a estimativa de π.

A. As perguntas a seguir se referem ao "Estudo de caso A", no Apêndice J.

4.27 A idade média dos participantes desse estudo é 31,5 anos. Esse valor pode ser tomado como uma estimativa da idade média da população. Que termo é usado para estimativas desse tipo? Use esse valor juntamente com outras informações do estudo para construir um intervalo de confiança (bilateral) de 95%. Interprete esse intervalo.

4.28 Ao resumir seus resultados, os autores do estudo relatam "No início do uso ... 33 indivíduos preferiam o conforto das lentes condicionadas *versus* 26 com o controle; porém, isso não foi estatisticamente significativo".

(a) Supondo que os autores queriam saber se os indivíduos preferiam um tipo de lente (tratada) em relação a outro (não tratada), que tipo de teste de hipótese você acredita que eles realizaram? Indique as hipóteses nula e alternativa, depois indique dois métodos que eles poderiam ter usado para executar esse teste.[18]

(b) Você conseguiria propor outro método de análise para avaliar essa questão?

(c) O resultado relatado pelos autores pode ser interpretado como "os indivíduos não têm preferência por uma lente"?

(d) Seria uma boa ideia combinar os dados matutinos e noturnos para os propósitos da análise? Afinal, isso dobraria o tamanho da amostra, o que aumentaria o poder estatístico.

(e) Analise os dados matutinos para o grupo "não" separadamente e relate seus resultados. Os autores relatam esse resultado como significativo ($P < 0,05$). Você concorda? O que conclui em decorrência dessa análise? Você acredita que um teste de hipótese ou um intervalo de confiança seriam mais apropriados para essa análise? (Observação: F_S com 22 e 4 graus de liberdade para um intervalo de confiança de 95% é 8,53.)

(f) Analise os dados noturnos para o grupo "não" separadamente a fim de determinar se os indivíduos tinham preferência por uma das lentes. Relate seus resultados. Os autores relatam esse resultado como não significativo ($P > 0,05$). Você concorda? O que você conclui em decorrência dessa análise?

B. A pergunta a seguir se refere ao "Estudo de caso B", no Apêndice J.

4.29 Use os dados na Tabela J.3 para construir intervalos de confiança bilaterais de 95% para cada um dos três grupos para estimar a proporção de indivíduos em cada grupo que identificaram corretamente o tipo de bracelete que usavam. Observe que a identificação correta para o "grupo Fraco" é "Fictício". Você consegue descobrir como eles puderam identificar o bracelete corretamente?

D. As perguntas a seguir se referem ao "Estudo de caso D", no Apêndice J.

4.30 Use um intervalo de confiança de 95% para estimar a contagem de CD4 média para indivíduos que testam HIV positivo.

4.31 Suponha que você tivesse que usar os dados de contagem de CD4 para testar a hipótese nula $H_0 : \mu = 500$ contra uma alternativa bicaudal por meio de um teste Z para uma média. Esse teste parece oferecer um método razoável para esse problema? Por quê? Ou, por que não?

F. A pergunta a seguir se refere ao "Estudo de caso F", no Apêndice J.

4.32 Construa intervalos de confiança exatos e aproximados para a estimativa da proporção de casos recorrentes de tuberculose na população que podem ser atribuídos a uma nova infecção exógena. Até que ponto você diria que o intervalo aproximado se aproxima do intervalo exato? (Observação: F_S com 26 e 8 graus de liberdade para um intervalo de confiança de 95% é 3,93.)

O. A pergunta a seguir se refere ao "Estudo de caso O", no Apêndice J.

4.33 Você poderia contradizer a afirmação feita pelo autor no item (e)?

---

18 Não se preocupe se não conseguir enxergar isso imediatamente. É preciso alguma experiência para aprender a responder perguntas desse tipo. Agora, você já teve sua primeira experiência.

capítulo 5
Métodos para amostras emparelhadas

5.1 Introdução

Dados emparelhados ocorrem com certa frequência em diversos contextos de pesquisa. Por exemplo, os pesquisadores podem avaliar a eficácia relativa de duas técnicas de cirurgia a laser para o tratamento de retinopatia diabética ao aplicar uma técnica em um olho de pacientes que sofrem dessa doença enquanto um segundo método é aplicado ao outro olho. Se, depois de um período, a acuidade visual for medida em cada um dos dois olhos para determinar qual técnica cirúrgica resultou em uma visão melhor, as duas acuidades obtidas para cada paciente constituiriam um par de dados.

Como um segundo exemplo, pesquisadores que querem determinar se um remédio para resfriado que pode ser vendido sem receita médica tem como efeito colateral a elevação da pressão sanguínea sistólica podem fazer medições de pressão sanguínea normal para cada paciente, administrar o remédio para resfriado e, depois de um período de tempo especificado, fazer uma segunda medição da pressão sanguínea. As pressões sanguíneas médias tomadas nos dois momentos então devem ser comparadas para determinar se houve aumento. As duas medições feitas em cada indivíduo novamente constituem um par de dados.

Como último exemplo, pares de gêmeos podem ser expostos a duas formas de vacina contra uma doença infantil. Um gêmeo de cada par é escolhido aleatoriamente para receber a primeira vacina, enquanto o outro recebe a segunda vacina. A eficácia relativa de cada uma das vacinas poderia, então, ser comparada pela confrontação das proporções de gêmeos que tomam cada tipo de vacina e que desenvolvem a doença. Os indicadores quanto a se cada gêmeo no par desenvolve a doença seriam um par de dados.

Este capítulo trata dos testes de hipótese e intervalos de confiança que são criados para comparar médias ou proporções de dados emparelhados. Como será visto, muitos desses métodos são simplesmente casos especiais de métodos com os quais você já está acostumado.

5.2 Métodos relacionados à diferença de médias

5.2.1 Teste t para amostras emparelhadas (diferença)

Argumento. Como no exemplo que acabamos de citar, suponha que um pesquisador esteja interessado em determinar se uma medicação para resfriado que não requer receita médica provoca o aumento da pressão sanguínea sistólica como um efeito colateral indesejável. Para isso, o pesquisador mede as pressões sanguíneas de 15 indivíduos do tipo em que ele está interessado. Cada indivíduo recebe então a dose recomendada do produto sem receita. Trinta minutos após a administração do remédio, as pressões sanguíneas são novamente aferidas em cada indivíduo. A pergunta de interesse é: "As pressões sanguíneas estão mais altas do que estavam antes da ingestão do medicamento?". A Tabela 5.1 mostra dados (fictícios) de pressões sanguíneas para os 15 indivíduos tomadas antes (pré-tratamento) e depois (pós-tratamento) da administração do medicamento.

Podemos determinar a mudança na pressão sanguínea para cada indivíduo ao subtrairmos o seu valor pré-tratamento de seu valor pós-tratamento. Esses **escores de diferença** são rotulados como d na tabela. A média desses escores de diferença, que chamaremos de $\bar{d}$, é 96/15 = 6,40. Observe que esse é o mesmo valor que seria obtido se a média pré-tratamento fosse subtraída da média pós-tratamento, ou 122,67 – 116,27 = 6,40.[1]

Assim, a mudança média na pressão sanguínea medida antes e depois da ingestão do remédio para resfriado é 6,40 unidades. Mas existem pelo menos duas explicações para essa diferença da média. Primeiro, notamos que, sempre que duas medidas de pressão sanguínea são aferidas na mesma pessoa, os valores resultantes raramente são os mesmos, mesmo que nenhuma intervenção tenha ocorrido entre as aferições. Portanto, pode ser que o medicamento não tenha tido efeito sobre as pressões sanguíneas. Porém, pela casualidade aleatória, as últimas medições foram maiores, na média, do que as medições pré-tratamento. Isso implica que, se tivéssemos de repetir a experiência, poderíamos obter uma diferença média de –6,40 ou um outro valor muito próximo de zero. Uma segunda explicação é que a medicação realmente tem o efeito colateral indesejado. Como resultado, as pressões pós-tratamento individuais tendem a ser elevadas em relação ao que teriam sido sem o medicamento, produzindo assim a diferença média de 6,40 unidades. Em qual dessas explicações devemos acreditar? Um teste de significância poderia ajudar a decidir a questão.

Suponha que expressemos os 15 valores d como uma amostra aleatória tomada de uma população desses valores. Expressamos ainda a população de d valores como aqueles que obteríamos se o medicamento para resfriado não tivesse impacto sobre a pressão sanguínea. Ou seja, alguns valores serão positivos e alguns, negativos, de modo que a média da população é zero. Designaremos a média dessa população de escores de diferença como μ_d. Assim, se o medicamento não tiver

Tabela 5.1	Medições de pressão sanguínea sistólica pré e pós-tratamento.		
Pré-tratamento	Pós-tratamento	(diferença) d	d^2
95	99	4	16
111	120	9	81
97	97	0	0
132	130	–2	4
144	148	4	16
100	122	22	484
120	131	11	121
110	109	–1	1
131	140	9	81
154	153	–1	1
105	131	26	676
119	120	1	1
107	114	7	49
101	110	9	81
118	116	–2	4
Σ 1744	1840	96	1616

---

[1] Você pode verificar isso como um resultado geral pela aplicação das regras da soma, esboçadas na Seção 2.3.2.

impacto, podemos imaginar que nossa amostra de *d*s é uma amostra aleatória de uma população de escores de diferença cuja média é zero.

Por outro lado, se o medicamento tiver o efeito indesejado, devemos imaginar que a amostra pertence a uma população cuja média é maior do que zero. A explicação a seguir poderá ajudar a conceituar as duas populações.

Pense em uma grande população de pessoas cujas pressões sanguíneas são registradas em dois momentos, sem que qualquer tratamento seja administrado nesse período. A população estatística é composta da diferença entre as duas medições. Como nenhum tratamento foi administrado entre as medições, os *d*s são compostos de valores positivos e negativos cuja média é zero.

Por outro lado, suponha que uma grande população de pessoas tenha suas pressões sanguíneas aferidas em dois momentos, e que um tratamento que costuma elevar as pressões sanguíneas seja administrado entre as medições. Nesse caso, haveria mais *d*s positivos do que *d*s negativos na população, de modo que μ_d seria maior do que zero.

Ao determinar se o medicamento elevou as pressões sanguíneas ou não, seria útil se pudéssemos determinar qual das duas populações teóricas representa de modo mais plausível a população da qual nossa amostra de *d*s foi tomada.

O teste. Continuando a discussão anterior, a informação com relação a qual das duas populações teóricas melhor representa a população da qual nossos dados foram amostrados pode ser obtida ao realizarmos o teste de hipótese a seguir.

$$H_0: \mu_d = 0$$
$$H_A: \mu_d > 0$$

Basicamente, a hipótese nula afirma que não houve mudança na pressão sanguínea média, enquanto a alternativa mantém que houve uma mudança que resultou em uma média pós-tratamento maior. Mas como esse teste deve ser realizado? Pelos estudos do Capítulo 4, você sabe que um teste *t* para uma média executado com os escores da diferença pode ser usado para realizar esse teste de significância. Na verdade, um teste *t* de **amostras emparelhadas** ou de **diferença emparelhada** nada mais é do que um teste *t* para uma média realizado com os escores de diferença (*d*). O *t* calculado é, então,

$$t = \frac{\bar{d} - \mu_{d0}}{\frac{s_d}{\sqrt{n}}} \quad (5.1)$$

onde $\bar{d}$ é a média dos escores de diferença da amostra, μ_{d0} é a média hipotética da população de escores de diferença e s_d é o desvio padrão da amostra dos escores de diferença. Você reconhecerá a Equação 5.1 como a equação para a estatística *t* para uma média com $n-1$ graus de liberdade. Os subscritos foram acrescentados para lembrá-lo de que o teste é realizado com os escores de diferença. Na prática, μ_{d0} é quase sempre zero, embora não precise ser. Há uma exceção com o teste de equivalência onde μ_{d0} normalmente não é zero.

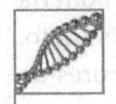

Exemplo 5.1

Use um teste *t* de amostras emparelhadas com $\alpha = 0,05$ para realizar o teste de hipótese que acabamos de indicar com os dados na Tabela 5.1.

Solução Usando as somas da Tabela 5.1

$$s_d = \sqrt{\frac{\sum d^2 - \frac{(\sum d)^2}{n}}{n-1}} = \sqrt{\frac{1616 - \frac{(96)^2}{15}}{15-1}} = \sqrt{\frac{1001,6}{14}} = 8,458$$

e

$$\bar{d} = \frac{\sum d}{n} = \frac{96}{15} = 6,40$$

Pela Equação 5.1, o t calculado é, então,

$$t = \frac{6,40}{\frac{8,458}{\sqrt{15}}} = \frac{6,40}{2,184} = 2,930.$$

O Apêndice B mostra que o valor crítico para um teste unicaudal com 14 graus de liberdade realizado em $\alpha = 0,05$ é 1,761, de modo que a hipótese nula é rejeitada. Podemos concluir, portanto, que houve uma mudança, e que a diferença média observada provavelmente não foi devida ao acaso.

Essa descoberta significa que o medicamento *causou* a elevação na pressão sanguínea? Provavelmente. Mas devemos ter em mente dois fatos: primeiro, sempre existe a chance de ocorrer um erro do Tipo I. Segundo, e provavelmente mais importante, devemos nos lembrar de que o teste t nos diz que houve uma mudança nas pressões sanguíneas, mas não nos diz *por que* houve a mudança. Suponha, por exemplo, que os indivíduos estejam ansiosos com o experimento e sofram de uma leve elevação na pressão sanguínea como resultado dessa ansiedade. O teste t não consegue diferenciar os agentes causadores, como medicamento, ansiedade ou outra fonte; ele simplesmente afirma que a mudança não foi devida ao acaso. A discussão sobre causa e efeito se tornará mais importante à medida que você prosseguir no estudo deste livro.

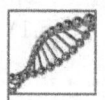

Exemplo 5.2

Os pesquisadores estão interessados em comparar a eficácia de dois tratamentos de cirurgia a laser para retinopatia diabética. Os pacientes que manifestam a doença nos dois olhos têm um olho tratado pelo primeiro método cirúrgico e o outro, tratado pelo segundo método. Após certo tempo, a acuidade visual de cada olho é medida. A pergunta de interesse é "Um método de tratamento produz uma visão melhor (medida pela acuidade) do que o outro?".

A determinação sobre qual olho é tratado com qual método é feita aleatoriamente. A atribuição aleatória dos olhos aos tratamentos é importante para evitar qualquer assimetria. Por exemplo, se essa atribuição fosse deixada para o cirurgião, ele poderia escolher usar o primeiro método de tratamento para os olhos mais afetados. Uma outra comparação de acuidades visuais poderia mostrar que o primeiro método de tratamento produziu uma visão mais fraca do que o segundo. Mas essa não seria uma comparação justa, pois foi usada com olhos mais afetados. Os escores de acuidade visual, expressos em unidades de LogMar,[2] obtidos após os tratamentos, aparecem na Tabela 5.2.

---

[2] Veja a discussão sobre testes de equivalência unicaudais na página 109 para uma explicação sobre os escores LogMar.

Tabela 5.2	Escores LogMar associados aos tratamentos com laser.
Tratamento um	Tratamento dois
0,0	0,2
0,8	1,1
0,4	0,9
1,0	0,5
0,5	0,2
0,4	0,7
0,5	0,5

Use os dados fornecidos para realizar um segundo teste t bicaudal com amostras emparelhadas com $\alpha = 0,05$ a fim de ajudar a determinar se um tratamento foi mais eficaz do que o outro.

Solução Os escores LogMar, suas diferenças, os quadrados de suas diferenças e a soma dos escores de diferença e seus quadrados são dados na Tabela 5.3.

Usando essas somas,

$$s_d = \sqrt{\frac{0,81 - \frac{(-0,5)^2}{7}}{7-1}} = \sqrt{\frac{0,774}{6}} = \sqrt{0,129} = 0,359$$

e

$$\bar{d} = \frac{-0,5}{7} = -0,071.$$

Pela Equação 5.1, o t calculado é

$$t = \frac{\bar{d} - \mu_{d0}}{\frac{s_d}{\sqrt{n}}} = \frac{-0,071}{\frac{0,359}{\sqrt{7}}} = \frac{-0,071}{0,136} = -0,522.$$

Como os valores críticos para um teste t bicaudal com seis graus de liberdade realizados no nível 0,05 são +2,447 e −2,447, a hipótese nula não é rejeitada. Mas o que isso sugere em relação à pergunta feita pelo pesquisador? Significa que não há diferença em termos de eficácia entre os dois tratamentos? Se você respondesse "sim" a essa última pergunta, seria bom rever as discussões sobre o erro do Tipo II no Capítulo 4. O caso é que você não conhece o beta (a probabilidade de ocorrência de um erro do Tipo II), de modo que não sabe a probabilidade de estar errado se afirmar que ela é verdadeira. Portanto, não se deve usar a rejeição da hipótese nula como evidência de que a hipótese nula (que mantém que não há diferença nas acuidades médias) é verdadeira. Uma máxima antiga declara que "a ausência da evidência não é evidência da ausência". Uma interpretação mais realista desse resultado é que "havia evidência insuficiente para permitir a conclusão de que os tratamentos diferiram em sua eficácia".

Tabela 5.3	Escores LogMar, suas diferenças, os quadrados de suas diferenças e a soma dos escores de diferença e seus quadrados.			
Tratamento um	Tratamento dois	d	d^2	
0,0	0,2	−0,2	0,04	
0,8	1,1	−0,3	0,09	
0,4	0,9	−0,5	0,25	
1,0	0,5	0,5	0,25	
0,5	0,2	0,3	0,09	
0,4	0,7	−0,3	0,09	
0,5	0,5	0,0	0,00	
Σ	3,6	4,1	−0,5	0,81

Uma questão mais trivial que assola alunos com frequência é a questão de qual conjunto de escores deve ser subtraído do outro para que se obtenha os valores d. No exemplo do remédio para resfriado, subtraímos os escores pré-tratamento dos escores pós-tratamento. O resultado foi $\bar{d} = 6{,}40$, com um t calculado associado de 2,930. O fato de que $\bar{d}$ foi positivo indica que a pressão sanguínea média pós-tratamento foi maior do que a pressão sanguínea média pré-tratamento. Visto que o teste foi significativo, rejeitamos a hipótese nula em favor da alternativa que mantinha que a pressão sanguínea média pós-tratamento é maior do que a pressão sanguínea média pré-tratamento.

Mas qual teria sido o resultado se tivéssemos subtraído os escores pós-tratamento dos escores pré-tratamento? Nesse caso, $\bar{d}$ teria sido −6,40, e o t calculado teria sido −2,930, o que nos levaria à conclusão de que a pressão sanguínea média pré-tratamento foi significativamente menor do que a pressão sanguínea média pós-tratamento. Não importa realmente se dizemos que o pós é significativamente maior do que o pré, ou que o pré é significativamente menor do que o pós. A conclusão é a mesma. Porém, observe que se tivéssemos seguido o segundo curso de subtração, teríamos de colocar a região crítica na cauda esquerda da distribuição, o que implicaria um valor crítico negativo. A conclusão é que, desde que você configure o teste e interprete o resultado corretamente, não importa de que forma a subtração é executada.

5.2.2 Estabelecimento da equivalência por meio de testes t de amostras emparelhadas

Argumento. Como indicamos em vários trechos deste livro, a rejeição de uma hipótese nula fornece boa evidência (embora não a prova positiva) de que a hipótese nula é falsa. Diferentemente, deixar de rejeitar uma hipótese nula, em geral, não fornece boa evidência de que ela é verdadeira. Em situações nas quais você quer estabelecer a validade da hipótese nula, é preciso empregar um teste de equivalência para mostrar que a hipótese nula é (aproximadamente) verdadeira. (Veja a Seção 4.3.6.)

Às vezes, acontece de os pesquisadores quererem estabelecer que *não* existe diferença entre os tratamentos ou entre as médias pré e pós-tratamento, em vez de mostrar que *existe* uma diferença. Nesses casos, o teste t com amostras emparelhadas pode ser usado para estabelecer a equivalência.

Como exemplo, suponha que um fabricante procure obter aprovação da FDA (Food and Drug Administration) para uma modificação que fez em um dispositivo de monitoramento automatizado de pressão sanguínea. A modificação não pretende melhorar o desempenho do dispositivo, mas tornar a fabricação mais fácil e, portanto, mais barata. Antes de aprovar a modificação, a FDA pode exigir que diversos estudos sejam executados para estabelecer que o dispositivo modificado funciona tão bem quanto o dispositivo não modificado. Um desses estudos pode tentar demonstrar que os dois dispositivos, quando usados com o mesmo grupo de pacientes, produz valores de pressão sanguínea equivalentes. Depois de consultas apropriadas, é possível decidir que as pressões sanguíneas médias produzidas pelos dois dispositivos são consideradas equivalentes se as médias diferirem em não mais do que 4 mm de mercúrio. A Tabela 5.4 mostra pressões sanguíneas (fictícias) de 16 indivíduos medidas pelos dispositivos modificado e não modificado.

A questão relevante é se podemos considerar que essa amostra de escores de diferença pertence a uma população de escores de diferença cuja média está entre 4 e −4. Se isso acontecer, os dois dispositivos podem ser declarados equivalentes, pois a diferença nas pressões sanguíneas médias não é superior a 4 mm de mercúrio. Se a diferença da média da população não estiver nesse intervalo, os dispositivos não serão declarados equivalentes.

Tabela 5.4	Medições de pressão sanguínea obtidas por meio de dispositivos de monitoramento modificado e não modificado.		
Modificado	Não modificado	(diferença) d	d^2
98	99	1	1
111	109	−2	4
97	100	3	9
132	133	1	1
144	148	4	16
100	100	0	0
120	119	−1	1
110	109	−1	1
131	136	5	25
154	153	−1	1
105	107	2	4
119	120	1	1
107	107	0	0
100	101	1	1
118	116	−2	4
122	127	5	25
Σ 1868	1884	16	94

Teste. Como o teste t para amostras emparelhadas é uma aplicação do teste t para uma média aos escores de diferença, o teste de equivalência para as médias dos dados emparelhados pode ser executado por meio dos métodos relacionados ao teste t para uma média discutido na Seção 4.3.6.[3] Usando a notação da Seção 4.3.6, podemos declarar que as hipóteses nula e alternativa para um teste de equivalência bicaudal baseado no teste t de amostras emparelhadas são

$$H_{0E}: \mu_d \leq IE_I \text{ ou } \mu_d \geq IE_S$$
$$H_{AE}: IE_I < \mu_d < IE_S$$

onde IE_I e IE_S são os extremos inferior e superior do intervalo de equivalência. Basicamente, a hipótese nula indica que a diferença entre as médias não se encontra no intervalo de equivalência, enquanto a alternativa afirma que a diferença está no intervalo. Você deve se lembrar de que a hipótese nula é testada por meio de dois testes unicaudais no nível α. Para rejeitar a hipótese nula de equivalência, é preciso mostrar que $\mu_d > IE_I$ e que $\mu_d < IE_S$, o que significa que *os dois* testes a seguir precisam ser significativos.

Teste um   Teste dois
$H_{01}: \mu_d = IE_S$ $H_{02}: \mu_d = IE_I$
$H_{A1}: \mu_d < IE_S$ $H_{A2}: \mu_d > IE_I$

As hipóteses nula e alternativa para o teste de equivalência unicaudal são *uma* das seguintes:

$$H_{0E}: \mu_d \geq IE_S$$
$$H_{AE}: \mu_d < IE_S$$

ou

$$H_{0E}: \mu_d \leq IE_I$$
$$H_{AE}: \mu_d > IE_I$$

A primeira hipótese de equivalência unicaudal que acabamos de indicar é testada pelo teste um, e a segunda é testada por meio do teste dois.

---

[3] Talvez você queira revisar essa seção antes de seguir adiante.

Exemplo 5.3

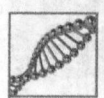

Execute um teste de equivalência bicaudal como discutido em conjunto com os dados da Tabela 5.4. Indique as hipóteses de equivalência nula e alternativa antes de realizar o teste.

Solução   As hipóteses de equivalência são

$$H_{0E}: \mu_d \leq -4 \text{ ou } \mu_d \geq 4$$
$$H_{AE}: -4 < \mu_d < 4$$

Para testar a hipótese nula de equivalência, os seguintes testes t de amostras emparelhadas serão realizados em $\alpha = 0{,}05$.

Teste um	Teste dois
$H_{01}: \mu_d = 4$	$H_{02}: \mu_d = -4$
$H_{A1}: \mu_d < 4$	$H_{A2}: \mu_d > -4$

Usando as somas da Tabela 5.4, temos

$$s_d = \sqrt{\frac{\sum d^2 - \frac{(\sum d)^2}{n}}{n-1}} = \sqrt{\frac{94 - \frac{(16)^2}{16}}{16-1}} = \sqrt{\frac{78}{15}} = 2{,}280$$

e

$$\bar{d} = \frac{\sum d}{n} = \frac{16}{16} = 1{,}000.$$

Os valores do t calculado para os testes um e dois são, então,

$$t_1 = \frac{1{,}0 - 4{,}0}{\frac{2{,}28}{\sqrt{16}}} = -5{,}263 \quad \text{e} \quad t_2 = \frac{1{,}000 - (-4{,}0)}{\frac{2{,}28}{\sqrt{16}}} = 8{,}772.$$

Valores t críticos baseados em $16 - 1 = 15$ graus de liberdade para os dois testes unicaudais são $-1{,}753$ e $1{,}753$. Segue que os dois resultados são significativos, o que leva à rejeição da hipótese nula de que os dois dispositivos não são equivalentes em se tratando de pressões sanguíneas médias em favor da alternativa que mantém a equivalência.

A Figura 5.1(a) representa a lógica por trás desse teste. Estritamente falando, a equivalência implica em uma diferença média de zero, mas foi decidido, com base em considerações práticas, que uma diferença média (da população) entre quatro e menos quatro será suficientemente próxima de zero para ser declarada equivalente. O teste um mostra que a diferença média é menor do que quatro, enquanto o teste dois mostra que a diferença é maior do que menos quatro, o que demonstra que a diferença média está no intervalo definido como equivalente.

O que você concluiria se a hipótese nula de equivalência não tivesse sido rejeitada? Você concluiria que os dois dispositivos não produzem médias equivalentes? Não! Você pode concluir apenas que não foi capaz de mostrar que eles são equivalentes. Por quê? Porque você não conhece o beta.

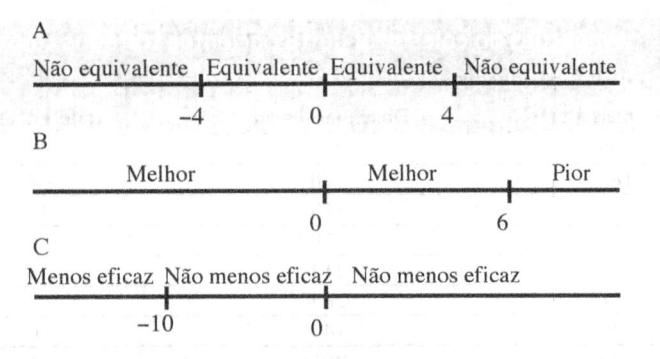

```
         A
           Não equivalente  Equivalente   Equivalente  Não equivalente
                           ┼─────────────┼─────────────┼
                          −4             0             4
         B
                 Melhor                  Melhor              Pior
           ─────────────────────────────┼─────────────┼─────────────
                                        0             6
         C
           Menos eficaz  Não menos eficaz  Não menos eficaz
           ─────────────┼─────────────┼─────────────────────────────
                       −10            0
```

Figura 5.1 Lógica por trás dos testes t de equivalência das amostras emparelhadas.

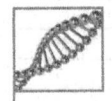

Exemplo 5.4

Suponha que seja realizado um estudo para determinar se a dosagem de uma droga comumente receitada para diminuir a taxa de colesterol pode ser reduzida a fim de evitar riscos de danos ao fígado, que às vezes é observado com a dosagem atual. A pergunta de interesse é: "A dosagem reduzida produzirá níveis de colesterol que não são piores do que aqueles obtidos a partir da dosagem mais alta?". Para responder a essa pergunta, 18 indivíduos que usaram uma dosagem mais alta passam a usar uma dosagem mais baixa. O colesterol dos pacientes é medido ainda durante o uso da dosagem mais alta, e novamente depois de terem passado à dosagem mais baixa, por um período de tempo determinado. As avaliações do colesterol (fictícias) para os 18 indivíduos aparecem na Tabela 5.5.

Os pesquisadores decidem que, se o colesterol médio subir menos de seis pontos, é possível declarar que a dosagem reduzida produz resultados que são "não piores" do que aqueles produzidos pela dosagem mais alta. Use um teste de equivalência unicaudal com $\alpha = 0{,}05$ para fazer essa determinação.

Solução Visto que os pesquisadores querem determinar se o colesterol aumenta menos de seis pontos, um teste de equivalência unicaudal na forma

$$H_{0E} : \mu_d \geq 6$$
$$H_{AE} : \mu_d < 6$$

pode ser usado. O teste é executado por meio de um teste t de amostras emparelhadas com hipóteses

$$H_{01} : \mu_d = 6$$
$$H_{A1} : \mu_d < 6$$

Usando as somas da Tabela 5.5, temos

$$s_d = \sqrt{\frac{\sum d^2 - \frac{(\sum d)^2}{n}}{n-1}} = \sqrt{\frac{730 - \frac{(40)^2}{18}}{18-1}} = \sqrt{\frac{641{,}111}{17}} = 6{,}141$$

e

$$\bar{d} = \frac{\sum d}{n} = \frac{40}{18} = 2{,}222.$$

Tabela 5.5 Avaliações do colesterol de 18 pacientes tratados com dosagens plena e reduzida de uma droga para redução do colesterol.

Dose mais alta	Dose mais baixa	(diferença) d	d^2
198	202	4	16
180	178	-2	4
165	175	10	100
152	158	6	36
211	214	3	9
261	264	3	9
140	140	0	0
200	206	6	36
188	180	-8	64
154	152	-2	4
204	206	2	4
144	148	4	16
155	160	5	25
199	194	-5	25
190	197	7	49
160	164	4	16
189	178	-11	121
190	204	14	196
Σ 3280	3320	40	730

Portanto,

$$t_1 = \frac{\bar{d} - \mu_{d0}}{\frac{s_d}{\sqrt{n}}} = \frac{2{,}222 - 6{,}0}{\frac{6{,}141}{\sqrt{18}}} = -2{,}610.$$

O t crítico para um teste unicaudal realizado em $\alpha = 0{,}05$ com 17 graus de liberdade é $-1{,}740$. A hipótese nula é rejeitada, o que nos leva à conclusão de que a dosagem reduzida não é pior do que a dosagem mais alta no que diz respeito ao controle do colesterol.

A Figura 5.1(b) representa a lógica desse teste. Os pesquisadores decidiram que um aumento médio de menos de seis unidades é suficientemente pequeno e pode ser considerado "melhor". Não há possibilidade de resultados melhores, de modo que um teste bicaudal não é necessário. Quando a hipótese nula é rejeitada em favor da alternativa que mantém que a diferença média é menor do que seis, a proposição "melhor" é aceita. Não perguntaremos qual seria a interpretação apropriada se a hipótese nula não tivesse sido rejeitada, pois provavelmente você já sabe.

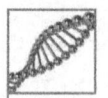

Exemplo 5.5

Um fabricante da forma genérica de um medicamento usado para o tratamento de AIDS deseja demonstrar que a forma genérica não é menos eficaz no aumento da contagem de CD4 do que o produto de marca do medicamento. Para isso, 14 pares combinados de indivíduos são tratados com as duas formas do medicamento. Os pares são combinados com base em idade (com diferença de até dois anos) e contagem inicial de CD4 (com diferença de até 10/mm^3). Um membro de cada par é escolhido aleatoriamente para receber a forma genérica enquanto o outro recebe o medicamento de marca. Após um período de tratamento especificado, a contagem de CD4 de cada indivíduo é avaliada. As contagens de CD4 (fictícias) para os 14 pares de indivíduos aparecem na Tabela 5.6.

Tabela 5.6	Contagens de CD4 de pacientes tratados com os medicamentos de marca e genérico.		
Marca	Genérico	(diferença) d	d^2
302	306	4	16
400	363	−37	1369
398	405	7	49
225	225	0	0
221	211	−10	100
261	245	−16	256
154	138	−16	256
300	280	−20	400
188	192	4	16
154	145	−9	81
204	206	2	4
190	200	10	100
210	211	1	1
199	194	−5	25
Σ 3406	3321	−85	2673

Depois de consultar um quadro de especialistas, os pesquisadores decidem que a forma genérica poderá ser declarada equivalente à forma de marca se a contagem média de CD4 para os pacientes que tomam a forma genérica não for mais de 10/mm³ menor do que o nível médio experimentado por indivíduos que tomam a forma de marca. Use um teste de equivalência unicaudal com α = 0,05 para determinar se os dois medicamentos podem ser declarados equivalentes.

Solução Visto que os pesquisadores querem determinar se o declínio médio no nível de CD4 atribuível ao uso da forma genérica é menor do que 10/mm³, um teste de equivalência unicaudal na forma

$$H_{0E}: \mu_d \leq -10$$
$$H_{AE}: \mu_d > -10$$

pode ser usado. O teste é executado por meio de um teste t de amostras emparelhadas, com hipóteses

$$H_{02}: \mu_d = -10$$
$$H_{A2}: \mu_d > -10$$

Usando as somas da tabela,

$$s_d = \sqrt{\frac{\sum d^2 - \frac{(\sum d)^2}{n}}{n-1}} = \sqrt{\frac{2673 - \frac{(-85)^2}{14}}{14-1}} = \sqrt{\frac{2156,929}{13}} = 12,881$$

e

$$\bar{d} = \frac{\sum d}{n} = \frac{-85}{14} = -6,071.$$

Portanto,

$$t_2 = \frac{\bar{d} - \mu_{d0}}{\frac{s_d}{\sqrt{n}}} = \frac{-6,071 - (-10,0)}{\frac{12,881}{\sqrt{14}}} = 1,141.$$

O t crítico para um teste unicaudal realizado em $\alpha = 0{,}05$ com 13 graus de liberdade é 1,771. Portanto, a hipótese nula não é rejeitada. Isso significa que não podemos afirmar que a forma genérica *não* é menos eficaz.

A Figura 5.1(c) representa a lógica desse teste. Os pesquisadores decidiram que uma diminuição média de menos de dez unidades é suficientemente pequena para ser considerada "não menos eficaz". Porém, isso não foi demonstrado pelo teste.

Como um exercício final, considere as implicações dos testes de equivalência que acabamos de discutir se d tivesse sido gerado pela subtração de duas variáveis na direção oposta daquela realmente empregada. Alguma conclusão teria mudado? Tente mostrar como a Figura 5.1 ficaria caso a subtração tivesse sido feita na direção oposta.

5.2.3 Intervalo de confiança para a diferença da média de amostras emparelhadas

Argumento. O teste t com amostras emparelhadas tenta determinar se existe uma diferença entre as médias de duas variáveis emparelhadas. Uma pergunta relacionada e normalmente mais informativa é: "Qual é o tamanho da diferença entre as médias das variáveis emparelhadas?". Essa diferença pode ser estimada com um intervalo de confiança.

Na Seção 4.4.5, você aprendeu a estimar a média de uma população quando σ não é conhecido. Esse método se aplica diretamente ao problema de avaliação da diferença média de escores de uma população.

Já argumentamos que, na situação em que não há diferença entre as médias de variáveis emparelhadas, o modelo apropriado para a diferença de escores da população teria uma média zero. Na situação em que existe um efeito de tratamento, mudança ou outro mecanismo que cause uma diferença nas médias de duas variáveis emparelhadas, a diferença de escores da população é mais bem modelada por uma população cuja média não é zero. Além disso, a magnitude dessa diferença média pode ser estimada pela construção do intervalo de confiança apropriado nas diferenças de escores da amostra. Ao criar esses intervalos, os pesquisadores podem abordar perguntas como "Quanto a média mudou?" ou "qual é o tamanho da diferença entre os resultados médios dos dois grupos de tratamento?". Assim, em vez de fazer a pergunta "Um medicamento cria uma resposta média maior do que a outra?", como seria feito com um teste t de amostras emparelhadas, o pesquisador pode abordar a questão "A resposta média produzida por um medicamento é muito maior do que aquela produzida por outro medicamento?", por meio de um intervalo de confiança.

Intervalo de confiança. O método de construção de intervalos de confiança para a média de uma diferença de escores da população é o mesmo que é expresso nas equações 4.14 e 4.15. Repetimos essas equações aqui com subscritos que indicam que as diferenças de escores são usadas no cálculo.

As equações para I e S, então, transformam-se em

$$\boxed{I = \bar{d} - t\frac{s_d}{\sqrt{n}}} \tag{5.2}$$

e

$$\boxed{S = \bar{d} + t\frac{s_d}{\sqrt{n}}} \tag{5.3}$$

onde s_d é o desvio padrão da amostra da diferença dos escores e t é o valor apropriado da tabela t com $n-1$ graus de liberdade.

Exemplo 5.6

Use a diferença dos escores da Tabela 5.1 para construir um intervalo de confiança unilateral de 95% para o limite inferior de μ_d. Interprete o resultado.

Solução Como calculado anteriormente, s_d e $\bar{d}$ são

$$s_d = \sqrt{\frac{\sum d^2 - \frac{(\sum d)^2}{n}}{n-1}} = \sqrt{\frac{1616 - \frac{(96)^2}{15}}{15-1}} = \sqrt{\frac{1001,60}{14}} = 8,458$$

e

$$\bar{d} = \frac{\sum d}{n} = \frac{96}{15} = 6,40.$$

Notando, pelo Apêndice B, que o valor t apropriado (com 14 graus de liberdade) para construir um intervalo de confiança unilateral de 95% é 1,761, a Equação 5.2 resulta em

$$I = 6,40 - 1,761 \frac{8,458}{\sqrt{15}} = 2,554$$

Uma interpretação estatística desse intervalo manteria que podemos ter 95% de confiança de que μ_d é maior ou igual a 2,554. Pelo ponto de vista do pesquisador, podemos afirmar com 95% de confiança que o aumento médio na pressão sanguínea medida antes e depois da ingestão do remédio para resfriado foi de *pelo menos* 2,554 milímetros de mercúrio.

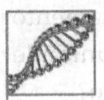

Exemplo 5.7

Os dados na Tabela 5.1 já foram usados para conduzir um teste t unicaudal de amostras emparelhadas na forma

$$H_0 : \mu_d = 0$$
$$H_A : \mu_d > 0$$

em $\alpha = 0,05$. O resultado foi estatisticamente significativo. O intervalo de confiança que você calculou tem suporte para esse resultado? Por quê?

Solução Podemos ver, pelo intervalo de confiança, que a hipótese nula foi rejeitada. Isso segue do fato de que I é maior do que zero.[4]

---

[4] Você deverá rever a Seção 4.5 se essa explicação não estiver clara.

Exemplo 5.8

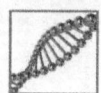

Use a diferença dos escores da Tabela 5.3 para construir um intervalo de confiança bilateral de 95%. Qual é o significado desse intervalo?

Solução   Como calculado anteriormente,

$$s_d = \sqrt{\frac{0,81 - \frac{(-0,5)^2}{7}}{7-1}} = \sqrt{\frac{0,774}{6}} = 0,359$$

e

$$\bar{d} = \frac{-0,5}{7} = -0,071.$$

Notando, pelo Apêndice B, que o valor t apropriado (com seis graus de liberdade) para um intervalo de confiança bilateral de 95% é 2,447, as equações 5.2 e 5.3 resultam em

$$I = \bar{d} - t\frac{s_d}{\sqrt{n}} = -0,071 - 2,447\frac{0,359}{\sqrt{7}} = -0,403$$

e

$$S = \bar{d} + t\frac{s_d}{\sqrt{n}} = -0,071 + 2,447\frac{0,359}{\sqrt{7}} = 0,261.$$

Uma interpretação estatística desse intervalo manteria que podemos ter 95% de confiança de que μ_d está entre −0,403 e 0,261. Do ponto de vista do pesquisador, podemos afirmar com 95% de confiança que a diferença média na acuidade visual entre os pacientes que recebem o Tratamento a Laser Um e aqueles que recebem o Tratamento a Laser Dois esteve entre −0,403 e 0,261 unidade LogMar. Com base nesse intervalo, você pode rejeitar a possibilidade de uma diferença zero?

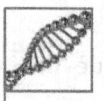

Exemplo 5.9

Os dados na Tabela 5.2 foram usados anteriormente para realizar um teste t bicaudal de amostras emparelhadas na forma

$$H_0 : \mu_d = 0$$
$$H_A : \mu_d \neq 0$$

em $\alpha = 0,05$. O resultado não foi estatisticamente significativo. O intervalo de confiança calculado dá suporte a esse resultado? Por quê?

Solução   Podemos ver, pelo intervalo de confiança, que a hipótese nula não foi rejeitada. Isso segue do fato de que zero está no intervalo de −0,403 a 0,261.[5]

---

5   Novamente, você deverá rever a Seção 4.5 se essa explicação não estiver clara.

5.2.4 Hipóteses

As suposições por trás do teste t de amostras emparelhadas, testes de equivalência baseados no teste t de amostras emparelhadas e do intervalo de confiança para diferença de média são as mesmas que vemos para o teste t para uma média e, consequentemente, o teste Z para uma média (veja a Seção 4.3.3). Essas são as suposições de normalidade e independência. Deve-se notar que essas suposições se aplicam à diferença dos escores, e não às duas distribuições componentes (por exemplo, distribuições pré e pós-tratamento) usadas para gerar os escores de diferença.

Mesmo quando as duas distribuições componentes são radicalmente anormais, a diferença dos escores frequentemente são simétricas e um tanto em forma normal. Como resultado, os métodos estatísticos que acabamos de citar tendem a ser bastante robustos na presença de dados anormais. Assim como no teste t para uma média, não podemos confiar que esses métodos sejam robustos contra violações da suposição de independência.

5.3 Métodos relacionados a proporções

5.3.1 Teste de McNemar de uma proporção de amostras emparelhadas

Argumento. Voltemos a um exemplo mencionado no início deste capítulo. Duas vacinas devem ser testadas em uma tentativa de determinar se uma é superior à outra na prevenção de uma doença infantil. Como existe a suspeita de que há uma predisposição genética para essa doença, o projeto exige que pares de gêmeos sejam usados no estudo. Um membro de cada par é designado aleatoriamente para receber a primeira vacina, enquanto o outro membro do par recebe a segunda vacina. Usando pares de gêmeos, podemos ter certeza de que predisposições genéticas são igualmente distribuídas entre as duas vacinas, o que impede a assimetria que pode ocorrer se essa predisposição não for igualmente representada nos dois grupos. Após um período, registramos quais crianças contraíram a doença. O interesse está em determinar se uma vacina foi mais eficaz ao impedir a doença do que a outra.

A Tabela 5.7 mostra os resultados desse estudo (fictício). Cada membro dos 16 pares de gêmeos é identificado por D ou $\overline{D}$ para indicar, respectivamente, que o gêmeo contraiu ou não a doença. A última coluna da tabela mostra qual vacina foi favorecida (desfavorecida) pelos resultados obtidos de cada par de gêmeos. Um valor um é dado quando o gêmeo que recebeu a vacina um contrai a doença e o outro, não. Um zero indica que o gêmeo que recebeu a vacina dois contraiu a doença, enquanto o outro não. Assim, se a vacina um é mais eficaz do que a vacina dois, esperaríamos ver muitos zeros e poucos "uns", o que mostraria mais doença no grupo da vacina dois. Muitos uns e poucos zeros indicariam mais doença no grupo da vacina um. Observe que, quando o mesmo resultado é obtido dos dois gêmeos de um par, nenhum valor é registrado, pois nenhuma informação referente à superioridade de uma vacina em relação à outra foi obtida do par. Os dados que não fornecem informações com relação a essa questão (por exemplo, qual vacina é superior) são considerados **não informativos**.

Se as duas vacinas são iguais em sua capacidade de prevenir a doença, esperamos ver aproximadamente o mesmo número de resultados favoráveis às duas vacinas. Isto é, esperaríamos ver aproximadamente o mesmo número de uns e zeros na coluna de resultado. Essa observação oferece a base para um teste de significância.

Tabela 5.7	Presença ou ausência de uma doença infantil entre os gêmeos inoculados com duas vacinas diferentes.		
Par de gêmeos	Vacina um	Vacina dois	Resultado
1	$\overline{D}$	D	0
2	D	D	–
3	$\overline{D}$	$\overline{D}$	–
4	D	$\overline{D}$	1
5	D	$\overline{D}$	1
6	$\overline{D}$	$\overline{D}$	–
7	D	$\overline{D}$	1
8	D	D	–
9	$\overline{D}$	$\overline{D}$	–
10	$\overline{D}$	D	0
11	D	$\overline{D}$	1
12	$\overline{D}$	$\overline{D}$	–
13	D	$\overline{D}$	1
14	$\overline{D}$	$\overline{D}$	–
15	$\overline{D}$	$\overline{D}$	–
16	D	$\overline{D}$	1
			$\Sigma = 6$

Teste. Se dados não informativos forem omitidos, os oito resultados na Tabela 5.7 podem ser imaginados como uma amostra de uma população dicotômica, como discutimos na Seção 4.2.4. Além disso, se não houver diferença na eficácia das duas vacinas, a população será composta de um número igual de uns e zeros, o que significa que a proporção de sucessos na população (π) será de 0,5. Diferentemente, se uma vacina fosse mais eficaz do que a outra, o modelo de população apropriado favoreceria uma vacina em relação à outra, o que significaria que ela teria mais uns do que zeros, ou mais zeros do que uns. Isso implica que π seria maior do que 0,5 ou menor do que 0,5, dependendo da vacina que fosse favorecida. Segue que um teste da hipótese nula

$$H_0: \pi = 0,5$$

contra uma alternativa apropriada é um teste da afirmação de que as vacinas têm efeito iguais. A rejeição dessa hipótese leva à conclusão de que as vacinas diferem em sua eficácia.

Na Seção 4.3.5, testamos hipóteses referentes à proporção da população π. O teste de McNemar é simplesmente uma aplicação dos métodos aprendidos na Seção 4.3.5 a um resultado dicotômico, como ilustra a Tabela 5.7. A hipótese nula testada é a que acabamos de citar, isto é, $\pi = 0,5$. Como você sabe, os métodos aproximado e exato para testar uma proporção da população são possíveis. Ilustraremos ambos em relação ao teste de McNemar.

Método aproximado

Um teste baseado na aproximação da curva normal para a distribuição amostral de $\hat{p}$ pode ser realizado por meio da Equação 4.9. Como o teste de McNemar especifica o valor nulo como 0,5, a Equação 4.9 pode ser modificada para produzir o seguinte:

$$Z = \frac{\hat{p} - 0,5}{\frac{0,5}{\sqrt{n}}} \tag{5.4}$$

Embora o número de observações na Tabela 5.7 seja muito pouco[6] para permitir uma análise apropriada a partir da Equação 5.4, usaremos esses dados para fins ilustrativos. Notando que $\hat{p} = \frac{6}{8} = 0,75$ e $n = 8$, a Equação 5.4 resulta em

$$Z = \frac{0,75 - 0,50}{\frac{0,50}{\sqrt{8}}} = 1,414$$

Se consideramos um teste bicaudal em $\alpha = 0,05$, o Apêndice A mostra que os valores críticos são $+1,96$ e $-1,96$, de modo que a hipótese nula não é rejeitada.

Uma forma de cálculo alternativa, preferida pelos epidemiologistas e outros que usam tabelas de contingência rotineiramente, é dada por

$$\chi^2 = \frac{(b - c)^2}{b + c} \tag{5.5}$$

onde χ^2 representa uma estatística de qui-quadrado (sobre a qual você aprenderá mais em outro momento), e b e c são contagens das células de uma tabela de frequência, como mostra a Tabela 5.8.

Tabela 5.8 Tabela dois por dois para dados dicotômicos emparelhados.

		Primeira variável	
		+	−
Segunda variável	+	a	b
	−	c	d

Essa tabela mostra as frequências de duas variáveis dicotômicas. Os símbolos + e − são usados para indicar as duas condições das variáveis dicotômicas. Para o exemplo que abordamos aqui, as frequências da Tabela 5.7 seriam

		Vacina um	
		D	$\overline{D}$
Vacina dois	D	2	2
	$\overline{D}$	6	6

Aplicando a Equação 5.5, temos

$$\chi^2 = \frac{(2 - 6)^2}{8} = 2,00$$

O valor crítico para esse teste é encontrado ao verificarmos o Apêndice D com um grau de liberdade. Esse valor é 3,841 para $\alpha = 0,05$. Visto que o valor de χ^2 calculado deve ser maior ou igual ao χ^2 crítico para que a hipótese nula seja rejeitada, o resultado não é significativo.

É interessante o fato de que as equações 5.4 e 5.5 representam duas formas do mesmo teste, de modo que o mesmo resultado é obtido independentemente de qual equação é aplicada. Para esses testes, $Z^2 = \chi^2$, de modo que, para esse exemplo, $1,414^2 = 2,00$ (com arredondamento) para os dois valores calculados e $1,96^2 = 3,841$ (novamente, com arredondamento) para os valores críticos. Como indicamos anteriormente, a Equação 5.5 é a preferida pelos pesquisadores que usam tabelas de contingência rotineiramente, mas a Equação 5.4 pode ser mais intuitiva.

---

[6] Veja na Seção 4.2.6 uma discussão sobre os requisitos de tamanho de amostra para essa estatística.

Exemplo 5.10

Dois tipos de filtro solar, baseados em diferentes ingredientes ativos, devem ser comparados com relação ao nível de proteção oferecido contra os danos à pele induzidos pelo sol. Para essa finalidade, um tipo de filtro solar é aplicado a um braço selecionado aleatoriamente de cada um dos 15 indivíduos voluntários, enquanto o segundo tipo é aplicado ao outro braço. Depois de um período determinado de exposição ao sol, a pele de cada braço é examinada microscopicamente e classificada de acordo com o nível de satisfação obtido com o grau de proteção, S (satisfatório) ou $\bar{S}$ (insatisfatório). Os resultados (fictícios) para cada indivíduo aparecem na Tabela 5.9.

Use os dois métodos de cálculo dados anteriormente para realizar um teste de McNemar bicaudal em $\alpha = 0,05$ com os dados do filtro solar. Qual é a sua conclusão com relação à eficácia relativa dos dois produtos de proteção solar?

Tabela 5.9 Níveis de proteção satisfatórios ou insatisfatórios contra danos à pele induzidos pelo sol obtidos de dois produtos para proteção solar.

Indivíduo	Produto um	Produto dois
1	$\bar{S}$	S
2	S	S
3	S	$\bar{S}$
4	S	$\bar{S}$
5	S	$\bar{S}$
6	S	$\bar{S}$
7	$\bar{S}$	$\bar{S}$
8	$\bar{S}$	$\bar{S}$
9	S	$\bar{S}$
10	S	S
11	S	S
12	$\bar{S}$	$\bar{S}$
13	S	$\bar{S}$
14	S	$\bar{S}$
15	S	$\bar{S}$

Solução Um resultado dicotômico é construído de acordo com o que mostra a Tabela 5.10. Ignorando resultados não informativos, observamos que a proporção de resultados que favorecem o produto um é $\frac{9}{10} = 0,90$ e $n = 10$. A Equação 5.4 resulta, então, em

$$Z = \frac{0,90 - 0,50}{\frac{0,50}{\sqrt{10}}} = 2,530$$

O Apêndice A mostra que os valores críticos para um teste bicaudal conduzido em $\alpha = 0,05$ são +1,96 e −1,96, o que leva à rejeição da hipótese nula. De um ponto de vista estatístico, as hipóteses nula e alternativa são

$$H_0: \pi = 0,5 \quad \text{e} \quad H_A: \pi \neq 0,5$$

Quando visto no contexto desse estudo, a hipótese nula afirma que não há diferença na eficácia dos dois produtos, enquanto a outra alternativa mantém que tal diferença existe. Nesse caso, rejeitamos a afirmação de que não há diferença em favor de uma afirmação de que os dois produtos diferem em termos de eficácia. Além disso, podemos concluir que o produto um é superior ao produto dois em termos de proteção oferecida.

Tabela 5.10	Níveis de proteção satisfatórios ou insatisfatórios contra danos à pele induzidos pelo sol com variável de resultado.		
Indivíduo	Produto um	Produto dois	Resultado
1	$\overline{S}$	S	0
2	S	S	–
3	S	$\overline{S}$	1
4	S	$\overline{S}$	1
5	S	$\overline{S}$	1
6	S	$\overline{S}$	1
7	$\overline{S}$	$\overline{S}$	–
8	$\overline{S}$	$\overline{S}$	–
9	S	$\overline{S}$	1
10	S	$\overline{S}$	1
11	S	S	–
12	$\overline{S}$	$\overline{S}$	–
13	S	$\overline{S}$	1
14	S	$\overline{S}$	1
15	S	$\overline{S}$	1
			Σ = 9

Os dados podem ser organizados para análise por meio do segundo método de cálculo, da seguinte forma:

		Produto um	
		S	$\overline{S}$
Produto dois	S	2	1
	$\overline{S}$	9	3

A aplicação da Equação 5.5 resulta em

$$\chi^2 = \frac{(1-9)^2}{10} = 6,40$$

Como 6,40 excede o valor crítico de 3,841 obtido no Apêndice D, a hipótese nula é rejeitada. A inspeção da tabela de resumo mostra que há nove casos em que o produto um previne danos enquanto o produto dois, não, e um caso em que o produto dois oferece proteção e o produto um, não. A conclusão é que o produto um oferece proteção superior àquela fornecida pelo produto dois.

Método exato

Anteriormente (página 96), aprendemos a usar a distribuição binomial para realizar testes exatos de hipóteses na forma

$$H_0 : \pi = \pi_0$$

onde π é a proporção de observações em uma população que atendem a um critério especificado e π_0 é a proporção hipotética para a mesma população. Como o teste de McNemar pode ser reduzido a um teste da hipótese

$$H_0 : \pi = 0,5$$

segue que o método exato aprendido anteriormente (veja a página 96) pode ser usado para realizar uma versão exata do teste de McNemar. Como o método exato foi abordado em profundidade naquela seção, ele não será revisado aqui.[7] Em vez disso, aplicaremos o método exato aos dois exemplos analisados anteriormente por meio do método aproximado.

---

7 Talvez você queira rever a discussão que começa na página 96 antes de seguir adiante.

Exemplo 5.11

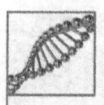

Use os dados na Tabela 5.7 para realizar um teste de McNemar bicaudal exato em $\alpha = 0,05$. Como esse resultado se compara àquele obtido a partir do teste aproximado?

Solução A distribuição amostral $\hat{p}$ sob a condição $\pi = 0,5$ e $n = 8$ pode ser construída por meio da Equação 4.5, e é dada na Tabela 5.11. Notando que $\hat{p} = \frac{6}{8} = 0,75$ e empregando o método aprendido anteriormente (página 96) para determinar o p-valor para um teste exato bicaudal, esse valor é calculado como 2 (0,10937 + 0,03125 + 0,00391) = 0,28906.

Como esse valor é maior do que $\alpha = 0,05$, a hipótese nula não é rejeitada. Essa é a mesma decisão alcançada com o teste aproximado. Porém, você deverá observar que o valor Z calculado de 1,41, calculado com relação ao teste aproximado, tem um p-valor associado de $p = 2 \times 0,0793 = 0,1586$, que é substancialmente diferente do valor obtido pelo teste exato.

Tabela 5.11 Distribuição amostral de $\hat{p}$ para $n = 8$ e $\pi = 0,50$.

Proporção $\hat{p}$	Número de sucessos y	Probabilidade $P(y)$
0,000	0	0,00391
0,125	1	0,03125
0,250	2	0,10937
0,375	3	0,21875
0,500	4	0,27344
0,625	5	0,21875
0,750	6	0,10937
0,875	7	0,03125
1,00	8	0,00391

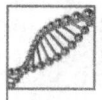

Exemplo 5.12

Use os dados da Tabela 5.9 para realizar um teste de McNemar exato com hipótese alternativa

$$H_A : \pi > 0,5$$

Solução A distribuição amostral de $\hat{p}$ sob a condição $\pi = 0,5$ e $n = 10$ pode ser construída por meio da Equação 4.5, e é dada na Tabela 5.12. Notando que $\hat{p} = \frac{9}{10} = 0,90$ e empregando o método esboçado na página 96 para determinar o p-valor para um teste exato unicaudal com alternativa na forma $H_A : \pi > \pi_0$, esse valor é calculado como 0,00977 + 0,00098 = 0,01075. Visto que esse valor é menor do que $\alpha = 0,05$, a hipótese nula é rejeitada.

Tabela 5.12 Distribuição amostral de $\hat{p}$ para $n = 10$ e $\pi = 0,50$.

Proporção $\hat{p}$	Número de sucessos y	Probabilidade $P(y)$
0,000	0	0,00098
0,100	1	0,00977
0,200	2	0,04395
0,300	3	0,11719
0,400	4	0,20508
0,500	5	0,24609
0,600	6	0,20508
0,700	7	0,11719
0,800	8	0,04395
0,900	9	0,00977
1,00	10	0,00098

5.3.2 Determinação da equivalência para uma proporção de amostras emparelhadas

Argumento. Como visto na Seção 5.2.2, às vezes são realizados estudos com a intenção de mostrar que dois tratamentos ou métodos produzem resultados equivalentes (semelhantes). Quando os dados são emparelhados e o resultado é dicotômico, a equivalência pode ser provada pela demonstração de que a proporção dos resultados que favorecem um tratamento está dentro de um intervalo de equivalência estabelecido em torno de 0,5. Por exemplo, suponha que pacientes que sofrem de determinado distúrbio mental tenham um histórico de hospitalização para tratamento. Agora, surge a hipótese de que essa desordem pode ser tratada com sucesso em ambulatório, a um custo significativamente reduzido. Para testar essa hipótese, os pares de pacientes são formados com base em idade, sexo e gravidade da condição. Um membro de cada par é escolhido aleatoriamente para o tratamento que inclui internação, e o outro membro é então tratado em ambulatório. Observe que o interesse está na demonstração de que os dois métodos de tratamento produzem resultados equivalentes (semelhantes) em vez de mostrar que um tratamento é superior ao outro. Depois de uma análise custo-benefício e outras considerações, é decidido que as duas opções de tratamento podem ser consideradas funcionalmente equivalentes se a proporção dos resultados emparelhados que favorecem o protocolo por ambulatório for maior do que 0,40. (Observe que uma proporção de 0,5 indicaria equivalência estrita.) A Tabela 5.13 mostra resultados (fictícios) para 18 pacientes tratados pelos dois métodos. Os símbolos S e $\bar{S}$ são usados para indicar tratamentos satisfatórios e insatisfatórios, respectivamente.

A questão relevante é se π, a proporção de resultados emparelhados que favorecem o tratamento em ambulatório, é maior do que 0,40. Se esse for o caso, os tratamentos serão declarados equivalentes. Se não, os tratamentos não serão considerados equivalentes. Observe que os pesquisadores não consideram a possibilidade de que o tratamento em ambulatório possa ser superior ao tratamento por internação e, portanto, estão interessados na equivalência unilateral.

Teste. Visto que os intervalos de equivalência considerados aqui se referem a proporções da população, os métodos esboçados na Seção 4.3.6 para equivalência de proporção são aplicáveis

Tabela 5.13	Resultados satisfatórios ou insatisfatórios para pares de pacientes que sofrem de determinado distúrbio mental ao serem tratados por internação ou em ambulatório.	
Par	Internação	Ambulatório
1	$\bar{S}$	S
2	$\bar{S}$	$\bar{S}$
3	$\bar{S}$	S
4	$\bar{S}$	S
5	S	$\bar{S}$
6	S	S
7	S	S
8	S	$\bar{S}$
9	$\bar{S}$	S
10	S	$\bar{S}$
11	S	S
12	S	S
13	$\bar{S}$	S
14	S	$\bar{S}$
15	S	$\bar{S}$
16	S	$\bar{S}$
17	S	$\bar{S}$
18	$\bar{S}$	S

aqui.[8] Usando a notação da Seção 4.3.6, as hipóteses nula e alternativa para um teste de equivalência bicaudal para proporções emparelhadas podem ser declaradas como

$$H_{OE}: \pi \leq IE_I \text{ ou } \pi \geq IE_S$$
$$H_{AE}: IE_I < \pi < IE_S$$

onde IE_I e IE_S são os extremos inferior e superior do intervalo de equivalência. Basicamente, a hipótese nula declara que a proporção de resultados emparelhados que favorecem uma condição em relação à outra não se encontra no intervalo de equivalência, enquanto a alternativa afirma que essa proporção está no intervalo. Você se lembrará de que a hipótese nula é testada por meio de dois testes unicaudais no nível α. Para rejeitar a hipótese nula, é preciso mostrar que $\pi > IE_I$ e que $\pi < IE_S$, o que significa que *ambos* os testes a seguir deverão ser significativos.

Teste um   Teste dois
$$H_{01}: \pi = IE_S \quad H_{02}: \pi = IE_I$$
$$H_{A1}: \pi < IE_S \quad H_{A2}: \pi > IE_I$$

As hipóteses nula e alternativa para o teste de equivalência unicaudal são *uma* das seguintes equações:

$$H_{OE}: \pi \geq IE_S$$
$$H_{AE}: \pi < IE_S$$

ou

$$H_{OE}: \pi \leq IE_I$$
$$H_{AE}: \pi > IE_I$$

O teste um é usado na primeira hipótese de equivalência unicaudal dada e o teste dois, na segunda.

Como você deve saber, pelo que vimos na Seção 4.3.5, os testes na forma representada pelo teste um e pelo teste dois podem ser executados por meios aproximados ou exatos. Os dois métodos serão ilustrados nos exemplos a seguir.

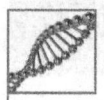

Exemplo 5.13

Use métodos aproximados e exatos para executar um teste de equivalência unicaudal em $\alpha = 0,05$, como discutimos juntamente com os dados na Tabela 5.13. Indique as hipóteses de equivalência nula e alternativa antes de realizar os testes.

Solução   Uma variável de resultado que usa um para indicar um par de pacientes cujo resultado favorece o tratamento em ambulatório e zero para um resultado que favorece o tratamento por internação é construída como mostra a Tabela 5.14. Ignorando resultados não informativos, podemos ver por essa tabela que a proporção de resultados que favorecem o tratamento em ambulatório é $\frac{6}{14} = 0,429$.

As hipóteses de equivalência são

$$H_{OE}: \pi \leq 0,40$$
$$H_{AE}: \pi > 0,40$$

Para testar a hipótese nula de equivalência, podemos usar o teste dois, como vemos a seguir

$$H_{02}: \pi = 0,40$$
$$H_{A2}: \pi > 0,40$$

---

[8] Talvez você queira rever essa seção antes de seguir adiante.

Tabela 5.14	Resultados para pares de pacientes que sofrem de determinado distúrbio mental.		
Par	Internação	Ambulatório	Resultado
1	$\bar{S}$	S	1
2	$\bar{S}$	$\bar{S}$	–
3	$\bar{S}$	S	1
4	$\bar{S}$	S	1
5	S	$\bar{S}$	0
6	S	$\bar{S}$	0
7	S	S	–
8	S	$\bar{S}$	0
9	$\bar{S}$	S	1
10	S	$\bar{S}$	0
11	S	S	–
12	S	S	–
13	$\bar{S}$	S	1
14	S	$\bar{S}$	0
15	S	$\bar{S}$	0
16	S	$\bar{S}$	0
17	S	$\bar{S}$	0
18	$\bar{S}$	S	1
			Σ = 6

O Z calculado para o método aproximado, como dado pela Equação 4.9, é

$$Z_2 = \frac{\hat{p} - \pi_0}{\sqrt{\frac{\pi_0(1-\pi_0)}{n}}} = \frac{0,429 - 0,40}{\sqrt{\frac{(0,429)(0,571)}{14}}} = 0,22$$

Como esse valor é menor do que o Z crítico de 1,65, a hipótese nula não é rejeitada. Segue que a equivalência não é demonstrada.

O teste exato é realizado pela geração da distribuição amostral de $\hat{p}$ sob a condição $\pi = 0,40$ e $n = 14$. Isso é feito pela aplicação da Equação 4.5, sendo o resultado mostrado na Tabela 5.15.[9]

Tabela 5.15	Distribuição amostral de $\hat{p}$ para $n = 14$ e $\pi = 0,40$.	
Proporção $\hat{p}$	Número de sucessos y	Probabilidade $P(y)$
0,000	0	0,00078
0,071	1	0,00731
0,143	2	0,03169
0,214	3	0,08452
0,286	4	0,15495
0,357	5	0,20660
0,429	6	0,20660
0,500	7	0,15741
0,571	8	0,09182
0,643	9	0,04081
0,714	10	0,01360
0,786	11	0,00330
0,857	12	0,00055
0,929	13	0,00006
1,00	14	0,00000

---

9   É necessário gerar todos os valores nessa tabela a fim de realizar o teste?

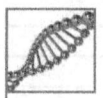

Pelo método esboçado na página 96 para determinar o p-valor para um teste exato unicaudal, p = 0,20660 + 0,15741 + 0,09182 + 0,04081 + 0,01360 + 0,00330 + 0,00055 + 0,00006 + 0,00000 = 0,51415. Se esse valor for maior do que α = 0,05, a hipótese nula não é rejeitada, e esse é o mesmo resultado obtido com o teste aproximado. A coluna dois do Apêndice A mostra que a área da cauda associada a Z = 0,22 é 0,4129, de modo que o p-valor para o teste aproximado é decididamente menor do que aquele para o teste exato.

Exemplo 5.14

A Tabela 5.16 mostra resultados positivos (+) e negativos (−) obtidos sob duas condições. Use os métodos aproximado e exato para realizar um teste de equivalência bicaudal da hipótese nula de que a proporção de resultados que favorecem a condição um não está no intervalo de 0,3 a 0,7. Use α = 0,05.

Solução A Tabela 5.17 mostra o resultado codificado para cada par. Como o interesse está na proporção de resultados que favorecem a condição um, essa condição é simbolizada por um, enquanto os resultados que favorecem a condição dois são simbolizados por zero. Podemos ver por essa tabela que $\hat{p} = \frac{8}{16} = 0{,}50$.

Como o teste é bicaudal, o teste um e o teste dois precisam ser realizados. A hipótese nula de equivalência será rejeitada somente se esses dois testes forem significativos. As hipóteses para esses testes são as seguintes:

$$\begin{array}{cc} \text{Teste um} & \text{Teste dois} \\ H_{01}: \pi = 0{,}7 & H_{02}: \pi = 0{,}3 \\ H_{A1}: \pi < 0{,}7 & H_{A2}: \pi > 0{,}3 \end{array}$$

O teste aproximado é executado pela aplicação da Equação 4.9, que gera os valores Z calculados de

$$Z_1 = \frac{\hat{p} - \pi_0}{\sqrt{\frac{\pi_0(1-\pi_0)}{n}}} = \frac{0{,}50 - 0{,}70}{\sqrt{\frac{(0{,}70)(0{,}30)}{16}}} = -1{,}75$$

e para o segundo

Tabela 5.16 Resultados positivos e negativos obtidos sob duas condições.

Par	Condição um	Condição dois
1	+	−
2	+	−
3	−	+
4	−	−
5	+	−
6	−	+
7	+	+
8	+	−
9	−	+
10	−	+
11	+	−
12	+	−
13	−	+
14	−	+
15	+	−
16	−	+
17	−	+
18	+	−

Tabela 5.17	Resultados com condições positiva e negativa a partir de duas condições.		
Par	Condição um	Condição dois	Resultado
1	+	–	1
2	+	–	1
3	–	+	0
4	–	–	–
5	+	–	1
6	–	+	0
7	+	+	–
8	+	–	1
9	–	+	0
10	–	+	0
11	+	–	1
12	+	–	1
13	–	+	0
14	–	+	0
15	+	–	1
16	–	+	0
17	–	+	0
18	+	–	1
			$\Sigma = 8$

$$Z_2 = \frac{0,50 - 0,30}{\sqrt{\frac{(0,30)(0,70)}{16}}} = 1,75.$$

Como podemos ver no Apêndice A, os valores Z críticos para esses dois testes unicaudais são –1,65 e 1,65, respectivamente. Segue que as duas hipóteses nulas são rejeitadas, o que leva à rejeição da hipótese nula de equivalência.

O teste de equivalência exato é executado por meio da Equação 4.5 para construir distribuições exatas de $\hat{p}$ sob as condições $\pi = 0,7$ e $\pi = 0,3$ para $n = 16$. Essas distribuições são mostradas na Tabela 5.18. Pelo método esboçado na página 96 para determinar o p-valor para um teste exato unicaudal, o p-valor para o teste um é 0,04868 + 0,01854 + 0,00556 + 0,00130 + 0,00023 + 0,00003 + 0,00000[10] + 0,00000 + 0,00000 = 0,07434, sendo o mesmo valor calculado para o teste dois. Como resultado, nenhuma hipótese é rejeitada, o que significa que a hipótese nula de equivalência não é rejeitada. Nesse caso, o teste aproximado é significativo, enquanto o teste exato não é.

Tabela 5.18	Distribuições amostrais de $\hat{p}$ para $n = 16$ e $\pi = 0,3$ e $0,7$.		
Proporção $\hat{p}$	Número de sucessos y	$\pi = 0,30$ $P(y)$	$\pi = 0,70$ $P(y)$
0,0000	0	0,00332	0,00000
0,0625	1	0,02279	0,00000
0,1250	2	0,07325	0,00000
0,1875	3	0,14650	0,00003
0,2500	4	0,20405	0,00023
0,3125	5	0,20988	0,00130
0,3750	6	0,16490	0,00556
0,4375	7	0,10096	0,01854
0,5000	8	0,04868	0,04868
0,5625	9	0,01854	0,10096
0,6250	10	0,00556	0,16490
0,6875	11	0,00130	0,20988
0,7500	12	0,00023	0,20405
0,8125	13	0,00003	0,14650
0,8750	14	0,00000	0,07325
0,9375	15	0,00000	0,02279
1,0000	16	0,00000	0,00332

---

10 Esses valores não são realmente zero, mas são descritos dessa forma devido ao número de casas decimais usadas na aproximação.

5.3.3 Intervalo de confiança para uma proporção de amostras emparelhadas

Argumento. Enquanto o Teste de McNemar aborda a questão "A proporção dos resultados que favorecem uma condição sobre a outra (π) é diferente de 0,5?", o intervalo de confiança comparável faz a pergunta "Que proporção de resultados (π) favorece uma condição sobre a outra?". Como você viu na Seção 4.5, os intervalos de confiança normalmente são preferíveis aos testes de hipótese em situações em que os dois métodos são aplicáveis. Na maioria das situações em que o Teste de McNemar é aplicável, os intervalos de confiança do tipo tratado nesta seção também serão aplicáveis. Quando isso acontece, o uso da técnica do intervalo de confiança normalmente é preferível.

Intervalo de confiança. Na Seção 4.4.6, você aprendeu a construir intervalos de confiança para uma proporção da população (π). Os métodos aproximado e exato aprendidos se aplicam diretamente ao problema atual.[11] Por esse motivo, não iremos rever a mecânica da construção de intervalos de confiança para π aqui, pois isso seria desnecessariamente redundante, mas daremos algumas aplicações como exemplo.

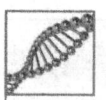

Exemplo 5.15

Suponha que 14 observações emparelhadas sejam feitas em conjunto com um estudo em particular. Dos 14 pares, quatro resultados favorecem o tratamento um, seis favorecem o tratamento dois e quatro não são informativos. Use intervalos de confiança aproximado e exato de 95%, como descrito na Seção 4.4.6, para construir intervalos de confiança bilaterais e estimar a proporção de resultados que favorecem o tratamento um.

Solução As equações 4.16 e 4.17 geram o seguinte intervalo aproximado:

$$I = \hat{p} - Z\sqrt{\frac{\hat{p}\hat{q}}{n}} = 0,4 - 1,96\sqrt{\frac{(0,4)(0,6)}{10}} = 0,096$$

e

$$S = \hat{p} + Z\sqrt{\frac{\hat{p}\hat{q}}{n}} = 0,4 + 1,96\sqrt{\frac{(0,4)(0,6)}{10}} = 0,704.$$

Usando $P = 4$ nas equações 4.20 e 4.21, os graus de liberdade necessários para determinar o valor F exigido para calcular o valor exato de I são

$$gl_{IN} = 2(n - P + 1) = 2(10 - 4 + 1) = 14$$

e

$$gl_{ID} = 2P = (2)(4) = 8.$$

O Apêndice C mostra que, com graus de liberdade do numerador de 14 e graus de liberdade do denominador de 8, o valor F apropriado a ser usado para a construção do limite inferior de um intervalo de confiança de 95% é 4,13. Usando esse valor na Equação 4.18, temos

$$I = \frac{P}{P + (n - P + 1)F_I} = \frac{4}{4 + (10 - 4 + 1)4,13} = 0,122.$$

---

[11] Talvez você queira revisar a Seção 4.4.6 antes de seguir adiante.

Os graus de liberdade necessários para determinar o valor F exigido para calcular o valor exato de S são, a partir das equações 4.22 e 4.23,

$$gl_{SN} = 2(P+1) = 2(4+1) = 10$$

e

$$gl_{SD} = 2(n-P) = 2(10-4) = 12.$$

O valor F com graus de liberdade do numerador e do denominador de 10 e 12, respectivamente, a ser usado na construção do limite superior de um intervalo de confiança de 95% é, de acordo com o Apêndice C, 3,37. Então, pela Equação 4.19,

$$S = \frac{(P+1)F_S}{n - P + (P+1)F_S} = \frac{(4+1)3,37}{10 - 4 + (4+1)3,37} = 0,737.$$

O intervalo de confiança bilateral exato de 95% é, então, 0,122 a 0,737. Isso se compara ao intervalo aproximado de 0,096 a 0,704. A discrepância entre esses intervalos é esperada, dado o tamanho reduzido da amostra. A grande extensão dos dois intervalos também se deve ao tamanho reduzido da amostra.

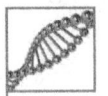

Exemplo 5.16

Um estudo (fictício) deve ser realizado a fim de determinar se o complexo de sintomas relatados pelos veteranos da Guerra do Golfo é mais prevalente entre esse grupo do que entre um grupo comparável de veteranos que não participaram dessa guerra. Para isso, 14.791 pares combinados de veteranos são entrevistados, e, de cada par, um membro participou da guerra. A combinação foi feita com base em idade, sexo, ramo de serviço militar, datas de serviço e ocupação militar.

De 628 desses pares, o membro que participou da Guerra do Golfo relatou ter experimentado um ou mais dos sintomas que compõem a suposta síndrome, enquanto o outro membro do par não. De 174 pares, o membro que não participou da guerra relatou um ou mais sintomas, enquanto o membro que participou da guerra não. Treze mil novecentos e oitenta e nove pares não foram informativos. Use esses dados para construir intervalos de confiança bilaterais de 95% para a proporção de resultados em que o membro que participou da guerra relatou um ou mais sintomas e o membro não participante não relatou sintomas. Construa os intervalos aproximado e exato.

Solução Notando que $\hat{p} = \frac{628}{628+174} = 0,783$, as equações 4.16 e 4.17 geram o seguinte intervalo aproximado

$$I = \hat{p} - Z\sqrt{\frac{\hat{p}\hat{q}}{n}} = 0,783 - 1,96\sqrt{\frac{(0,783)(0,217)}{802}} = 0,754$$

e

$$S = \hat{p} + Z\sqrt{\frac{\hat{p}\hat{q}}{n}} = 0,783 + 1,96\sqrt{\frac{(0,783)(0,217)}{802}} = 0,812.$$

Usando $P = 628$ nas equações 4.20 e 4.21, os graus de liberdade necessários para determinar o valor F exigido para calcular o valor exato de I são

$$gl_{IN} = 2(n - P + 1) = 2(802 - 628 + 1) = 350$$

e

$$gl_{ID} = 2P = (2)(628) = 1256.$$

Os graus de liberdade calculados no denominador de 1256 não aparecem no Apêndice C. Porém, esse valor é tão grande que permite o uso da notação de ∞ graus de liberdade. Assim, com os graus de liberdade do numerador de 350 e os graus de liberdade do denominador considerados como ∞, o valor F apropriado a ser usado para a construção do limite inferior de um intervalo de confiança de 95% é 1,15.[12] Usando esse valor na equação 4.18, temos

$$I = \frac{P}{P + (n - P + 1)F_I} = \frac{628}{628 + (802 - 628 + 1)1,15} = 0{,}757.$$

Os graus de liberdade necessários para determinar o valor F exigido para calcular o valor exato de S são, de acordo com as equações 4.22 e 4.23,

$$gl_{SN} = 2(P + 1) = 2(628 + 1) = 1258$$

e

$$gl_{SD} = 2(n - P) = 2(802 - 628) = 348.$$

Visto que nenhum desses graus de liberdade se encontra no Apêndice C, usaremos ∞ para os graus de liberdade do numerador e 350 para os graus de liberdade do denominador,[13] o que gera um valor F de 1,17. Então, pela Equação 4.19,

$$S = \frac{(P + 1)F_S}{n - P + (P + 1)F_S} = \frac{(628 + 1)1,17}{802 - 628 + (628 + 1)1,17} = 0{,}809.$$

Note que o intervalo aproximado de 0,754 a 0,812 é muito próximo do intervalo exato de 0,757 a 0,809. Note também que os dois intervalos são muito estreitos, o que gera estimativas de π que seriam satisfatórias para muitas aplicações de pesquisa. Esses dois resultados são atribuíveis ao tamanho grande da amostra.

Com base nesses intervalos, qual é a sua conclusão: os indivíduos que participaram da Guerra do Golfo relatam um ou mais sintomas com mais frequência do que os indivíduos que não participaram da guerra? Sua conclusão mudaria se o intervalo tivesse sido 0,470 a 0,530? Por quê?

5.3.4 Hipóteses

Veja a página 103.

5.4 Métodos relacionados a razões de risco de amostras emparelhadas

5.4.1 Fundamentos

O **risco** de um evento para um grupo em particular é a *probabilidade* de que o evento ocorra a um membro desse grupo. Por exemplo, suponha que um grupo de trabalhadores industriais seja

---

[12] De fato, o valor F associado a 350 e 1256 graus de liberdade é 1,18 quando até duas casas decimais são informadas.

[13] Se esse fosse um estudo real em vez de um exercício de livro-texto, usaríamos um software de computador para determinar o valor F com 1258 e 348 graus de liberdade.

rotineiramente exposto (E) a um solvente químico que, suspeita-se, esteja relacionado ao câncer de bexiga (D). O risco de câncer de bexiga para esse grupo é a probabilidade de que um membro do grupo desenvolva essa doença. Usando a notação do Capítulo 3, o risco do grupo pode ser caracterizado como $P(D \mid E)$, que é lido como "a probabilidade de doença dada a exposição". De modo semelhante, podemos caracterizar o risco dos trabalhadores da mesma fábrica que não são expostos ao solvente como $P(D \mid \overline{E})$, que é lido como "a probabilidade de doença dada a não exposição".

Parece razoável que um pesquisador de higiene industrial possa querer comparar a probabilidade de que um trabalhador exposto contraia a doença com a probabilidade de que um trabalhador não exposto contraia a doença. Se a probabilidade para trabalhadores expostos for maior do que aquela para trabalhadores não expostos, a implicação pode ser uma associação entre exposição ao solvente e câncer de bexiga. Uma comparação entre as duas probabilidades pode ser feita de várias maneiras, incluindo o cálculo da diferença pela simples subtração. Um modo popular de comparar as duas probabilidades é formá-las em uma razão conhecida como **razão de risco**, que é definida pela Equação 5.6.

$$\boxed{RR = \frac{P(D \mid E)}{P(D \mid \overline{E})}} \tag{5.6}$$

Você reconhecerá isso como a Equação 3.11.[14] Se o risco de doença[15] nos dois grupos for o mesmo, a razão de risco é um, o que implicaria que não existe relação entre a exposição e a doença. Por outro lado, uma razão de risco maior do que um implicaria que a exposição está associada ao maior risco de doença do que a não exposição. As razões que são menores do que um são consideradas **defensivas**, pois a exposição implica risco de doença reduzido. Isso poderia ocorrer, por exemplo, quando as pessoas são expostas a uma vacina. Representaremos as formas de parâmetro e estatística da razão de risco como RR e $\widehat{RR}$, respectivamente.

A razão de risco das amostras emparelhadas é definida pela Equação 5.7, onde a, b e c são como especifica a Tabela 5.8. Observe que o valor da razão de risco da amostra dependerá da maneira como se arruma a tabela. Você normalmente desejará avaliar o risco de uma exposição ou condição à não exposição ou a uma outra condição. Nesse caso, a variável de exposição será colocada do lado esquerdo da tabela, com a variável de não exposição ou com a segunda condição à qual a comparação deve ser feita no topo. O importante é que você deve estar ciente daquilo que $\widehat{RR}$ calcula. Essa é a probabilidade de que a variável colocada no lado esquerdo da tabela ocorra dividida pela probabilidade de que a variável colocada no topo da tabela ocorra. O resultado derivado do arranjo da tabela será recíproco do resultado obtido sob o segundo arranjo. Ou seja, se calcularmos que $\widehat{RR}$ é 1,2 a partir de um arranjo dos dados, o valor obtido a partir de outro arranjo será 1,0/1,2 = 0,833. Fique atento à maneira como as tabelas são organizadas nos exemplos a seguir.

$$\boxed{\widehat{RR} = \frac{a+b}{a+c}} \tag{5.7}$$

5.4.2 Teste da hipótese $RR = 1$ para amostras emparelhadas

Argumento. Como na situação que acabamos de mencionar, suponha que haja a suspeita de que a exposição a um determinado solvente químico comumente usado em processos industriais

---

[14] Nesse ponto, você talvez queira rever a Seção 3.3.6.

[15] Embora mencionemos doença e exposição na Equação 5.6, os termos são genéricos e representam quaisquer variáveis que estejam sendo examinadas.

aumente o risco de câncer de bexiga. Para testar essa suspeita, os trabalhadores de uma determinada indústria que são rotineiramente expostos ao solvente são monitorados durante um período para que seja possível determinar se eles desenvolverão a doença. Para fins de comparação, cada um desses trabalhadores é reunido a um trabalhador da mesma indústria que não está exposto ao solvente. Depois de um período de acompanhamento, a razão de risco da amostra é calculada pela divisão da proporção de trabalhadores expostos que desenvolveram a doença pela proporção de trabalhadores não expostos que desenvolveram a doença. Se os dois riscos fossem 0,005 e 0,001, respectivamente, a razão de risco seria $\frac{0,005}{0,001} = 5$. Isso indica que o risco de que trabalhadores expostos desenvolvam câncer de bexiga é cinco vezes maior do que o risco de que trabalhadores não expostos desenvolvam a doença. Mas isso é simplesmente um resultado da amostra em particular usada no estudo? Se o estudo fosse repetido com outros trabalhadores, o resultado poderia ser consideravelmente diferente? Mais importante, a razão de risco na população é um, indicando que não há relação entre exposição e doença (isto é, o risco nos dois grupos é o mesmo), ou ela é diferente de uma que indica que tal relação existe? Um teste de hipótese pode ajudar a responder essas perguntas.

Teste. Um teste de hipótese nula $H_0 : RR = 1$ pode ser realizado ao notarmos que, sempre que a razão de risco é 1,0, a proporção de resultados que favorecem uma condição em vez de outra é de 0,5. Quando a razão de risco não é 1,0, a proporção de resultados que favorecem uma condição em vez de outra não é de 0,5. Isso significa que, usando o teste de McNemar da hipótese nula $H_0 : \pi = 0{,}5$, podemos simultaneamente testar a hipótese nula $H_0 : RR = 1$. Assim, para esse teste, os métodos aproximado e exato estão disponíveis.

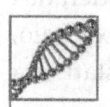

Exemplo 5.17

Use os dados da Tabela 5.7 para calcular a razão de risco da amostra que indique o risco de doença para gêmeos que recebem a vacina dois em comparação com o de gêmeos que recebem a vacina um, e depois teste a hipótese nula $H_0 : RR = 1$.[16] Use as equações 5.4 e 5.5 para os testes de hipótese.

Solução Agrupando os dados da Tabela 5.7 em uma tabela dois por dois, obtemos

		Vacina um	
		D	$\bar{D}$
Vacina dois	D	2	2
	$\bar{D}$	6	6

Pela Equação 5.7, a razão de risco da amostra é

$$\widehat{RR} = \frac{(2+2)}{(2+6)} = 0{,}50$$

Assim, a probabilidade de doença para um gêmeo que recebe a vacina dois é de apenas metade daquela de um gêmeo que recebe a vacina um. Os testes de hipótese foram realizados anteriormente. (Veja a discussão que começa na página 156.) O Z calculado e χ^2 são, respectivamente, 1,414 e 2,0, o que indica um resultado não significativo. Assim, não podemos demonstrar que a razão de risco difere de um, e isso não nos permite concluir que existe uma relação entre o tipo de vacina usada e a doença.

---

[16] Desse ponto em diante, os testes de hipótese serão bicaudais em $\alpha = 0{,}05$, a menos que seja especificado de outra forma.

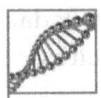

Exemplo 5.18

Use os dados na Tabela 5.7 para realizar um teste exato da hipótese nula $H_0 : RR = 1$.

Solução Esse teste foi realizado anteriormente (veja a discussão que começa na página 156) com um p-valor resultante de 0,28906. Como esse valor é maior do que $\alpha = 0,05$, a hipótese nula $H_0 : RR = 1$ não é rejeitada.

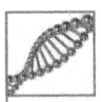

Exemplo 5.19

Evans e Frick [13] (citados por Greenland [20]) oferecem resultados do *Fatal Accident Reporting System* (FARS) que tratam de acidentes fatais de motocicleta que envolvem duas pessoas, em que tanto o motorista quanto o passageiro eram do sexo masculino e não usavam capacete. Eles relatam que em 226 casos ambos morreram, em 546 casos apenas o motorista morreu e em 378 casos apenas o passageiro morreu. Use esses dados para calcular a razão de risco por meio da comparação entre os riscos de morte de motoristas e passageiros. Use as equações 5.4 e 5.5 para testar a hipótese nula $RR = 1$.

Solução É conveniente organizar os dados em uma tabela dois por dois da maneira representada pela Tabela 5.8.

		Passageiro	
		morreu	sobreviveu
Motorista	morreu	226	546
	sobreviveu	378	

Observe que não há nenhuma informação referente ao número de casos em que nem o motorista nem o passageiro morreram. Isso não acarreta consequências para esse problema, pois essa frequência não entra no cálculo de $\widehat{RR}$ nem nos testes de hipótese.

Pela Equação 5.7, a razão de risco da amostra é

$$\widehat{RR} = \frac{a+b}{a+c} = \frac{226+546}{226+378} = 1,278$$

De acordo com esses dados, então, o motorista tem 1,278 vezes o risco de morte do passageiro. Para empregar a Equação 5.4, notamos que a célula a é não informativa no que se refere ao teste de significância. Além disso, a proporção de casos em que o motorista morre mas o passageiro não,[17] ($\hat{p}$), é de

$$\hat{p} = \frac{b}{b+c} = \frac{546}{546+378} = 0,591$$

Então, pela Equação 5.4,

$$Z = \frac{\hat{p} - 0,5}{\frac{0,5}{\sqrt{n}}} = \frac{0,591 - 0,50}{\frac{0,50}{\sqrt{924}}} = 5,53$$

---

[17] No formato de tabela usado em conjunto com o teste de McNemar, as entradas na célula b foram codificadas como 1, enquanto aquelas na célula c foram codificadas como 0.

Como esse valor é maior do que 1,96, a hipótese nula que afirma que $RR = 1$ é rejeitada. Concluímos, portanto, que os motoristas correm um risco maior de morte do que os passageiros. A mesma conclusão é alcançada por meio da Equação 5.5.

$$\chi^2 = \frac{(b-c)^2}{b+c} = \frac{(546-378)^2}{546+378} = 30,55$$

Esse valor é maior do que o χ^2 crítico do Apêndice D, que é 3,841, de modo que a hipótese nula é rejeitada.

5.4.3 Determinação da equivalência por meio da razão de risco das amostras emparelhadas

Argumento. Assim como as diferenças médias e as proporções emparelhadas, às vezes é desejável mostrar que o risco associado a uma condição é equivalente ao risco associado a uma outra condição. Isso implicaria no uso de um teste de equivalência bicaudal baseado em razões de risco. Com mais frequência, às vezes é desejável mostrar que o risco associado a uma condição *não é maior do que* o risco associado a uma outra condição. Isso implica em um teste unicaudal.

Por exemplo, suponha que um programa projetado para controlar a mosca-da-fruta deva ser implementado a partir da pulverização aérea de grandes áreas geográficas com o produto químico malatol. Como alguns ativistas ambientais declararam que essa pulverização é prejudicial aos humanos, um estudo é preparado para mostrar que o risco após a pulverização não é maior do que o risco antes da pulverização. Para essa finalidade, certos indivíduos que moram nas áreas a serem pulverizadas passam por um exame médico antes e depois de a pulverização ser realizada. Cada condição examinada é avaliada em termos de "presente" ou "não presente" em cada indivíduo.

O exame dos dados colhidos mostra que, para uma condição específica (por exemplo, taxa de batimentos cardíacos elevada), 126 indivíduos manifestam a condição antes e depois da pulverização, 414 após a pulverização, mas não antes, 390 antes da pulverização, mas não depois, e 999 não manifestam a condição em nenhum dos dois períodos. Os pesquisadores testarão a hipótese nula de que o risco após a pulverização é maior do que o risco antes da pulverização contra a alternativa de que o risco após a pulverização não é maior do que o risco antes dela.

Qual é a diferença entre a análise que acabamos de esboçar e aquela que testa a hipótese nula de nenhuma diferença no risco contra a alternativa de que o risco é aumentado após a pulverização? Onde se encontra a obrigação de encontrar provas nas duas análises? Deixaremos que você pondere sobre essas duas questões.

O teste. Intervalos de equivalência para razões de risco normalmente, mas não necessariamente, são simétricos em torno de 1,0 no sentido de que $IE_S = \frac{1}{IE_I}$ e vice-versa. Assim, se IE_I é 0,8, IE_S normalmente seria $\frac{1,0}{0,8} = 1,25$.

Usando a notação da Seção 4.3.6, as hipóteses nula e alternativa para um teste de equivalência bicaudal para as razões de risco emparelhadas podem ser indicadas como

$$H_{0E} : RR \leq IE_I \text{ ou } RR \geq IE_S$$
$$H_{AE} : IE_I < RR < IE_S$$

onde IE_I e IE_S são os extremos inferior e superior do intervalo de equivalência. Basicamente, a hipótese nula indica que a razão de risco não se encontra no intervalo de equivalência, enquanto a alternativa afirma que a razão de risco está no intervalo. Você deve se lembrar de que a hipótese nula é testada por meio de dois testes unicaudais no nível α. Para rejeitar a hipótese nula de equivalência, é preciso mostrar que $RR > IE_I$ e que $RR < IE_S$, o que significa que *ambos* os testes a seguir devem ser significativos.

Teste um   Teste dois
$H_{01}: RR = IE_S$ $H_{02}: RR = IE_I$
$H_{A1}: RR < IE_S$ $H_{A2}: RR > IE_I$

As hipóteses nula e alternativa para o teste de equivalência unicaudal são *uma* das seguintes

$$H_{0E}: RR \geq IE_S$$
$$H_{AE}: RR < IE_S$$

ou

$$H_{0E}: RR \leq IE_I$$
$$H_{AE}: RR > IE_I$$

A primeira das hipóteses de equivalência unicaudal que acabamos de dar é testada pelo teste um, e a segunda é executada por meio do teste dois.

Como o teste de McNemar é restrito a um teste de hipótese $H_0: RR = 1$, ele não é útil para o teste de equivalência. Porém, diversos testes aproximados estão disponíveis para essa finalidade. Um teste desse tipo é realizado por meio da seguinte equação

$$Z = \frac{\ln(\widehat{RR}) - \ln(RR_0)}{\sqrt{\frac{b+c}{(a+b)(a+c)}}} \tag{5.8}$$

Os símbolos a, b e c aparecem na Tabela 5.8, $\widehat{RR}$ é a razão de risco da amostra, como definida na Equação 5.7, e RR_0 é a razão de risco da população hipotética. O símbolo ln () indica que o log natural deve ser tomado do valor entre parênteses.

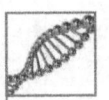

Exemplo 5.20

Calcule a razão de risco para os dados referentes ao malatol que acabamos de discutir. Supondo que o aumento no risco de menos de 1,1 seja considerado aceitável, realize um teste de equivalência para mostrar que o aumento no risco é menor do que esse valor. Indique as hipóteses de equivalência nula e alternativa e interprete os resultados do teste.

Solução   É conveniente agrupar os dados em uma tabela dois por dois, como mostramos a seguir.

		Antes da pulverização	
		elevado	não elevado
Após pulverização	elevado	126	414
	não elevado	390	999

Pela Equação 5.7, a razão de risco da amostra é

$$\widehat{RR} = \frac{a+b}{a+c} = \frac{126+414}{126+390} = 1{,}047$$

Como os pesquisadores tentam determinar se a razão de risco é menor do que 1,1, o teste será unicaudal com hipótese de equivalência nula

$$H_{0E}: RR \geq 1{,}1$$

e alternativa

$$H_{AE}: RR < 1{,}1$$

Realizando o teste um por meio da Equação 5.8, temos

$$Z_1 = \frac{\ln(\widehat{RR}) - \ln(RR_0)}{\sqrt{\frac{b+c}{(a+b)(a+c)}}} = \frac{\ln(1{,}047) - \ln(1{,}1)}{\sqrt{\frac{414+390}{(126+414)(126+390)}}} = -0{,}919.$$

Como esse valor é maior do que o valor crítico de $-1{,}65$, o teste não é significativo. Portanto, os pesquisadores não puderam demonstrar que o aumento no risco está na faixa aceitável (ou seja, menos de 1,1).

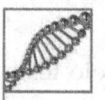

Exemplo 5.21

Use os dados da tabela a seguir para calcular $\widehat{RR}$. Então, realize um teste de equivalência bicaudal usando um *IE* de 0,833 a 1,2. Interprete seus resultados.

		Variável dois	
		+	−
Variável um	+	301	771
	−	780	151

Solução Pela Equação 5.7, a razão de risco da amostra é

$$\widehat{RR} = \frac{301 + 771}{301 + 780} = 0{,}992.$$

Isso sugeriria um ligeiro efeito defensivo para a variável um. A realização do teste um por meio da Equação 5.8 resulta em

$$Z_1 = \frac{\ln(\widehat{RR}) - \ln(RR_0)}{\sqrt{\frac{b+c}{(a+b)(a+c)}}} = \frac{\ln(0{,}992) - \ln(1{,}2)}{\sqrt{\frac{771+780}{(301+771)(301+780)}}} = -5{,}203.$$

Como esse valor é menor do que o valor crítico de $-1{,}65$, o teste um é significativo. A realização do teste dois por meio da Equação 5.8 resulta em

$$Z_2 = \frac{\ln(0{,}992) - \ln(0{,}833)}{\sqrt{\frac{771+780}{(301+771)(301+780)}}} = 4{,}775.$$

Como esse valor é maior do que o valor crítico de 1,65, o teste dois é significativo. Como os dois testes são significativos, a hipótese nula da equivalência é rejeitada. Concluímos, portanto, que a variável um e a variável dois produzem resultados equivalentes como definido pelo intervalo de equivalência.

5.4.4 Intervalo de confiança para uma razão de risco de amostras emparelhadas

Argumento. Já indicamos (na Seção 4.5) que os intervalos de confiança geralmente são preferíveis aos testes de hipótese. Assim, em vez de perguntar "A razão de risco da população é diferente de um?", a pergunta que devemos fazer, geralmente mais eficaz, é "Qual é a razão de risco da população?". Embora métodos exatos para construir intervalos de confiança para *RR* sejam problemáticos, existem métodos aproximados relativamente simples.

Intervalo de confiança. Os limites inferior e superior para a razão de risco das amostras emparelhadas podem ser obtidos por meio das equações a seguir.

$$I = \exp\left[\ln(\widehat{RR}) - Z\sqrt{\frac{b+c}{(a+b)(a+c)}}\right] \tag{5.9}$$

e

$$S = \exp\left[\ln(\widehat{RR}) + Z\sqrt{\frac{b+c}{(a+b)(a+c)}}\right] \tag{5.10}$$

Os símbolos exp e ln indicam, respectivamente, que a exponencial natural e o logaritmo da expressão delimitada devem ser calculados enquanto a, b e c são frequências em uma tabela dois por dois, como discutimos anteriormente.

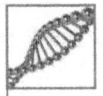

Exemplo 5.22

Use os dados de Evans e Frick [13] (reproduzidos a seguir para a sua conveniência) para construir um intervalo de confiança bilateral de 95%. O que significa esse intervalo? Use *o intervalo* para realizar um teste bicaudal da hipótese nula $RR = 1$. Explique como você chegou à sua conclusão com relação a esse teste.

		Passageiro	
		morreu	sobreviveu
Motorista	morreu	226	546
	sobreviveu	378	

Solução Pela Equação 5.7,

$$\widehat{RR} = \frac{a+b}{a+c} = \frac{226+546}{226+378} = 1{,}278.$$

Então, pela Equação 5.9,

$$\begin{aligned}
I &= \exp\left[\ln(\widehat{RR}) - Z\sqrt{\frac{b+c}{(a+b)(a+c)}}\right] \\
&= \exp\left[\ln(1{,}278) - 1{,}96\sqrt{\frac{546+378}{(226+546)(226+378)}}\right] \\
&= \exp\left[0{,}245 - 1{,}96\sqrt{0{,}002}\right] \\
&= \exp[0{,}157] \\
&= 1{,}170.
\end{aligned}$$

E, pela Equação 5.10,

$$\begin{aligned}
S &= \exp\left[\ln(\widehat{RR}) + Z\sqrt{\frac{b+c}{(a+b)(a+c)}}\right] \\
&= \exp\left[0{,}245 + 1{,}96\sqrt{0{,}002}\right] \\
&= \exp[0{,}333] \\
&= 1{,}395.
\end{aligned}$$

A partir desse intervalo, podemos concluir que os motoristas de motocicletas (sob as circunstâncias que abordamos) correm entre 1,170 e 1,395 vezes mais risco de morte do que os passageiros. Também podemos concluir que, se um teste bicaudal da hipótese nula $RR = 1$ fosse realizado em $\alpha = 0,05$, o resultado seria significativo. Essa conclusão é alcançada a partir da observação de que o valor nulo de 1,0 não está no intervalo.[18]

Exemplo 5.23

Use os dados do malatol discutidos anteriormente (reproduzidos para a sua conveniência a seguir) para construir um intervalo de confiança unicaudal de 95% para estimar o limite inferior para a frequência cardíaca elevada. O que significa esse intervalo? Use *o intervalo* para realizar um teste unicaudal da hipótese nula $RR = 1$ contra a alternativa $RR > 1$. Explique como você chegou à sua conclusão com relação a esse teste.

		Antes da pulverização	
		elevado	não elevado
Após pulverização	elevado	126	414
	não elevado	390	999

Solução   Pela Equação 5.7,

$$\widehat{RR} = \frac{a+b}{a+c} = \frac{126+414}{126+390} = 1,047.$$

Então, pela Equação 5.9,

$$\begin{aligned}
I &= \exp\left[\ln(\widehat{RR}) - Z\sqrt{\frac{b+c}{(a+b)(a+c)}}\right] \\
&= \exp\left[\ln(1,047) - 1,65\sqrt{\frac{414+390}{(126+414)(126+390)}}\right] \\
&= \exp\left[0,046 - 1,65\sqrt{0,003}\right] \\
&= \exp[-0,044] \\
&= 0,957.
\end{aligned}$$

A partir desse intervalo, podemos concluir que o risco de frequência cardíaca elevada após a pulverização, em comparação com antes da pulverização, é maior ou igual a 0,957. Observe que um valor de 0,957 seria defensivo (não há risco de elevação na frequência cardíaca), um valor de 1,0 indicaria nenhuma diferença no risco e um valor maior do que 1,0 implicaria em risco aumentado. Como todos esses valores são possíveis, ficamos com pouca informação sobre o risco associado à pulverização desse produto químico. Não surpreende que possamos concluir que, se um teste unicaudal da hipótese nula $RR = 1$ e da alternativa $RR > 1$ fosse realizado em $\alpha = 0,05$, o resultado não seria significativo. Chegamos a essa conclusão ao notarmos que o valor nulo de 1,0 está no intervalo.[19]

---

[18] Veja a Seção 4.5 se essa explicação não estiver clara.

[19] Veja a Seção 4.5 se essa explicação não estiver clara.

5.4.5 Hipóteses

Como o método de teste $H_0 : RR = 1$ é baseado no teste de McNemar, as suposições por trás do teste são aquelas discutidas na página 103.

Os métodos para realizar os testes de equivalência e construir os intervalos de confiança apresentados dependem de uma aproximação de curva normal. Os tamanhos de amostra devem ser grandes o suficiente para assegurar que a aproximação ofereça resultados suficientemente precisos. Greenland [20] sugere uma regra prática para o tamanho da amostra que requer que o número de indivíduos expostos e não expostos seja maior ou igual a cinco. Além disso, supomos que os pares de observações sejam mutuamente independentes. Ou seja, os resultados obtidos de um par nem influenciam nem são influenciados pelos resultados obtidos de qualquer outro par.

5.5 Métodos relacionados a razões de chances de amostras emparelhadas

5.5.1 Fundamentos

Em certas circunstâncias, a serem discutidas no Capítulo 6, a razão de risco não é um indicador apropriado do risco relativo. Nessas circunstâncias, é uma prática comum usar a razão de chances como uma medida.

As **chances** associadas a um evento para um grupo em particular são a *probabilidade* de que o evento ocorra a um membro desse grupo dividido pela probabilidade de que o evento não ocorra a um membro desse grupo. Por exemplo, suponha que um grupo de trabalhadores de indústria receba o diagnóstico de câncer de bexiga. As chances de um membro desse grupo ter sido exposto a determinado solvente industrial suspeito de causar câncer de bexiga é, usando a notação do Capítulo 3, de $\frac{P(E|D)}{P(\overline{E}|D)}$, que podemos ler como "a probabilidade de exposição dada uma doença dividido pela probabilidade de nenhuma exposição a essa doença". Se, por exemplo, esse valor fosse 2,0, diríamos que a probabilidade de exposição ao solvente para os trabalhadores com câncer de bexiga é o dobro da probabilidade de que eles não sejam expostos ao solvente.

De modo semelhante, podemos caracterizar as chances de exposição ao solvente dos trabalhadores da mesma indústria que estão livres de câncer de bexiga como $\frac{P(E|\overline{D})}{P(\overline{E}|\overline{D})}$, que podemos ler como "a probabilidade de exposição dada nenhuma doença dividido pela probabilidade de nenhuma exposição dada nenhuma doença". Se, por exemplo, esse valor fosse 0,80, diríamos que a probabilidade de exposição ao solvente para trabalhadores que não apresentam o quadro de câncer de bexiga é de 0,8 da probabilidade de que eles não sejam expostos ao solvente.

Parece razoável que um pesquisador de higiene industrial queira comparar as chances de um trabalhador com câncer de bexiga ser exposto ao solvente com as chances de um trabalhador que não apresenta um quadro da doença ser exposto ao solvente. Se as chances de exposição para os trabalhadores com câncer de bexiga forem maiores do que as chances para os trabalhadores que não têm a doença, a implicação pode ser uma associação entre exposição ao solvente e câncer de bexiga. Uma comparação entre as duas chances pode ser feita de diversas maneiras, incluindo o cálculo da diferença pela simples subtração. Um modo popular de comparar as duas chances é formá-las em uma razão conhecida como **razão de chances**, que é definida pela Equação 5.11. Observe que

$$OR = \frac{\frac{P(E|D)}{P(\overline{E}|D)}}{\frac{P(E|\overline{D})}{P(\overline{E}|\overline{D})}}$$

que é simplificado para

$$OR = \frac{P(E \mid D) P(\overline{E} \mid \overline{D})}{P(\overline{E} \mid D) P(E \mid \overline{D})} \qquad (5.11)$$

A Equação 3.12[20] expressa as chances de doença para os grupos exposto e não exposto, enquanto a Equação 5.11 expressa as chances de exposição para grupos com e sem doença. As duas formas são usadas pelos pesquisadores.

Será útil distinguir entre duas formas gerais de projetos de pesquisa[21] com os quais a razão de chances das amostras emparelhadas é empregada normalmente. Na Seção 5.4.1, foi dado o exemplo em que os trabalhadores que eram rotineiramente expostos a um solvente e os trabalhadores que não eram expostos foram monitorados durante um período a fim de determinar quais deles desenvolveriam câncer de bexiga. A razão de chances calculada para esse projeto expressaria as chances de doença (câncer de bexiga) para grupos de trabalhadores expostos e não expostos (ao solvente). Os projetos desse tipo, em que indivíduos expostos e não expostos são monitorados durante um tempo a fim de determinar quais desenvolverão a doença, são chamados de projetos de **coorte prospectivo**. Os dados desse tipo de projeto normalmente seriam organizados para análise como mostra a Tabela 5.19.

Por outro lado, nesta seção foi dado um exemplo em que os trabalhadores que já tinham desenvolvido a doença (câncer de bexiga) foram comparados a trabalhadores que não tinham desenvolvido a doença. A razão de chances calculada para esse projeto expressaria as chances de exposição (ao solvente) para trabalhadores com e sem a doença (câncer de bexiga). Os projetos desse tipo, em que indivíduos que já têm a doença são comparados a indivíduos que não têm a doença a fim de determinar qual sofre maior exposição, são chamados de projetos **caso-controle**. Os dados desse tipo de projeto normalmente seriam organizados para análise como mostra a Tabela 5.20.

Em razão da discussão a seguir, suporemos que um estudo caso-controle esteja sendo discutido, embora, com substituições apropriadas de exposição para doença e vice-versa, os comentários se apliquem igualmente a estudos prospectivos.

Se as chances de exposição[22] nos dois grupos forem iguais, a razão de chances é uma que implicaria que não existe relação entre doença e exposição. Por outro lado, uma razão de chances maior do que um implicaria que a doença está associada à maior exposição do que a não doença. As razões que

Tabela 5.19 Arranjo típico para dados de estudo prospectivo de amostras emparelhadas.

		Não exposto	
		Doença	Não doença
Exposto	Doença	a	b
	Não doença	c	d

Tabela 5.20 Arranjo típico para dados de estudo caso-controle de amostras emparelhadas.

		Não doença	
		Exposto	Não exposto
Doença	Exposto	a	b
	Não exposto	c	d

---

20 Talvez você queira rever o material na página 54 nesse ponto.

21 Esses são apenas dois de muitos desses projetos.

22 Embora nos refiramos à exposição e à doença na Equação 5.11, os termos são genéricos e representam quaisquer variáveis que sejam examinadas.

são menores do que um são consideradas **defensivas**, pois a doença implica em menos exposição do que a não doença. Isso pode ocorrer, por exemplo, quando as pessoas com doença sofrem menos exposição a um suplemento diário de vitaminas do que as pessoas sem doença. Representaremos as formas de parâmetro e estatística da razão de chances como OR e $\widehat{OR}$, respectivamente. A razão de chances das amostras emparelhadas é definida pela Equação 5.12, onde b e c são como especificados na Tabela 5.8.

$$\widehat{OR} = \frac{b}{c} \tag{5.12}$$

5.5.2 Teste da hipótese $OR = 1$ para amostras emparelhadas

Argumento. Assim como na situação que acabamos de descrever, suponha que haja a suspeita de que a exposição a um solvente químico em particular normalmente usado na fabricação aumente o risco de câncer de bexiga. Para testar essa suspeita, trabalhadores de uma determinada indústria que foram diagnosticados com câncer de bexiga são reunidos a trabalhadores na mesma indústria que estão livres de câncer de bexiga. Os históricos de trabalho desses trabalhadores são então examinados para determinar quais deles foram expostos ao solvente e quais não foram. A razão de chances da amostra é calculada por meio da Equação 5.12. Se essa razão for 5,0, por exemplo, a indicação é de que as chances de exposição ao solvente para trabalhadores com câncer de bexiga é cinco vezes maior do que aquela dos trabalhadores que não apresentam a doença. Mas isso é simplesmente um resultado da amostra em particular usada no estudo? Se o estudo fosse repetido com outros trabalhadores, o resultado poderia ser consideravelmente diferente? Mais importante, a razão de chances na população é um, indicando nenhuma relação entre doença e exposição (isto é, as chances nos dois grupos são as mesmas), ou ela é diferente de uma que indica que essa relação existe? Um teste de hipótese pode ajudar a responder a essas perguntas.

Teste. Um teste da hipótese nula $H_0 : OR = 1$ pode ser realizado ao notarmos que, sempre que a razão de chances for 1,0, a proporção dos resultados que favorece uma condição sobre a outra será de 0,5. Quando a razão de chances não for 1,0, a proporção de resultados que favorecem uma condição sobre a outra não será de 0,5. Isso significa que, usando o teste de McNemar da hipótese nula $H_0 : \pi = 0,5$, podemos simultaneamente testar a hipótese nula $H_0 : OR = 1$. Você se lembrará de que o mesmo foi verdadeiro para a razão de risco. Segue que o teste de McNemar testa simultaneamente as hipóteses $\pi = 0,5$, $RR = 1$ e $OR = 1$. Assim, para esse teste, os métodos aproximado e exato estão disponíveis.

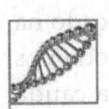

Exemplo 5.24

Suponha que, no estudo sobre câncer de bexiga que acabamos de discutir, encontramos 13 pares de trabalhadores em que os dois membros do par foram expostos ao solvente, 25 pares tiveram o trabalhador com câncer exposto e o membro sem câncer não exposto, 5 pares tiveram o trabalhador com câncer não exposto e o trabalhador com câncer exposto e 55 pares não tiveram nenhum membro exposto.

Use esses dados para calcular a razão de chances da amostra. O que essa razão significa? Use um teste aproximado de McNemar para testar a hipótese nula $OR = 1$. Interprete seus resultados.

Solução Por conveniência, os dados são organizados em uma tabela dois por dois, como mostra a Tabela 5.21.

Tabela 5.21 Dados de um estudo de controle de caso que relaciona câncer de bexiga à exposição ao solvente.

		Sem câncer	
		Solvente	Sem solvente
Câncer	Solvente	13	25
	Sem solvente	5	55

Pela Equação 5.12,

$$\widehat{OR} = \frac{b}{c} = \frac{25}{5} = 5,0$$

Assim, a chance de exposição para pessoas com câncer de bexiga é cinco vezes maior do que a das pessoas sem a doença.

Pela Equação 5.5,

$$\chi^2 = \frac{(b-c)^2}{b+c} = \frac{(25-5)^2}{25+5} = \frac{400}{30} = 13,33$$

O valor crítico para esse teste é determinado através do Apêndice D com um grau de liberdade. Esse valor é 3,841 para $\alpha = 0,05$. Como o valor calculado de 13,33 é maior do que o valor crítico de 3,84, a hipótese nula de que $H_0 : \pi = 0,5$ é rejeitada, o que significa que $H_0 : \widehat{OR} = 1$ também é rejeitado. Agora podemos afirmar que o câncer de bexiga está relacionado à exposição ao solvente em questão. Você acha que esse resultado prova que o solvente *causa* câncer de bexiga?

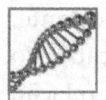

Exemplo 5.25

Suponha que os dados na Tabela 5.21 sejam modificados como mostra a Tabela 5.22. Use esses dados para calcular o $\widehat{OR}$. Depois, realize um teste bicaudal exato da hipótese nula $H_0 : OR = 1$.

Solução Pela Equação 5.12,

$$\widehat{OR} = \frac{b}{c} = \frac{6}{4} = 1,5$$

Um teste exato da hipótese nula $H_0 : OR = 1$ pode ser realizado por meio do teste da hipótese nula $H_0 : \pi = 0,5$ a partir do teste de McNemar. Para esse fim, notamos que as frequências nas células *a* e *d* são não informativas,[23] e que a proporção de pares em que o trabalhador com câncer foi exposto ao solvente enquanto o trabalhador sem câncer não foi exposto dessa forma ($\hat{p}$) é $\frac{b}{b+c} = \frac{6}{6+4} = 0,6$.

A distribuição amostral de $\hat{p}$ sob a condição $\pi = 0,5$ e $n = 10$ pode ser construída pelo uso da Equação 4.5, e é dada na Tabela 5.23. Notando que $\hat{p} = 0,60$ e empregando o método esboçado na seção que começa na página 96 para determinar o p-valor para um teste exato bicaudal, podemos calcular esse valor como $0,20508 + 0,11719 + 0,04395 + 0,00977 + 0,00098 = 0,37697$ para a cauda direita, de modo que $p = (2)(0,37697) = 0,75394$. Visto que esse valor é maior do que $\alpha = 0,05$, a hipótese nula não é rejeitada. Assim, fomos incapazes de mostrar que OR é diferente de um.

Tabela 5.22 Dados do estudo caso-controle que relacionam o câncer de bexiga à exposição ao solvente.

		Sem câncer	
		Solvente	Sem solvente
Câncer	Solvente	9	6
	Sem solvente	4	29

---

[23] Veja a página 155.

Tabela 5.23	Distribuição amostral de $\hat{p}$ para $n = 10$ e $\pi = 0{,}50$.	
Proporção $\hat{p}$	Número de sucessos y	Probabilidade $P(y)$
0,000	0	0,00098
0,100	1	0,00977
0,200	2	0,04395
0,300	3	0,11719
0,400	4	0,20508
0,500	5	0,24609
0,600	6	0,20508
0,700	7	0,11719
0,800	8	0,04395
0,900	9	0,00977
1,00	10	0,00098

5.5.3 Determinação de equivalência por meio da razão de chances de amostras emparelhadas

Argumento. Assim como com as razões de risco, às vezes desejamos mostrar que as chances associadas a uma condição são equivalentes às chances associadas a uma outra condição. Isso implicaria o uso de um teste de equivalência bicaudal baseado nas razões de chances. Normalmente, é desejável mostrar que as chances associadas a uma condição *não são maiores do que* as chances associadas a uma outra condição. Isso implica um teste unicaudal.

Por exemplo, reconsidere o programa discutido anteriormente que foi projetado para controlar a mosca-da-fruta por meio da pulverização aérea de grandes áreas geográficas com malatol químico. Como alguns ativistas ambientais declararam que essa pulverização é prejudicial aos humanos, podemos preparar um estudo para mostrar que as chances de obtermos um resultado indesejável após a pulverização não são maiores do que aquelas antes da pulverização. Para isso, certos indivíduos que moram nas áreas a serem pulverizadas podem passar por um exame médico antes e depois de a pulverização ser executada. Cada condição examinada é avaliada como "presente" ou "não presente" em cada indivíduo.

O exame dos dados coletados mostra que, para uma condição específica (por exemplo, frequência cardíaca elevada), 126 indivíduos manifestam a condição antes e após a pulverização, 414 após a pulverização mas não antes, 390 antes mas não depois, e 999 não manifestam a condição em nenhum período. Os pesquisadores testarão a hipótese nula de que as chances após a pulverização são maiores do que as chances antes da pulverização contra a alternativa de que as chances após a pulverização não são maiores do que aquelas antes da pulverização.

Teste. Assim como as razões de risco, os intervalos de equivalência para razões de chances normalmente, embora não necessariamente, são simétricos em torno de 1,0 no sentido de que $IE_S = \frac{1}{IE_I}$ e vice-versa. Assim, se IE_I é 0,8, IE_S normalmente será $\frac{1,0}{0,8} = 1,25$.

Usando a notação da Seção 4.3.6, podemos declarar que as hipóteses nula e alternativa para um teste de equivalência bicaudal para razões de amostras emparelhadas são

$$H_{0E}: OR \leq IE_I \quad \text{ou} \quad OR \geq IE_S$$
$$H_{AE}: IE_I < OR < IE_S$$

onde IE_I e IE_S são os extremos inferior e superior do intervalo de equivalência. Basicamente, a hipótese nula declara que a razão de chances não se encontra no intervalo de equivalência enquanto a alternativa afirma que a razão de chances está no intervalo. Você se lembrará de que a hipótese nula é testada por meio de dois testes unicaudais no nível α. Para rejeitar a hipótese nula de equivalência, você precisa mostrar que $OR > IE_I$ e que $OR < IE_S$, o que significa que *ambos* os testes a seguir deverão ser significativos.

Teste um   Teste dois
$H_{01}: OR = IE_S$ $H_{02}: OR = IE_I$
$H_{A1}: OR < IE_S$ $H_{A2}: OR > IE_I$

As hipóteses nula e alternativa para o teste de equivalência unicaudal serão *uma* das seguintes

$$H_{0E}: OR \geq IE_S$$
$$H_{AE}: OR < IE_S$$

ou

$$H_{0E}: OR \leq IE_I$$
$$H_{AE}: OR > IE_I$$

Usamos para a primeira hipótese de equivalência unicaudal dada o teste um, e, para a segunda, o teste dois.

Como o teste de McNemar é restrito a um teste da hipótese $H_0: OR = 1$, ele não é útil ao testarmos a equivalência. Porém, para amostras emparelhadas, há uma relação entre π e OR por um lado e $\hat{p}$ e $\widehat{OR}$ por outro, o que permite que o uso de testes referentes a OR sejam convertidos em testes de π, o que, por sua vez, permite testes por métodos com os quais você está acostumado. Isso também significa que os testes aproximado e exato podem ser realizados.

A relação entre π e OR é dada por

$$\pi = \frac{OR}{1 + OR} \tag{5.13}$$

e entre $\hat{p}$ e $\widehat{OR}$ por

$$\hat{p} = \frac{\widehat{OR}}{1 + \widehat{OR}} \tag{5.14}$$

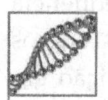

Exemplo 5.26

Calcule a razão de chances para os dados do malatol contidos na tabela a seguir. Supondo que um aumento na razão de chances de menos de 1,1 seja considerado aceitável, realize um teste de equivalência unicaudal aproximado para mostrar que o aumento na razão de chances é menor do que esse valor. Indique as hipóteses de equivalência nula e alternativa e interprete os resultados do teste.

		Antes da pulverização	
		elevado	não elevado
Após pulverização	elevado	126	414
	não elevado	390	999

Solução   Pela Equação 5.12, a razão de chances da amostra é

$$\widehat{OR} = \frac{b}{c} = \frac{414}{390} = 1{,}062.$$

Como os pesquisadores querem determinar se a razão de chances é menor do que 1,1, o teste será unicaudal com hipótese nula de equivalência

$$H_{0E}: OR \geq 1{,}1$$

e com alternativa

$$H_{AE}: OR < 1{,}1$$

Para conduzir o teste um, primeiro usamos a Equação 5.13 para converter o valor OR nulo de 1,1 em π. Isso é dado como

$$\pi_0 = \frac{OR}{1 + OR} = \frac{1{,}1}{1{,}0 + 1{,}1} = 0{,}524.$$

De modo semelhante,

$$\hat{p} = \frac{\widehat{OR}}{1 + \widehat{OR}} = \frac{1{,}062}{1{,}0 + 1{,}062} = 0{,}515.$$

Com essas conversões, agora estamos em posição de testar a hipótese nula $H_0: OR = 1{,}1$ contra a alternativa $H_A: OR < 1{,}1$ ao testarmos $H_0: \pi = 0{,}524$ contra a alternativa $H_A: \pi < 0{,}524$. Como você deve saber, esse teste pode ser realizado por meio de um teste Z para proporções como mostra a Equação 4.9.

A condução do teste um por meio da Equação 4.9 resulta em

$$Z_1 = \frac{\hat{p} - \pi_0}{\sqrt{\frac{\pi_0(1-\pi_0)}{n}}} = \frac{0{,}515 - 0{,}524}{\sqrt{\frac{0{,}524(1-0{,}524)}{804}}} = -0{,}51.$$

O valor para $n = 804$ é obtido como $b + c = 414 + 390 = 804$. Como o Z calculado de $-0{,}51$ é maior do que o Z crítico de $-1{,}65$, o teste não é significativo. Portanto, os pesquisadores não puderam demonstrar que o aumento no risco está na faixa aceitável (ou seja, que ele é menor do que 1,1).

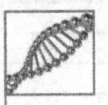

Exemplo 5.27

Use os dados da tabela a seguir para calcular $\widehat{OR}$. Depois, realize um teste de equivalência bicaudal exato usando o IE 0,833 a 1,2. Interprete seus resultados.

		Variável dois	
		+	−
Variável um	+	13	8
	−	7	19

Solução Pela Equação 5.12,

$$\widehat{OR} = \frac{b}{c} = \frac{8}{7} = 1{,}143.$$

Como as razões de chances das amostras emparelhadas podem ser transformadas em proporções, os métodos para realizar testes de equivalência exatos, discutidos nas seções 4.3.6 e 5.3.2, podem ser usados para realizar testes de equivalência exatos para a razão de chances das amostras emparelhadas.

Começamos pela transformação do intervalo de equivalência expresso como razões de chances em um intervalo de equivalência expresso como uma proporção. Assim, pela Equação 5.13, os limites de equivalência superior e inferior se transformam em

$$I_S = \frac{\widehat{OR}}{1 + \widehat{OR}} = \frac{1{,}2}{1{,}0 + 1{,}2} = 0{,}545$$

e

$$I_I = \frac{\widehat{OR}}{1 + \widehat{OR}} = \frac{0{,}833}{1{,}0 + 0{,}833} = 0{,}454.$$

Pela Equação 5.14,

$$\hat{p} = \frac{1{,}143}{1{,}0 + 1{,}143} = 0{,}533.$$

Observe que esse resultado pode ser obtido de forma mais simples como

$$\hat{p} = \frac{b}{b+c} = \frac{8}{8+7} = 0{,}533.$$

Para realizar as versões exatas do teste um e do teste dois, será preciso gerar as distribuições exatas de $\hat{p}$ sob as condições $\pi = 0{,}545$ e $\pi = 0{,}454$, onde $n = 15$. Isso é feito por meio da Equação 4.5. Essas distribuições são fornecidas na Tabela 5.24.

Notando que $\hat{p} = 0{,}533$, o p-valor para o teste um é determinado pelo cálculo da probabilidade de que $\hat{p}$ assuma o valor 0,533 ou menos sob a condição $\pi = 0{,}545$ e $n = 15$. Esse valor é calculado como 0,20221 + 0,16882 + 0,10962 + 0,05491 + 0,02084 + 0,00580 + 0,00112 + 0,00013 + 0,00001 = 0,56346. O p-valor para o teste dois é determinado pelo cálculo da probabilidade de que $\hat{p}$ assuma o valor 0,533 ou maior sob a condição $\pi = 0{,}454$ e $n = 15$. Esse valor é calculado como 0,16801 + 0,10866 + 0,05421 + 0,02049 + 0,00568 + 0,00109 + 0,00013 + 0,00001 = 0,35828. Para rejeitar a hipótese nula de equivalência, esses dois testes precisam ser significativos. Como nenhum teste atende ao critério de 0,05, a hipótese nula não é rejeitada, de modo que a equivalência não é demonstrada.

Tabela 5.24 Distribuições amostrais de $\hat{p}$ para $n = 15$ e $\pi = 0{,}545$ e $0{,}454$.

Proporção $\hat{p}$	Número de sucessos y	$\pi = 0{,}545$ P(y)	$\pi = 0{,}454$ P(y)
0,000	0	0,00001	0,00011
0,067	1	0,00013	0,00143
0,133	2	0,00112	0,00829
0,200	3	0,00580	0,02989
0,267	4	0,02084	0,07455
0,333	5	0,05491	0,13638
0,400	6	0,10962	0,18900
0,467	7	0,16882	0,20206
0,533	8	0,20221	0,16801
0,600	9	0,18838	0,10866
0,667	10	0,13539	0,05421
0,733	11	0,07371	0,02049
0,800	12	0,02943	0,00568
0,867	13	0,00814	0,00109
0,933	14	0,00139	0,00013
1,000	15	0,00011	0,00001

5.5.4 Intervalo de confiança para uma razão de chances de amostras emparelhadas

Argumento. Já mostramos (na Seção 4.5) que os intervalos de confiança geralmente são preferíveis aos testes de hipótese. Assim, em vez de perguntarmos "A razão de chances da população é diferente de um?", faríamos a pergunta, geralmente mais informativa, "Qual é a razão de chances da população?". Tanto o método aproximado quanto o método exato para a construção de intervalos de confiança para OR estão disponíveis. Apresentaremos cada um na próxima seção.

Intervalo de confiança

Método aproximado

Há diversos métodos disponíveis para construir intervalos de confiança aproximados para a razão de chances de amostras emparelhadas. Esboçaremos dois deles aqui.

O primeiro usa as equações 4.16 e 4.17 (repetidas aqui, com ligeira modificação, como equações 5.15 e 5.16) para construir um intervalo de confiança para π. A relação entre a razão de chances das amostras emparelhadas e a proporção é então usada para converter as extremidades desse intervalo (isto é, I e S) em um intervalo para a estimativa da razão de chances da população. Essa conversão é executada por meio da Equação 5.17.

$$I = \hat{p} - Z\sqrt{\frac{\hat{p}(1-\hat{p})}{n}} \qquad (5.15)$$

$$S = \hat{p} + Z\sqrt{\frac{\hat{p}(1-\hat{p})}{n}} \qquad (5.16)$$

$$\widehat{OR} = \frac{\hat{p}}{1-\hat{p}} \qquad (5.17)$$

onde $n = b + c$.

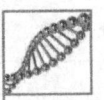

Exemplo 5.28

Use os dados na Tabela 5.25 para calcular o $\widehat{OR}$. Construa um intervalo de confiança bilateral de 95% para estimar o OR.

Solução Pela Equação 5.12,

$$\widehat{OR} = \frac{b}{c} = \frac{13}{11} = 1{,}182.$$

Pela Equação 5.14,

$$\hat{p} = \frac{\widehat{OR}}{1+\widehat{OR}} = \frac{1{,}182}{1+1{,}182} = 0{,}542.$$

Então, pela Equação 5.16,

$$S = \hat{p} + Z\sqrt{\frac{\hat{p}(1-\hat{p})}{n}} = 0{,}542 + 1{,}96\sqrt{\frac{0{,}542(1-0{,}542)}{24}} = 0{,}741$$

e, pela Equação 5.15,

Tabela 5.25 Dados do estudo caso-controle que relacionam câncer de bexiga à exposição ao solvente.

		Controles	
		Expostos	Não expostos
Casos	Expostos	19	13
	Não expostos	11	19

$$I = \hat{p} - Z\sqrt{\frac{\hat{p}(1-\hat{p})}{n}} = 0{,}542 - 1{,}96\sqrt{\frac{0{,}542\,(1-0{,}542)}{24}} = 0{,}343.$$

Mas 0,343 e 0,741 representam um intervalo de confiança para a estimativa de π. Um intervalo de confiança para a estimativa de OR pode ser obtido pela conversão dessas extremidades em expressões para as razões de chances. Isso é feito por meio da Equação 5.17, de modo que

$$S = \frac{\hat{p}}{1-\hat{p}} = \frac{0{,}741}{1-0{,}741} = 2{,}861$$

e

$$I = \frac{\hat{p}}{1-\hat{p}} = \frac{0{,}343}{1-0{,}343} = 0{,}522.$$

Assim, o intervalo de confiança bilateral de 95% para a estimativa de OR é 0,522 a 2,861. Um segundo método comumente usado emprega as equações 5.18 e 5.19.

$$\boxed{I = \exp\left(\ln(\widehat{OR}) - Z\sqrt{\frac{1}{b} + \frac{1}{c}}\right)} \qquad (5.18)$$

$$\boxed{S = \exp\left(\ln(\widehat{OR}) + Z\sqrt{\frac{1}{b} + \frac{1}{c}}\right)} \qquad (5.19)$$

Os termos b e c são frequências de célula, como vemos esboçadas na Tabela 5.19 ou 5.20.

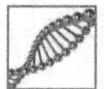

Exemplo 5.29

Use as equações 5.18 e 5.19 com os dados na Tabela 5.25 para formar um intervalo de confiança bilateral de 95% para a estimativa de OR.

Solução Como calculamos anteriormente, $\widehat{OR} = 1{,}182$. Pela Tabela 5.25, b e c são, respectivamente, 13 e 11. Então, pelas equações 5.19 e 5.18

$$S = \exp\left(\ln(\widehat{OR}) + Z\sqrt{\frac{1}{b} + \frac{1}{c}}\right) = \exp\left(\ln(1{,}182) + 1{,}96\sqrt{\frac{1}{13} + \frac{1}{11}}\right) = 2{,}638$$

e

$$I = \exp\left(\ln(\widehat{OR}) - Z\sqrt{\frac{1}{b} + \frac{1}{c}}\right) = \exp\left(\ln(1{,}182) - 1{,}96\sqrt{\frac{1}{13} + \frac{1}{11}}\right) = 0{,}530.$$

Como podemos ver, esse é um intervalo bem largo. O que tornaria esse intervalo mais curto?

Método exato

Você já aprendeu a construir um intervalo de confiança aproximado para a estimativa de RR empregando primeiro um método familiar para a estimativa de π e depois convertendo as extremidades do intervalo resultante em expressões que permitem a estimativa de RR. O mesmo método pode ser empregado para formar um intervalo de confiança exato para a estimativa do OR.

Na página 132[24] empregamos as equações 4.18, 4.19, 4.20, 4.21, 4.22 e 4.23 para construir intervalos de confiança exatos para a estimativa de π. Fornecemos essas equações aqui com uma ligeira mudança na notação para refletir a notação no estilo de tabela de contingência que usamos nesta seção. As extremidades do intervalo de confiança obtido pelo uso dessas equações podem ser convertidas por meio da Equação 5.17 para obtermos uma estimativa apropriada de OR.

$$I = \frac{b}{b + (c + 1) F_I} \quad (5.20)$$

$$S = \frac{(b + 1) F_S}{c + (b + 1) F_S} \quad (5.21)$$

Nessas equações, os termos b e c são frequências de célula, como ilustra a Tabela 5.19 ou 5.20, e F_I e F_S são os valores aproximados de uma distribuição F. F_I e F_S podem ser obtidos no Apêndice C. Observe que, diferentemente da tabela t no Apêndice B, a entrada na tabela F precisa ser com *dois* graus de liberdade diferentes. O primeiro destes, que chamaremos de graus de liberdade do numerador, é listado no topo da tabela, enquanto o segundo, que chamaremos de graus de liberdade do denominador, é dado ao longo da borda da tabela. Assim, por exemplo, o valor F apropriado para ser usado no cálculo de um intervalo de confiança bilateral de 95%, supondo que os graus de liberdade do numerador sejam iguais a quatro e os graus de liberdade do denominador sejam 20, seria 3,51. Para facilitar os cálculos, usaremos a notação gl_{IN}, gl_{ID}, gl_{SN} e gl_{SD} para representar, respectivamente, os graus de liberdade do numerador para o cálculo de I, os graus de liberdade do denominador para o cálculo de I, os graus de liberdade do numerador para o cálculo de S e os graus de liberdade do denominador para o cálculo de S.

$$gl_{IN} = 2(c + 1) \quad (5.22)$$

$$gl_{ID} = 2b \quad (5.23)$$

$$gl_{SN} = 2(b + 1) \quad (5.24)$$

$$gl_{SD} = 2b \quad (5.25)$$

Exemplo 5.30

Use os dados na Tabela 5.25 para construir um intervalo de confiança bilateral exato de 95% para a estimativa de OR.

Solução Para determinar F_I, temos primeiro que determinar gl_{IN} e gl_{ID}, que são, respectivamente,

$$gl_{IN} = 2(c + 1) = 2(11 + 1) = 24$$

e

$$gl_{SD} = 2b = (2)(13) = 26.$$

Embora não apareça no Apêndice C, o valor F apropriado para um intervalo de confiança bilateral de 95% com graus de liberdade do numerador e do denominador de 24 e 26, respectivamente, é 2,22. Segue, pela Equação 5.20, que

$$I = \frac{b}{b + (c + 1) F_I} = \frac{13}{13 + (11 + 1) 2{,}22} = 0{,}328$$

---

[24] Talvez você queira revisar essa seção antes de seguir adiante.

Para determinar F_S, primeiro temos que determinar gl_{SN} e gl_{SD}, que são, respectivamente,

$$gl_{SN} = 2(b+1) = 2(13+1) = 28$$

e

$$gl_{SD} = 2c = (2)(11) = 22.$$

Embora não apareça no Apêndice C, o valor F apropriado para um intervalo de confiança bilateral de 95% com graus de liberdade do numerador e do denominador de 28 e 22, respectivamente, é 2,29. Segue, pela Equação 5.21, que

$$S = \frac{(b+1)F_S}{c+(b+1)F_S} = \frac{(13+1)2,29}{11+(13+1)2,29} = 0,745$$

O intervalo de confiança calculado até aqui, $I = 0,328$ e $S = 0,745$, estima π. Para construir um intervalo para a estimativa de OR, usamos a Equação 5.17 para converter as extremidades desse intervalo em expressões para a razão de chances. Assim, obtemos

$$I = \frac{\hat{p}}{1-\hat{p}} = \frac{0,328}{1-0,328} = 0,488$$

e

$$S = \frac{0,745}{1-0,745} = 2,922.$$

Os intervalos de confiança obtidos por meio dos dois métodos aproximados foram 0,522 a 2,861 e 0,530 a 2,638, que mostram uma correspondência muito boa. O método exato produziu 0,488 a 2,922. Embora os métodos aproximados sejam comumente empregados na literatura de pesquisa, o método exato é o preferido.

5.5.5 Hipóteses

As suposições por trás dos métodos apresentados para as razões de chances são basicamente as mesmas que discutimos na página 103.

Termos e expressões

Depois de ler este capítulo, você deverá estar familiarizado com os termos e expressões a seguir.

chances	177	IC para diferença média de amostras emparelhadas	143
coorte prospectivo	178	IC para proporção de amostras emparelhadas	161
dados emparelhados	141	escores de diferença	142
dados não informativos	156	IC para razão de chances emparelhada	184
efeito defensivo	174	IC para razão de risco emparelhada	174
equivalência para razão de chances emparelhada	181	população do escore de diferenças	142
		razão de chances	177
equivalência para razão de risco emparelhada	172	razão de risco	169
		razão de risco de amostras emparelhadas	172
equivalência para uma proporção de amostras emparelhadas	161	risco	168
		teste de McNemar	155
equivalência via testes t de amostras emparelhadas	146	teste t de amostras emparelhadas	143
		teste t de diferença emparelhada	143

Exercícios

5.1 A eficácia de uma dieta preparada para reduzir o nível de colesterol do sangue deve ser avaliada pela medição do colesterol de oito pacientes identificados como estando em risco de sofrer de doença cardiovascular antes e depois de fazerem uma dieta por 16 semanas. Os dados são fornecidos a seguir. Use esses dados para

(a) realizar um teste t bicaudal de amostras emparelhadas em $\alpha = 0{,}05$, e

(b) construir um intervalo de confiança bilateral de 95% para a estimativa de μ_d.

(c) Qual é a sua conclusão quanto à eficácia da dieta?

Paciente	Antes da dieta	Depois da dieta
1	213	199
2	252	241
3	195	197
4	222	220
5	267	248
6	216	224
7	209	209
8	255	237

5.2 É realizado um estudo em que um método invasivo (isto é, coleta de sangue) padrão ouro para monitoramento da glicose em pacientes diabéticos é comparado com um método de monitoramento não invasivo (isto é, sem coleta de sangue) recém-desenvolvido a fim de determinar se os dois sistemas produzem resultados equivalentes. Para isso, cada um dos dispositivos de monitoramento é empregado simultaneamente para avaliar os níveis de glicose em dez pacientes diabéticos. Os dois dispositivos serão considerados equivalentes se a diferença média nos níveis de glicose medidos, produzidos pelos dois métodos, estiver entre mais e menos quatro pontos. As duas medições para cada paciente aparecem na tabela a seguir.

Invasivo	Não invasivo
140	144
84	82
200	200
249	247
71	64
131	138
140	132
122	123
139	146
119	117

(a) Um teste de equivalência unicaudal ou bicaudal seria apropriado para esse estudo? Por quê?

(b) Declare as hipóteses de equivalência nula e alternativa para o estudo.

(c) Realize o teste de equivalência com $\alpha = 0{,}05$ e informe o resultado.

(d) Qual é a sua conclusão com relação à equivalência dos dois dispositivos?

5.3 Os pacientes que sofrem de queimaduras faciais são solicitados a caracterizar a própria aparência geral como "satisfatória" (S) ou "insatisfatória" (I) antes e depois de passarem por um tratamento de redução de cicatriz.

(a) Suponha que cinco pacientes caracterizem a própria aparência como I antes do tratamento e S depois do tratamento (I-S), dois a avaliem como S antes do tratamento e I depois do tratamento (S-I), um a caracterize como S antes e S depois do tratamento (S-S) e um a avalie como I antes e I depois do tratamento (I-I).

   i. Use uma versão bicaudal exata do teste de McNemar com $\alpha = 0{,}05$ para determinar se o tratamento é eficaz na melhoria da percepção do paciente quanto à própria aparência.

   ii. Use um intervalo de confiança bilateral exato de 95% para estimar a proporção de pacientes que percebem a própria aparência como melhor.

(b) Dados I-S = 71, I-I = 22, S-S = 11 e S-I = 20,

   i. Use uma versão bicaudal aproximada do teste de McNemar com $\alpha = 0{,}05$ para determinar se o tratamento é eficaz na melhoria da percepção do paciente quanto à própria aparência.

   ii. Use um intervalo de confiança bilateral aproximado de 95% para estimar a proporção de pacientes que percebem a própria aparência como melhorada.

5.4 Os guardas em uma grande força policial metropolitana recebem motocicletas (controle de tráfego) ou carros-patrulha (fora o controle de tráfego). Suponha que os guardas de cada categoria sejam comparados em termos de tempo de serviço, idade e sexo. Cada par é então filtrado para câncer de pele no rosto, pescoço ou mãos. A tabela a seguir mostra os resultados para os guardas emparelhados. A categoria "câncer" indica a presença de um ou mais cânceres de pele nas áreas examinadas.

		Carro-patrulha	
		Câncer	Sem câncer
Motocicleta	Câncer	10	34
	Sem câncer	18	444

(a) Calcule a razão de risco para comparar o risco de desenvolver câncer de pele dos guardas que usam motocicleta com o risco daqueles que trabalham com carro. O que essa razão significa?

(b) Construa um intervalo de confiança de 95% para a estimativa de RR.

5.5 Suponha que os dados para o estudo de câncer de pele do Exercício 5.4 tenham sido coletados retrospectivamente. Ou seja, suponha que os guardas com câncer de pele sejam comparados com os guardas que estão livres de câncer de pele em termos de tempo de serviço, idade e sexo. Os pares de guardas são então classificados na categoria "motocicleta" ou em "carro-patrulha". Esses dados caso-controle aparecem na tabela a seguir.

		Sem câncer de pele	
		Motocicleta	Carro-patrulha
Câncer de pele	Motocicleta	10	24
	Carro-patrulha	9	444

(a) Calcule a razão de chances para comparar as chances de um guarda com motocicleta ter câncer de pele com as chances de um guarda com motocicleta não ter a doença. O que essa razão de chances significa?

(b) Construa intervalos de confiança de 95% para a estimativa de OR por dois métodos aproximados diferentes. Os intervalos são correspondentes?

(c) Use um método exato para construir um intervalo de confiança de 95% para a estimativa de OR. Como o resultado se compara com os dois resultados aproximados?

5.6 Use os dados na tabela a seguir para calcular $\widehat{OR}$ e depois realize o seguinte teste. Interprete o resultado.

$$H_{0E}: OR \leq 0{,}80 \text{ ou } OR \geq 1{,}25$$
$$H_{AE}: 0{,}8 < OR < 1{,}25$$

		Sem doença	
		Exposto	Não exposto
Doença	Exposto	132	290
	Não exposto	310	718

A. A pergunta a seguir se refere ao "Estudo de caso A", no Apêndice J.

5.7 Os autores relatam que "um total de 16 indivíduos mudaram suas preferências entre o início e o final do uso, sendo que oito mudaram da lente de controle para a lente condicionada, e o mesmo número de indivíduos mudou na direção oposta...". Eles relatam então que o resultado de um teste estatístico específico não foi significativo.

Que teste você acha que eles realizaram? Realize o mesmo teste. Você concorda com o resultado deles? Qual é a sua interpretação desse resultado?

B. A pergunta a seguir se refere ao "Estudo de caso B", no Apêndice J.

5.8 Suponha que os pesquisadores quisessem estimar a mudança média nos escores WOMAC A (Questionário utilizado por profissionais da saúde para avaliar determinado tipo de dor) que ocorreram a partir da linha de base até o ponto de 12 semanas. Que técnica poderia ser usada para essa estimativa? Especifique as equações a serem usadas, se houver alguma. Existem informações suficientes no estudo de caso para que a técnica que você recomenda possa ser executada? Explique.

K. As perguntas a seguir se referem ao "Estudo de caso K", no Apêndice J.

5.9 Os autores realizaram um teste t de amostras emparelhadas com os dados relatados na Tabela J.6. Surge a questão de por que eles usaram médias escolares para essa finalidade em vez das notas emparelhadas individuais das crianças. Afinal, o uso das notas individuais dos alunos forneceria muito mais graus de liberdade. Houve dois motivos. Primeiro, dificuldades de logística e confidencialidade dificultaram o emparelhamento de dados de alunos. O segundo motivo foi baseado em uma consideração estritamente estatística. Qual é, em sua opinião, a base dessa consideração? (Dica: veja a discussão na página 88 referente a pressões sanguíneas na infância.)

5.10 Realize um teste t bicaudal de amostras emparelhadas no nível $\alpha = 0{,}01$ sobre médias escolares. Interprete o resultado.

5.11 Você pode imaginar um modo mais informativo de analisar esses dados? Realize sua análise proposta. Explique por que esse resultado é mais informativo.

M. As perguntas a seguir se referem ao "Estudo de caso M", no Apêndice J.

5.12 Calcule a mudança média no nível de oxigênio ocorrida após a ingestão da medicação para dormir.

5.13 Calcule a mudança média no nível de dióxido de carbono ocorrida após a ingestão da medicação para dormir.

capítulo 6
Métodos para amostras independentes

6.1 Introdução

Nem sempre é prático coletar dados nas condições de amostras emparelhadas discutidas no Capítulo 5. Por exemplo, um pesquisador pode querer combinar indivíduos por peso, idade e sexo, mas descobrir que existem poucos indivíduos nos dois grupos existentes que sejam suficientemente semelhantes em relação a esses atributos para tornar tal estratégia viável. O mesmo problema poderia surgir em estudos em que os indivíduos devem ser combinados com atribuição aleatória (método que permite a distribuição das amostras aleatoriamente em diferentes grupos com o auxílio de números aleatórios) a condições de tratamento alternativas. Como resultado, a maioria dos dados coletados em contextos de pesquisa é não emparelhada.

Considere um estudo em que a eficácia de dois medicamentos preparados para o tratamento de hipertensão deva ser comparada. Os pesquisadores podem descobrir que não é possível formar pares de indivíduos que sejam suficientemente semelhantes para serem tratados como amostras emparelhadas. Uma estratégia simples, em tal circunstância, seria atribuir aleatoriamente indivíduos aos dois tratamentos, sem considerar as características inerentes ao indivíduo em questão (por exemplo, peso, condições médicas pré-existentes etc.). O processo de atribuição aleatória garante que nenhuma assimetria sistemática entrará na formação dos dois grupos.

Os métodos estudados no Capítulo 5 não são apropriados para a análise de dados não utilizados. Este capítulo, então, lida com testes de hipótese e intervalos de confiança que são utilizados para comparar médias ou proporções de dados não emparelhados.

6.2 Métodos relacionados a diferenças entre médias

6.2.1 Teste *t* com amostras independentes

Argumento. Como no exemplo que acabamos de mencionar, suponha que um estudo deva ser realizado a fim de determinar se um medicamento é mais eficaz do que outro no tratamento da hipertensão. Para essa finalidade, os pesquisadores designam, aleatoriamente, 30 indivíduos hipertensos para dois grupos de tratamento. Os indivíduos designados para o grupo um recebem um tratamento baseado no primeiro medicamento, enquanto aqueles designados para o grupo dois recebem um tratamento baseado no segundo medicamento. A questão de interesse é "Os dois regimes de tratamento produzem níveis de pressão sanguínea diferentes nos pacientes hipertensos?". A

Tabela 6.1 mostra pressões sanguíneas sistólicas (fictícias) para os 30 indivíduos, tomadas após eles terem sido tratados com os dois medicamentos.

Uma estratégia razoável para responder à questão de se os dois medicamentos produzem níveis de pressão sanguínea diferentes seria calcular as pressões médias para cada um dos dois grupos e depois comparar as duas médias para determinar se elas diferem. Nesse caso, os indivíduos que tomaram o medicamento um tiveram pressão média de 131,80, enquanto aqueles que tomaram o medicamento dois tiveram pressão média de 135,20. Assim, a pressão sanguínea média do primeiro grupo foi de 3,4 unidades a menos do que a do segundo grupo.

Mas existem pelo menos duas explicações para essa diferença. Primeiro, notamos que sempre que designamos indivíduos a grupos aleatoriamente, é quase certo que as médias dos dois grupos diferirão em certo grau em quase toda medição concebível. Na verdade, ficaríamos surpresos ao descobrir que a altura média dos dois grupos é 1,74 m ou que os pesos médios fossem exatamente 69 kg.

Assim, mesmo que os dois tratamentos fossem iguais em seu impacto sobre a variável de interesse, ainda esperaríamos ver alguma diferença entre as médias dos dois grupos. A primeira explicação para a diferença de 3,4 unidades observada em nosso estudo fictício, portanto, é que essa diferença surgiu não por qualquer diferença no impacto das medicações, mas sim pela casualidade relacionada à maneira como os grupos foram formados.

Uma segunda explicação é que a medicação ministrada ao grupo um é mais eficaz na redução da pressão sanguínea de pacientes hipertensos do que o medicamento ministrado ao grupo dois. Isso explicaria por que as pressões no grupo um ficaram menores do que aquelas do grupo dois. Mas em qual dessas explicações devemos acreditar? Um teste de significância poderia ajudar a decidir a questão.

Imagine uma distribuição amostral formada pela amostragem aleatória repetida de uma população, pela divisão aleatória de cada amostra desse tipo em duas amostras componentes e depois pelo cálculo da quantidade $\bar{x}_1 - \bar{x}_2$, onde $\bar{x}_1$ e $\bar{x}_2$ são as médias das duas amostras componentes.[1] Se esse processo fosse repetido muitas vezes, os valores resultantes de $\bar{x}_1 - \bar{x}_2$ poderiam então ser formados em uma distribuição amostral como mostra a Figura 6.1(a). É importante entender que essa distribuição representa a distribuição amostral de $\bar{x}_1 - \bar{x}_2$ *quando as duas amostras vêm de populações com a mesma média*. Nitidamente, se as duas amostras pertencem à mesma população, então elas pertencem a populações com a mesma média. Designaremos a média da população da qual a primeira amostra foi retirada como μ_1 e a média da população da qual a segunda amostra foi retirada como μ_2. Como as duas amostras pertencem à mesma população, fica claro que $\mu_1 = \mu_2$.

Tabela 6.1 Pressões sanguíneas sistólicas de pacientes hipertensos após o tratamento com um de dois medicamentos.

Grupo um	Grupo dois
129	138
111	120
140	137
139	154
144	148
120	122
131	131
129	128
131	140
154	145
119	131
138	120
142	144
110	129
140	141
Σ $\bar{x}_1 = 131,80$	$\bar{x}_2 = 135,20$

---

[1] De modo equivalente, podemos imaginar duas amostras componentes como simplesmente duas amostras aleatórias tiradas de uma população comum.

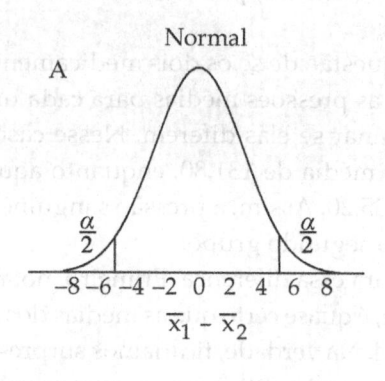

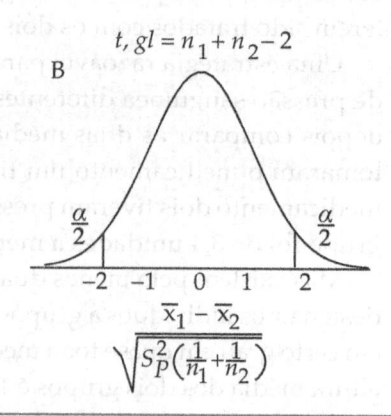

Figura 6.1 Distribuição de $\bar{x}_1 - \bar{x}_2$ (a) e uma estatística t com $n_1 + n_2 - 2$ graus de liberdade (b).

Observe que a média dessa distribuição amostral é zero e que, quanto mais distantes os valores de $\bar{x}_1 - \bar{x}_2$ estão de zero, menos provável é sua ocorrência. Mas como essa distribuição poderia ser usada para ajudar a responder a questão imposta anteriormente? Ou seja, a diferença de 3,4 pontos entre as médias dos dois grupos tratados com os dois anti-hipertensivos diferentes ocorreu devido à causalidade aleatória enquanto os grupos foram formados ou o medicamento ministrado ao grupo um foi mais eficaz do que aquele ministrado ao grupo dois?

As duas amostras foram tomadas originalmente de uma população comum, de modo que $\mu_1 = \mu_2$. Se os dois medicamentos produzissem exatamente o mesmo resultado nas duas amostras, então ainda seria verdadeiro que $\mu_1 = \mu_2$. Nessa circunstância, não esperaríamos que $\bar{x}_1 - \bar{x}_2$ caísse em uma região crítica. Por quê? Porque a probabilidade de que $\bar{x}_1 - \bar{x}_2$ caia em uma região crítica quando $\mu_1 = \mu_2$ é de apenas α.

Mas o que aconteceria se o medicamento um fosse mais eficaz do que o medicamento dois? Nesse caso, as pressões sanguíneas do grupo um seriam reduzidas pela ingestão do medicamento, de modo que o valor absoluto de $\bar{x}_1 - \bar{x}_2$ tenderia a ser maior do que seria no caso em que os dois medicamentos tivessem o mesmo impacto. Por exemplo, em nosso estudo hipertensivo hipotético, $\bar{x}_1 - \bar{x}_2 = 131{,}8 - 135{,}2 = -3{,}4$. Mas suponha que o medicamento um fosse mais eficaz, de modo que $\bar{x}_1 = 120{,}4$. Então, $\bar{x}_1 - \bar{x}_2 = 120{,}4 - 135{,}2 = -14{,}8$. Quanto mais eficaz é o medicamento um em comparação com o medicamento dois, mais abaixo é $\bar{x}_1 - \bar{x}_2$ da média da distribuição de zero, e maior a chance de $\bar{x}_1 - \bar{x}_2$ cair na região crítica inferior. O que aconteceria se o medicamento dois fosse mais eficaz na redução da pressão sanguínea?

Em resumo, não esperamos que $\bar{x}_1 - \bar{x}_2$ caia em uma região crítica quando os tratamentos produzem o mesmo resultado. Na verdade, a probabilidade de que isso aconteça é de apenas α. Porém, quando os tratamentos produzem resultados diferentes, esperamos que o valor de $\bar{x}_1 - \bar{x}_2$ se afaste de zero e entre em uma região crítica. Além disso, quando os efeitos do tratamento diferem, não podemos mais afirmar que $\mu_1 = \mu_2$. Em vez disso, devemos dizer que $\mu_1 \neq \mu_2$.

Pelo que acabamos de ver, quando $\bar{x}_1 - \bar{x}_2$ se encontra na região crítica, podemos afirmar que a diferença observada entre esses valores ocorre devido a efeitos diferenciados no tratamento, e não à casualidade de como os grupos foram formados. Agora, veremos como esse teste é realizado.

Teste. A hipótese nula a ser testada pelo teste t com amostras independentes é, mais frequentemente (mas nem sempre),

$$H_0 : \mu_1 = \mu_2$$

ou, de modo equivalente,

$$H_0 : \mu_1 - \mu_2 = 0$$

A alternativa bicaudal é, mais frequentemente (mas nem sempre),

$$H_A : \mu_1 \neq \mu_2$$

ou, de modo equivalente,

$$H_A : \mu_1 - \mu_2 \neq 0$$

As alternativas unicaudais são, mais frequentemente (mas nem sempre), da forma

$$H_A : \mu_1 < \mu_2$$

ou, de modo equivalente,

$$H_A : \mu_1 - \mu_2 < 0$$

ou

$$H_A : \mu_1 > \mu_2$$

ou, de modo equivalente,

$$H_A : \mu_1 - \mu_2 > 0$$

Basicamente, a hipótese nula afirma que não houve diferença nos efeitos dos tratamentos ministrados aos dois grupos, enquanto a alternativa bicaudal mantém que existe uma diferença. As alternativas unicaudais especificam a forma dessa diferença.

Para executar o teste de hipótese, $\bar{x}_1 - \bar{x}_2$ não pode ser referenciado diretamente na distribuição amostral mostrada na Figura 6.1(a), mas deve ser dividido por uma estimativa do erro padrão (veja o denominador da Equação 6.1), o que significa que a estatística de teste deverá então ser referenciada em uma distribuição t como a que mostra a Figura 6.1(b). Diferentemente do teste t para uma média, com o qual você já está acostumado, os graus de liberdade para o teste t com amostras independentes são $n_1 + n_2 - 2$. A estatística de teste é calculada pela Equação 6.1.

$$t = \frac{\bar{x}_1 - \bar{x}_2 - \delta_0}{\sqrt{s_P^2 \left(\frac{1}{n_1} + \frac{1}{n_2}\right)}} \tag{6.1}$$

Na Equação 6.1, $\bar{x}_1$ e $\bar{x}_2$ representam, respectivamente, as médias da amostra um e da amostra dois, enquanto n_1 e n_2 representam o número de observações em cada uma das duas amostras. O símbolo δ_0 representa a diferença hipotética entre μ_1 e μ_2, que normalmente é zero. Porém, como você verá na discussão de testes de equivalência baseados em testes t com amostras independentes, isso nem sempre acontece.

O termo s_P^2 requer alguma explicação. Você deve se lembrar de que o teste t para uma média utilizava uma estimativa do desvio padrão da população da qual a amostra foi tirada. Usamos o desvio padrão da amostra (s) para essa finalidade. No caso atual, precisamos estimar a variância da população da qual as amostras foram tiradas. Poderíamos usar a variância da amostra (s^2) de uma das duas amostras para essa finalidade, mas isso seria um desperdício, pois empregaríamos uma estimativa baseada em apenas uma das duas amostras. Uma estratégia melhor seria basear a estimativa de variância nas *duas* amostras. Isso pode ser feito por meio de uma forma em particular de cálculo da média que os estatísticos chamam de **agrupamento**. Assim, s_P^2 é uma estimativa da variância da população baseada em uma média ou combinações das informações nas duas amostras. As duas variâncias das amostras são usadas na estimativa a seguir.

$$s_P^2 = \frac{(n_1 - 1) s_1^2 + (n_2 - 1) s_2^2}{n_1 + n_2 - 2}$$

s_1^2 e s_2^2 representam as variâncias da primeira e da segunda amostras, respectivamente.

O numerador dessa expressão é simplesmente a soma das somas dos quadrados das duas amostras. Portanto, um método mais eficiente para calcular s_P^2 é dado pela Equação 6.2. Colocamos parênteses no numerador para ajudá-lo a identificar as duas somas das expressões dos quadrados. Os subscritos 1 e 2 são usados para identificar as duas amostras.

$$s_P^2 = \frac{\left(\sum x_1^2 - \frac{(\sum x_1)^2}{n_1}\right) + \left(\sum x_2^2 - \frac{(\sum x_2)^2}{n_2}\right)}{n_1 + n_2 - 2} \quad (6.2)$$

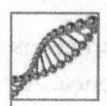

Exemplo 6.1

Use os dados na Tabela 6.1 para realizar um teste t bicaudal com amostras independentes em $\alpha = 0{,}05$. Interprete o resultado com relação aos dois tratamentos.

Solução Será conveniente, para fins de cálculo, dispor os dados como vemos na Tabela 6.2.

Tabela 6.2 Pressões sanguíneas dispostas para análise por meio do teste t com amostras independentes.

Grupo um		Grupo dois	
X_1	X_1^2	X_2	X_2^2
129	16641	138	19044
111	12321	120	14400
140	19600	137	18769
139	19321	154	23716
144	20736	148	21904
120	14400	122	14884
131	17161	131	17161
129	16641	128	16384
131	17161	140	19600
154	23716	145	21025
119	14161	131	17161
138	19044	120	14400
142	20164	144	20736
110	12100	129	16641
140	19600	141	19881
Σ 1977	262767	2028	275706

Usando as somas da Tabela 6.2,

$$\bar{x}_1 = \frac{1977}{15} = 131,8$$

$$\bar{x}_2 = \frac{2028}{15} = 135,2$$

e

$$s_P^2 = \frac{\left(\sum x_1^2 - \frac{(\sum x_1)^2}{n_1}\right) + \left(\sum x_2^2 - \frac{(\sum x_2)^2}{n_2}\right)}{n_1 + n_2 - 2}$$

$$= \frac{\left(262767 - \frac{(1977)^2}{15}\right) + \left(275706 - \frac{(2028)^2}{15}\right)}{15 + 15 - 2}$$

$$= \frac{(2198,4) + (1520,4)}{28}$$

$$= 132,814$$

Assim, nossa melhor estimativa da variância da população da qual as duas amostras foram tiradas é 132,814. Pela Equação 6.1, o t calculado é

$$t = \frac{\bar{x}_1 - \bar{x}_2 - \delta_0}{\sqrt{s_P^2 \left(\frac{1}{n_1} + \frac{1}{n_2}\right)}}$$

$$= \frac{131,8 - 135,2}{\sqrt{132,814 \left(\frac{1}{15} + \frac{1}{15}\right)}}$$

$$= \frac{-3,4}{4,208}$$

$$= -0,808$$

O Apêndice B mostra que os valores críticos para um teste t bicaudal com

$$n_1 + n_2 - 2 = 15 + 15 - 2 = 28$$

graus de liberdade realizado com $\alpha = 0{,}05$ são −2,048 e 2,048, de modo que a hipótese nula não é rejeitada. Portanto, podemos concluir que os dois medicamentos não diferirão em seu efeito sobre a pressão sanguínea? Não! Mais uma vez, você não pode usar a não rejeição da hipótese nula como evidência de que a hipótese nula é verdadeira. Por que não? Porque você não conhece a probabilidade de erro do Tipo II (Beta). Nesse estado da análise, devemos dizer que não achamos evidência suficiente de um impacto diferenciador entre os medicamentos para permitir tal conclusão.

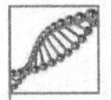

Exemplo 6.2

Um grupo de trabalhadores expostos a um fungo tóxico no sistema de ventilação de um prédio em que trabalharam recebem uma escala preparada para avaliar os sintomas experimentados antes da descoberta do fungo. A escala avalia a experiência do sintoma de zero (nenhum sintoma) a 40 (diversos sintomas, sendo alguns deles graves). Os pesquisadores acreditam que os homens tendem a minimizar tais experiências e, portanto, terão uma classificação na escala muito menor do que as mulheres.

Use os dados na Tabela 6.3 para realizar um teste t bicaudal com amostras independentes com $\alpha = 0{,}05$ para avaliar a teoria do pesquisador. Comece indicando claramente as hipóteses nula e alternativa.

Tabela 6.3 Escores da escala de sintomas de homens e mulheres expostos ao fungo tóxico.

Homens	Mulheres
14	28
9	20
16	22
7	31
10	13
20	10
13	32
23	29
5	30
11	9
19	38
	27
	27
	30
	26
$\bar{x}_1 = 13{,}364$	$\bar{x}_2 = 24{,}800$

Solução Se os homens são designados como grupo um e as mulheres como grupo dois, então as hipóteses nula e alternativa podem ser declaradas como

$$H_0 : \mu_1 = \mu_2$$
$$H_A : \mu_1 < \mu_2$$

Como essas hipóteses seriam afetadas se os homens fossem designados como grupo dois e as mulheres como grupo um?

Será conveniente, para fins de cálculo, dispor os dados como na Tabela 6.4. Usando as somas da Tabela 6.4,

$$\bar{x}_1 = \frac{\sum x}{n} = \frac{147}{11} = 13{,}364$$

$$\bar{x}_2 = \frac{\sum x}{n} = \frac{372}{15} = 24{,}800$$

e

$$s_P^2 = \frac{\left(\sum x_1^2 - \frac{(\sum x_1)^2}{n_1}\right) + \left(\sum x_2^2 - \frac{(\sum x_2)^2}{n_2}\right)}{n_1 + n_2 - 2}$$

$$= \frac{\left(2287 - \frac{(147)^2}{11}\right) + \left(10222 - \frac{(372)^2}{15}\right)}{11 + 15 - 2}$$

$$= \frac{(322{,}545) + (996{,}400)}{24}$$

$$= 54{,}956$$

Tabela 6.4	Escores da escala de sintomas para análise por meio do teste t com amostras independentes.			
Grupo um			Grupo dois	
X_1	X_1^2		X_2	X_2^2
14	196		28	784
9	81		20	400
16	256		22	484
7	49		31	961
10	100		13	169
20	400		10	100
13	169		32	1024
23	529		29	841
5	25		30	900
11	121		9	81
19	361		38	1444
			27	729
			27	729
			30	900
			26	676
Σ 147	2287		372	10222

Assim, nossa melhor estimativa da variância da população da qual as duas amostras foram tiradas é 54,956. Pela Equação 6.1, o t calculado é

$$t = \frac{\bar{x}_1 - \bar{x}_2 - \delta_0}{\sqrt{s_P^2 \left(\frac{1}{n_1} + \frac{1}{n_2}\right)}}$$

$$= \frac{13,364 - 24,800}{\sqrt{54,956 \left(\frac{1}{11} + \frac{1}{15}\right)}}$$

$$= \frac{-11,436}{2,943}$$

$$= -3,886$$

O Apêndice B mostra que o valor crítico para um teste t unicaudal com $11 + 15 - 2 = 24$ graus de liberdade realizado com $\alpha = 0,05$ é $-1,711$, de modo que a hipótese nula é rejeitada. Podemos concluir, portanto, que os homens afetados pelo fungo tóxico avaliaram-se muito mais abaixo na escala do que as mulheres. Observe, porém, que o projeto desse estudo não permitiu a designação aleatória de indivíduos aos grupos. Na verdade, não podemos designar indivíduos aleatoriamente por gênero. Temos que ser particularmente cuidadosos quanto ao modo como os resultados são interpretados na ausência de designação aleatória. Nesse caso, não podemos ter certeza de que a diferença significativa encontrada entre os dois grupos se deve ao gênero dos indivíduos. É possível, por exemplo, que os homens tendessem a receber funções em áreas do prédio em que havia menos fungos.

Nesse caso, a hipótese alternativa foi da forma $H_A : \mu_1 < \mu_2$, que implica uma região crítica na cauda esquerda da distribuição. Uma alternativa da forma $H_A : \mu_1 > \mu_2$ exigiria uma região crítica na cauda direita.

6.2.2 Determinação da equivalência por meio de testes t com amostras independentes

Argumento. Como indicamos várias vezes, a rejeição de uma hipótese nula oferece bastante evidência (embora não nos dê uma prova positiva) de que a hipótese nula é falsa. Diferentemente, deixar de rejeitar uma hipótese nula geralmente não oferece muita evidência de que a hipótese nula é verdadeira. Em situações em que desejar estabelecer a validade da hipótese nula, você deverá empregar um teste de equivalência para mostrar que a hipótese nula é (aproximadamente) verdadeira. (Veja a Seção 4.3.6.)

Às vezes acontece de os pesquisadores desejarem estabelecer que *não* existe diferença entre os tratamentos em vez de mostrarem que *existe* uma diferença. Nesses casos, o teste t com amostras independentes pode ser usado para estabelecer equivalência.

Como exemplo, uma companhia farmacêutica pode querer demonstrar que um novo medicamento criado para o tratamento da hipertensão é tão eficaz quanto um medicamento mais antigo. Pode ser que o medicamento mais novo não provoque um efeito colateral indesejável associado ao medicamento mais antigo, ou que seja mais barato de se fabricar do que o medicamento mais antigo. Também pode ser que, devido às propriedades farmacêuticas do novo medicamento, não seja possível que ele seja mais eficaz do que o tratamento mais antigo.

Teste. Usando a notação da Seção 4.3.6, as hipóteses nula e alternativa para um teste de equivalência bicaudal baseadas no teste t com amostras independentes podem ser declaradas como

$$H_{0E}: \mu_1 - \mu_2 \leq IE_I \quad \text{ou} \quad \mu_1 - \mu_2 \geq IE_S$$
$$H_{AE}: IE_I < \mu_1 - \mu_2 < IE_S$$

onde IE_I e IE_S são os extremos inferior e superior do intervalo de equivalência. Basicamente, a hipótese nula declara que a diferença entre as médias não se encontra no intervalo de equivalência, enquanto a alternativa afirma que a diferença está no intervalo. Você se lembrará de que a hipótese nula é testada por meio de dois testes bicaudais no nível α. Para rejeitar a hipótese nula de equivalência, você precisa mostrar que $\mu_1 - \mu_2 > IE_I$ e que $\mu_1 - \mu_2 < IE_S$, o que significa que *ambos* os testes a seguir precisam ser significativos.

Teste um | Teste dois
$H_{01}: \mu_1 - \mu_2 = IE_S$ | $H_{02}: \mu_1 - \mu_2 = IE_I$
$H_{A1}: \mu_1 - \mu_2 < IE_S$ | $H_{A2}: \mu_1 - \mu_2 > IE_I$

As hipóteses nula e alternativa para o teste de equivalência unicaudal são *uma* das seguintes:

$$H_{0E}: \mu_1 - \mu_2 \geq IE_S$$
$$H_{AE}: \mu_1 - \mu_2 < IE_S$$

ou

$$H_{0E}: \mu_1 - \mu_2 \leq IE_I$$
$$H_{AE}: \mu_1 - \mu_2 > IE_I$$

A primeira hipótese de equivalência unicaudal dada é testada pelo teste um e a segunda, pelo teste dois.

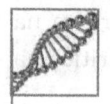

Exemplo 6.3

Suponha que os dados da Tabela 6.1 tenham sido coletados em conjunto com um estudo de equivalência projetado para mostrar que o medicamento dado ao grupo um não é mais eficaz do que o medicamento dado ao grupo dois com relação ao controle da hipertensão. É decidido que o medicamento um será declarado *não mais eficaz* do que o medicamento dois se o nível médio de pressão sanguínea alcançado pelo medicamento um for cinco unidades menor do que aquele alcançado pelo medicamento dois.

Use o teste t com amostras independentes para realizar um teste de equivalência unicaudal com esses dados com $\alpha = 0{,}05$. Indique as hipóteses nula e alternativa da equivalência antes de realizar o teste.

Solução A hipótese nula de equivalência tem a forma

$$H_{0E} : \mu_1 - \mu_2 \leq -5$$

enquanto a alternativa mantém

$$H_{AE} : \mu_1 - \mu_2 > -5$$

O teste é executado por meio do teste dois com hipóteses nula e alternativa

$$H_{02} : \mu_1 - \mu_2 = -5$$

e

$$H_{A2} : \mu_1 - \mu_2 > -5$$

Descobrimos anteriormente que os valores de $\bar{x}_1$, $\bar{x}_2$ e s_P^2 são 131,8, 135,2 e 133,779, respectivamente. Como a hipótese nula especifica uma diferença não zero entre μ_1 e μ_2, o termo δ_0 na Equação 6.1 provavelmente é diferente de zero, e deve ser incluído no cálculo. O t calculado é, então,

$$t_2 = \frac{\bar{x}_1 - \bar{x}_2 - \delta_0}{\sqrt{s_P^2 \left(\frac{1}{n_1} + \frac{1}{n_2}\right)}} = \frac{131{,}8 - 135{,}2 - (-5)}{\sqrt{132{,}814 \left(\frac{1}{15} + \frac{1}{15}\right)}} = \frac{1{,}6}{4{,}208} = 0{,}380$$

O Apêndice B mostra que o valor crítico para um teste t unicaudal com $15 + 15 - 2 = 28$ graus de liberdade realizado com $\alpha = 0{,}05$ é 1,701.[2] Como o t calculado de 0,380 é menor do que o t crítico de 1,701, a hipótese nula não é rejeitada. Portanto, não pudemos demonstrar a equivalência.

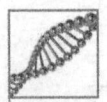

Exemplo 6.4

Use os dados na Tabela 6.5 para realizar um teste de equivalência bicaudal com $\alpha = 0{,}05$. Use o intervalo de equivalência $IE_I = -4$ e $IE_S = 4$. Indique as hipóteses nula e alternativa da equivalência.

Solução As hipóteses nula e alternativa da equivalência declaram que

$$H_{0E} : \mu_1 - \mu_2 \leq -4 \quad \text{ou} \quad \mu_1 - \mu_2 \geq 4$$

e

$$H_{AE} : -4 < \mu_1 - \mu_2 < 4.$$

Será conveniente, para fins de cálculo, dispor os dados como mostra a Tabela 6.6.

---

[2] Observe que o t crítico é positivo, pois a alternativa especifica que $\mu_1 - \mu_2$ é maior do que o valor especificado pela hipótese nula.

Tabela 6.5 Dados para o teste de equivalência bicaudal baseados no teste t com amostras independentes.

Grupo um	Grupo dois
8	8
9	3
5	4
7	10
4	8
4	3
10	5
8	3
3	7
10	9
9	5
7	6
6	6
5	8
6	10
7	7
Σ $\bar{x}_1 = 6,750$	$\bar{x}_2 = 6,375$

Tabela 6.6 Dados dispostos para a análise por meio do teste de equivalência bicaudal baseados no teste t com amostras independentes.

Grupo um		Grupo dois	
X_1	X_1^2	X_2	X_2^2
8	64	8	64
9	81	3	9
5	25	4	16
7	49	10	100
4	16	8	64
4	16	3	9
10	100	5	25
8	64	3	9
3	9	7	49
10	100	9	81
9	81	5	25
7	49	6	36
6	36	6	36
5	25	8	64
6	36	10	100
7	49	7	49
Σ 108	800	102	736

Usando as somas da Tabela 6.6,

$$\bar{x}_1 = \frac{\sum x}{n} = \frac{108}{16} = 6,750$$

$$\bar{x}_2 = \frac{\sum x}{n} = \frac{102}{16} = 6,375$$

e

$$s_P^2 = \frac{\left(\sum x_1^2 - \frac{(\sum x_1)^2}{n_1}\right) + \left(\sum x_2^2 - \frac{(\sum x_2)^2}{n_2}\right)}{n_1 + n_2 - 2}$$

$$= \frac{\left(800 - \frac{(108)^2}{16}\right) + \left(736 - \frac{(102)^2}{16}\right)}{16 + 16 - 2}$$

$$= \frac{(71,00) + (85,75)}{30}$$

$$= 5,225$$

Assim, nossa melhor estimativa da variância da população, da qual as duas amostras foram tiradas, é 5,225. Pelo teste um e pela Equação 6.1, o t_1 calculado é

$$t_1 = \frac{\bar{x}_1 - \bar{x}_2 - \delta_0}{\sqrt{s_P^2 \left(\frac{1}{n_1} + \frac{1}{n_2}\right)}} = \frac{6,750 - 6,375 - 4,000}{\sqrt{5,225\left(\frac{1}{16} + \frac{1}{16}\right)}} = \frac{-3,625}{0,808} = -4,486$$

O Apêndice B mostra que o valor crítico para um teste t unicaudal com $16 + 16 - 2 = 30$ graus de liberdade realizado com $\alpha = 0,05$ é $-1,697$. Segue que a hipótese nula $H_0 : \mu_1 - \mu_2 = 4$ é rejeitada em favor da alternativa $H_A : \mu_1 - \mu_2 < 4$.

Pelo teste dois e pela Equação 6.1, o t_2 calculado é

$$t_2 = \frac{6,750 - 6,375 - (-4,0)}{\sqrt{5,225\left(\frac{1}{16} + \frac{1}{16}\right)}} = \frac{4,375}{0,808} = 5,415$$

Como o t_2 calculado é maior do que o t crítico de 1,697, a hipótese nula $H_0 : \mu_1 - \mu_2 = -4$ é rejeitada em favor da alternativa $H_A : \mu_1 - \mu_2 > -4$.

Como *tanto* o teste um quanto o teste dois são significativos, a hipótese nula da equivalência é rejeitada em favor da alternativa. A equivalência, como definida pelo intervalo de equivalência, é portanto estabelecida.

6.2.3 Intervalo de confiança para a diferença entre médias de duas amostras independentes

Argumento. O teste t com amostras independentes tenta determinar se existe uma diferença entre as médias de duas populações (ou se a diferença é de um valor especificado). Uma questão relacionada e normalmente mais informativa é "Qual é a diferença entre as médias da população?". Essa diferença pode ser estimada com um intervalo de confiança.

Citando o teste t visto anteriormente, se os indivíduos forem designados aleatoriamente ao tratamento com um de dois medicamentos diferentes, o teste t com amostras independentes tentará determinar se existe uma diferença no impacto produzido pelos dois medicamentos. Diferentemente, um intervalo de confiança para a diferença entre médias baseado em amostras independentes trata da questão "A diferença entre os impactos dos dois medicamentos é grande?".

Intervalo de confiança. O intervalo de confiança para a diferença entre médias, baseado em amostras independentes, tem as seguintes formas para I e S:

$$I = (\bar{x}_1 - \bar{x}_2) - t\sqrt{s_P^2\left(\frac{1}{n_1} + \frac{1}{n_2}\right)} \qquad (6.3)$$

e

$$S = (\bar{x}_1 - \bar{x}_2) + t\sqrt{s_P^2\left(\frac{1}{n_1} + \frac{1}{n_2}\right)} \qquad (6.4)$$

onde $\bar{x}_1$, $\bar{x}_2$ e s_P^2 são como definimos anteriormente para o teste t com amostras independentes, e t é o valor t apropriado com $n_1 + n_2 - 2$ graus de liberdade.

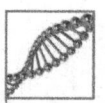

Exemplo 6.5

Use os dados na Tabela 6.1 para construir um intervalo de confiança bilateral de 95% para a estimativa de $\mu_1 - \mu_2$. Interprete o resultado. Use o intervalo obtido dessa forma para realizar um teste t bicaudal com amostras independentes.

Solução   Como calculamos anteriormente, $\bar{x}_1 = 131,8$, $\bar{x}_2 = 135,2$ e $s_P^2 = 132,814$. Então, pelas equações 6.3 e 6.4

$$I = (\bar{x}_1 - \bar{x}_2) - t\sqrt{s_P^2\left(\frac{1}{n_1} + \frac{1}{n_2}\right)}$$

$$= (131,8 - 135,2) - 2,048\sqrt{132,814\left(\frac{1}{15} + \frac{1}{15}\right)}$$

$$= -12,018$$

e

$$S = (\bar{x}_1 - \bar{x}_2) + t\sqrt{s_P^2\left(\frac{1}{n_1} + \frac{1}{n_2}\right)}$$

$$= (131,8 - 135,2) + 2,048\sqrt{132,814\left(\frac{1}{15} + \frac{1}{15}\right)}$$

$$= 5,218$$

Uma interpretação estritamente estatística desse intervalo manteria que poderíamos afirmar com 95% de confiança que a diferença $\mu_1 - \mu_2$ existe entre −12,018 e 5,218. Do ponto de vista de um pesquisador, esse intervalo mantém, com 95% de confiança, que o nível médio da pressão sanguínea obtido em pacientes tratados com o medicamento um menos o nível médio da pressão sanguínea obtido em pacientes tratados com o medicamento dois está entre −12,018 e 5,218. Observe que esse é um resultado insatisfatório para um pesquisador que tenta avaliar a eficácia relativa dos dois medicamentos, pois a diferença poderia ser negativa, o que indicaria uma vantagem para o medicamento um, ou positiva, o que indicaria uma vantagem para o medicamento dois, ou zero, o que não indicaria nenhuma diferença.

Esse intervalo pode ser usado para realizar um teste bicaudal da hipótese nula $H_0 : \mu_1 - \mu_2 = 0$ pelo método esboçado na Seção 4.5. Por esse método, você simplesmente observa o intervalo para notar se o valor especificado pela hipótese nula está contido ali. Se o valor nulo estiver entre I e S, a hipótese nula não é rejeitada. Caso contrário, a hipótese nula é rejeitada. No caso que analisamos, zero está entre −12,018 e 5,218, de modo que a hipótese nula não é rejeitada. Esse é o mesmo resultado que obtivemos quando um teste t com amostras independentes foi realizado a partir desses mesmos dados na página 197.

Por meio de comparação, suponha por enquanto que o intervalo calculado seja de −10,00 a −5,00. A conclusão nesse caso seria que o medicamento um manteve a vantagem sobre o medicamento dois porque a pressão sanguínea média dos pacientes tratados com aquele medicamento estaria entre cinco e dez pontos abaixo da média alcançada por pacientes tratados com o medicamento dois. Um teste de significância nesse caso rejeitaria a hipótese nula, pois o valor especificado pela hipótese nula (zero) não está no intervalo −10,00 a −5,00. É importante observar que, enquanto o teste t com amostras independentes apenas confirma a superioridade do medicamento um, o intervalo de confiança oferece uma estimativa da magnitude dessa vantagem.

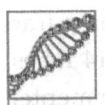

Exemplo 6.6

Use os dados na Tabela 6.3 para construir um intervalo de confiança de 95% para fornecer uma estimativa do limite superior da diferença entre os escores médios da escala dos sintomas de homens e mulheres. Interprete o intervalo obtido dessa forma. Use o intervalo para realizar um teste t unicaudal com amostras independentes com hipóteses nula e alternativa $H_0 : \mu_1 - \mu_2 = 0$ e $H_A : \mu_1 - \mu_2 < 0$.

Solução Como calculado anteriormente na página 198, $\bar{x}_1 = 13,364$, $\bar{x}_2 = 24,800$ e $s_p^2 = 54,956$. Então, pela Equação 6.4,

$$S = (13,364 - 24,800) + 1,711\sqrt{54,956\left(\frac{1}{11} + \frac{1}{15}\right)} = -6,401$$

Note que os graus de liberdade associados a $t = 1,711$ são $11 + 15 - 2 = 24$.

Esse intervalo indica, com 95% de confiança, que o escore médio do sintoma dos homens menos o escore médio do sintoma das mulheres é *no máximo* −6,401. Como S é menor do que zero, a hipótese nula $H_0 : \mu_1 - \mu_2 = 0$ é rejeitada em favor da alternativa $H_A : \mu_1 - \mu_2 < 0$.[3] Você deverá se lembrar de que esse foi o resultado obtido na página 198.

6.2.4 Hipóteses

As hipóteses por trás do teste t com amostras independentes, de testes de equivalência baseados no teste t com amostras independentes e de intervalos de confiança para a diferença entre médias de amostras independentes são as seguintes. (1) A hipótese de **normalidade** especifica que as amostras são de populações distribuídas normalmente. Esses procedimentos geralmente (embora nem sempre) são robustos contra violações dessa hipótese, especialmente quando os tamanhos da amostra são maiores ou iguais a 30. A hipótese de **homogeneidade da variância** especifica que as duas amostras pertencem a populações com a mesma variância. Desde que a heterogeneidade da variância não seja muito extrema (por exemplo, dez para um), esses procedimentos geralmente (embora nem sempre) são robustos sob as mesmas condições indicadas anteriormente para a hipótese de normalidade. A hipótese de **independência** requer que cada observação nas duas amostras não esteja relacionada com nenhuma das outras observações dessas mesmas amostras.[4] Os procedimentos tratados aqui não podem ser considerados em relação à robustez contra violações da hipótese de independência.

---

3 Você deverá revisar a Seção 4.5 se esse resultado não estiver claro.

4 Veja, na Seção 4.3.3, exemplos e outros detalhes.

6.3 Métodos relacionados a proporções

6.3.1 Teste de amostras independentes para a diferença entre proporções

Argumento. Suponha que um programa projetado para educar adolescentes grávidas sobre a nutrição apropriada durante a gravidez deva ser avaliado. Como parte da avaliação, as adolescentes grávidas que participarão do programa educacional são escolhidas aleatoriamente. O resultado de interesse é o baixo peso dos bebês ao nascerem. A pergunta de interesse é "As adolescentes grávidas que recebem orientações sobre nutrição produzem uma proporção de bebês que nascem com baixo peso diferente das adolescentes grávidas que não recebem tal instrução?".

Uma estratégia razoável para responder a questão de se houve diferenças entre as proporções de bebês que nasceram com baixo peso nas estratégias com e sem programa educacional seria calcular a proporção de bebês que nasceram com baixo peso em cada um dos dois grupos e depois comparar as duas proporções para determinar se elas diferem. No caso em questão, suponha que 314 mães tenham recebido instrução nutricional, das quais 23 tiveram bebês com baixo peso. Diferentemente, 39 das 316 mães no grupo sem instrução tiveram bebês com baixo peso. Assim, a proporção de bebês nascidos com baixo peso no grupo que recebeu instrução foi de $\hat{p}_1 = \frac{23}{314} = 0,073$, enquanto que no grupo sem instrução foi de $\hat{p}_2 = \frac{39}{316} = 0,123$. A diferença entre essas duas proporções é então de $0,073 - 0,123 = -0,050$, o que indica que o grupo com instrução teve uma proporção menor de bebês nascidos com baixo peso.

Mas existem pelo menos duas explicações para essa diferença. Primeiro, notamos que, sempre que escolhemos indivíduos aleatoriamente para os grupos é quase certo que as proporções de algum resultado nos dois grupos serão diferentes até certo grau em quase qualquer medição concebível. Na verdade, ficaríamos surpresos ao descobrir que a proporção de pessoas escolhidas aleatoriamente com um histórico de doença cardíaca era de exatamente 0,131 nos dois grupos ou que as proporções de fumantes eram exatamente as mesmas.

Assim, mesmo que o programa de instrução não obtivesse resultados melhores, ainda esperaríamos ver alguma diferença nas proporções dos dois grupos. A primeira explicação para a diferença de $-0,050$ observada em nosso estudo (fictício), então, é que essa diferença surgiu não devido a qualquer diferença no impacto da instrução ministrada, mas sim pela casualidade relacionada à maneira como os grupos foram formados.

Uma segunda explicação é que a instrução nutricional concedida a um grupo foi eficaz na redução da incidência de bebês nascidos com baixo peso. Isso explicaria por que a proporção no grupo um foi menor do que aquela no grupo dois. Mas em qual dessas explicações devemos acreditar? Um teste de significância poderia nos ajudar a resolver a questão.

Imagine uma distribuição amostral formada pela escolha repetida de uma amostra aleatória de uma população dicotômica, pela divisão aleatória de cada amostra desse tipo em duas amostras componentes e depois pelo cálculo da quantidade $\hat{p}_1 - \hat{p}_2$, onde $\hat{p}_1$ e $\hat{p}_2$ são as proporções de um resultado obtido a partir das duas amostras componentes.[5] Se esse processo fosse repetido muitas vezes, os valores resultantes de $\hat{p}_1 - \hat{p}_2$ poderiam ser formados em uma distribuição amostral. É importante entender que essa distribuição representa a distribuição amostral de $\hat{p}_1 - \hat{p}_2$ *quando as duas amostras pertencem a populações com a mesma proporção*. Claramente, se as duas amostras pertencem à mesma população, então elas vêm de populações com a mesma proporção. Chamaremos a proporção da população da qual a primeira amostra foi escolhida de π_1, e aquela da população da qual a segunda amostra foi escolhida de π_2. Como as duas amostras pertencem à mesma população, fica claro que $\pi_1 = \pi_2$.

---

[5] De modo equivalente, podemos imaginar as duas amostras componentes como simplesmente duas amostras aleatórias tomadas de uma população comum.

Observe que a média dessa distribuição amostral seria zero, e que quanto mais distantes os valores de $\hat{p}_1 - \hat{p}_2$ estiverem de zero, menos provável seria sua ocorrência. Mas como essa distribuição poderia ser usada para ajudar a responder a pergunta feita anteriormente, quanto a se a diferença de –0,050 entre as proporções de bebês nascidos com baixo peso nos dois grupos ocorreu devido à casualidade aleatória enquanto os grupos foram formados ou ao fato de que o programa de instrução dado ao grupo um foi eficaz na redução da incidência de partos de bebês com baixo peso?

As duas amostras foram escolhidas originalmente de uma população comum, de modo que $\pi_1 = \pi_2$. Se o programa de instrução produzisse exatamente o mesmo resultado que o de não instrução, ainda seria verdade que $\pi_1 = \pi_2$. Nessa circunstância, não esperaríamos que $\hat{p}_1 - \hat{p}_2$ caísse em uma região crítica. Por quê? Porque a probabilidade de que $\hat{p}_1 - \hat{p}_2$ caia em uma região crítica quando $\pi_1 = \pi_2$ é de apenas α.

Mas o que aconteceria se a instrução nutricional fosse mais eficaz do que a não instrução? Nesse caso, a incidência de nascimentos de bebês com peso baixo no grupo um seria reduzida em decorrência da instrução, de modo que o valor absoluto de $\hat{p}_1 - \hat{p}_2$ tenderia a ser maior (mais distante de zero) do que seria caso as duas estratégias tivessem o mesmo impacto. Por exemplo, em nosso estudo hipotético, $\hat{p}_1 - \hat{p}_2 = 0{,}073 - 0{,}123 = -0{,}050$. Mas suponha que a instrução tivesse sido mais eficaz, de modo que $\hat{p}_1 = 0{,}011$. Então $\hat{p}_1 - \hat{p}_2 = 0{,}011 - 0{,}123 = -0{,}112$. Quanto mais eficaz a instrução em comparação com a não instrução, mais distante e abaixo de zero será $\hat{p}_1 - \hat{p}_2$, e maior a chance de que $\hat{p}_1 - \hat{p}_2$ caia na região crítica inferior. O que aconteceria se a não instrução fosse superior à instrução?

Em resumo, não esperamos que $\hat{p}_1 - \hat{p}_2$ caia em uma região crítica quando as duas abordagens produzem o mesmo resultado. Na verdade, a probabilidade de que isso aconteça é de apenas α. Porém, quando os tratamentos produzem resultados diferentes, esperamos que o valor de $\hat{p}_1 - \hat{p}_2$ se mova para longe de zero e se aproxime de uma região crítica. Além do mais, quando os efeitos do tratamento diferem, não podemos mais afirmar que $\pi_1 = \pi_2$. Em vez disso, devemos dizer que $\pi_1 \neq \pi_2$.

Pelo que acabamos de ver, quando $\hat{p}_1 - \hat{p}_2$ cai na região crítica, podemos afirmar que a diferença observada entre esses valores foi provocada por efeitos de tratamento diferenciais em vez de pela casualidade com que os grupos foram formados. Agora veremos como esse teste é realizado.

Teste. A hipótese nula a ser testada pelo teste Z com amostras independentes para a diferença entre proporções é frequentemente (mas não sempre)

$$H_0 : \pi_1 = \pi_2$$

ou, de modo equivalente,

$$H_0 : \pi_1 - \pi_2 = 0$$

A alternativa bicaudal é frequentemente (mas não sempre)

$$H_A : \pi_1 \neq \pi_2$$

ou, de modo equivalente,

$$H_A : \pi_1 - \pi_2 \neq 0$$

Alternativas unicaudais são frequentemente (mas não sempre) da forma

$$H_A : \pi_1 < \pi_2$$

ou, de modo equivalente,

$$H_A : \pi_1 - \pi_2 < 0$$

ou

$$H_A : \pi_1 > \pi_2$$

ou, de modo equivalente,

$$H_A : \pi_1 - \pi_2 > 0$$

Basicamente, a hipótese nula afirma que não houve diferença nos efeitos dos tratamentos ministrados aos dois grupos, enquanto a alternativa bicaudal mantém que existe uma diferença. As alternativas unicaudais especificam a forma dessa diferença.

Para executar o teste de hipótese, $\hat{p}_1 - \hat{p}_2$ não pode ser referenciados diretamente na distribuição amostral como acabamos de descrever, mas deve ser dividido pelo erro padrão (veja o denominador da Equação 6.5), o que significa que a estatística de teste pode então ser referenciada na distribuição normal. A estatística de teste é calculada pela Equação 6.5.

$$Z = \frac{\hat{p}_1 - \hat{p}_2 - \delta_0}{\sqrt{\frac{\hat{p}_1 \hat{q}_1}{n_1} + \frac{\hat{p}_2 \hat{q}_2}{n_2}}}$$ (6.5)

Nessa equação, $\hat{p}_1$ e $\hat{p}_2$ representam a proporção de sucessos na primeira e na segunda amostras, respectivamente, $\hat{q}_1$ e $\hat{q}_2$ representam a proporção de fracassos nas duas amostras (isto é, $\hat{q}_1 = 1 - \hat{p}_1$ e $\hat{q}_2 = 1 - \hat{p}_2$) e n_1 e n_2 representam os dois tamanhos de amostra. O símbolo δ_0 representa a diferença hipotética entre π_1 e π_2, que normalmente é zero. Porém, como você verá na discussão sobre os testes de equivalência baseados no teste Z com amostras independentes para a diferença entre proporções, isso nem sempre acontece. Você deverá notar que a Equação 6.5 oferece um teste *aproximado*. Um teste exato está disponível, mas não o abordaremos aqui.

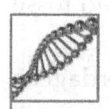

Exemplo 6.7

Use a informação que acabamos de fornecer para o estudo de educação nutricional para realizar um teste Z unicaudal da hipótese nula $H_0 : \pi_1 = \pi_2$ contra a alternativa $H_A : \pi_1 < \pi_2$. O que se conclui sobre a eficácia do programa instrucional?

Solução Como dissemos, 314 mães receberam instrução nutricional, das quais 23 tiveram bebês com baixo peso. Diferentemente, 39 das 316 mães no grupo que não recebeu instrução tiveram bebês com baixo peso. Assim, $\hat{p}_1 = \frac{23}{314} = 0{,}073$, $\hat{p}_2 = \frac{39}{316} = 0{,}123$, $\hat{q}_1 = 1 - 0{,}073 = 0{,}927$, $\hat{q}_2 = 1 - 0{,}123 = 0{,}877$, $n_1 = 314$ e $n_2 = 316$. Então, pela Equação 6.5,

$$Z = \frac{\hat{p}_1 - \hat{p}_2 - \delta_0}{\sqrt{\frac{\hat{p}_1 \hat{q}_1}{n_1} + \frac{\hat{p}_2 \hat{q}_2}{n_2}}} = \frac{0{,}073 - 0{,}123}{\sqrt{\frac{(0{,}073)(0{,}927)}{314} + \frac{(0{,}123)(0{,}877)}{316}}} = \frac{-0{,}050}{0{,}0236} = -2{,}12$$

O Apêndice A mostra que o valor crítico para um teste Z unicaudal realizado com $\alpha = 0{,}05$ é $-1{,}65$, o que leva à rejeição da hipótese nula. Podemos concluir, então, que o programa educacional foi eficaz na redução da incidência de partos de bebês com baixo peso.

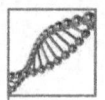

Exemplo 6.8

Um estudo mostra que 61 de 414 adultos que foram criados em uma casa com único genitor relatam que sofreram pelo menos um incidente de abuso sexual durante a infância. Diferentemente, 74 de 501 adultos que foram criados em casas com os dois genitores relatam tal abuso. Use um teste Z com amostras independentes para a diferença entre proporções para testar a hipótese nula $H_0 : \pi_1 = \pi_2$ contra a alternativa bicaudal. O que você conclui sobre a possível existência de diferenças nas proporções de abuso em casas com um e dois genitores?

Solução Pelo que vimos, segue que $\hat{p}_1 = \frac{61}{414} = 0{,}147$, $\hat{p}_2 = \frac{74}{501} = 0{,}148$, $\hat{q}_1 = 1 - 0{,}147 = 0{,}853$, $\hat{q}_2 = 1 - 0{,}148 = 0{,}852$, $n_1 = 414$ e $n_2 = 501$. Então, pela Equação 6.5,

$$Z = \frac{\hat{p}_1 - \hat{p}_2 - \delta_0}{\sqrt{\frac{\hat{p}_1\hat{q}_1}{n_1} + \frac{\hat{p}_2\hat{q}_2}{n_2}}} = \frac{0{,}147 - 0{,}148}{\sqrt{\frac{(0{,}147)(0{,}853)}{414} + \frac{(0{,}148)(0{,}852)}{501}}} = \frac{-0{,}001}{0{,}0235} = -0{,}04$$

O Apêndice A mostra que os valores críticos para um teste Z bicaudal realizado com $\alpha = 0{,}05$ são $-1{,}96$ e $1{,}96$, o que leva à falha em rejeitar a hipótese nula. O resultado é que não pudemos demonstrar uma diferença entre as proporções de abusos em casas com um e com dois genitores.

6.3.2 Determinação da equivalência por meio de um teste Z com amostras independentes para a diferença entre proporções

Argumento. Como você já sabe, rejeitar uma hipótese nula fornece boa evidência de que a hipótese nula é falsa. Diferentemente, deixar de rejeitar uma hipótese nula, geralmente, não fornece muita evidência de que a hipótese nula é verdadeira. Em situações em que se deseja estabelecer a validade da hipótese nula, você deve empregar um teste de equivalência para mostrar que a hipótese nula é (aproximadamente) verdadeira. (Veja a Seção 4.3.6.)

Às vezes acontece de os pesquisadores desejarem estabelecer que *não* existe diferença entre tratamentos em vez de mostrar que *existe* uma diferença. Nesses casos, um teste Z com amostras independentes para a diferença entre proporções pode ser usado para estabelecer equivalência.

Por exemplo, uma companhia farmacêutica pode querer demonstrar que um novo medicamento criado para o tratamento de depressão é semelhante a uma versão mais antiga do medicamento no que se refere à incidência de um efeito colateral indesejável.

Teste. Ao usarmos a notação da Seção 4.3.6, as hipóteses nula e alternativa para um teste de equivalência bicaudal baseado em um teste Z com amostras independentes para a diferença entre proporções podem ser declaradas como

$$H_{0E}: \pi_1 - \pi_2 \leq IE_I \quad \text{ou} \quad \pi_1 - \pi_2 \geq IE_S$$
$$H_{AE}: IE_I < \pi_1 - \pi_2 < IE_S$$

onde IE_I e IE_S são os extremos inferior e superior do intervalo de equivalência. Basicamente, a hipótese nula declara que a diferença entre proporções não se encontra no intervalo de equivalência, enquanto a alternativa afirma que a diferença está no intervalo. Você se lembrará de que a hipótese nula é testada pela realização de dois testes unicaudais no nível α. Para rejeitar a hipótese nula de equivalência, é preciso mostrar que $\pi_1 - \pi_2 > IE_I$ e que $\pi_1 - \pi_2 < IE_S$, o que significa que ambos os testes a seguir devem ser significativos.

$$\begin{array}{cc} \text{Teste um} & \text{Teste dois} \\ H_{01}: \pi_1 - \pi_2 = IE_S & H_{02}: \pi_1 - \pi_2 = IE_I \\ H_{A1}: \pi_1 - \pi_2 < IE_S & H_{A2}: \pi_1 - \pi_2 > IE_I \end{array}$$

As hipóteses nula e alternativa para o teste de equivalência unicaudal são *uma* das seguintes

$$H_{0E}: \pi_1 - \pi_2 \geq IE_S$$
$$H_{AE}: \pi_1 - \pi_2 < IE_S$$

ou

$$H_{0E}: \pi_1 - \pi_2 \leq IE_I$$
$$H_{AE}: \pi_1 - \pi_2 > IE_I$$

A primeira hipótese de equivalência unicaudal que oferecemos é testada pelo teste um, e a segunda, pelo teste dois.

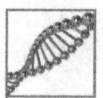

Exemplo 6.9

Um ensaio clínico é realizado para determinar se a incidência de efeitos colaterais associados a um novo medicamento criado para o tratamento da depressão é semelhante à incidência associada a uma versão mais antiga desse medicamento. É decidido que os dois medicamentos serão declarados equivalentes na medida em que a incidência do efeito colateral for afetada caso a diferença entre as proporções de pacientes que tomam o medicamento novo e o antigo e que apresentam o efeito colateral estiverem no intervalo de equivalência –0,04 a 0,04. A proporção de pacientes que tomam o novo medicamento e que experimentam o efeito colateral é de 0,07, enquanto aquela para pacientes que tomam o medicamento mais antigo é de 0,06. Cada grupo é composto de 100 pacientes. Use um teste de equivalência bicaudal com $\alpha = 0,05$ para fazer essa determinação. Comece com a declaração das hipóteses de equivalência nula e alternativa.

Solução As hipóteses de equivalência nula e alternativa são as seguintes:

$$H_{0E}: \pi_1 - \pi_2 \leq -0,04 \quad \text{ou} \quad \pi_1 - \pi_2 \geq 0,04$$
$$H_{AE}: -0,04 < \pi_1 - \pi_2 < 0,04$$

Pela Equação 6.5, o Z calculado para o teste um é

$$Z_1 = \frac{\hat{p}_1 - \hat{p}_2 - \delta_0}{\sqrt{\frac{\hat{p}_1 \hat{q}_1}{n_1} + \frac{\hat{p}_2 \hat{q}_2}{n_2}}} = \frac{(0,07 - 0,06) - 0,040}{\sqrt{\frac{(0,07)(0,93)}{100} + \frac{(0,06)(0,94)}{100}}} = \frac{-0,03}{0,03486} = -0,86$$

O Z calculado para o teste dois é, então,

$$Z_2 = \frac{(0,07 - 0,06) - (-0,040)}{\sqrt{\frac{(0,07)(0,93)}{100} + \frac{(0,06)(0,94)}{100}}} = \frac{0,05}{0,03486} = 1,43$$

Pelo Apêndice A, podemos determinar que o valor crítico para o teste um é –1,65, e que para o teste dois esse valor é 1,65. Para rejeitar a hipótese nula de equivalência, *ambos* os testes devem ser significativos. Nesse caso, nenhum teste é significativo, o que leva a um erro em rejeitar a hipótese nula de equivalência. Assim, não pudemos estabelecer a equivalência.

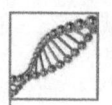

Exemplo 6.10

Um estudo é realizado para determinar se uma fórmula melhorada para bebês oferece proteção equivalente àquela obtida por meio da amamentação contra uma doença comum na infância. É decidido que, se a proporção de bebês alimentados pela fórmula que contraíram a doença for menos do que 0,03 maior do que a proporção de bebês amamentados que contraíram a doença, a equivalência será declarada. Cinquenta e dois dos 390 bebês alimentados pela fórmula contraíram a doença, enquanto 94 dos 750 bebês amamentados contraíram a doença. Use um teste unicaudal com $\alpha = 0,05$ para testar a equivalência. Declare as hipóteses de equivalência nula e alternativa.

Solução Se chamarmos o grupo dos bebês alimentados pela fórmula de grupo um, as hipóteses de equivalência nula e alternativa podem ser declaradas como

$$H_{0E} : \pi_1 - \pi_2 \geq 0,03$$
$$H_{AE} : \pi_1 - \pi_2 < 0,03$$

Pela informação fornecida anteriormente, $\hat{p}_1 = \frac{52}{390} = 0,133$, $\hat{p}_2 = \frac{94}{750} = 0,125$, $\hat{q}_1 = 1 - 0,133 = 0,867$, $\hat{q}_2 = 1 - 0,125 = 0,875$, $n_1 = 390$ e $n_2 = 750$. Pela Equação 6.5, o Z calculado para o teste um é

$$Z_1 = \frac{\hat{p}_1 - \hat{p}_2 - \delta_0}{\sqrt{\frac{\hat{p}_1\hat{q}_1}{n_1} + \frac{\hat{p}_2\hat{q}_2}{n_2}}} = \frac{(0,133 - 0,125) - 0,030}{\sqrt{\frac{(0,133)(0,867)}{390} + \frac{(0,125)(0,875)}{750}}} = \frac{-0,022}{0,0210} = -1,05$$

Pelo Apêndice A, podemos determinar que o valor crítico para o teste um é −1,65, o que resulta em uma falha em rejeitar a hipótese nula. Como resultado, a equivalência entre a fórmula para bebês e o leite materno quanto à prevenção da doença infantil especificada não foi estabelecida.

6.3.3 Intervalo de confiança para uma diferença entre proporções com base em duas amostras independentes

Argumento. O teste Z com amostras independentes para uma diferença entre proporções tenta determinar se existe uma diferença entre duas proporções da população. Uma questão relacionada e normalmente mais informativa é "Quão grande é a diferença entre as proporções da população?". Essa diferença pode ser estimada com um intervalo de confiança.

Por meio da aplicação comentada anteriormente, se os indivíduos forem escolhidos aleatoriamente para tratamento com base em um de dois medicamentos, o teste Z com amostras independentes para uma diferença entre proporções tenta determinar se há uma diferença no impacto produzido pelos dois medicamentos, como expresso por algum resultado dicotômico. Diferentemente, um intervalo de confiança para a diferença entre proporções com base em duas amostras independentes trata da pergunta "Qual é a diferença entre o impacto dos dois medicamentos?".

Intervalo de confiança. O intervalo de confiança para a diferença entre proporções com base em amostras independentes tem as seguintes formas para I e S:

$$I = (\hat{p}_1 - \hat{p}_2) - \left(Z\sqrt{\frac{\hat{p}_1\hat{q}_1}{n_1 - 1} + \frac{\hat{p}_2\hat{q}_2}{n_2 - 1}} + \frac{1}{2}\left(\frac{1}{n_1} + \frac{1}{n_2}\right) \right) \quad (6.6)$$

e

$$S = (\hat{p}_1 - \hat{p}_2) + \left(Z\sqrt{\frac{\hat{p}_1\hat{q}_1}{n_1 - 1} + \frac{\hat{p}_2\hat{q}_2}{n_2 - 1}} + \frac{1}{2}\left(\frac{1}{n_1} + \frac{1}{n_2}\right) \right) \quad (6.7)$$

onde $\hat{p}_1$ e $\hat{p}_2$ são as proporções de sucessos nas duas amostras, $\hat{q}_1$ e $\hat{q}_2$ são as proporções de fracassos nas duas amostras (isto é, $\hat{q}_1 = 1 - \hat{p}_1$, $\hat{q}_2 = 1 - \hat{p}_2$), n_1 e n_2 são os respectivos tamanhos de amostra e Z é o valor Z apropriado para o intervalo especificado.

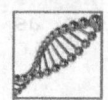

Exemplo 6.11

Um estudo (fictício) com adolescentes entre 12 e 16 anos relata que 106 de 299 meninos e 66 de 313 meninas pesquisados disseram fumar regularmente três ou mais cigarros por dia. Construa um intervalo de confiança bicaudal de 95% para estimar a diferença entre proporções de meninos e meninas na população que fumam três ou mais cigarros por dia. Use esse intervalo de confiança para testar a hipótese nula $H_0 : \pi_1 = \pi_2$ contra a alternativa $\pi_1 \neq \pi_2$ no nível de significância 0,05. Indique o motivo para a sua decisão com relação à hipótese nula.

Solução Pelas equações 6.6 e 6.7,

$$I = (\hat{p}_1 - \hat{p}_2) - \left(Z\sqrt{\frac{\hat{p}_1\hat{q}_1}{n_1 - 1} + \frac{\hat{p}_2\hat{q}_2}{n_2 - 1}} + \frac{1}{2}\left(\frac{1}{n_1} + \frac{1}{n_2}\right) \right)$$

$$= (0{,}355 - 0{,}211) - \left(1{,}96\sqrt{\frac{(0{,}355)(0{,}645)}{298} + \frac{(0{,}211)(0{,}789)}{312}} + \frac{1}{2}\left(\frac{1}{299} + \frac{1}{313}\right) \right)$$

$$= 0{,}070$$

e

$$S = (\hat{p}_1 - \hat{p}_2) + \left(Z\sqrt{\frac{\hat{p}_1\hat{q}_1}{n_1 - 1} + \frac{\hat{p}_2\hat{q}_2}{n_2 - 1}} + \frac{1}{2}\left(\frac{1}{n_1} + \frac{1}{n_2}\right) \right)$$

$$= (0{,}355 - 0{,}211) + \left(1{,}96\sqrt{\frac{(0{,}355)(0{,}645)}{298} + \frac{(0{,}211)(0{,}789)}{312}} + \frac{1}{2}\left(\frac{1}{299} + \frac{1}{313}\right) \right)$$

$$= 0{,}218$$

Assim, o intervalo de confiança de 95% é 0,070 a 0,218.

Esse intervalo pode ser usado para realizar um teste bicaudal da hipótese nula $H_0 : \pi_1 - \pi_2 = 0$ pelo método esboçado na Seção 4.5. Por esse método, você simplesmente observa o intervalo para notar se ele contém o valor especificado pela hipótese nula. Se o valor nulo estiver entre I e S, a hipótese nula não é rejeitada. Caso contrário, a hipótese nula é rejeitada. No caso presente, zero não está entre 0,070 e 0,218, de modo que a hipótese nula é rejeitada. Realizar testes de hipótese dessa maneira por meio das equações 6.6 e 6.7 pode oferecer resultados um tanto superiores àqueles obtidos por meio da Equação 6.5 devido ao fato de que as primeiras equações podem aproximar melhor o modelo de curva normal [18].

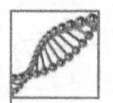

Exemplo 6.12

No Exemplo 6.7 realizamos um teste Z unicaudal com amostras independentes para uma diferença entre proporções em relação à avaliação de um programa de educação nutricional (fictício). Testamos a hipótese nula $H_0 : \pi_1 = \pi_2$ contra a alternativa $H_A : \pi_1 < \pi_2$. No decorrer do teste, descobrimos que $\hat{p}_1 = 0{,}073$, $\hat{p}_2 = 0{,}123$, $\hat{q}_1 = 0{,}927$, $\hat{q}_2 = 0{,}877$, $n_1 = 314$ e $n_2 = 316$. Use essa informação para construir um intervalo de confiança unilateral para o limite superior de $\pi_1 - \pi_2$. Interprete esse intervalo e use-o para realizar um teste de significância semelhante àquele realizado anteriormente. Explique como realizou o teste.

Solução Pela Equação 6.7,

$$S = (0{,}073 - 0{,}123) + \left(1{,}65\sqrt{\frac{(0{,}073)(0{,}927)}{313} + \frac{(0{,}123)(0{,}877)}{315}} + \frac{1}{2}\left(\frac{1}{314} + \frac{1}{316}\right)\right)$$

$$= -0{,}008$$

Do ponto de vista da pesquisa, esse intervalo mantém, com 95% de confiança, que a proporção de bebês nascidos com peso baixo no grupo que recebeu educação nutricional foi de *pelo menos* 0,008 abaixo daquela do grupo que não recebeu educação. A hipótese nula que acabamos de indicar é rejeitada porque o extremo superior do intervalo está abaixo de zero.[6]

6.3.4 Hipóteses

As hipóteses por trás do teste Z com amostras independentes para a diferença entre proporções, o teste para equivalência com base no teste Z com amostras independentes para a diferença entre proporções e o intervalo de confiança para uma diferença entre proporções com base em duas amostras independentes são basicamente as mesmas que estão por trás do teste aproximado para uma proporção e que foram discutidas na página 103.

6.4 Métodos relacionados a razões de risco com amostras independentes

6.4.1 Fundamentos

Como vimos na Seção 5.4.1,[7] o **risco** de ocorrência de um evento a um grupo em particular é a *probabilidade* de que o evento ocorra a um membro desse grupo. Usando a notação do Capítulo 3, o risco a um grupo que foi exposto a um agente potencialmente prejudicial (ou benéfico) pode ser caracterizado como $P(D \mid E)$, que é lido como "a probabilidade de doença dada a exposição". De modo semelhante, podemos caracterizar o risco aos indivíduos em um grupo não exposto como $P(D \mid \bar{E})$, que é lido como "a probabilidade de doença dada a não exposição". Essas duas probabilidades podem ser comparadas quando as transformamos em uma **razão de risco** da seguinte forma:

$$RR = \frac{P(D \mid E)}{P(D \mid \bar{E})} \qquad (6.8)$$

Reconhecemos aí a Equação 3.11.[8] Se o risco de doença[9] nos dois grupos for o mesmo, a razão de risco é um, o que implicaria que não existe relação entre exposição e doença. Por outro lado, uma razão de risco maior do que um sugeriria que a exposição está associada ao risco maior de doença do que a não exposição. Razões menores do que um são consideradas **defensivas**, pois a exposição implica um risco de doença reduzido. Isso poderia ocorrer, por exemplo, quando as pessoas são expostas a uma vacina. Como já observamos, representaremos as formas de parâmetro e estatística da razão de risco como RR e $\widehat{RR}$, respectivamente.

---

6 Veja a Seção 4.5 se essa explicação não estiver clara.

7 Talvez você queira revisar essa seção antes de seguir adiante.

8 Nesse ponto, talvez você queira revisar a discussão a partir da página 53.

9 Embora nos refiramos a doença e exposição na Equação 6.8, os termos são genéricos e representam quaisquer variáveis que sejam examinadas.

Será útil recorrer à Tabela 6.7 nas discussões a seguir. Embora usemos os termos genéricos "exposição" e "doença" para essa tabela, você deverá entender que outras variáveis, como "gênero" e "acesso ao serviço de saúde", poderiam ser usadas. Um estudo típico em que as razões de risco poderiam ser empregadas acompanharia dois grupos de indivíduos, um dos quais experimentou alguma forma de exposição enquanto o outro não foi exposto, a fim de determinar se o risco de obtenção de um determinado resultado é diferente nos dois grupos. Os estudos desse tipo são chamados de estudos de **coorte prospectivo**.

A razão de risco das amostras independentes da amostra é definida pela Equação 6.9, onde a, b, c e d são as frequências de célula como especifica a Tabela 6.7. Observe que o risco que correm os indivíduos na primeira linha é comparado ao dos indivíduos na segunda linha. Assim, por exemplo, uma razão de risco calculada de 2,0 indicaria que os indivíduos na primeira linha agora correm o dobro do risco de obter o resultado especificado que os indivíduos na segunda linha. Você deverá se lembrar disso ao construir tabelas para análise.

$$\widehat{RR} = \frac{a/(a+b)}{c/(c+d)} \tag{6.9}$$

Tabela 6.7 Tabela dois por dois para dados dicotômicos não emparelhados.

		Doença	
		sim	não
Exposição	sim	a	b
	não	c	d

6.4.2 Teste da hipótese RR = 1 para amostras independentes

Argumento. Retomemos um exemplo apresentado no Capítulo 5. Suponha que haja suspeita de que a exposição a determinado solvente químico normalmente usado na fabricação aumente o risco de desenvolvimento de câncer de bexiga. Para testar essa suspeita, os trabalhadores de determinada indústria que são rotineiramente expostos ao solvente podem ser monitorados durante um período para determinar se desenvolverão a doença. Para fins de comparação, um grupo de trabalhadores da mesma indústria que não são expostos ao solvente também podem ser monitorados. Após o período de monitoramento, a razão de risco da amostra é calculada dividindo-se a proporção de trabalhadores expostos que desenvolveram a doença pela proporção de trabalhadores não expostos que desenvolvem a doença. Se os dois riscos fossem 0,005 e 0,001, respectivamente, a razão de risco seria $\frac{0,005}{0,001} = 5$. Isso indica que os trabalhadores expostos correm um risco cinco vezes maior de desenvolver câncer de bexiga do que os trabalhadores não expostos. Mas isso é simplesmente um resultado da amostra em particular usada no estudo? Se o estudo fosse repetido com outros trabalhadores, o resultado poderia ser marcadamente diferente? E mais importante do que isso, a razão de risco na população é um, indicando que não há nenhuma relação entre a exposição e a doença (isto é, o risco nos dois grupos é o mesmo) ou ela é diferente de um, indicando que existe tal relação? Um teste de hipótese pode ajudar a responder essa pergunta.

Teste. Um teste da hipótese nula $RR = 1$ contra as alternativas unicaudal ou bicaudal pode ser realizado por meio da Equação 6.10. As frequências a, b, c e d são como mostra a Tabela 6.7. A razão de risco da população hipotética é representada por RR_0. Como o log de 1 é zero, a expressão $\ln(RR_0)$ pode ser omitida ao testarmos $H_0: RR = 1$.

$$Z = \frac{\ln(\widehat{RR}) - \ln(RR_0)}{\sqrt{\frac{b/a}{a+b} + \frac{d/c}{c+d}}} \tag{6.10}$$

Exemplo 6.13

Suponha que os resultados do exemplo sobre o solvente industrial citado tenham sido os seguintes: 42 dos trabalhadores expostos ao solvente desenvolveram câncer na bexiga, enquanto 2.981 não desenvolveram a doença. Dos trabalhadores não expostos, 21 desenvolveram a doença, enquanto 4.088, não. Use esses dados para calcular e interpretar a razão de risco. Depois, teste a hipótese nula $H_0 : RR = 1$ contra uma alternativa bicaudal.

Solução A formação dos dados em uma tabela dois por dois resulta em

		Câncer na bexiga	
		sim	não
Exposição ao solvente	sim	42	2.981
	não	21	4.088

Pela Equação 6.9, a razão de risco da amostra é

$$\widehat{RR} = \frac{a/(a+b)}{c/(c+d)} = \frac{42/(42+2981)}{21/(21+4088)} = 2{,}718$$

Isso significa que o risco de desenvolver câncer de bexiga entre os trabalhadores expostos ao solvente é 2,718 vezes maior do que o dos trabalhadores que não são expostos.

Pela Equação 6.10,

$$Z = \frac{\ln(\widehat{RR}) - \ln(RR_0)}{\sqrt{\frac{b/a}{a+b} + \frac{d/c}{c+d}}} = \frac{\ln(2{,}718)}{\sqrt{\frac{2981/42}{42+2981} + \frac{4088/21}{21+4088}}} = \frac{1{,}00}{\sqrt{0{,}023 + 0{,}047}} = 3{,}78$$

O Apêndice A mostra que os valores críticos para um teste Z bicaudal realizado com $\alpha = 0{,}05$ são $-1{,}96$ e $1{,}96$. Como o Z calculado de 3,78 excede o Z crítico de 1,96, a hipótese nula é rejeitada. Portanto, concluímos que o risco para o grupo exposto é maior do que aquele para o grupo não exposto.

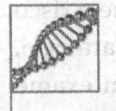

Exemplo 6.14

Um estudo em grande escala é realizado para determinar se a ingestão regular de ácido fólico (vitamina B) por mulheres em idade fértil que correm um risco elevado de gerar bebês portadores de espinha bífida poderá reduzir o risco dessa doença. Para isso, um grande grupo de mulheres que apresentam esse risco são encorajadas a tomar um suplemento diário de ácido fólico. Um grupo semelhante de mulheres não recebe esse encorajamento. Dos nascimentos vivos registrados para o grupo encorajado com o suplemento, 10 são diagnosticados com espinha bífida, enquanto 12.344 são considerados saudáveis. Diferentemente, 17 dos bebês nascidos no grupo não encorajado eram portadores da doença, enquanto 11.202 não eram.

Calcule e interprete a razão de risco para os dois grupos. Teste a hipótese nula $H_0 : RR = 1$ contra a alternativa unicaudal $H_A : RR < 1$ no nível 0,05.

Solução   Organizando os dados em uma tabela dois por dois, obtemos

		Espinha bífida	
		sim	não
Encorajamento	sim	10	12.344
	não	17	11.202

Pela Equação 6.9, a razão de risco da amostra é

$$\widehat{RR} = \frac{a/(a+b)}{c/(c+d)} = \frac{10/(10+12344)}{17/(17+11202)} = 0{,}534$$

Isso significa que o risco de um bebê nascer com a doença para um membro do grupo "encorajado" é de apenas 0,534 do risco para o grupo "não encorajado". Pela Equação 6.10,

$$Z = \frac{\ln(\widehat{RR}) - \ln(RR_0)}{\sqrt{\frac{b/a}{a+b} + \frac{d/c}{c+d}}} = \frac{\ln(0{,}534)}{\sqrt{\frac{12344/10}{10+12344} + \frac{11202/17}{17+11202}}} = \frac{-0{,}627}{\sqrt{0{,}100 + 0{,}059}} = -1{,}57$$

O Apêndice A mostra que o valor crítico para um teste Z unicaudal com a alternativa especificada realizada com $\alpha = 0{,}05$ é $-1{,}65$. Como o Z calculado de $-1{,}57$ não está na região crítica definida por Z de $-1{,}65$, a hipótese nula não é rejeitada. Como resultado, os pesquisadores desse estudo fictício foram incapazes de demonstrar um efeito defensivo para as mães encorajadas a incluir ácido fólico em sua dieta.

6.4.3 Determinação de equivalência por meio da razão de risco de amostras independentes

Argumento. Assim como as diferenças entre médias e proporções, às vezes é desejável mostrar que o risco associado a uma condição é equivalente ao risco associado a uma outra condição. Isso implicaria o uso de um teste de equivalência bicaudal baseado em razões de risco. Talvez com mais frequência, às vezes é desejável mostrar que o risco associado a uma condição *não é maior do que* o risco associado a uma outra condição. Isso implica em um teste unicaudal.

Lembremos de um exemplo visto no Capítulo 5. Suponha que um programa elaborado para controlar a mosca-das-frutas deva ser implementado pela pulverização aérea de grandes áreas geográficas com o malatol químico. Como alguns ativistas ambientais afirmaram que essa pulverização é prejudicial aos humanos, um estudo poderia ser preparado para mostrar que o risco associado à pulverização não é maior do que o risco para pessoas não expostas a ela. Para isso, os indivíduos que moram em uma área recentemente pulverizada podem passar por um exame médico, assim como um grupo semelhante de indivíduos que moram em uma área não pulverizada. Cada condição examinada é avaliada como "presente" ou "não presente" em cada indivíduo.

O exame dos dados coletados mostra que, para uma condição específica (por exemplo, frequência cardíaca elevada), 126 indivíduos na área pulverizada manifestam a condição, enquanto 819, não. Na área não pulverizada, 119 moradores manifestam a condição, enquanto 811, não. Os pesquisadores testarão a hipótese nula de que o risco na área pulverizada é maior do que o risco na área não pulverizada contra a alternativa de que o risco na área pulverizada não é maior do que o risco na área não pulverizada.

Qual é a diferença entre a análise esboçada aqui e aquela que testa a hipótese nula de não diferença no risco contra uma alternativa em que ele é aumentado nas áreas pulverizadas? Onde está a obrigação de obter provas nas duas análises? Deixaremos que pondere sobre essa questão.[10]

Teste. Intervalos de equivalência para razões de risco normalmente, embora não necessariamente, são simétricos em torno de 1,0 no sentido de que $IE_S = \frac{1}{IE_I}$ e vice-versa. Assim, se IE_I é 0,8, IE_S normalmente seria $\frac{1,0}{0,8} = 1,25$.

Usando a notação da Seção 4.3.6, as hipóteses nula e alternativa para um teste de equivalência bicaudal para razões de risco independentes podem ser declaradas como

$$H_{0E}: RR \leq IE_I \quad \text{ou} \quad RR \geq IE_S$$
$$H_{AE}: IE_I < RR < IE_S$$

onde IE_I e IE_S são os extremos inferior e superior do intervalo de equivalência. Basicamente, a hipótese nula declara que a razão de risco não se encontra no intervalo de equivalência, enquanto a alternativa afirma que a razão de risco está no intervalo. Você deverá se lembrar de que a hipótese nula é testada por meio de dois testes unicaudais no nível α. Para rejeitar a hipótese nula de equivalência, é preciso mostrar que $RR > IE_I$ e que $RR < IE_S$, o que significa que *ambos* os testes a seguir deverão ser significativos.

$$\begin{array}{cc} \text{Teste um} & \text{Teste dois} \\ H_{01}: RR = IE_S & H_{02}: RR = IE_I \\ H_{A1}: RR < IE_S & H_{A2}: RR > IE_I \end{array}$$

As hipóteses nula e alternativa para o teste de equivalência unicaudal são *uma* das seguintes:

$$H_{0E}: RR \geq IE_S$$
$$H_{AE}: RR < IE_S$$

ou

$$H_{0E}: RR \leq IE_I$$
$$H_{AE}: RR > IE_I$$

A primeira hipótese de equivalência unicaudal dada é testada por meio do teste um e a segunda, por meio do teste dois.

O teste um e o teste dois podem ser realizados por meio da Equação 6.10. Um exemplo mostrará como fazer isso.

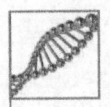

Exemplo 6.15

Calcule a razão de risco para os dados do malatol, como discutimos anteriormente. Supondo que um aumento no risco de menos de 1,1 seja considerado aceitável, realize um teste de equivalência unicaudal para mostrar que o aumento no risco é menor do que esse valor. Declare as hipóteses de equivalência nula e alternativa e interprete os resultados do teste.

Solução É conveniente formar os dados em uma tabela dois por dois, como mostramos a seguir.

---

10 Não se sinta desencorajado se não puder descobrir tudo isso. Concentrar-se no teste de equivalência pode ser um pouco difícil. Mas continue trabalhando no assunto.

		Frequência cardíaca elevada	
Exposição ao malatol		sim	não
	sim	126	819
	não	119	811

Pela Equação 6.9, a razão de risco da amostra é

$$\widehat{RR} = \frac{a/(a+b)}{c/(c+d)} = \frac{126/(126+819)}{119/(119+811)} = 1{,}042$$

Como os pesquisadores tentam determinar se a razão de risco é menor do que 1,1, o teste será unicaudal com hipótese nula de equivalência

$$H_{0E}: RR \geq 1{,}1$$

e alternativa

$$H_{AE}: RR < 1{,}1$$

A realização do teste um por meio da Equação 6.10 resulta em

$$Z_1 = \frac{\ln(\widehat{RR}) - \ln(RR_0)}{\sqrt{\frac{b/a}{a+b} + \frac{d/c}{c+d}}} = \frac{\ln(1{,}042) - \ln(1{,}100)}{\sqrt{\frac{819/126}{126+819} + \frac{811/119}{119+811}}} = \frac{0{,}041 - 0{,}095}{\sqrt{0{,}007 + 0{,}007}} = -0{,}456$$

Como esse valor é maior do que o valor crítico de −1,65, o teste não é significativo. Portanto, os pesquisadores não puderam demonstrar que o aumento no risco ocorreu na faixa aceitável (isto é, que ele é menor do que 1,1).

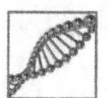

Exemplo 6.16

Use os dados na tabela a seguir para calcular $\widehat{RR}$. Depois, realize um teste de equivalência bicaudal usando um IE de 0,833 a 1,200. Interprete seus resultados.

		Resultado positivo	
Exposição		sim	não
	sim	301	771
	não	345	820

Solução Pela Equação 6.9, a razão de risco da amostra é

$$\widehat{RR} = \frac{a/(a+b)}{c/(c+d)} = \frac{301/(301+771)}{345/(345+820)} = 0{,}948$$

Isso sugeriria que a exposição oferece um pequeno efeito defensivo. A realização do teste um por meio da Equação 6.10 resulta em

$$Z_1 = \frac{\ln(\widehat{RR}) - \ln(RR_0)}{\sqrt{\frac{b/a}{a+b} + \frac{d/c}{c+d}}} = \frac{\ln(0{,}948) - \ln(1{,}200)}{\sqrt{\frac{771/301}{301+771} + \frac{820/345}{345+820}}} = \frac{-0{,}053 - 0{,}182}{\sqrt{0{,}002 + 0{,}002}} = -3{,}72$$

Como esse valor é menor do que o valor crítico de −1,65, o teste um é significativo.
A realização do teste dois por meio da Equação 6.10 resulta em

$$Z_2 = \frac{\ln(0{,}948) - \ln(0{,}833)}{\sqrt{\frac{771/301}{301+771} + \frac{820/345}{345+820}}} = \frac{-0{,}053 - (-0{,}183)}{\sqrt{0{,}002 + 0{,}002}} = 2{,}06$$

Como esse valor é maior do que o valor crítico de 1,65, o teste dois é significativo. Como os dois testes são significativos, a hipótese nula de equivalência é rejeitada. Concluímos, portanto, que a exposição e a não exposição produzem resultados equivalentes, como definido pelo intervalo de equivalência.

6.4.4 Intervalo de confiança para a razão de risco de amostras independentes

Argumento. Já indicamos (na Seção 4.5) que os intervalos de confiança geralmente são preferíveis aos testes de hipótese. Assim, em vez de perguntar "A razão de risco da população é diferente de um?", a pergunta geralmente mais informativa a ser feita nesse caso seria "Qual é a razão de risco da população?". Embora métodos exatos para a construção de intervalos de confiança para RR sejam problemáticos, existem métodos aproximados um tanto simples.

Intervalo de confiança. Os limites inferior e superior para a razão de risco de amostras independentes podem ser obtidos pelas seguintes equações:

$$I = \exp\left[\ln(\widehat{RR}) - Z\sqrt{\frac{b/a}{a+b} + \frac{d/c}{c+d}}\right] \tag{6.11}$$

e

$$S = \exp\left[\ln(\widehat{RR}) + Z\sqrt{\frac{b/a}{a+b} + \frac{d/c}{c+d}}\right] \tag{6.12}$$

Os símbolos exp e ln indicam, respectivamente, que o exponencial natural e o logaritmo da expressão delimitada devem ser calculados, enquanto a, b e c são frequências em uma tabela dois por dois, como discutido anteriormente em relação à Tabela 6.7. $\widehat{RR}$ é a razão de risco da amostra, como define a Equação 6.9.

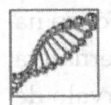

Exemplo 6.17

No Exemplo 6.13, realizamos um teste da hipótese nula $H_0 : RR = 1$ usando dados da tabela fornecida aqui. Use esses dados para construir um intervalo de confiança de 95%. O que esse intervalo significa? Esse intervalo implica que a hipótese nula $H_0 : RR = 1$ foi rejeitada? Qual é o motivo para a sua resposta?

		Câncer de bexiga	
		sim	não
Exposição ao solvente	sim	42	2.981
	não	21	4.088

Solução Pela Equação 6.9, a razão de risco da amostra é

$$\widehat{RR} = \frac{a/(a+b)}{c/(c+d)} = \frac{42/(42+2981)}{21/(21+4088)} = 2{,}718$$

Então, pela Equação 6.11,

$$I = \exp\left[\ln(\widehat{RR}) - Z\sqrt{\frac{b/a}{a+b} + \frac{d/c}{c+d}}\right]$$

$$= \exp\left[\ln(2{,}718) - 1{,}96\sqrt{\frac{2981/42}{42+2981} + \frac{4088/21}{21+4088}}\right]$$

$$= \exp\left[1{,}000 - 1{,}96\sqrt{0{,}023 + 0{,}047}\right]$$

$$= \exp[0{,}481]$$

$$= 1{,}618$$

E pela Equação 6.12,

$$S = \exp\left[\ln(\widehat{RR}) + Z\sqrt{\frac{b/a}{a+b} + \frac{d/c}{c+d}}\right]$$

$$= \exp\left[\ln(2{,}718) + 1{,}96\sqrt{\frac{2981/42}{42+2981} + \frac{4088/21}{21+4088}}\right]$$

$$= \exp\left[1{,}000 + 1{,}96\sqrt{0{,}023 + 0{,}047}\right]$$

$$= \exp[1{,}519]$$

$$= 4{,}568$$

Por esse intervalo, podemos concluir que as pessoas expostas ao solvente correm um risco entre 1,618 e 4,568 vezes maior de desenvolver câncer de bexiga em comparação com as pessoas não expostas. Podemos concluir também que um teste bicaudal da hipótese nula $RR = 1$, realizado com $\alpha = 0{,}05$, seria significativo. Essa conclusão é alcançada a partir da observação de que o valor nulo de 1,0 não está no intervalo.[11]

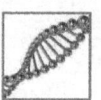

Exemplo 6.18

No Exemplo 6.14, usamos dados fictícios de um estudo para avaliar o papel do ácido fólico na prevenção de espinha bífida para realizar um teste da hipótese nula $H_0 : RR = 1$ contra a alternativa $H_A : RR < 1$. Esses dados são fornecidos na tabela a seguir. Use-os para construir um intervalo de confiança de 95% unilateral para o limite superior da razão de risco da população. Use esse intervalo para realizar o teste que acabamos de mencionar. Como esse intervalo justifica a sua conclusão?

		Espinha bífida	
		sim	não
Encorajamento	sim	10	12.344
	não	17	11.202

Solução Pela Equação 6.9, a razão de risco da amostra é

$$\widehat{RR} = \frac{a/(a+b)}{c/(c+d)} = \frac{10/(10+12344)}{17/(17+11202)} = 0{,}534$$

E, pela Equação 6.12,

---

[11] Veja a Seção 4.5 se essa explicação não estiver clara.

$$S = \exp\left[\ln(\widehat{RR}) + Z\sqrt{\frac{b/a}{a+b} + \frac{d/c}{c+d}}\right]$$

$$= \exp\left[\ln(0{,}534) + 1{,}65\sqrt{\frac{12344/10}{10+12344} + \frac{11202/17}{17+11202}}\right]$$

$$= \exp\left[-0{,}627 + 1{,}65\sqrt{0{,}100 + 0{,}059}\right]$$

$$= \exp[0{,}031]$$

$$= 1{,}031$$

Como o limite superior de 1,031 é maior do que um, a hipótese nula não é rejeitada. Esse é o mesmo resultado obtido anteriormente com o teste de hipótese.

6.4.5 Hipóteses

Os métodos para realização de testes de hipótese, testes de equivalência e construção de intervalos de confiança apresentados aqui dependem de uma aproximação da distribuição normal. As amostras devem ser grandes o suficiente para garantir que a aproximação ofereça resultados suficientemente precisos. Esses procedimentos também exigem a hipótese de independência, e geralmente não são robustos contra violações dela.

6.5 Métodos relacionados a razões de chances de amostras independentes

6.5.1 Fundamentos

Outra estatística usada para relacionar doença e exposição, e talvez a mais empregada, é a razão de chances. As **chances** associadas a um evento para determinado grupo são a *probabilidade* de que o evento ocorra a um membro desse grupo dividida pela probabilidade de que o evento não ocorra a um membro desse grupo. Por exemplo, suponha que um grupo de trabalhadores industriais diagnosticado com câncer de bexiga tenha sido identificado. As chances de um membro desse grupo ter sido exposto a determinado solvente industrial suspeito de causar câncer de bexiga são, usando a notação do Capítulo 3, de $\frac{P(E|D)}{P(\overline{E}|D)}$, que é lido como "a probabilidade de exposição a determinada doença dividido pela probabilidade de não exposição a determinada doença". Se, por exemplo, esse valor fosse 2,0, poderíamos dizer que a probabilidade de trabalhadores com câncer de bexiga terem sido expostos ao solvente é o dobro da probabilidade de não terem sido expostos ao solvente.

De modo semelhante, podemos caracterizar as chances de exposição ao solvente para os trabalhadores da mesma fábrica que estão livres de câncer de bexiga como $\frac{P(E|\overline{D})}{P(\overline{E}|\overline{D})}$, que é lido como "a probabilidade de exposição sem que haja doença dividido pela probabilidade de não exposição sem que haja doença". Se, por exemplo, esse valor fosse 0,80, diríamos que a probabilidade de exposição ao solvente para trabalhadores que não têm câncer de bexiga é 0,8 da probabilidade de que eles não tenham sido expostos ao solvente.

Parece razoável que um pesquisador de higiene industrial queira comparar a chance de um trabalhador com câncer de bexiga ter sido exposto ao solvente com a chance de um trabalhador livre de câncer de bexiga ter sido exposto ao solvente. Se a chance de exposição para os trabalhadores com esse câncer for maior do que a chance para os trabalhadores livres dele, a implicação pode ser uma associação entre exposição ao solvente e câncer de bexiga. Uma comparação entre as duas chances pode ser feita de várias maneiras, inclusive pelo cálculo da diferença usando uma simples subtração. Um modo popular de comparar as duas chances é formá-las em uma razão chamada **razão de chances**, que é definida pela Equação 6.13. Observe que

$$OR = \frac{\frac{P(E|D)}{P(\overline{E}|D)}}{\frac{P(E|\overline{D})}{P(\overline{E}|\overline{D})}}$$

que é simplificado para

$$OR = \frac{P(E|D)\,P(\overline{E}|\overline{D})}{P(\overline{E}|D)\,P(E|\overline{D})} \qquad (6.13)$$

A Equação 3.12[12] expressa as chances de doença para grupos expostos e não expostos, enquanto a Equação 6.13 expressa as chances de exposição para grupos com e sem doença. As duas formas são usadas pelos pesquisadores.

Será útil distinguir entre duas formas gerais de projetos de pesquisa[13] com os quais a razão de chances de amostras independentes é normalmente empregada. Na Seção 6.4.2, foi dado um exemplo em que trabalhadores que eram rotineiramente expostos a um solvente e trabalhadores que não eram expostos ao solvente foram monitorados durante um período a fim de determinar quais desenvolveriam câncer de bexiga. A razão de chances calculada para esse projeto expressaria as chances de doença (câncer de bexiga) para os grupos de trabalhadores expostos (ao solvente) e trabalhadores não expostos. Projetos desse tipo, em que indivíduos expostos e não expostos são monitorados durante um período a fim de determinar quem desenvolverá a doença, são chamados de projetos de **coorte prospectivo**. Os dados desse tipo de projeto normalmente seriam organizados para análise como mostra a Tabela 6.8.

Diferentemente, nesta seção foi dado um exemplo em que os trabalhadores que já tinham desenvolvido a doença (câncer de bexiga) foram comparados com trabalhadores que não tinham desenvolvido a doença. A razão de chances calculada para esse projeto expressaria as chances de exposição (ao solvente) para os trabalhadores com e sem doença (câncer de bexiga). Projetos desse tipo, em que os indivíduos que já têm a doença são comparados com indivíduos que não têm a doença a fim de determinar qual deles sofre maior exposição, são chamados de projetos **caso-controle**. Os dados desse tipo de projeto normalmente seriam organizados para análise como mostra a Tabela 6.9.

Tabela 6.8 Organização típica de dados para dados de estudo de coorte prospectivo para amostras independentes.

		Doença	
		sim	não
Exposição	sim	a	b
	não	c	d

---

[12] Agora você talvez queira revisar a informação na página 54.
[13] Esses são apenas dois dos muitos projetos desse tipo.

| Tabela 6.9 | Organização típica de dados para os dados do estudo caso-controle de amostras independentes. |

		Exposição	
		sim	não
Doença	sim	a	b
	não	c	d

Para os propósitos da discussão a seguir, suporemos que um estudo caso-controle esteja sendo discutido, embora, com substituições apropriadas da exposição para doença e vice-versa, os comentários se apliquem igualmente aos estudos de coorte prospectivo.

Se as chances de exposição[14] nos dois grupos são as mesmas, a razão de chances um implica que não existe relação entre doença e exposição. Por outro lado, uma razão de chances maior do que um implica que a doença está mais associada à maior exposição do que à não doença. As razões menores do que um são consideradas **defensivas**, pois a doença implica menos exposição do que a não doença. Isso poderia ocorrer, por exemplo, quando as pessoas doentes sofrem menos exposição a um suplemento vitamínico diário do que as pessoas não doentes. Representaremos as formas de parâmetro e estatística da razão de chances como OR e $\widehat{OR}$, respectivamente. A razão de chances de amostras independentes do exemplo é definida pela Equação 6.14. Observe que

$$\widehat{OR} = \frac{\frac{a}{b}}{\frac{c}{d}}$$

que é simplificado para

$$\widehat{OR} = \frac{ad}{bc} \tag{6.14}$$

onde a, b, c e d são como mostram as tabelas 6.8 e 6.9.

6.5.2 Teste da hipótese $OR = 1$ para amostras independentes

Argumento. Como na situação que acabamos de comentar, suponha que haja suspeita de que a exposição a determinado solvente químico comumente usado na fabricação aumente o risco de câncer de bexiga. Para testar essa suspeita, os trabalhadores de determinada indústria que foram diagnosticados com câncer de bexiga foram questionados sobre a exposição ao solvente envolvida em seu trabalho. De modo semelhante, um grupo de trabalhadores da mesma indústria que não têm a doença também foram questionados sobre a exposição ao solvente.

Com esses dados, a razão de chances da amostra pode ser calculada por meio da Equação 6.14. Se essa razão fosse 5,0, por exemplo, a indicação seria que a chance de exposição ao solvente para os trabalhadores com câncer de bexiga é cinco vezes maior do que aquela dos trabalhadores sem câncer. Mas isso é simplesmente um resultado da amostra em particular usada no estudo? Se o estudo fosse repetido com outros trabalhadores, o resultado poderia ser marcadamente diferente? E, mais importante, a razão de chances na população um, que não indica nenhuma relação entre doença e exposição (isto é, a chance nos dois grupos), é a mesma ou ela é diferente de uma que indica que tal relação existe? Um teste de hipótese pode ajudar a responder essa pergunta.

---

14 Embora nos refiramos a exposição e doença na Equação 6.13, os termos são genéricos e representam quaisquer variáveis que sejam examinadas.

Teste. Um teste da hipótese nula $OR = 1$ contra as alternativas unicaudal e bicaudal pode ser realizado por meio da Equação 6.15. As frequências a, b, c e d nessa equação são como mostram as tabelas 6.8 e 6.9. A razão de chances da população hipotética é representada por OR_0. Como o log de 1 é zero, a expressão $\ln(OR_0)$ pode ser omitida ao testar $H_0 : OR = 1$.

$$Z = \frac{\ln(\widehat{OR}) - \ln(OR_0)}{\sqrt{\frac{1}{a} + \frac{1}{b} + \frac{1}{c} + \frac{1}{d}}} \tag{6.15}$$

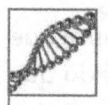

Exemplo 6.19

Suponha que, no estudo de câncer de bexiga discutido anteriormente, 13 dos trabalhadores que tiveram a doença tenham sido expostos ao solvente, enquanto 56, não. Dos trabalhadores livres do câncer, 4 foram expostos ao solvente, enquanto 65 deles não foram expostos. Use esses dados para calcular a razão de chances da amostra. O que significa essa razão? Use a Equação 6.15 para testar a hipótese nula $OR = 1$. Interprete seus resultados.

Solução Por conveniência, os dados são organizados em uma tabela dois por dois, como mostra a Tabela 6.10.

Tabela 6.10 Dados do estudo caso-controle que relacionam câncer de bexiga à exposição ao solvente.

		Exposição ao solvente	
		sim	não
Câncer de bexiga	sim	13	56
	não	4	65

Pela Equação 6.14,

$$\widehat{OR} = \frac{ad}{bc} = \frac{(13)(65)}{(56)(4)} = 3{,}772$$

Isso significa que a chance de exposição ao solvente para os trabalhadores com câncer de bexiga foi 3,772 vezes maior do que aquela para os trabalhadores que não sofrem da doença.

Pela Equação 6.15,

$$Z = \frac{\ln(\widehat{OR}) - \ln(OR_0)}{\sqrt{\frac{1}{a} + \frac{1}{b} + \frac{1}{c} + \frac{1}{d}}} = \frac{\ln(3{,}772)}{\sqrt{\frac{1}{13} + \frac{1}{56} + \frac{1}{4} + \frac{1}{65}}} = \frac{1{,}328}{0{,}600} = 2{,}21$$

Os valores críticos para um teste Z bicaudal realizados com $\alpha = 0{,}05$, conforme relatado no Apêndice A, são 1,96 e −1,96. Como o valor Z calculado de 2,21 excede 1,96, a hipótese nula é rejeitada. Assim, concluímos que a razão de chances da população é maior do que um, o que indica que os trabalhadores com câncer de bexiga têm maiores chances de terem sido expostos ao solvente do que os trabalhadores sem a doença.

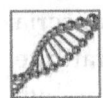

Exemplo 6.20

No Exemplo 6.14, usamos os dados da tabela a seguir para avaliar a relação entre a ingestão de ácido fólico e espinha bífida. Descobrimos que a razão de risco da amostra era 0,534. Um teste subsequente da hipótese nula $H_0 : RR = 1$ não foi significativo. Use esses dados para calcular e interpretar a razão de chances da amostra. Realize um teste da hipótese nula $H_0 : OR = 1$ contra a alternativa $H_A : OR < 1$ no nível 0,05. Interprete os resultados desse teste.

		Espinha bífida	
		sim	não
Encorajamento	sim	10	12.344
	não	17	11.202

Solução Pela Equação 6.14,

$$\widehat{OR} = \frac{ad}{bc} = \frac{(10)(11202)}{(12344)(17)} = 0{,}534$$

Observe que esse valor é muito próximo do valor obtido para $\widehat{RR}$. Isso normalmente acontece quando lidamos com uma doença rara. Então, pela Equação 6.15,

$$Z = \frac{\ln(\widehat{OR}) - \ln(OR_0)}{\sqrt{\frac{1}{a} + \frac{1}{b} + \frac{1}{c} + \frac{1}{d}}} = \frac{\ln(0{,}534)}{\sqrt{\frac{1}{10} + \frac{1}{12344} + \frac{1}{17} + \frac{1}{11202}}} = \frac{-0{,}627}{0{,}399} = -1{,}57$$

O valor crítico para um teste Z unicaudal realizado com $\alpha = 0{,}05$, conforme relatado no Apêndice A, é −1,65. Como o valor Z calculado de −1,57 é maior do que esse valor crítico, a hipótese nula não é rejeitada. Não pudemos, portanto, demonstrar um efeito defensivo para mães encorajadas a incluir ácido fólico em sua dieta.

6.5.3 Determinação da equivalência por meio da razão de chances de amostras independentes

Argumento. Assim como ocorre com diferenças entre médias, diferenças entre proporções e razões de risco, às vezes desejamos mostrar que a chance associada a uma condição é equivalente à chance associada a uma outra condição. Isso implicaria o uso de um teste de equivalência bicaudal baseado nas razões de chances. Às vezes, talvez com mais frequência, desejamos mostrar que a chance associada a uma condição *não é maior do que* a chance associada a uma outra condição. Isso implica um teste unicaudal.

Suponha, por exemplo, que epidemiologistas militares sejam instruídos a realizar um estudo para avaliar a relação entre determinada doença de pele que aflige funcionários de um departamento de uma base militar e a exposição a determinada munição. Após a devida consideração, decidiu-se que o estudo deveria tentar demonstrar que a chance de exposição à munição para os funcionários do departamento com problema de pele não é maior do que a chance para funcionários de outros departamentos da base que não sofrem da doença. Também decidiu-se que uma razão de chances menor do que 1,1 seria suficiente para mostrar que a chance de exposição para pessoas com a doença não é maior do que a chance para pessoas sem a doença.

Observe que, em um estudo padrão (ou seja, de não equivalência), a obrigação de provar seria para mostrar que a exposição *foi* maior, enquanto nesse estudo a obrigação é para mostrar que a exposição *não foi* maior. De certa forma, o estudo padrão suporia que a munição é segura até que seja provada como insegura, enquanto o estudo de equivalência considera que a munição é insegura até que seja demonstrado como sendo segura. A diferença entre os estudos padrão e de equivalência nem sempre é fácil de entender, mas a distinção é suficientemente importante para justificar o esforço necessário para tornar a distinção clara.

Teste. Assim como as razões de risco, os intervalos de equivalência para as razões de chances são normalmente, embora não necessariamente, simétricos em torno de 1,0 no sentido de que $IE_S = \frac{1}{IE_I}$ e vice-versa. Assim, se IE_I é 0,8, IE_S normalmente seria $\frac{1,0}{0,8} = 1,25$.

Usando a notação da Seção 4.3.6, as hipóteses nula e alternativa para um teste de equivalência bicaudal para razões de chances de amostras independentes podem ser declaradas como

$$H_{0E}: OR \leq IE_I \quad \text{ou} \quad OR \geq IE_S$$
$$H_{AE}: IE_I < OR < IE_S$$

onde IE_I e IE_S são os extremos inferior e superior do intervalo de equivalência. Basicamente, a hipótese nula declara que a razão de chances não se encontra no intervalo de equivalência, enquanto a alternativa afirma que a razão de chances está no intervalo. Você se lembrará de que a hipótese nula é testada por meio de dois testes unicaudais no nível α. Para rejeitar a hipótese nula da equivalência, é preciso mostrar que $OR > IE_I$ e que $OR < IE_S$, o que significa que *ambos* os testes a seguir devem ser significativos.

Teste um	Teste dois
$H_{01}: OR = IE_S$	$H_{02}: OR = IE_I$
$H_{A1}: OR < IE_S$	$H_{A2}: OR > IE_I$

As hipóteses nula e alternativa para o teste de equivalência unicaudal são *uma* das seguintes:

$$H_{0E}: OR \geq IE_S$$
$$H_{AE}: OR < IE_S$$

ou

$$H_{0E}: OR \leq IE_I$$
$$H_{AE}: OR > IE_I$$

A primeira hipótese de equivalência unicaudal dada é testada pelo teste um e a segunda, pelo teste dois.

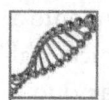

Exemplo 6.21

Calcule a razão de chances para os dados de doença de pele contidos na tabela a seguir. Supondo que a razão de chances de menos de 1,1 seja aceita como demonstração de que a chance de exposição para os funcionários com a doença não é maior do que a chance de exposição para os funcionários livres da doença, conduza um teste de equivalência unicaudal para mostrar que a razão de chances é menor do que esse valor. Indique as hipóteses de equivalência nula e alternativa e interprete os resultados do teste.

		Exposição à munição	
		sim	não
Doença de pele	sim	126	819
	não	119	811

Solução Pela Equação 6.14, a razão de chances da amostra é

$$\widehat{OR} = \frac{ad}{bc} = \frac{(126)(811)}{(819)(119)} = 1,048$$

As hipóteses nula e alternativa para o teste de equivalência unicaudal são

$$H_{0E} : OR \geq 1,1$$
$$H_{AE} : OR < 1,1$$

Então, conduzindo o teste um por meio da Equação 6.15,

$$Z_1 = \frac{\ln(\widehat{OR}) - \ln(OR_0)}{\sqrt{\frac{1}{a} + \frac{1}{b} + \frac{1}{c} + \frac{1}{d}}} = \frac{\ln(1,048) - \ln(1,100)}{\sqrt{\frac{1}{126} + \frac{1}{819} + \frac{1}{119} + \frac{1}{811}}} = \frac{-0,048}{0,137} = -0,350$$

Como esse valor é maior do que o valor crítico de –1,65, a hipótese nula não é rejeitada. Portanto, os pesquisadores foram incapazes de demonstrar que as chances de exposição para os funcionários com doença de pele não é maior do que as chances de exposição para os funcionários livres da doença.

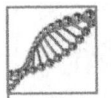

Exemplo 6.22

Use os dados da tabela a seguir para calcular o $\widehat{OR}$. O que significa essa razão? Depois, realize um teste de equivalência bicaudal usando o IE 0,833 a 1,200. Interprete seus resultados.

		Variável dois	
		sim	não
Variável um	sim	48	12
	não	24	6

Solução Pela Equação 6.14, a razão de chances da amostra é

$$\widehat{OR} = \frac{ad}{bc} = \frac{(48)(6)}{(12)(24)} = 1,000$$

Essa razão indica que a chance de um "sim" para a variável dois é a mesma que de um "sim" para a variável um e de um "não" para a variável um. Podemos mover o exemplo da forma abstrata para uma forma mais concreta ao substituirmos "doença" para a variável um e "exposição" para a variável dois. Agora, podemos interpretar a razão como um indicativo de que a chance de exposição é a mesma para aqueles com e sem doença.

O teste de equivalência bicaudal é realizado por meio do teste um e do teste dois, conforme implementados pela Equação 6.15 como

$$Z_1 = \frac{\ln(\widehat{OR}) - \ln(OR_0)}{\sqrt{\frac{1}{a} + \frac{1}{b} + \frac{1}{c} + \frac{1}{d}}} = \frac{\ln(1,000) - \ln(1,200)}{\sqrt{\frac{1}{48} + \frac{1}{12} + \frac{1}{24} + \frac{1}{6}}} = \frac{-0,183}{0,559} = -0,327$$

e

$$Z_2 = \frac{\ln(1,000) - \ln(0,833)}{\sqrt{\frac{1}{48} + \frac{1}{12} + \frac{1}{24} + \frac{1}{6}}} = \frac{0,182}{0,559} = 0,326$$

Pelo Apêndice A, podemos ver que os valores críticos para o teste um e para o teste dois são −1,65 e 1,65, respectivamente. Como nenhum desses testes é significativo, a hipótese de equivalência nula não é rejeitada. Você se lembrará de que *ambos* os testes devem ser significativos para que a hipótese nula da equivalência seja rejeitada. Portanto, não pudemos estabelecer a equivalência nesse caso.

6.5.4 Intervalo de confiança para a razão de chances de amostras independentes

Argumento. Indicamos anteriormente (veja a Seção 4.5) que os intervalos de confiança geralmente são preferíveis aos testes de hipótese. Assim, em vez de perguntar "A razão de chances da população é diferente de um?", podemos fazer uma pergunta que, geralmente, é mais informativa: "Qual é a razão de chances da população?". Embora métodos exatos para a construção de intervalos de confiança para *OR* sejam problemáticos, existem métodos aproximados um tanto simples.

Intervalo de confiança. Os limites inferior e superior para a razão de chances de amostras independentes podem ser obtidos pelas equações a seguir.

$$I = \exp\left[\ln(\widehat{OR}) - Z\sqrt{\frac{1}{a} + \frac{1}{b} + \frac{1}{c} + \frac{1}{d}}\right] \tag{6.16}$$

e

$$S = \exp\left[\ln(\widehat{OR}) + Z\sqrt{\frac{1}{a} + \frac{1}{b} + \frac{1}{c} + \frac{1}{d}}\right] \tag{6.17}$$

Os símbolos exp e ln indicam, respectivamente, que o exponencial natural e o logaritmo da expressão delimitada devem ser utilizados, enquanto *a, b, c* e *d* são frequências em uma tabela dois por dois, como discutimos anteriormente em relação às tabelas 6.8 e 6.9. $\widehat{OR}$ é a razão de chances da amostra, como define a Equação 6.14.

Exemplo 6.23

No Exemplo 6.19, usamos os dados da Tabela 6.11 para realizar um teste bicaudal da hipótese nula $H_0 : OR = 1$. Use esses dados para construir um intervalo de confiança bilateral de 95% para a estimativa de *OR*. O que significa esse intervalo? Esse intervalo implica que a hipótese nula $H_0 : OR$ = 1 foi rejeitada? Qual é o motivo para a sua resposta?

Tabela 6.11 Dados do estudo caso-controle que relacionam câncer de bexiga à exposição ao solvente.

		Exposição ao solvente	
		sim	não
Câncer de bexiga	sim	13	56
	não	4	65

Solução   Pela Equação 6.14, a razão de chances da amostra é

$$\widehat{OR} = \frac{ad}{bc} = \frac{(13)(65)}{(56)(4)} = 3{,}772$$

Então, pelas equações 6.16 e 6.17,

$$I = \exp\left[\ln(\widehat{OR}) - Z\sqrt{\frac{1}{a} + \frac{1}{b} + \frac{1}{c} + \frac{1}{d}}\right]$$

$$= \exp\left[\ln(3{,}772) - 1{,}96\sqrt{\frac{1}{13} + \frac{1}{56} + \frac{1}{4} + \frac{1}{65}}\right]$$

$$= \exp[1{,}328 - 1{,}96(0{,}600)]$$

$$= \exp[0{,}152]$$

$$= 1{,}164$$

e

$$S = \exp\left[\ln(\widehat{OR}) + Z\sqrt{\frac{1}{a} + \frac{1}{b} + \frac{1}{c} + \frac{1}{d}}\right]$$

$$= \exp\left[\ln(3{,}772) + 1{,}96\sqrt{\frac{1}{13} + \frac{1}{56} + \frac{1}{4} + \frac{1}{65}}\right]$$

$$= \exp[1{,}328 + 1{,}96(0{,}600)]$$

$$= \exp[2{,}504]$$

$$= 12{,}231$$

Assim, podemos estar 95% confiantes de que a chance de que pessoas expostas ao solvente desenvolvam a doença está entre 1,164 e 12,231 vezes a de pessoas não expostas.

Por esse intervalo, podemos afirmar que um teste bicaudal da hipótese nula $H_0 : OR = 1$ seria rejeitado. Isso segue do fato de que o valor especificado pela hipótese nula, um nesse caso, não está no intervalo.

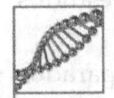

Exemplo 6.24

No Exemplo 6.20, usamos dados fictícios de um estudo que avaliava o papel do ácido fólico na prevenção de espinha bífida para realizar um teste da hipótese nula $H_0 : OR = 1$ contra a alternativa $H_A : OR < 1$. Esses dados são fornecidos na tabela dada a seguir. Use-os para construir um intervalo de confiança unilateral para o limite superior da razão de chances da população. Use esse intervalo para realizar o teste citado aqui. Como esse intervalo justifica sua conclusão?

		Espinha bífida	
		sim	não
Encorajamento	sim	10	12.344
	não	17	11.202

Solução Pela Equação 6.14, a razão de chances da amostra é

$$\widehat{OR} = \frac{ad}{bc} = \frac{(10)(11202)}{(12344)(17)} = 0{,}534$$

Então, pela Equação 6.17,

$$S = \exp\left[\ln(\widehat{OR}) + Z\sqrt{\frac{1}{a} + \frac{1}{b} + \frac{1}{c} + \frac{1}{d}}\right]$$

$$= \exp\left[\ln(0{,}534) + 1{,}65\sqrt{\frac{1}{10} + \frac{1}{12344} + \frac{1}{17} + \frac{1}{11202}}\right]$$

$$= \exp[-0{,}627 + 1{,}65\,(0{,}399)]$$

$$= \exp[0{,}031]$$

$$= 1{,}031$$

Esse limite superior indica que as chances de espinha bífida afligir o bebê de mães encorajadas a incluir ácido fólico em sua dieta são de 1,031 *ou menos* vezes que as de mães não encorajadas a isso. Como o limite superior de 1,031 é maior do que um, a hipótese nula não é rejeitada. Esse é o mesmo resultado obtido anteriormente com o teste de hipótese.

6.5.5 Hipóteses

Os métodos para realizar testes de hipótese, testes de equivalência e construir intervalos de confiança apresentados aqui dependem de uma aproximação da distribuição normal. Os tamanhos de amostra devem ser grandes o suficiente para garantir que a aproximação ofereça resultados suficientemente precisos. Esses procedimentos também exigem a hipótese de independência, e geralmente não são robustos contra violações dela.

6.5.6 Estimativa do risco de doença a partir dos dados caso-controle

Nas páginas 222 e 214, discutimos rapidamente dois projetos de estudo comuns — os estudos de coorte e caso-controle. Subsequentemente, usamos esses projetos para demonstrar o cálculo e a interpretação da razão de risco e de chances. Nesta seção, oferecemos alguns comentários adicionais com relação ao uso dessas estatísticas em conjunto com os dados coletados no contexto dos estudos caso-controle.

Você se lembrará de que, nos estudos caso-controle, os indivíduos com doença são comparados com os indivíduos sem doença com relação à sua exposição a um fator de risco. Esses tipos de estudos normalmente são executados mais facilmente do que os estudos de coorte que exigem o monitoramento durante um período de tempo de indivíduos que sofrem ou não exposição a um fator de risco para determinar quais manifestarão alguma doença. Porém, uma deficiência dos estudos caso-controle é que, embora o risco ou a chance de exposição possa ser avaliado, o risco de doença não pode ser obtido. O risco de doença normalmente é a principal preocupação dos pesquisadores em ciências da saúde. Nesta seção, mostraremos por que o risco de doença não pode ser obtido diretamente dos estudos caso-controle, e mostraremos ainda que, sob certas condições, uma *estimativa* da razão de risco para a doença pode ser obtida nos estudos caso-controle por meio do uso da razão de chances.

Para facilitar a discussão anterior, suporemos que as células da Tabela 6.12 contenham frequências da *população* para exposição e doença. Para distinguir essas frequências de célula da população das frequências de amostra a, b, c e d, usaremos as designações correspondentes A, B, C e D. Usando essa notação, o risco de doença para os indivíduos expostos é a proporção de indivíduos expostos na população que têm a doença ou

$$\frac{A}{A+B}$$

Tabela 6.12 Tabela de contingência da população que relaciona exposição à doença.

		Doença	
		sim	não
Exposição	sim	A	B
	não	C	D

De modo semelhante, o risco de doença no grupo não exposto é

$$\frac{C}{C+D}$$

Segue que

$$RR = \frac{\frac{A}{A+B}}{\frac{C}{C+D}}$$

Claramente, para estimar RR, temos que ser capazes de estimar a proporção de indivíduos nos grupos de indivíduos expostos e não expostos que desenvolveram a doença. Isso implica que os dados da amostra devem representar os grupos exposto e não exposto na população. Mas, em um estudo caso-controle, o pesquisador *escolhe* o número de pessoas que têm ou não a doença. Isso significa que a proporção de pessoas com e sem doença nos grupos exposto e não exposto é fixada pelo pesquisador. Isso certamente é inaceitável para estimar chance/risco de doença. O método mais eficaz para estimar chance/risco de doença consiste em obter amostras aleatórias de membros expostos e não expostos da população.

O ideal, então, é que queiramos amostrar aleatoriamente os indivíduos expostos e não expostos da população a fim de estimar RR para a doença. Mas o que aconteceria em um estudo caso--controle? Você se lembrará de que, nesse caso, os indivíduos são selecionados não com base na exposição/não exposição, mas com base no *status* de doença/não doença. Embora uma amostra aleatória de indivíduos com e sem doença permita que façamos estimativas do risco de exposição nesses dois grupos, as amostras resultantes não ofereceriam informações com relação ao risco de doença nos grupos exposto e não exposto. Como esses dados permitem a estimativa de risco nos grupos doença/não doença, podemos estimar o risco de exposição, mas não de doença.

Observe, porém, que quando a doença é rara, A e C são pequenos em comparação com B e D. Isso implica em

$$\frac{A}{A+B} \approx \frac{A}{B}$$

e

$$\frac{C}{C+D} \approx \frac{C}{D}$$

(O símbolo $\approx$ é lido como "é aproximadamente igual a".) Assim, *quando a doença é rara,*

$$RR = \frac{\frac{A}{A+B}}{\frac{C}{C+D}} \approx \frac{\frac{A}{B}}{\frac{C}{D}} = \frac{AD}{BC}$$

A expressão

$$\frac{AD}{BC}$$

é a razão de chances da população que é estimada pela razão de chances da amostra. Tudo isso implica que, quando a doença é rara, a razão de chances da amostra para a doença pode ser usada para estimar a razão de risco da população para a doença. Por exemplo, se $A = 100$, $B = 5.000$, $C = 75$ e $D = 4.900$,

$$RR = \frac{\frac{100}{100+5000}}{\frac{75}{75+4900}} = 1{,}30 \approx \frac{(100)(4900)}{(5000)(75)} = 1{,}31$$

Muitas das questões relacionadas ao uso de razões de risco e chances para a análise de dados coletados em diversos contextos de pesquisa estão além do escopo deste livro. Os textos de pesquisa em epidemiologia padrão, como Breslow e Day [5] ou Lilienfeld e Lilienfeld [31] devem ser consultados para a obtenção de mais detalhes.

Termos e expressões

Depois de ler este capítulo, você deverá estar familiarizado com os termos e expressões a seguir.

Termo	Página	Termo	Página
$\mu_1 - \mu_2$	195	IC para RR	219
chance	221	IC para $\pi_1 - \pi_2$	209
equivalência de μ_1 e μ_1	195	$\hat{p}_1 - \hat{p}_2$	206
equivalência de chances	225	razão de chances	222
equivalência de risco	216	razão de risco	213
equivalência de π_1 e π_2	209	risco	213
estudo caso-controle	223	RR e OR quando a doença é rara	231
estudo de coorte prospectivo	214, 222	s_p^2	195
exposição defensiva	213, 223	teste de $\mu_1 - \mu_2$	200
hipótese de independência	205	teste de $OR = 1$	223
hipótese de normalidade	205	teste de $RR = 1$	214
homogeneidade da variância	205	teste para $\pi_1 - \pi_2$	207
IC para $\mu_1 - \mu_2$	204	$\bar{x}_1 - \bar{x}_2$	195
IC para OR	222		

Exercícios

6.1 Um estudo é realizado para determinar se as crianças que moram dentro de um quilômetro de um restaurante "fast food" possuem um índice de massa corpórea (IMC) médio mais alto do que as crianças que não moram na mesma área. Como uma regra prática, as categorias de IMC representam o seguinte: 18,5 ou menos = abaixo do peso; 18,5 a 24,9 = peso ideal; 25,0 a 29,9 = sobrepeso; e um índice de 30,0 ou mais é caracterizado como obesidade. Os dados são fornecidos a seguir.

Realize um teste da hipótese $\mu_1 = \mu_2$ contra a alternativa $\mu_1 > \mu_2$ para um nível de significância 0,05. Chame o grupo que mora "dentro de um quilômetro" de grupo um. Qual é a sua conclusão com relação a essa questão?

Grupo um	Grupo dois
26,2	25,9
24,5	20,1
20,0	22,2
30,2	29,7
28,4	28,0
18,6	29,4
21,5	20,2
21,7	20,7
29,9	26,3
18,3	18,2

6.2 Suponha que descubramos que uma escola de ensino fundamental tenha sido construída bem próxima do local de uma extinta fábrica de produtos químicos. Agora há a suspeita de que os produtos produzidos pela fábrica causam uma série de problemas respiratórios. A direção está encarregada de mostrar que o terreno da escola é seguro no que se refere ao favorecimento de problemas respiratórios.

Como parte de seu estudo, a direção da escola remete por correio uma lista de verificação de 30 sintomas respiratórios a todos os alunos que frequentaram a escola primária por quatro anos ou mais e que já completaram 30 anos ou mais. A mesma lista de verificação é enviada a um grupo de ex-alunos que atendem aos mesmos critérios, mas que frequentaram uma escola primária distante do local da fábrica. É decidido que, se for possível mostrar que o número médio de sintomas verificados pelo grupo que frequentou a escola em questão for menor do que dois a mais do que o número médio verificado pelos ex-alunos da escola distante, a escola suspeita será considerada segura em relação aos sintomas respiratórios.

As respostas dos alunos das duas escolas são dadas a seguir. Designe os alunos da escola suspeita como grupo um.

Grupo um	Grupo dois
6	12
4	1
20	22
17	19
9	3
2	0
8	5
14	9
12	11
0	15
24	5
8	17

(a) Realize um teste de equivalência para executar a tarefa dada à direção da escola. Esse teste seria unicaudal ou bicaudal? Por quê?

(b) Indique as hipóteses de equivalência nula e alternativa.

(c) Como a análise poderia ser diferente se a direção da escola fosse encarregada de mostrar que o terreno da escola é inseguro?

6.3 Use os dados no Exercício 6.1 para construir um intervalo de confiança bicaudal de 95%. O que é estimado por esse intervalo?

6.4 Use os dados no Exercício 6.1 para construir um intervalo de confiança de 95% para o limite inferior de $\mu_1 - \mu_2$. Esse intervalo reforça o resultado de seu teste de hipótese para esses dados? Como?

6.5 Suponha que um estudo realizado por um grupo educacional antitabagismo mostre que 0,312 dos alunos do sexo masculino que estão no último ano do ensino médio e 0,288 dos alunos do sexo feminino informam que fumam regularmente um ou mais cigarros por dia. Supondo que 1.777 homens e 1.821 mulheres foram entrevistados, realize um teste bicaudal da hipótese nula $\pi_1 = \pi_2$ no nível de significância 0,05. Interprete o resultado.

6.6 Pesquisadores suspeitam que um tratamento médico caro, comumente empregado, não oferece mais benefícios aos pacientes do que um placebo. Para investigar essa impressão, um estudo em grande escala é executado, em que 1.400 pacientes são escolhidos aleatoriamente para receber o padrão de tratamento de saúde ou um placebo. Dos 700 pacientes que recebem tratamento ativo, 313 relatam um efeito benéfico. Diferentemente, 317 dos pacientes tratados com placebo relatam um benefício. Os pesquisadores decidem que é razoável declarar que o tratamento ativo "não é melhor do que o placebo" se a proporção de pacientes que se beneficiam do tratamento for menor do que 0,04 a mais do que a proporção dos que se beneficiam do placebo.

Use um teste de equivalência com $\alpha = 0{,}05$ para analisar o resultado do estudo. Indique as hipóteses nula e alternativa antes de realizar o teste.

6.7 Use os dados do Exercício 6.5 para construir um intervalo de confiança bilateral de 95%. Se esse intervalo fosse usado para realizar um teste bicaudal de H_0: $\pi_1 = \pi_2$ no nível de significância 0,05, o resultado seria significativo? Por quê? O que o intervalo estima?

6.8 Acredita-se que pacientes que sofrem de neurite ótica (caracterizada pela inflamação do nervo ótico) e que possuem 3 ou mais lesões no tronco cerebral (demonstradas por um exame de ressonância magnética) têm maior risco de desenvolver esclerose múltipla (EM) nos dez anos posteriores do que pacientes com neurite ótica que não manifestam tais lesões. Para analisar essa opinião, 719 pacientes que manifestam a neurite ótica, 291 dos quais possuem 3 ou mais lesões, e 428, não, são monitorados por dez anos. Dos pacientes com lesões, 196 desenvolveram EM, enquanto 191 dos pacientes sem lesões desenvolveram a doença.

(a) Calcule uma razão de risco comparando o risco de EM em pacientes com e sem lesões no tronco cerebral. Interprete essa razão.

(b) Teste a hipótese $H_0 : RR = 1$ contra a alternativa $H_A : RR \neq 1$ no nível de significância 0,05.

6.9 Há muito tempo se afirma que pessoas que residem perto de linhas de alimentação de alta tensão correm um risco maior de desenvolver certas formas de câncer do que as pessoas que não residem perto dessas linhas. Muitos estudos não conseguiram demonstrar uma relação entre a proximidade dessas linhas e o risco de câncer. Uma companhia de energia em busca de permissão para construir uma linha de alimentação nos arredores de um empreendimento imobiliário esbarrou na resistência do Comitê de Planejamento Municipal (CPM). O consultor estatístico do comitê indicou que, embora os estudos anteriores não conseguissem mostrar uma relação entre a proximidade dessas linhas e os cânceres em questão, não houve estudos para demonstrar a segurança na proximidade de tais linhas. Um estudo encomendado pela companhia de energia mostra que, de 9.848 pessoas que residem dentro de 500 metros das linhas de alta tensão, 590 desenvolveram um dos cânceres em questão. Dos 13.112 residentes que moram a mais de 500 metros dessas linhas, 577 desenvolveram um dos cânceres.

(a) Usando razões de risco, realize um teste para equivalência usando o intervalo de equivalência de 0,91 a 1,1 e $\alpha = 0,05$.

(b) Indique as hipóteses nula e alternativa para o teste de equivalência.

(c) Indique a hipótese nula que você acredita ter sido usada nos estudos anteriores que deixaram de mostrar uma relação entre as variáveis em questão.

(d) Discuta a diferença entre os testes anteriores (padrão) e o teste de equivalência usado aqui no que se refere ao objetivo das análises.

6.10 Use os dados no Exercício 6.8 para formar um intervalo de confiança bicaudal de 95% para a estimativa de RR. Interprete esse intervalo. Esse intervalo apoia o resultado do teste de hipótese? Por quê?

6.11 Reanalise o problema descrito no Exercício 6.8 usando as razões de chances no lugar das razões de risco.

6.12 Responda as perguntas do Exercício 6.9 novamente usando as razões de chances em lugar das razões de risco.

6.13 Use os dados no Exercício 6.8 para formar um intervalo de confiança bilateral de 95% para a estimativa de OR. Interprete esse intervalo. Esse intervalo apoia o resultado de seu teste de hipótese? Por quê?

A. As perguntas a seguir se referem ao "Estudo de caso A", no Apêndice J.

6.14 Use os dados relativos ao período da manhã para construir uma confiança bilateral de 95% para a estimativa de $\pi_n - \pi_y$, onde π_n representa a proporção de indivíduos que responderam "não" à pergunta sobre duração e que escolheram as lentes tratadas e π_y representa a mesma proporção para o grupo que respondeu "sim" à pergunta sobre duração. Interprete esse intervalo.

6.15 Use o IC construído em 6.14 para realizar um teste bicaudal da hipótese nula $H_0 : \pi_n = \pi_y$ no nível 0,05. Explique por que você rejeitou ou não a hipótese nula.

6.16 Forme o intervalo de confiança descrito em 6.14 usando os dados relativos ao período da noite. Execute o teste de hipótese associado. O que você pode dizer sobre os resultados dos dois testes em se tratando do estudo?

B. As perguntas a seguir se referem ao "Estudo de caso B", no Apêndice J.

6.17 Você esperaria que um teste t bicaudal com amostras independentes usando os dados da linha de base WOMAC A para comparar as médias dos grupos Standard e Placebo realizados com $\alpha = 0,05$ produzisse um resultado significativo? Explique sua resposta. Supondo que o resultado fosse significativo, como explicar esse fato?

6.18 Use os dados da linha de base WOMAC A para construir um intervalo de confiança bilateral de 95% para a estimativa da diferença entre as médias dos grupos Standard (padrão) e Placebo. (Dica: pense em como o conhecimento do desvio padrão da amostra e o tamanho da amostra podem ser usados na obtenção da soma dos quadrados para um grupo em particular.) Esse intervalo apoia a sua argumentação em 6.17?

6.19 Use os dados WOMAC A de 12 semanas para construir um intervalo de confiança bilateral de 95% para a estimativa da diferença entre as médias dos grupos Standard e Placebo. Do ponto de vista do pesquisador, o que é estimado por esse intervalo?

6.20 Use o intervalo construído em 6.19 para realizar um teste bicaudal da hipótese $H_0 : \mu_s = \mu_p$, onde μ_s e μ_p representam as médias dos grupos Standard e Placebo, respectivamente. Explique como você chegou à sua conclusão com relação a se a hipótese nula deve ser rejeitada.

6.21 Use os dados na Tabela J.3 para testar as seguintes hipóteses nulas contra as alternativas bicaudais no nível de significância 0,05. Observe que π_s, π_w e π_p representam as proporções em cada grupo que identificaram corretamente o tipo de bracelete usado. Uma identificação correta para o grupo fraco é "hipotética".

(a) $H_0 : \pi_s = \pi_w$
(b) $H_0 : \pi_s = \pi_p$
(c) $H_0 : \pi_w = \pi_p$

6.22 Usando μ_w e μ_p para representar o escore WOMAC A da média para os grupos Fraco e Placebo em 12 semanas, respectivamente, execute o teste a seguir no nível de significância 0,05. O resultado justifica tratar os grupos Fraco e Placebo como equivalentes?

$$H_{0E} : \mu_w - \mu_p \leq -1,0 \quad \text{ou} \quad \mu_w - \mu_p \geq 1,0$$
$$H_{AE} : -1,0 < \mu_w - \mu_p < 1,0$$

6.23 Usando π_w e π_p para representar a proporção de indivíduos nos grupos Fraco e Placebo, respectivamente, que mostram estar usando um bracelete Fictício, execute o teste a seguir no nível de significância 0,05. O resultado justifica tratar os grupos Fraco e Placebo como equivalentes?

$$H_{0E} : \pi_w - \pi_p \leq -0,02 \quad \text{ou} \quad \pi_w - \pi_p \geq 0,02$$
$$H_{AE} : -0,02 < \pi_w - \pi_p < 0,02$$

C. As perguntas a seguir se referem ao "Estudo de caso C", no Apêndice J.

6.24 Em quais estatísticas (por exemplo, diferença entre médias etc.) uma avaliação dos dois tratamentos poderia ser baseada?

6.25 Você sugere que um teste de hipótese ou um intervalo de confiança seja usado para essa finalidade?

6.26 Calcule a razão de risco comparando o risco de morte para o grupo que passa por um procedimento invasivo com aquele do grupo que passa por um procedimento não invasivo para cada um dos períodos de tempo. Interprete cada uma dessas razões.

6.27 Forme intervalos de confiança de 95% para a estimativa de RR para cada um dos períodos de tempo.

6.28 Qual é a sua conclusão sobre a eficácia dos dois tratamentos?

D. As perguntas a seguir se referem ao "Estudo de caso D", no Apêndice J.

6.29 Os pesquisadores informam que "pacientes infectados com HIV tiveram escores NPZ-8 significativamente mais baixos ($t[18]=2,26$, $P < 0,05$) e PBV mais baixos ($t[18]=1,79$, $P < 0,01$) do que aqueles de participantes de controle saudáveis". A notação $t[18]=2,26$, $P < 0,05$ significa que o teste foi realizado com 18 graus de liberdade que produziram um t calculado de 2,26, que teve um p-valor associado menor do que 0,05. Uma interpretação semelhante se aplica ao teste sobre os escores PBV.

(a) Que tipo de teste t você acha que os pesquisadores usaram? O que o faz crer nisso?

(b) Você consegue ver algo peculiar nos valores p relatados?

(c) Realize os mesmos dois testes. Você recebe o mesmo valor t calculado? Considerando testes bicaudais, indique se cada teste é significativo no nível 0,05 ou 0,01 ou se não é significativo nem em um nem em outro.

(d) Você notou algo em relação a esses testes que poderia levá-lo a questionar sua validade?

6.30 Forme um intervalo de confiança bilateral de 95% para estimar a diferença entre os escores NPZ-8 dos indivíduos infectados por HIV que possuem avaliações no estágio ADC e indivíduos infectados por HIV que possuem avaliações negativas no estágio ADC.

E. A pergunta a seguir se refere ao "Estudo de caso E", no Apêndice J.

6.31 Forme uma razão de chances para expressar a chance de uma pessoa que testa positivo realmente ter a doença e a chance de uma pessoa que testa negativo ter a doença. Construa um intervalo de confiança de 95% para essa estimativa de OR.

G. A pergunta a seguir se refere ao "Estudo de caso G", no Apêndice J.

6.32 Estime a magnitude da diferença entre a proporção de gêmeos dizigóticos e irmãos não gêmeos com EM.

H. As perguntas a seguir se referem ao "Estudo de caso H", no Apêndice J.

6.33 Você concorda com a conclusão a que chegaram os autores desse estudo? Quais são os motivos para a sua resposta?

6.34 Você acredita que os autores desse estudo foram privilegiados ao estudar bioestatística por meio desse texto?

6.35 Markello et al. [34], ao discutirem o tratamento da cistinose (uma doença que pode prejudicar a função dos rins), declaram o seguinte (citações omitidas): Em 1987, a cisteamina oral provou ser eficaz na preservação da função renal e na progressão do crescimento. Desde então, a *bioequivalência foi demonstrada entre a cisteamina e a fosfocisteamina*, um fosfodiéster mais agradável da cisteamina... [grifo acrescentado] Esses autores citam Smolin et al. [43] como fonte para sua declaração de bioequivalência.[15] Você acredita que a bioequivalência foi estabelecida no estudo de Smolin et al.? Explique sua resposta.

6.36 Que modificações no estudo de Smolin et al. você faria para estabelecer a bioequivalência para os dois tratamentos?

I. As perguntas a seguir se referem ao "Estudo de caso I", no Apêndice J.

6.37 Você acredita que a análise deve ser realizada por meio de um teste de equivalência unicaudal ou bicaudal?

6.38 Use a notação de hipóteses de equivalência para declarar as hipóteses nula e alternativa para o estudo.

6.39 Realize o teste no nível 0,05. Os pesquisadores foram capazes de declarar equivalência?

6.40 Os pesquisadores declararam que realizariam o teste de equivalência construindo um intervalo de confiança unilateral de 95%, observando se o extremo superior do intervalo estava acima ou abaixo de 0,004. Esse é um modo razoável de realizar esse teste? Explique. Cite uma página ou páginas no texto que deem suporte à sua argumentação.

6.41 Os pesquisadores observam que outros ensaios clínicos semelhantes usam 0,01 como critério para equivalência. Realize o teste novamente usando valores acima de 0,01 de modo menos rigoroso. A equivalência seria declarada se esse critério tivesse sido usado?

J. As perguntas a seguir se referem ao "Estudo de caso J", no Apêndice J.

6.42 Declare as hipóteses nula e alternativa da equivalência para esse estudo.

6.43 Realize o teste de equivalência em $\alpha = 0{,}05$. Qual é a sua conclusão com relação às terapias oral e intravenosa?

N. A pergunta a seguir se refere ao "Estudo de caso N", no Apêndice J.

6.44 Avalie cada um dos fatores de risco em potencial listados na Tabela J.9 por meio do cálculo da razão de chances, comparando com a chance de ser um violador para aqueles com o fator de risco em potencial com aqueles sem o fator. Forme um intervalo de confiança de 95% para OR. Quais são as suas conclusões?

O. A pergunta a seguir se refere ao "Estudo de caso O", no Apêndice J.

6.45 Comente a importância do item (1).

---
15 Veja a página 104.

capítulo 7
Métodos multiamostrais

7.1 Introdução

No Capítulo 6, estudamos diversos métodos estatísticos concebidos para análise de dados coletados de projetos de pesquisa em que são empregados dois grupos independentes. Como exemplo, indivíduos poderiam ser aleatoriamente designados a um dos dois grupos, sendo uma condição de tratamento administrada aos indivíduos em um grupo, e um placebo, administrado ao outro. Se o resultado fosse contínuo, os métodos relacionados ao teste t com amostras independentes ou o intervalo de confiança relacionado poderiam ser empregados na análise. Se o resultado fosse dicotômico, diversos métodos baseados em proporções poderiam ser úteis.

Porém, suponha que um pesquisador queira comparar três condições de tratamento, como três terapias com medicamentos diferentes. Ou, talvez, ele queira estudar dois tratamentos ativos e um placebo. Neste capítulo, encontraremos métodos que podem ser empregados na análise de dados coletados de dois *ou mais* grupos. O primeiro método será a análise de variância unidimensional (ANOVA, do inglês *One-Way Analysis of Variance*), que pode ser vista como uma extensão do teste t de amostras independentes. O segundo é uma forma de qui-quadrado que pode ser vista como uma extensão do teste Z para uma diferença entre proporções. Depois de dominar esses dois tipos de estatísticas, passaremos aos Métodos Múltiplos de Comparação (MCP, do inglês, *Multiple Comparison Procedures*).

Ao iniciarmos o estudo sobre estatística, esboçado anteriormente, notaremos que os métodos ANOVA e qui-quadrado são apresentados como testes de hipótese e que nenhum intervalo de confiança ou teste de equivalência complementar é oferecido. Isso é resultado do fato de que a lógica por trás desses métodos não os favorece com tais formas estatísticas. Embora os intervalos de confiança sejam comumente calculados em conjunto com MCPs, eles geralmente são problemáticos sem o uso de computadores, e por isso não serão abordados neste texto. Os testes de equivalência para MCPs não serão apresentados porque são usados comumente na prática de pesquisa atual. De fato, você já completou seu estudo sobre testes de equivalência no que se refere a este texto.

7.2 Teste F (ANOVA)

7.2.1 Hipóteses

Você deve se lembrar de que a hipótese nula testada pelo teste t com amostras independentes tem a forma $H_0 : \mu_1 = \mu_2$, que basicamente declara que os tratamentos fornecidos aos dois grupos produzem resultados equivalentes com relação às médias. A hipótese nula da ANOVA estende esse conceito a múltiplos grupos, e é declarada como

$$H_0 : \mu_1 = \mu_2 = \cdots = \mu_k \tag{7.1}$$

que declara que todas as médias da população são iguais. A notação indica que a igualdade se estende a qualquer número de grupos, sendo o último grupo chamado de grupo k. Observe que, no caso dos dois grupos, a Equação 7.1 se reduziria a $H_0 : \mu_1 = \mu_2$, que é a hipótese testada pelo teste t com amostras independentes.

A hipótese alternativa é qualquer condição que torne falsa a hipótese nula. Assim, dados três grupos, qualquer uma das condições alternativas a seguir, exceto um erro do Tipo II, causaria rejeição da hipótese nula.

1. $\mu_1 = \mu_2 \neq \mu_3$
2. $\mu_1 \neq \mu_2 = \mu_3$
3. $\mu_1 \neq \mu_2 \neq \mu_3$

É importante entender que, para $k = 3$, quando a Equação 7.1 é rejeitada, não há um modo de saber qual das quatro condições que acabamos de listar causa a rejeição. Como será visto, é esse fato que faz surgir os MCPs apresentados mais adiante neste capítulo. Para entender melhor, suponha que seja realizado um estudo para comparar três métodos cirúrgicos. A variável de resultado é a quantidade de sangue perdido durante o procedimento. A hipótese nula declara que a perda média de sangue nos três métodos cirúrgicos é a mesma. Se a hipótese nula for rejeitada, o pesquisador saberá que ela é falsa. Ou seja, a perda média de sangue pelas três técnicas não é a mesma. Mas por que a hipótese nula é falsa? Será porque o método um produz o mesmo resultado que o método dois, mas não produzem o mesmo resultado que o método três, como declarado na alternativa 1? Ou será porque os três métodos produzem perdas médias de sangue diferentes, como declarado na alternativa 4? A ANOVA não pode responder a essa questão. Ela pode apenas declarar que a hipótese nula é falsa ou deixar de declarar que ela é falsa.

7.2.2 Cálculo do F

Assim como usamos Z calculado e crítico e estatísticas t para realizar certos testes de significância, a ANOVA também usa a estatística do F calculado e crítico para essa finalidade. O F calculado é dado pela equação a seguir.

$$F = \frac{QM_e}{QM_d} \tag{7.2}$$

Como podemos ver, o F calculado é uma razão de duas quantidades — o quadrado médio entre, simbolizado por QM_e,[1] e o quadrado médio dentro, simbolizado por QM_d.[2] Será instrutivo examinar essas quantidades uma de cada vez.

Quadrado médio dentro (QM_d). O quadrado médio dentro também é uma razão, e é definido da seguinte forma:

---

[1] O quadrado médio entre também é chamado de quadrado médio de tratamentos.

[2] O quadrado médio dentro também é chamado de quadrado médio de erro.

$$QM_d = \frac{SQ_d}{N-k} \tag{7.3}$$

onde SQ_d é a soma dos quadrados dentro, N é o número total de observações e k é o número de grupos. A quantidade $N - k$ é chamada de **graus de liberdade do denominador**. Por exemplo, se houver três grupos com cinco indivíduos em cada, $N = 15$, $k = 3$ e o número de graus de liberdade do denominador será $15 - 3 = 12$.

A **soma dos quadrados dentro** é definida como

$$SQ_d = SQ_1 + SQ_2 + \cdots + SQ_k \tag{7.4}$$

onde SQ_1 é a soma dos quadrados[3] do primeiro grupo, SQ_2 é a soma dos quadrados do segundo grupo e SQ_k é a soma dos quadrados do último grupo. Você deve se lembrar de que vimos no Capítulo 2 que a soma dos quadrados para um conjunto de dados é calculada por

$$SQ = \sum (x - \bar{x})^2$$

ou, de modo equivalente,

$$SQ = \sum x^2 - \frac{(\sum x)^2}{n}$$

Assim, a Equação 7.4 pode ser escrita como

$$SQ_d = \left[\sum x_1^2 - \frac{(\sum x_1)^2}{n_1}\right] + \left[\sum x_2^2 - \frac{(\sum x_2)^2}{n_2}\right] + \cdots + \left[\sum x_k^2 - \frac{(\sum x_k)^2}{n_k}\right] \tag{7.5}$$

Os subscritos $1, 2, \ldots, k$ se referem ao grupo representado pelos dados. Assim, x_1 representa observações do primeiro grupo, x_2, do segundo grupo, e assim por diante.

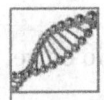

Exemplo 7.1

Os dados (fictícios) na Tabela 7.1 representam os pesos dos indivíduos que se comprometeram com três tipos diferentes de dieta. Use esses dados para calcular QM_d.

Tabela 7.1	Pesos de indivíduos que se comprometeram com três tipos diferentes de dieta.	
Dieta um	Dieta dois	Dieta três
198	214	174
211	200	176
240	259	213
189	194	201
178	188	158

Solução Será conveniente organizar os dados para análise como mostra a Tabela 7.2. Nessa tabela, cada observação aparece com o seu quadrado. As somas das observações e seus quadrados aparecem no final da tabela. Usando esses resultados, as somas dos quadrados para os grupos individuais são calculadas da seguinte forma:

---

[3] Estudamos a soma dos quadrados para um conjunto de dados pela primeira vez na página 31.

$$SQ_1 = \sum x_1^2 - \frac{(\sum x_1)^2}{n_1} = 208730 - \frac{(1016)^2}{5} = 2278{,}8$$

$$SQ_2 = \sum x_2^2 - \frac{(\sum x_2)^2}{n_2} = 225857 - \frac{(1055)^2}{5} = 3252{,}0$$

$$SQ_3 = \sum x_3^2 - \frac{(\sum x_3)^2}{n_3} = 171986 - \frac{(922)^2}{5} = 1969{,}2$$

Observe que as somas dos quadrados calculadas dessa maneira são obtidas de *dentro* dos grupos. Isso contrasta com a soma dos quadrados entre, como veremos em breve.

Tabela 7.2 Pesos (em libras) de indivíduos que se comprometeram com três tipos diferentes de dieta organizados para análise.

Dieta um		Dieta dois		Dieta três	
X_1	X_1^2	X_2	X_2^2	X_3	X_3^2
198	39204	214	45796	174	30276
211	44521	200	40000	176	30976
240	57600	259	67081	213	45369
189	35721	194	37636	201	40401
178	31684	188	35344	158	24964
∑ 1016	208730	1055	225857	922	171986

Pela Equação 7.4,

$$SQ_d = SQ_1 + SQ_2 + SQ_3 = 2278{,}8 + 3252{,}0 + 1969{,}2 = 7500{,}0$$

Então, pela Equação 7.3,

$$QM_d = \frac{SQ_d}{N-k} = \frac{7500{,}0}{15-3} = 625$$

O número de graus de liberdade do denominador é 15 – 3 = 12.

Quadrado médio entre (QM_e). Assim como o quadrado médio dentro, o quadrado médio entre é uma razão entre soma dos quadrados e número de graus de liberdade. Mais precisamente,

$$QM_e = \frac{SQ_e}{k-1} \tag{7.6}$$

onde SQ_e é a soma dos quadrados entre e k é o número de grupos. A quantidade $k-1$ é chamada de **graus de liberdade do numerador**. Por exemplo, se houver três grupos, o número de graus de liberdade do numerador será 3 – 1 = 2. A **soma dos quadrados entre** é definida como

$$SQ_e = n \left[\sum_{j=1}^{k} \bar{x}_j^2 - \frac{\left(\sum_{j=1}^{k} \bar{x}_j\right)^2}{k} \right] \tag{7.7}$$

onde n é o número de observações em *cada* grupo, e $\bar{x}_j$ são as médias do grupo. Essa equação implica que um número igual de observações é associado a cada grupo. Em breve, apresentaremos uma equação de soma dos quadrados que alivia essa restrição. O interessante na Equação 7.7 é a expressão contida entre os colchetes [ ]. Para esse cálculo, a média de cada grupo é obtida por meio da soma dos quadrados *entre* as médias do grupo que são calculadas. A expressão entre colchetes é simplesmente a conhecida fórmula da soma dos quadrados, sendo x substituído por $\bar{x}$. Como existem k médias, o conhecido n na equação é substituído por k. Observe também que usamos o subscrito j em vez do mais conhecido i, pois anteriormente usamos a letra i para designar observações dentro de amostras.

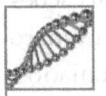

Exemplo 7.2

Use a informação na Tabela 7.2 para calcular QM_e.

Solução   Usando as somas da Tabela 7.2, as médias dos três grupos são, respectivamente,

$$\bar{x}_1 = \frac{\sum x_1}{n_1} = \frac{1016}{5} = 203{,}2$$

$$\bar{x}_2 = \frac{\sum x_2}{n_2} = \frac{1055}{5} = 211{,}0$$

$$\bar{x}_3 = \frac{\sum x_3}{n_3} = \frac{922}{5} = 184{,}4$$

A soma das três médias, bem como a soma das três médias ao quadrado, são as seguintes:

$\bar{x}$	$\bar{x}^2$
203,2	41290,24
211,0	44521,00
184,4	34003,36
Σ 598,6	119814,60

Pela Equação 7.7,

$$SQ_e = n \left[\sum_{j=1}^{k} \bar{x}_j^2 - \frac{\left(\sum_{j=1}^{k} \bar{x}_j\right)^2}{k} \right]$$

$$= 5 \left[119814{,}60 - \frac{(598{,}6)^2}{3} \right]$$

$$= (5)(373{,}95)$$

$$= 1869{,}75$$

Então, pela Equação 7.6,

$$QM_e = \frac{SQ_e}{k-1} = \frac{1869{,}75}{3-1} = 934{,}88$$

A forma da Equação 7.7 foi escolhida de modo a enfatizar que essa soma dos quadrados é obtida a partir da soma dos quadrados calculada sobre as médias da amostra, de modo que essa soma dos quadrados é obtida *entre* grupos. O motivo para essa ênfase se tornará claro em breve. Embora pedagogicamente atraente, essa forma da equação tem a desvantagem de ser aplicável apenas a grupos com números de observações iguais. Uma forma mais útil, apesar de menos intuitiva, da equação da soma dos quadrados entre é dada por

$$SQ_e = \frac{\left(\sum_{i=1}^{n_1} x_{i1}\right)^2}{n_1} + \frac{\left(\sum_{i=1}^{n_2} x_{i2}\right)^2}{n_2} + \cdots + \frac{\left(\sum_{i=1}^{n_k} x_{ik}\right)^2}{n_k} - \frac{\left(\sum_{Total} x_{..}\right)^2}{N} \quad (7.8)$$

Os termos antes do sinal de menos na Equação 7.8 indicam que devem ser somadas as observações em cada grupo para então serem elevadas ao quadrado, para que o resultado seja dividido pelo número de observações no grupo. Esse cálculo é executado para cada grupo, e então os resultados são somados. O termo após o sinal de menos indica que *todas* as observações devem ser somadas e que o resultado deve ser elevado ao quadrado. O termo deve ser dividido por N, que representa o número total de observações — ou seja, $n_1 + n_2 + \cdots + n_k$. Usando as somas da Tabela 7.2 na Equação 7.8, obtemos

$$\begin{aligned}
SQ_e &= \frac{\left(\sum_{i=1}^{n_1} x_{i1}\right)^2}{n_1} + \frac{\left(\sum_{i=1}^{n_2} x_{i2}\right)^2}{n_2} + \frac{\left(\sum_{i=1}^{n_3} x_{i3}\right)^2}{n_3} - \frac{\left(\sum_{Total} x_{..}\right)^2}{N} \\
&= \frac{(1016)^2}{5} + \frac{(1055)^2}{5} + \frac{(922)^2}{5} - \frac{(2993)^2}{15} \\
&= 599073 - 597203{,}267 \\
&= 1869{,}73
\end{aligned}$$

que, por arredondamento, é o mesmo resultado obtido por meio da Equação 7.7.

7.2.3 Teste de significância

Pela Equação 7.2, o F calculado é

$$F = \frac{QM_e}{QM_d} = \frac{934{,}88}{625{,}00} = 1{,}50$$

O F crítico é obtido primeiro pela observação de que os graus de liberdade do numerador para a análise são $k - 1 = 3 - 1 = 2$ e os graus de liberdade do denominador são $N - k = 15 - 3 = 12$. Para usar o Apêndice C, os graus de liberdade do numerador estão localizados no topo da tabela e os graus de liberdade do denominador, na lateral. Para $\alpha = 0{,}05$ com 2 e 12 graus de liberdade, o Apêndice C mostra que o F crítico é 3,89. A hipótese nula é rejeitada quando o F calculado é maior ou igual ao F crítico. Nesse caso, 1,50 não é maior ou igual a 3,89, de modo que a hipótese nula não é rejeitada.

Como a não rejeição de H_0 deve ser interpretada? Isso significa que não existem diferenças entre os sistemas de perda de peso em termos de perda de peso? Não! Significa simplesmente que não podemos mostrar que *existem* diferenças.

7.2.4 Tabela ANOVA

Os resultados de uma análise ANOVA são tradicionalmente resumidos em uma **tabela ANOVA**. A Tabela 7.3 mostra como essa tabela é construída. A soma dos quadrados totais (SQ_t) é a que seria

Tabela 7.3	Tabela ANOVA.					
Fonte de variação	Soma dos quadrados	gl	Quadrados médios	Razão F	F crítico	p-valor
Entre	SQ_e	$k-1$	$SQ_e/k-1$	QM_e/QM_d	(tabela)	(computador)
Dentro	SQ_d	$N-k$	$SQ_d/N-k$			
Total	SQ_t	$N-1$				

obtida se a soma dos quadrados para todos os dados fosse calculada sem que a inclusão no grupo fosse considerada. Ela também é obtida como $SQ_e + SQ_d$. Isso significa que a soma total dos quadrados para a variável de resultado pode ser dividida em componentes relacionados ao efeito do tratamento (SQ_e) e em um componente de erro aleatório (SQ_d). O p-valor associado à estatística F requer um computador para o cálculo. A tabela ANOVA para a análise de dieta aparece na Tabela 7.4.

Tabela 7.4	Tabela ANOVA para a análise de dieta.					
Fonte de variação	Soma dos quadrados	gl	Quadrados médios	Razão F	F crítico	p-valor
Entre	1869,75	2	934,88	1,50	3,89	(computador)
Dentro	7500,00	12	625,00			
Total	9369,75	14				

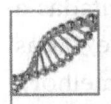

Exemplo 7.3

No Exemplo 6.1, usamos os dados na Tabela 6.2 para realizar um teste t bicaudal com amostras independentes com $\alpha = 0,05$. Use esses mesmos dados para realizar um teste F ANOVA.

Solução Pela Tabela 6.2, $\Sigma x_1 = 1977$, $\Sigma x_1^2 = 262767$, $\Sigma x_2 = 2028$, $\Sigma x_2^2 = 275706$ e $n_1 = n_2 = 15$. Usando esses valores,

$$SQ_1 = \sum x_1^2 - \frac{(\sum x_1)^2}{n_1} = 262767 - \frac{(1977)^2}{15} = 2198,4$$

e

$$SQ_2 = \sum x_2^2 - \frac{(\sum x_2)^2}{n_2} = 275706 - \frac{(2028)^2}{15} = 1520,4.$$

Então, pela Equação 7.4,

$$SQ_d = SQ_1 + SQ_2 = 2198,4 + 1520,4 = 3718,8.$$

Pela Equação 7.3,

$$QM_d = \frac{SQ_d}{N-k} = \frac{3718,8}{30-2} = 132,814.$$

Usando a Equação 7.8,

$$SQ_e = \frac{\left(\sum_{i=1}^{n_1} x_{i1}\right)^2}{n_1} + \frac{\left(\sum_{i=1}^{n_2} x_{i2}\right)^2}{n_2} - \frac{\left(\sum_{Todas} x_{..}\right)^2}{N} = \frac{(1977)^2}{15} + \frac{(2028)^2}{15} - \frac{(4005)^2}{30} = 86,7.$$

Dividindo esse valor pelos graus de liberdade do numerador $k - 1 = 2 - 1 = 1$, obtemos $QM_e = 86,7$. O F calculado é, então,

$$F = \frac{QM_e}{QM_d} = \frac{86,7}{132,814} = 0,653.$$

O Apêndice C indica que o F crítico com 1 e 28 graus de liberdade é 4,20. Como o F calculado é menor do que esse valor, a hipótese nula não é rejeitada.

Como demonstrado neste exemplo, tanto o teste t com amostras independentes quanto a tabela ANOVA podem ser usados para análise no teste de diferença entre duas médias. Observe que, quando apenas dois grupos estão envolvidos, a hipótese nula para o teste ANOVA se transforma em $H_0: \mu_1 = \mu_2$, que é a mesma hipótese testada pelo teste t. De fato, quando apenas dois grupos estão envolvidos, o F calculado é igual ao quadrado do t calculado, e a mesma relação é verdadeira para valores críticos (bicaudais).[4] Devido a essa relação, os dois testes sempre produzirão o mesmo resultado relativo à decisão de não rejeitar ou rejeitar a hipótese nula quando dois grupos estão envolvidos. O teste ANOVA tem a vantagem de ser aplicável a mais de dois grupos, bem como a dois grupos.

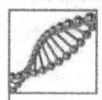

Exemplo 7.4

Como parte do estudo de controle de qualidade, as enfermeiras empregadas nos setores de emergência de quatro hospitais localizados em determinada área metropolitana são solicitadas a avaliar de forma anônima a qualidade dos cuidados fornecidos pelo hospital ao longo de várias aspectos. Cada aspecto é avaliada em uma escala acumulativa que varia de zero (pior) a 20 (melhor). As avaliações para uma dessas dimensões são fornecidas na Tabela 7.5. Use esses dados para realizar um teste F ANOVA em $\alpha = 0,05$. Resuma suas respostas em uma tabela ANOVA.

Tabela 7.5 Avaliações sobre a qualidade dos cuidados oferecidos pelos serviços de emergência em quatro hospitais metropolitanos.

Hospital um	Hospital dois	Hospital três	Hospital quatro
10	18	14	9
12	15	16	8
16	14	16	10
9	18	14	11
	12	17	6
	12	18	
	13	20	
	14		

Solução É conveniente organizar os dados para análise como mostra a Tabela 7.6. Nessa tabela, cada observação aparece acompanhada de seu quadrado. As somas das observações e seus quadrados são dados no final da tabela. Usando esses resultados, as somas dos quadrados para os grupos individuais são calculadas como mostramos a seguir.

$$SQ_1 = \sum x_1^2 - \frac{(\sum x_1)^2}{n_1} = 581 - \frac{(47)^2}{4} = 28,75$$

---

[4] Nesse contexto, bicaudal se refere ao teste t. Com exceções triviais, os testes F sempre são unicaudais.

$$SQ_2 = \sum x_2^2 - \frac{(\sum x_2)^2}{n_2} = 1722 - \frac{(116)^2}{8} = 40,00$$

$$SQ_3 = \sum x_3^2 - \frac{(\sum x_3)^2}{n_3} = 1917 - \frac{(115)^2}{7} = 27,71$$

$$SQ_4 = \sum x_4^2 - \frac{(\sum x_4)^2}{n_4} = 402 - \frac{(44)^2}{5} = 14,8$$

Tabela 7.6 Avaliações sobre a qualidade dos cuidados oferecidos pelos serviços de emergência em quatro hospitais metropolitanos organizadas para análise.

Hospital um		Hospital dois		Hospital três		Hospital quatro	
X_1	X_1^2	X_2	X_2^2	X_3	X_3^2	X_4	X_4^2
10	100	18	324	14	196	9	81
12	144	15	225	16	256	8	64
16	256	14	196	16	256	10	100
9	81	18	324	14	196	11	121
		12	144	17	289	6	36
		12	144	18	324		
		13	169	20	400		
		14	196				
Σ 47	581	116	1722	115	1917	44	402

Pela Equação 7.4,

$$SQ_d = SQ_1 + SQ_2 + SQ_3 + SQ_4 = 28,75 + 40,00 + 27,71 + 14,80 = 111,26.$$

Então, pela Equação 7.3,

$$QM_d = \frac{SQ_d}{N-k} = \frac{111,26}{24-4} = 5,56.$$

Pela Equação 7.8,

$$SQ_e = \frac{(\sum_{i=1}^{n_1} x_{i1})^2}{n_1} + \frac{(\sum_{i=1}^{n_2} x_{i2})^2}{n_2} + \frac{(\sum_{i=1}^{n_3} x_{i3})^2}{n_3} + \frac{(\sum_{i=1}^{n_4} x_{i4})^2}{n_4} - \frac{(\sum_{Total} x_{..})^2}{N}$$

$$= \frac{(47)^2}{4} + \frac{(116)^2}{8} + \frac{(115)^2}{7} + \frac{(44)^2}{5} - \frac{(322)^2}{24}$$

$$= 190,57.$$

Dividindo SQ_e pelos graus de liberdade do numerador, obtemos

$$QM_e = \frac{SQ_e}{k-1} = \frac{190,57}{4-1} = 63,52.$$

O F calculado é, então,

$$F = \frac{QM_e}{QM_d} = \frac{63,52}{5,56} = 11,42.$$

Entrando no Apêndice C com 3 e 20 graus de liberdade, obtemos um F crítico de 3,10. Como o F calculado é maior do que o F crítico, a hipótese nula é rejeitada. Podemos concluir, portanto, que os dados dos hospitais não surgiram de uma média comum da população. Esses resultados estão resumidos na Tabela 7.7.

Tabela 7.7	Tabela ANOVA para as avaliações sobre a qualidade dos cuidados oferecidos pelos setores de emergência de quatro hospitais.					
Fonte de variação	Soma dos quadrados	gl	Quadrados médios	Razão F	F crítico	p-valor
Entre	190,57	3	63,52	11,42	3,10	(computador)
Dentro	111,26	20	5,56			
Total	301,83	23				

7.2.5 Duas características importantes de QM_e e QM_d

Como já sabemos, a hipótese nula é rejeitada quando o F calculado é igual ou superior ao F crítico. Isso implica que o valor do F calculado aumenta de alguma forma quando a hipótese nula é falsa. A compreensão de como isso acontece também aumentará a compreensão da ANOVA, e é esse o tópico desta seção.

Quando a hipótese nula é verdadeira, QM_d e QM_e estimam a variância da população (ou das populações) da qual as amostras foram tiradas. Como QM_d e QM_e são simplesmente dois métodos diferentes para estimar σ^2 quando a hipótese nula é verdadeira, esperaríamos que o F calculado assumisse um valor em torno de um nessa circunstância. Mas o que acontece com o F calculado quando a hipótese nula é falsa? Uma demonstração ajudará a esclarecer a questão.

Reconsideremos os dados da Tabela 7.2. Se supusermos que os pesos dos indivíduos foram obtidos sob uma hipótese nula verdadeira, poderemos criar uma cópia exata de uma hipótese nula falsa por meio de uma simples modificação. Por exemplo, suponha que a dieta três seja mais eficaz do que as outras duas, de modo que ela faça com que os indivíduos percam 20 libras a mais do que teriam perdido com outras dietas. Os pesos e os pesos ao quadrado dos adeptos da dieta três são dados a seguir. Esses pesos foram criados pela subtração de 20 libras do peso de cada membro do grupo, como informa a Tabela 7.2.

	X_3	X_3^2
	154	23716
	156	24336
	193	37249
	181	32761
	138	19044
Σ	822	137106

Que impacto esse efeito de emagrecimento dramático terá sobre o F calculado? Primeiro veremos o que acontece com QM_d. Como calculado anteriormente,

$$SQ_1 = 2278,8$$
$$SQ_2 = 3252,0$$
$$SQ_3 = 1969,2$$

Como não modificamos os pesos dos indivíduos nos grupos um ou dois, podemos usar as somas dos quadrados calculadas anteriormente para esses participantes. Usando as somas da tabela anterior, recalculamos SQ_3 como

$$SQ_3 = \sum x_3^2 - \frac{(\sum x_3)^2}{n_3} = 137106 - \frac{(822)^2}{5} = 1969,2$$

Mas essa é a mesma soma dos quadrados obtida sem a perda de peso dramática. Segue que QM_d não é alterado pelo efeito experimentado pelo grupo três. Agora, examinaremos o impacto (se houver) sobre SQ_e.

Como calculamos anteriormente (na página 241),

$$\bar{x}_1 = 203{,}2$$
$$\bar{x}_2 = 211{,}0$$
$$\bar{x}_3 = 184{,}4$$

Como não alteramos as observações para as dietas um ou dois, as médias para esses grupos permanecerão como calculamos anteriormente. A nova média para o grupo três será

$$\bar{x}_3 = \frac{\sum x_3}{n_3} = \frac{822}{5} = 164{,}4.$$

A soma das duas médias originais e da nova média para a dieta três, bem como a soma de seus valores ao quadrado, aparecem a seguir.

$\bar{x}$	$\bar{x}^2$
203,2	41290,24
211,0	44521,00
164,4	27027,36
$\sum$ 578,6	112838,60

Pela Equação 7.7,

$$SQ_e = n\left[\sum_{j=1}^{k} \bar{x}_j^2 - \frac{\left(\sum_{j=1}^{k} \bar{x}_j\right)^2}{k}\right]$$

$$= 5\left[112838{,}60 - \frac{(578{,}6)^2}{3}\right]$$
$$= (5)(1245{,}95)$$
$$= 6229{,}75$$

que é consideravelmente maior do que o valor de 1869,75 obtido sob a hipótese nula verdadeira (página 242).

Pela Equação 7.6,

$$QM_e = \frac{SQ_e}{k-1} = \frac{6229{,}75}{3-1} = 3114{,}875.$$

O F calculado agora é

$$F = \frac{QM_e}{QM_d} = \frac{3114{,}875}{625{,}000} = 4{,}98,$$

que é maior do que o F crítico de 3,89, de modo que a hipótese nula dos efeitos iguais das dietas é rejeitada.

Como declarado anteriormente, quando a hipótese nula é verdadeira, tanto QM_d quanto QM_e estimam a variância da população de modo que o F calculado normalmente esteja próximo de um. Mas, como podemos ver pela demonstração anterior, quando a hipótese nula é falsa, QM_d fica inalterado por essa condição e continua como uma estimativa da variância da população.

Diferentemente, QM_e aumenta sob uma hipótese nula falsa, o que aumenta a magnitude do F calculado.

A relação entre as duas somas dos quadrados e a condição (isto é, se é verdadeira ou falsa) da hipótese nula aparece nas figuras 7.1 e 7.2. Podemos ver pela Figura 7.1 que a perda de peso experimentada pelo terceiro grupo simplesmente deslocou seus pesos para baixo da linha de números, mas não alterou as posições relativas dos pesos no grupo. Como consequência, as somas dos quadrados calculadas a partir desses valores não mudaram.

Por outro lado, como podemos ver na Figura 7.2, a perda de peso no grupo três fez com que a média desse grupo fosse deslocada para fora das médias dos grupos um e dois. O resultado foi que as médias do grupo ficaram mais espalhadas e houve um aumento da soma dos quadrados obtida por esses valores. Em sua opinião, o que aconteceria com a razão F se, além da perda de peso de 20 libras experimentada pelo grupo três, cada membro do grupo dois ganhasse 20 libras? Verifique sua resposta por meio de cálculos.

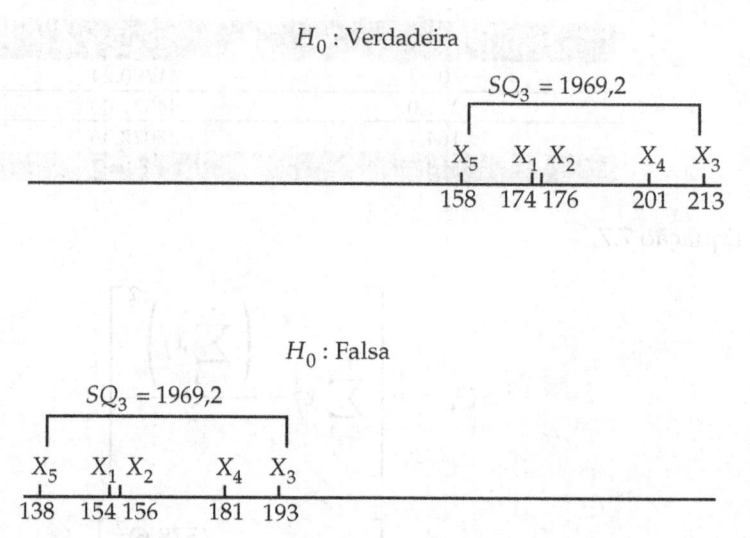

Figura 7.1 Representação de SQ_3 sob as hipóteses nulas verdadeira e falsa.

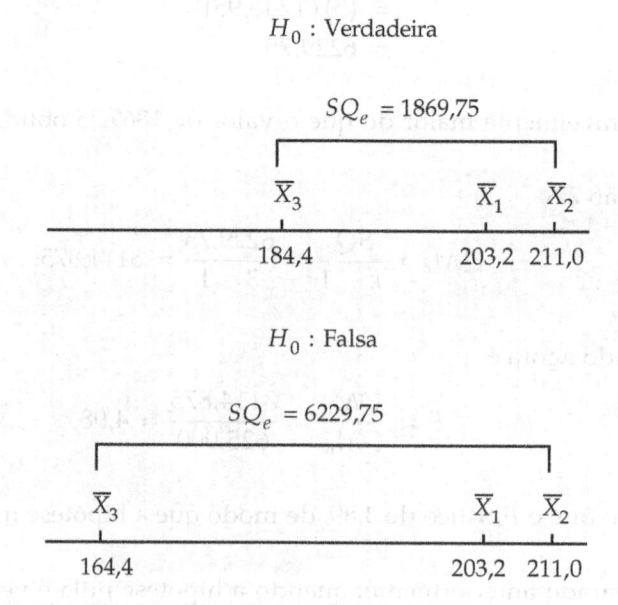

Figura 7.2 Representação de SQ_e sob as hipóteses nulas verdadeira e falsa.

Devemos adverti-lo neste ponto. Modelamos o efeito do tratamento pela subtração de uma constante (isto é, 20 libras) do peso de cada membro de um grupo selecionado. Quando todos os membros de um grupo respondem ao tratamento da mesma maneira *aditiva*,[5] que é diferente da resposta em outros grupos, como foi o caso, o resultado é chamado de **alternativa de deslocamento**. Compare esse tipo de resposta com uma em que alguns membros de um grupo não respondem de nenhuma forma, enquanto outros se beneficiam bastante do tratamento. Isso pode causar um aumento na soma dos quadrados do grupo, bem como a mudança na média, o que pode ter um efeito prejudicial sobre o poder do teste F. Embora o teste F seja projetado principalmente para detectar alternativas de deslocamento, ele tem servido muito bem em diversas disciplinas em que, às vezes, são encontradas alternativas diferentes da de deslocamento.

7.2.6 Hipóteses

As hipóteses do teste F ANOVA são as mesmas que encontramos para o teste t com amostras independentes, discutido na Seção 6.2.4.

7.3 Teste qui-quadrado 2 por k

7.3.1 Hipóteses

No Capítulo 6, aprendemos a testar a hipótese nula $H_0 : \pi_1 = \pi_2$ por meio de um teste Z com amostras independentes. O teste qui-quadrado 2 por k estende esse conceito para testar a igualdade de qualquer número de proporções. Essa hipótese nula é declarada como

$$H_0 : \pi_1 = \pi_2 = \cdots = \pi_k \qquad (7.9)$$

que afirma que todas as proporções de população são iguais. A notação indica que a igualdade se estende a qualquer número de grupos, sendo o último grupo chamado de grupo k. Observe que, no caso de dois grupos, a hipótese (Equação 7.9) seria reduzida a $H_0 : \pi_1 = \pi_2$, que é a hipótese testada pelo teste Z com amostras independentes.

A hipótese alternativa é qualquer condição que torne a hipótese nula falsa. Assim, dados três grupos, qualquer uma das seguintes condições, exceto um erro do Tipo II, causaria rejeição da hipótese nula.

1. $\pi_1 = \pi_2 \neq \pi_3$
2. $\pi_1 \neq \pi_2 = \pi_3$
3. $\pi_1 = \pi_3 \neq \pi_2$
4. $\pi_1 \neq \pi_2 \neq \pi_3$

É importante entender que, quando a Equação 7.9 é rejeitada, não há como saber qual das quatro condições listadas causou a rejeição. Como será visto, é esse fato que faz surgir os microprocessadores a serem apresentados mais adiante neste capítulo. Para entender melhor, suponha que um estudo seja realizado para comparar três tratamentos para uma condição terminal. A variável de resultado indica se o paciente estará vivo cinco anos após o tratamento. A hipótese nula declara que as proporções de sobrevida de cinco anos são as mesmas para os três tratamentos. Se a hipótese nula for rejeitada, o pesquisador saberá que ela é falsa. Ou seja, os três tratamentos não produzem as

---

[5] Ou seja, pela soma ou subtração da mesma constante.

mesmas proporções de sobreviventes em cinco anos. Mas por que a hipótese nula é falsa? Será porque o tratamento um produz o mesmo resultado do tratamento dois, mas esses tratamentos não produzem o mesmo resultado que o tratamento três, como declara a alternativa 1? Ou será porque os três tratamentos produzem diferentes proporções de sobreviventes, como afirma a alternativa 4? O teste qui-quadrado não pode responder a essa pergunta. Ele pode apenas declarar que a hipótese nula é falsa ou deixar de declarar que ela é falsa.

7.3.2 χ^2 calculado

Assim como outras estatísticas com as quais estamos familiarizados, o teste de hipótese é executado pelo cálculo de um valor calculado por meio de uma comparação subsequente com um valor crítico. Para o teste qui-quadrado, o valor obtido é calculado por

$$\chi^2 = \sum_{\text{todas as células}} \left[\frac{(f_o - f_e)^2}{f_e} \right] \tag{7.10}$$

onde f_o e f_e são chamados, respectivamente, de frequências observada e esperada. A **frequência observada** é simplesmente o número de resultados que ocorrem na célula indicada, como mostra a Tabela 7.8. Nessa tabela, usamos duplos subscritos para indicar a linha e a coluna de cada célula inserida. Por exemplo, se o resultado um indica "morto após cinco anos" e o resultado dois representa "vivo após cinco anos", então f_{o11} seria o número de pessoas do grupo um que estão mortas na marca dos cinco anos e f_{o21} seria o número de pessoas do grupo um que ainda estão vivas nesse ponto. As entradas f_{o12} e f_{o22} representariam os mesmos resultados para o grupo dois. A representação dessa tabela pode ser estendida a dados para qualquer quantidade de grupos.

A **frequência esperada** representa o número esperado de pessoas a serem encontradas em cada célula *caso a hipótese nula seja verdadeira*. Esse conceito exigirá uma explicação. Como expressa a Equação 3.5, dois eventos são independentes quando o produto de suas probabilidades é igual à sua probabilidade conjunta. Expresso em termos deste problema, podemos dizer que, se o tratamento recebido for independente da sobrevida do paciente, então

$$P(G_1 D) = P(G_1) P(D)$$

onde G_1 representa inclusão no grupo um e D indica morto (dead). Assim, a expressão diz que, se a inclusão no grupo e o resultado são independentes, a probabilidade de estar morto e ser um membro do grupo um é simplesmente igual ao produto das duas probabilidades individuais. Essa mesma afirmação pode ser aplicada a cada célula da tabela. Aqui, o conceito-chave é o reconhecimento de que uma afirmação de independência entre inclusão no grupo e resultado é equivalente a uma afirmação de que a hipótese nula (veja a Equação 7.9) é verdadeira. Afinal, se o tratamento recebido em particular não tem nada a ver com se o paciente morre ou não, então a proporção dos que vivem (ou morrem) em cada grupo é a mesma.

Tabela 7.8	Representação de uma tabela qui-quadrado 2 por 3.		
	Grupo um	Grupo dois	Grupo três
Resultado 1	f_{o11} f_{e11}	f_{o12} f_{e12}	f_{o13} f_{e13}
Resultado 2	f_{o21} f_{e21}	f_{o22} f_{e22}	f_{o23} f_{e23}

Continuando, se a hipótese nula for verdadeira, a probabilidade de estar no grupo um *e* estar morto é igual à probabilidade de estar no grupo um vezes a probabilidade de estar morto. A probabilidade de estar no grupo um é simplesmente a proporção de pessoas no grupo um ou

$$\frac{N_{G_1}}{N}$$

onde N_{G_1} é o número total de pacientes no grupo um e N é o número total de pacientes na tabela. De modo semelhante, a probabilidade de estar morto é simplesmente a proporção de pessoas que estão mortas ou

$$\frac{N_D}{N}$$

onde N_D é o número total de pessoas que estão mortas. Assim, a probabilidade de estar morto e estar no grupo um, caso a hipótese nula seja verdadeira, é simplesmente

$$\left(\frac{N_{G_1}}{N}\right)\left(\frac{N_D}{N}\right)$$

Como essa expressão é uma probabilidade, podemos pensar nela como uma proporção — a proporção do número total de pacientes que será encontrada nessa célula *caso a hipótese nula seja verdadeira*. O *número* de pessoas que esperaríamos encontrar nessa célula seria então a proporção a ser encontrada vezes o número total de pacientes, ou

$$\left(\frac{N_{G_1}}{N}\right)\left(\frac{N_D}{N}\right)N = \frac{(N_{G_1})(N_D)}{N}$$

Para tornar isso aplicável a qualquer célula da tabela, escreveremos a frequência esperada (f_e) para qualquer célula dada como

$$\boxed{f_e = \frac{(N_R)(N_C)}{N}} \quad (7.11)$$

onde N_R é o total da linha para a célula cuja frequência esperada é calculada e N_C é o total da coluna para a mesma célula.

Quando f_o e f_e são obtidos para cada célula, a quantidade

$$\frac{(f_o - f_e)^2}{f_e}$$

é calculada para cada célula, e os resultados são então somados para gerar o valor do qui-quadrado calculado. Um exemplo o ajudará a compreender.

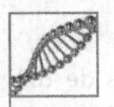

Exemplo 7.5

Suponha que, no exemplo do tratamento de uma enfermidade terminal discutido anteriormente, obtenhamos os resultados a seguir. Dos pacientes que recebem o tratamento um, 17 estarão mortos ao final de cinco anos, enquanto 52 ainda estarão vivos. Dos pacientes que recebem o tratamento dois, 29 estarão mortos, enquanto 54 permanecerão vivos, e, do grupo três, 11 estarão mortos e 26 permanecerão vivos. Use esses dados para calcular o qui-quadrado.

Solução As frequências observada (colchetes) e esperada (parênteses), bem como os totais de linha e coluna, são organizados como mostra a Tabela 7.9. As frequências esperadas foram calculadas por meio da Equação 7.11 da seguinte forma:

$$f_{e11} = \frac{(N_D)(N_{G1})}{N} = \frac{(57)(69)}{189} = 20{,}81$$

$$f_{e12} = \frac{(N_D)(N_{G2})}{N} = \frac{(57)(83)}{189} = 25{,}03$$

$$f_{e13} = \frac{(N_D)(N_{G3})}{N} = \frac{(57)(37)}{189} = 11{,}16$$

$$f_{e21} = \frac{(N_A)(N_{G1})}{N} = \frac{(132)(69)}{189} = 48{,}19$$

$$f_{e22} = \frac{(N_A)(N_{G2})}{N} = \frac{(132)(83)}{189} = 57{,}97$$

$$f_{e23} = \frac{(N_A)(N_{G3})}{N} = \frac{(132)(37)}{189} = 25{,}84$$

Tabela 7.9   Dados do estudo do tratamento organizados para análise do qui-quadrado.

	Grupo um	Grupo dois	Grupo três	
Morto	[17] (20,81)	[29] (25,03)	[11] (11,16)	57
Vivo	[52] (48,19)	[54] (57,97)	[26] (25,84)	132
	69	83	37	$N = 189$

Então, pela Equação 7.10, o qui-quadrado calculado é

$$\chi^2 = \sum_{\substack{\text{todas as} \\ \text{células}}} \left[\frac{(f_o - f_e)^2}{f_e} \right]$$

$$= \frac{(17-20{,}81)^2}{20{,}81} + \frac{(29-25{,}03)^2}{25{,}03} + \frac{(11-11{,}16)^2}{11{,}16} + \frac{(52-48{,}19)^2}{48{,}19} + \frac{(54-57{,}97)^2}{57{,}97} + \frac{(26-25{,}84)^2}{25{,}84}$$

$$= 0{,}70 + 0{,}63 + 0{,}00 + 0{,}30 + 0{,}27 + 0{,}00$$

$$= 1{,}9$$

O valor crítico é obtido por meio do Apêndice D com $k - 1$ graus de liberdade, onde k é o número de grupos. Para o caso analisado, o Apêndice D mostra que, para $\alpha = 0{,}05$ e $3 - 1 = 2$ graus de liberdade, o χ^2 crítico é 5,991. A hipótese nula é rejeitada quando o qui-quadrado calculado é maior ou igual ao qui-quadrado crítico. Como 1,9 é menor do que 5,991, a hipótese nula não é rejeitada. Portanto, concluímos que uma diferença entre as proporções da população não pode ser demonstrada. Em termos de pesquisa, concluímos que não poderíamos mostrar uma diferença na eficácia dos três tratamentos.

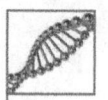

Exemplo 7.6

No Exemplo 6.7, usamos uma estatística Z para testar $H_0 : \pi_1 = \pi_2$ utilizando dados de um estudo (fictício) que relacionava instrução nutricional e bebês nascidos com baixo peso. Naquele estudo, 314 mães receberam instrução nutricional, das quais 23 deram à luz bebês com baixo peso. Diferentemente, 39 das 316 mães do grupo que não recebeu instrução nutricional deram à luz bebês com baixo peso. Use um teste qui-quadrado para testar essas hipóteses. Ou seja, teste a hipótese de que a proporção de bebês nascidos com baixo peso de mães que receberam instrução nutricional é igual à proporção de bebês nascidos com baixo peso de mães que não receberam instrução nutricional. Há alguma relação entre o qui-quadrado calculado e o Z calculado de $-2{,}12$ obtido anteriormente?

Solução   As frequências observada (entre colchetes) e esperada (entre parênteses) aparecem na Tabela 7.10. As frequências observadas foram obtidas ao notarmos que 23 das 314 mães instruídas deram à luz bebês com baixo peso, de modo que 314 − 23 = 291 não deram à luz bebês com baixo peso. De modo semelhante, como 39 das 316 mães não instruídas deram à luz bebês com baixo peso, 316 − 39 = 277 dessas mães não deram à luz bebês com baixo peso. As frequências esperadas foram calculadas por meio da Equação 7.11 da seguinte forma:

$$f_{e11} = \frac{(N_L)(N_I)}{N} = \frac{(62)(314)}{630} = 30{,}90$$

$$f_{e12} = \frac{(N_L)(N_{NI})}{N} = \frac{(62)(316)}{630} = 31{,}10$$

$$f_{e21} = \frac{(N_{NL})(N_I)}{N} = \frac{(568)(314)}{630} = 283{,}10$$

$$f_{e22} = \frac{(N_{NL})(N_{NI})}{N} = \frac{(568)(316)}{630} = 284{,}90$$

A notação N_L, N_{NL}, N_I e N_{NI} representa o número de bebês nascidos com baixo peso, o número de bebês não nascidos com baixo peso, o número de mães que receberam instrução nutricional e o número de mães que não receberam instrução nutricional, respectivamente.

Tabela 7.10   Dados do estudo sobre nascimentos de bebês com baixo peso organizados para a análise do qui-quadrado.

	Instruídas	Não instruídas	
Nascidos com baixo peso	[23] (30,90)	[39] (31,10)	62
Não nascidos com baixo peso	[291] (283,10)	[277] (284,90)	568
	314	316	$N = 630$

Então, pela Equação 7.10, o qui-quadrado calculado é

$$\chi^2 = \sum_{\substack{\text{todas as}\\\text{células}}} \left[\frac{(f_o - f_e)^2}{f_e}\right]$$

$$= \frac{(23 - 30{,}90)^2}{30{,}90} + \frac{(39 - 31{,}10)^2}{31{,}10} + \frac{(291 - 283{,}10)^2}{283{,}10} + \frac{(277 - 284{,}90)^2}{284{,}90}$$

$$= 2{,}02 + 2{,}01 + 0{,}22 + 0{,}22$$

$$= 4{,}47$$

O valor crítico é obtido pela entrada no Apêndice D com $k - 1 = 2 - 1 = 1$ grau de liberdade. Para $\alpha = 0{,}05$, o χ^2 crítico é 3,841. A hipótese nula é rejeitada quando o qui-quadrado calculado é maior ou igual ao qui-quadrado crítico. Como 4,47 é maior do que 3,841, a hipótese nula é rejeitada. Concluímos, portanto, que existem diferenças nas proporções da população. Em termos de pesquisa, concluímos que existem diferenças entre as proporções de bebês nascidos com baixo peso de mães que receberam informação nutricional e daquelas que não receberam instrução nutricional.

Observe que o qui-quadrado obtido de 4,47 é o quadrado (com arredondamento) do valor Z calculado de −2,12 calculado na página 208. Como o teste Z com amostras independentes para uma diferença entre proporções testa a mesma hipótese nula que o teste qui-quadrado com 1 grau de liberdade, esses testes produzem o mesmo resultado em termos da decisão de rejeitar ou não. Assim como o teste F ANOVA pode ser considerado uma generalização do teste t com amostras independentes, o qui-quadrado 2 por k também pode ser considerado uma generalização do teste Z com amostras independentes para uma diferença entre proporções.

Como um último comentário, lembre-se de que, enquanto f_e é o número de observações esperadas em determinada célula caso a hipótese nula seja verdadeira, f_o é o número realmente encontrado. É razoável que, quanto maior a diferença entre esses dois valores, maior a evidência contra a hipótese nula. O numerador da estatística do qui-quadrado (Equação 7.10) faz com que o qui-quadrado calculado aumente de tamanho em função dessa diferença. Quando essa diferença é grande, o qui-quadrado calculado é grande. Se f_e e f_o tivessem sempre o mesmo valor, o qui-quadrado calculado seria zero. Assim, a rejeição ocorre quando o qui-quadrado calculado é igual ou maior do que o valor crítico.

7.3.3 Hipóteses

O teste qui-quadrado 2 por k apresentado aqui é um teste aproximado, e não exato.[6] Para que a aproximação seja suficientemente precisa, uma regra prática declara que pelo menos 80% do f_e na tabela deve ser maior ou igual a cinco, e que nenhuma célula deverá ter f_e menor do que um.

Supomos também que as observações sejam independentes. Por exemplo, um resultado pode não influenciar nem ser influenciado por outro. No último exemplo, isso significaria que uma mãe dar à luz um bebê com baixo peso não deveria estar relacionado a outra mãe dar à luz um bebê com baixo peso. Uma violação provavelmente teria ocorrido caso gêmeos tivessem sido inseridos na análise. Não podemos contar com o teste qui-quadrado ser robusto contra a violação da hipótese de independência.

7.4 Procedimentos de comparações múltiplas

7.4.1 Introdução

Apresentamos inicialmente os erros do Tipo I na Seção 4.3.7. Esses erros ocorrem quando uma hipótese nula verdadeira é rejeitada, e a probabilidade de tal evento ocorrer é chamada de α. Nesta seção, será mostrada uma segunda forma do erro do Tipo I. Para diferenciar as duas, chamaremos a forma que conhecemos de **erro por comparação**, ou **EPC**, e chamaremos a probabilidade de ocorrência de um EPC de α_{EPC}. Chamaremos a nova forma do erro do Tipo I de **erro em família**, ou **EEF**, e usaremos α_{EEF} para representar a probabilidade de sua ocorrência.

Se você tivesse de realizar um único teste no nível α_{EPC}, a probabilidade de rejeição de uma hipótese nula verdadeira seria de α_{EPC}. Mas suponha que realizasse 100 desses testes no nível α_{EPC}. Se as 100 hipóteses nulas fossem verdadeiras, qual seria a probabilidade de rejeição de uma ou mais dessas hipóteses nulas verdadeiras? É claro que se você realizasse cada teste em, por exemplo, $\alpha_{EPC} = 0,05$, a chance de rejeitar *pelo menos* uma hipótese nula verdadeira seria muito grande. Para tornar o exemplo ainda mais extremo, qual seria, em sua opinião, a chance de rejeição de uma ou mais hipóteses nulas verdadeiras ao realizar 1.000.000 desses testes? Certamente essa probabilidade estaria muito próxima de um.

Quando pelo menos uma hipótese nula verdadeira for rejeitada em uma série (ou "em uma família") de testes, dizemos que ocorreu um **erro em família**. O EEF se torna uma preocupação em pelo menos dois contextos. Chamaremos o primeiro deles de "análise de comparação múltipla" e o segundo de "análise de extremidade múltipla".[7]

---

6 É possível realizar um teste exato, mas isso requer um software de computador especial e, portanto, não abordaremos esse tema aqui.

7 Muitos autores não fazem distinção entre as duas formas, unindo-as simplesmente em algo que chamam de "comparações múltiplas".

A **análise de comparação múltipla** se refere à situação em que múltiplos grupos são comparados em uma única variável de resultado. Por exemplo, a Tabela 7.1 mostra os pesos dos indivíduos que participam de três tipos diferentes de dieta. Como já se sabe, um teste F ANOVA lida apenas com a questão de se todas as médias da população são iguais. Mas um pesquisador provavelmente fará perguntas mais específicas. Por exemplo, existe alguma diferença em termos de eficácia entre as dietas um e dois? Existe alguma diferença em termos de eficácia entre as dietas um e três? Em geral, existem $\frac{k(k-1)}{2}$ pares de comparações que podem ser feitas.[8] No caso de três grupos, isso significaria que $\frac{(3)(3-1)}{2} = 3$ comparações em pares poderiam ser feitas. As hipóteses nulas para essas comparações são

1. $\mu_1 = \mu_2$
2. $\mu_1 = \mu_3$
3. $\mu_2 = \mu_3$

Claramente, poderíamos tratar das questões implicadas por essas hipóteses por meio de três testes t com amostras independentes. Se houvesse quatro grupos, poderíamos querer testar todas as $\frac{(4)(3)}{2} = 6$ hipóteses em pares. Mas quais são as implicações para EEF quando realizamos uma série de testes desse tipo? Ao realizarmos mais testes, a probabilidade de obter *alguns* resultados significativos aumenta. Se realizarmos seis desses testes e descobrirmos que um deles é significativo, não sabemos se esse resultado apareceu porque a hipótese nula específica tratada pelo teste é falsa ou simplesmente porque realizamos tantos testes que tínhamos certeza de que obteríamos um resultado significativo mais cedo ou mais tarde. Essa é outra maneira de dizer que o resultado pode ser atribuído a um aumento no α_{EEF}.

A **análise de extremidade múltipla** se refere à situação em que dois grupos são comparados em múltiplas medidas de resultado. Por exemplo, se quiséssemos comparar dois grupos de pacientes em cinco exames de sangue, provavelmente realizaríamos cinco testes t — um para cada exame de sangue. Como estamos realizando vários testes, mais uma vez seremos confrontados com o problema de EEF.

A relação entre α_{EPC} e α_{EEF} é importante e é ilustrada na Tabela 7.11. As entradas nessa tabela foram geradas por métodos de simulação de computador, pelos quais amostras aleatórias de populações distribuídas normalmente foram analisadas por meio de testes t com amostras independentes. A primeira coluna mostra o nível de significância em que cada teste foi realizado, enquanto a segunda mostra o número de amostras (isto é, grupos) envolvidas nas análises. A terceira coluna mostra o número de testes realizados, a quarta, a taxa de erro em família que os múltiplos testes geraram e a última mostra a **taxa de erro da família**, que explicaremos a seguir.

Para elucidar ainda mais a questão, a primeira coluna da primeira linha mostra que a primeira série de testes foi realizada no nível pré-especificado $\alpha_{EPC} = 0{,}05$. A segunda coluna mostra que três

Tabela 7.11	Taxas de erro por comparação e em família para números especificados de comparações.			
α_{EPC}	Número de grupos	Número de comparações	α_{EEF}	EPF
0,05	3	3	0,122	0,150
	5	10	0,286	0,499
	10	45	0,630	2,249
	20	190	0,920	9,508
0,01	3	3	0,027	0,030
	5	10	0,075	0,100
	10	45	0,231	0,451
	20	190	0,528	1,898

---

8 Frequentemente, os pesquisadores têm interesse apenas em um subconjunto dessas comparações, de modo que nem todas são executadas. Existem grandes vantagens a serem ganhas pela omissão de comparações que não são de interesse.

grupos foram envolvidos, os quais, como mostra a terceira coluna, produziriam $\frac{(3)(2)}{2} = 3$ testes por par. A quarta coluna mostra que os três testes t tiveram uma taxa de erro em família associada de 0,122. Isso significa que a probabilidade de rejeição de pelo menos uma das três hipóteses nulas verdadeiras era de 0,122. A última coluna mostra a **taxa de erro da família**, que é definida como o número médio de rejeições que ocorrem no conjunto de comparações. Observe que o EPF não é uma probabilidade. Isso fica evidente quando observamos que o número médio de rejeições errôneas às vezes é maior do que um.

Três pontos importantes devem ser observados nessa tabela. Primeiro, α_{EEF} aumenta à medida que o número de testes realizados aumenta. Na verdade, quando 10 testes foram realizados em $\alpha_{EPC} = 0,05$, a probabilidade de obtenção de um resultado significativo foi maior do que um em quatro em comparação com 0,122 quando três testes foram realizados. O segundo ponto digno de observação é que α_{EEF} pode ser drasticamente reduzido por meio da redução de α_{EPC}. Para o caso em que 10 testes foram realizados, a taxa de erro em família de 0,286 obtida quando o nível por comparação foi de 0,05 foi reduzida para 0,075 quando α_{EPC} foi reduzido para 0,01. Terceiro, α_{EEF} sempre é maior do que α_{EPC}.

7.4.2 Controle de erros em família

Quando rejeitamos uma única hipótese nula, a interpretação é clara. Há uma probabilidade de α_{EPC} de ter feito isso incorretamente. Como essa probabilidade é pequena, você pode estar confiante de que a hipótese nula é falsa. Ao realizar uma *série* de testes e rejeitar uma ou mais hipóteses nulas, a interpretação não é tão clara. Você rejeitou essas hipóteses porque elas são falsas ou porque a taxa de erro do Tipo I em família é tão alta que as rejeições são altamente prováveis, mesmo em face da hipótese nula verdadeira? Você estava confiante de que seu resultado estava correto no teste único porque foi capaz de controlar a probabilidade de uma rejeição falsa em α_{EPC}. Seria possível sentir essa mesma confiança em relação aos seus resultados para múltiplos testes se pudesse controlar α_{EEF} em algum nível especificado — 0,05, por exemplo.

Muitos métodos para o controle de erro em família foram desenvolvidos. Alguns deles são úteis, enquanto outros parecem ser falhos e, portanto, não tão úteis. Alguns desses testes são projetados para uso em contextos de pesquisa específicos, enquanto outros são projetados para uso geral. Não tentaremos discutir, nem mesmo listar, essas técnicas, mas explicaremos o uso de três desses métodos. Não recomendamos o uso do primeiro deles, conhecido como método de Bonferroni, por motivos a serem explicados mais adiante. Esse método foi incluído aqui por sua simplicidade e, portanto, pelo conhecimento que oferece no caso do teste múltiplo. O Bonferroni *step-down* é uma versão aprimorada, e geralmente superior, do método mais antigo. Embora as técnicas de Bonferroni e Bonferroni *step-down* sejam aplicáveis a uma série de situações de teste de extremidade múltipla e de comparação múltipla, o teste HSD de Tukey é restrito a múltiplas análises de comparação, mas é muito útil nesse cenário.

Método de Bonferroni de controle de erros em família. Como mostrado na Tabela 7.11, α_{EEF} pode ser reduzido por meio da redução de α_{EPC}. Mas suponha que você queira estabelecer um valor específico para α_{EEF} — por exemplo, 0,05. Que valor você estabelece para α_{EPC} a fim de que α_{EEF} seja 0,05? Um dos métodos mais antigos, mais simples e mais usados na determinação desse nível é conhecido como **ajuste de Bonferroni**.[9] Por esse ajuste,

$$\alpha_{EPC} = \frac{\alpha_{EEF}}{NT} \tag{7.12}$$

---

[9] Em homenagem a Carlo Emilio Bonferroni, 1892–1960.

onde NT representa o número de testes a serem realizados. Assim, por exemplo, se quisermos controlar α_{EEF} em 0,05 enquanto realizamos três testes, cada teste seria executado no nível de significância $\frac{0,05}{3} = 0,017$. Para 10 testes, o nível apropriado seria $\frac{0,05}{10} = 0,005$. Como podemos ver, quando o número de testes aumenta, temos que reduzir α_{EPC} a fim de manter o nível de erro em família desejado.

A Tabela 7.12 mostra os resultados da aplicação de uma correção de Bonferroni sobre α_{EEF}. Como demonstra essa tabela, a técnica de Bonferroni não estabelece α_{EEF} no nível especificado, mas garante que α_{EEF} não ultrapassará esse nível. Assim, as entradas na Tabela 7.12 para α_{EEF} sempre estão abaixo do nível especificado de 0,05, mas não são iguais a 0,05. Agora, apresentaremos uma técnica que, embora não seja tão popular quanto o ajuste de Bonferroni, geralmente é superior.

Método de Bonferroni *step-down* de controle de erros em família. Em 1979, Holm [24] propôs uma modificação no procedimento de Bonferroni que normalmente faz com que ele se torne mais eficiente, nunca menos, e mantém o erro em família no mesmo nível que o procedimento clássico. Esse Bonferroni modificado ou, mais propriamente, o procedimento de Bonferroni *step-down*, é ilustrado na Figura 7.3, e é executado como mostramos a seguir.

1. As estatísticas de testes múltiplos são calculadas.
2. O *p*-valor para cada estatística calculada em 1 é obtido.
3. Os *p*-valores são ordenados do menor ao maior, sendo o menor representado por $p_{(1)}$, o segundo menor representado por $p_{(2)}$, e assim por diante, e sendo o maior representado por $p_{(NT)}$, onde NT é o número de testes.
4. Na primeira etapa, $p_{(1)}$ é comparado com $\frac{\alpha_{EEF}}{NT}$. Se $p_{(1)} \leq \frac{\alpha_{EEF}}{NT}$, o teste é declarado significativo e a segunda etapa é executada. Se $p_{(1)} > \frac{\alpha_{EEF}}{NT}$, o teste é declarado não significativo, e termina com todas as comparações restantes sendo declaradas não significativas.
5. Se a primeira etapa for significativa, a etapa dois é executada por meio da comparação de $p_{(2)}$ com $\frac{\alpha_{EEF}}{NT-1}$. Se $p_{(2)} \leq \frac{\alpha_{EEF}}{NT-1}$, o resultado é declarado significativo, e o teste continua até a próxima etapa. Caso contrário, o teste é declarado não significativo e termina com todos os testes restantes sendo declarados não significativos.
6. As etapas continuam a ser executadas como mostra a Figura 7.3, até que um resultado não significativo seja obtido ou até que a última etapa seja concluída.

Tabela 7.12	Efeitos dos ajustes de Bonferroni sobre as taxas de erro em família para números de comparações especificados.			
α_{EPC}	Número de grupos	Número de comparações	α_{EEF}	EPF
0,0167	3	3	0,044	0,050
0,0050	5	10	0,040	0,050
0,0011	10	45	0,037	0,050
0,0003	20	190	0,036	0,050

	Etapa um	Etapa dois	Etapa três	...	Etapa NT
p-valor	P(1)	P(2)	P(3)	...	P(NT)
Step-down	$\frac{EEF}{NT}$	$\frac{EEF}{NT-1}$	$\frac{EEF}{NT-2}$	...	$\frac{EEF}{1}$
Clássico	$\frac{EEF}{NT}$	$\frac{EEF}{NT}$	$\frac{EEF}{NT}$	...	$\frac{EEF}{NT}$

Figura 7.3 Exemplo do procedimento de comparação múltipla de Bonferroni *step-down*.

É importante que o teste termine quando o primeiro resultado não significativo for obtido. Se essa "regra de término" não for seguida, α_{EEF} não ficará restrito ao nível desejado.

Observe que, na primeira etapa, o teste é idêntico ao ajuste de Bonferroni clássico, como define a Equação 7.12. As etapas subsequentes, se forem executadas, serão menos rigorosas do que o procedimento de teste clássico. Assim, por exemplo, se cinco testes tiverem de ser realizados com α_{EEF} restrito a 0,05, α_{EPC} para a primeira etapa será $\frac{0,05}{5} = 0,010$, para a segunda etapa será $\frac{0,05}{4} = 0,0125$ e para etapas subsequentes será $\frac{0,05}{3} = 0,0167$, $\frac{0,05}{2} = 0,025$ e para a última etapa será $\frac{0,05}{1} = 0,05$. Diferentemente, o método clássico emprega o nível mais rigoroso de 0,01 para todos os testes.

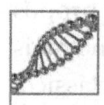

Exemplo 7.7

Suponha que um ensaio clínico seja realizado para comparar resultados de transplantes de córnea em que as córneas do doador são obtidas de doadores mais velhos (≥ 60 anos de idade) e doadores mais novos (< 60 anos de idade). Para isso, os pacientes são designados aleatoriamente a um dentre dois grupos, sendo que o primeiro recebe córneas de doadores mais velhos e o segundo recebe córneas de doadores mais novos. Quatro resultados interessam aos pesquisadores: (A) o paciente experimenta rejeição de córnea em até cinco anos após a cirurgia, (B) a córnea se torna opaca em até cinco anos após a cirurgia, (C) outra intervenção médica é exigida em até um ano após a cirurgia e (D) a visão é classificada como 20/30 ou melhor em até 30 dias após a cirurgia.

Os resultados são os seguintes. Dos 60 pacientes em cada um dos dois grupos, 0,12 dos pacientes do grupo um e 0,10 dos pacientes do grupo dois experimentam rejeição, 0,21 dos pacientes do grupo um e 0,03 dos pacientes do grupo dois sofreram de córneas opacas, 0,06 dos pacientes do grupo um e 0,07 do grupo dois exigiram outros tratamentos médicos, e a visão de 0,68 dos pacientes do grupo um e a de 0,89 dos pacientes do grupo dois foi classificada como 20/30 ou melhor.

Realize análises de extremidade múltipla com esses resultados enquanto garante que o erro em família não exceda 0,05. Que forma de teste estatístico você escolheu para as análises? Por quê?

Solução Como os resultados são dicotômicos e dois grupos estão sendo comparados, empregaremos o teste Z com amostras independentes para uma diferença entre proporções, como descreve a Seção 6.3.1. As estatísticas do Z calculado (com subscritos apropriados para identificar o resultado em que o teste está sendo realizado) são calculadas por meio da Equação 6.5 da seguinte forma:

$$Z_A = \frac{\hat{p}_1 - \hat{p}_2 - \delta_0}{\sqrt{\frac{\hat{p}_1\hat{q}_1}{n_1} + \frac{\hat{p}_2\hat{q}_2}{n_2}}} = \frac{0,12 - 0,10}{\sqrt{\frac{(0,12)(0,88)}{60} + \frac{(0,10)(0,90)}{60}}} = 0,35$$

$$Z_B = \frac{0,21 - 0,03}{\sqrt{\frac{(0,21)(0,79)}{60} + \frac{(0,03)(0,97)}{60}}} = 3,16$$

$$Z_C = \frac{0,06 - 0,07}{\sqrt{\frac{(0,06)(0,94)}{60} + \frac{(0,07)(0,93)}{60}}} = -0,22$$

$$Z_D = \frac{0,68 - 0,89}{\sqrt{\frac{(0,68)(0,32)}{60} + \frac{(0,89)(0,11)}{60}}} = -2,90$$

Pelo método esboçado na página 86, pelo qual podemos determinar o p-valor bicaudal para um teste Z, os p-valores associados à estatística que acabamos de apresentar são os seguintes:

$$p_A = 0{,}7264$$
$$p_B = 0{,}0016$$
$$p_C = 0{,}8258$$
$$p_D = 0{,}0038$$

Os quatro p-valores, juntamente com uma designação do teste do qual cada um foi derivado, são listados em ordem crescente a seguir. Também aparecem os valores *step-down* (S-D) de α_{EPC} para cada teste de significância. Como podemos ver, o teste para B é significativo (S), pois o p-valor de 0,0016 é menor do que o α_{EPC} de 0,0125 que foi calculado pela divisão de 0,05 por 4. De modo semelhante, o teste para D é significativo porque o p-valor de 0,0038 é menor do que o α_{EPC} de 0,0167 que foi calculado pela divisão de 0,05 por 3. O teste para A é não significativo (NS), pois 0,7264 é maior do que 0,0250. É importante entender que C é automaticamente declarado não significativo nesse ponto devido à regra de término. O pesquisador que realiza esses testes pode estar certo de que α_{EEF} não é maior do que 0,05.

Teste	B	D	A	C
p-valor	0,0016	0,0038	0,7264	0,8258
S-D α_{EPC}	0,0125	0,0167	0,0250	0,0500
	S	S	NS	NS

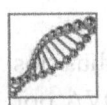

Exemplo 7.8

Um pesquisador envolvido em um estudo que emprega múltiplos grupos de indivíduos deseja testar uma série de hipóteses nulas por meio de testes t com amostras independentes. As hipóteses nulas com os p-valores acompanhantes associados a cada teste são dadas a seguir. Use esses resultados para realizar um procedimento de Bonferroni *step-down* em que α_{EEF} não exceda 0,05. Como esses resultados se comparam com os resultados que seriam obtidos pelos testes clássicos de Bonferroni?

H_0:	p-valor
$\mu_1 = \mu_3$	0,0111
$\mu_2 = \mu_4$	0,0419
$\mu_2 = \mu_5$	0,0090
$\mu_3 = \mu_4$	0,0200
$\mu_4 = \mu_5$	0,0181

Solução Os cinco p-valores, juntamente com o teste de hipótese do qual cada um foi derivado, estão listados em ordem crescente a seguir. Também vemos os valores *step-down* de α_{EPC} (S-D) e os valores de Bonferroni clássico de α_{EPC} (CB) para cada teste de significância.

Como podemos ver, o teste de $\mu_2 - \mu_5$ é significativo porque o p-valor de 0,0090 é menor do que o α_{EPC} de 0,0100 que foi calculado pela divisão de 0,05 por 5. De modo semelhante, o teste de $\mu_1 - \mu_3$ é significativo porque o p-valor de 0,0111 é menor do que o α_{EPC} de 0,0125 que foi calculado pela divisão de 0,05 por 4. O teste de $\mu_4 - \mu_5$ não é significativo porque 0,0181 é maior do que 0,0167. É importante entender que os testes de $\mu_3 - \mu_4$ e $\mu_2 - \mu_4$ são automaticamente declarados não significativos nesse ponto devido à regra de término. Esses dois últimos testes são não significativos, apesar de seus p-valores serem menores do que seu valor associado de α_{EEF}. Você pode se sentir tentado a declarar esses testes significativos, mas deve ter em mente que a violação da regra de término invalida o procedimento. O pesquisador que realiza esses testes pode estar certo de que α_{EEF} não é maior do que 0,05.

Observe que se o pesquisador tivesse empregado o método de Bonferroni clássico, o que infelizmente ainda é a prática comum, somente $\mu_2 - \mu_5$ teria sido significativo.

Teste	$\mu_2 - \mu_5$	$\mu_1 - \mu_3$	$\mu_4 - \mu_5$	$\mu_3 - \mu_4$	$\mu_2 - \mu_4$
p-valor	0,0090	0,0111	0,0181	0,0200	0,0419
S-D α_{EPC}	0,0100	0,0125	0,0167	0,0250	0,0500
CB α_{EPC}	0,0100	0,0100	0,0100	0,0100	0,0100
	S	S	NS	NS	NS

Método HSD de Tukey de controle de erros em família. Como já dissemos, os métodos de Bonferroni e Bonferroni *step-down* de controle de erro em família são amplos em aplicação para que incluam tanto a análise de comparação múltipla quanto a de extremidade múltipla. Diferentemente, o teste HSD (diferença honestamente significativa, do inglês *Honestly Significant Difference*) de Tukey [47] é projetado para uso em cenários de comparação múltipla, em que todas as comparações em pares das médias de grupo devem ser executadas. Esses testes são realizados pelo cálculo da estatística de teste, normalmente simbolizada como q, para cada uma das $\frac{k(k-1)}{2}$ comparações, sendo a estatística q resultante então indicada em uma tabela de valores críticos apropriada. A estatística de teste é definida da seguinte forma:

$$q_{ij} = \frac{\bar{x}_i - \bar{x}_j}{\sqrt{\frac{QM_d}{n_h}}} \quad (7.13)$$

Os subscritos i e j indicam os dois grupos comparados, de modo que $\bar{x}_i$ e $\bar{x}_j$ são as médias dos grupos i e j, respectivamente. QM_d é o quadrado médio dentro, calculado para uma ANOVA por meio das equações 7.3 e 7.4. O símbolo n_h representa a média harmônica de dois tamanhos de amostra, e é calculado como

$$n_h = \frac{2}{\frac{1}{n_i} + \frac{1}{n_j}}$$

Quando $n_i = n_j$, $n_h = n$, que é o tamanho da amostra de qualquer um dos grupos.

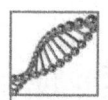

Exemplo 7.9

Use os dados do estudo sobre dieta mostrados na Tabela 7.1 para realizar o teste HSD de Tukey. Comece indicando as hipóteses nulas a serem testadas, depois realize os testes e, finalmente, aponte suas conclusões. Mantenha α_{EEF} em 0,05.

Solução Como existem três grupos e queremos fazer todas as comparações de médias duas a duas, teremos $\frac{3(2)}{2} = 3$ hipóteses para testar. São elas

$$H_0 : \mu_1 = \mu_2$$
$$H_0 : \mu_1 = \mu_3$$
$$H_0 : \mu_2 = \mu_3$$

Os cálculos anteriores (veja a página 241) obtidos ao realizarmos uma ANOVA com esses dados oferecem o seguinte:

$$\bar{x}_1 = 203,2$$
$$\bar{x}_2 = 211,0$$
$$\bar{x}_3 = 184,4$$

Pela página 240, obtemos

$$QM_d = 625$$

Como os tamanhos de amostra são os mesmos para todos os grupos, n_h será

$$n_h = \frac{2}{\frac{1}{n_i} + \frac{1}{n_j}} = \frac{2}{\frac{1}{5} + \frac{1}{5}} = 5$$

para todas as comparações. As estatísticas de teste para as três comparações são, pela Equação 7.13,

$$q_{12} = \frac{\bar{x}_1 - \bar{x}_2}{\sqrt{\frac{QM_d}{n_h}}} = \frac{203{,}2 - 211{,}0}{\sqrt{\frac{625}{5}}} = -0{,}698$$

$$q_{13} = \frac{\bar{x}_1 - \bar{x}_3}{\sqrt{\frac{QM_d}{n_h}}} = \frac{203{,}2 - 184{,}4}{\sqrt{\frac{625}{5}}} = 1{,}682$$

$$q_{23} = \frac{\bar{x}_2 - \bar{x}_3}{\sqrt{\frac{QM_d}{n_h}}} = \frac{211{,}0 - 184{,}4}{\sqrt{\frac{625}{5}}} = 2{,}379$$

Os valores críticos de q[10] são obtidos no Apêndice E. A tabela pede o número de médias na análise e os graus de liberdade apropriados. Os graus de liberdade para o teste de Tukey são os mesmos do denominador para a ANOVA, a saber, $N - k$. Como existe um total de 15 indivíduos e três grupos, os graus de liberdade para os testes presentes são $15 - 3 = 12$. A referência ao Apêndice E para 3 médias e 12 graus de liberdade gera um valor crítico de 3,773. A decisão de rejeitar ou não a hipótese nula é tomada da mesma maneira que para um teste t. Ou seja, para um teste bicaudal, a hipótese nula será rejeitada se o q calculado for maior ou igual ao valor da tabela ou se for menor ou igual ao negativo do valor da tabela.

Como podemos ver, nenhuma dessas hipóteses é rejeitada, de modo que não podemos demonstrar nenhuma diferença entre médias de grupo. Esse resultado não é surpresa, pois a ANOVA realizada com esses dados não foi significativa.

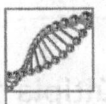

Exemplo 7.10

Use as avaliações quanto à qualidade de cuidados da Tabela 7.5 para realizar o teste HSD de Tukey. Mantenha o erro em família em 0,05. Quantas comparações terão de ser feitas? Quais são as suas conclusões?

Solução Usando as somas da Tabela 7.6, calculamos

$$\bar{x}_1 = \frac{47}{4} = 11{,}75$$

$$\bar{x}_2 = \frac{116}{8} = 14{,}50$$

$$\bar{x}_3 = \frac{115}{7} = 16{,}43$$

$$\bar{x}_4 = \frac{44}{5} = 8{,}80$$

Pela página 245, obtemos

$$QM_d = 5{,}56$$

Como os tamanhos de amostra não são iguais,[11] n_h diferirá nas seis comparações. Para q_{12},

$$n_h = \frac{2}{\frac{1}{n_i} + \frac{1}{n_j}} = \frac{2}{\frac{1}{4} + \frac{1}{8}} = 5{,}33$$

Deixaremos que você faça os cálculos restantes de n_h.

---

10 A distribuição de q é conhecida como **distribuição da amplitude studentizada**.

11 O teste HSD de Tukey foi criado originalmente para tamanhos de amostra iguais, de modo que n foi usado em lugar de n_h na Equação 7.13. Às vezes, quando os tamanhos de amostra não são iguais, isto é, $n_h \neq n$, o teste é chamado de teste de Tukey-Kramer.

As $\frac{4(3)}{2} = 6$ comparações são, então,

$$q_{12} = \frac{\bar{x}_1 - \bar{x}_2}{\sqrt{\frac{QM_d}{n_h}}} = \frac{11{,}75 - 14{,}50}{\sqrt{\frac{5{,}56}{5{,}33}}} = -2{,}693$$

$$q_{13} = \frac{\bar{x}_1 - \bar{x}_3}{\sqrt{\frac{QM_d}{n_h}}} = \frac{11{,}75 - 16{,}43}{\sqrt{\frac{5{,}56}{5{,}09}}} = -4{,}478$$

$$q_{14} = \frac{\bar{x}_1 - \bar{x}_4}{\sqrt{\frac{QM_d}{n_h}}} = \frac{11{,}75 - 8{,}80}{\sqrt{\frac{5{,}56}{4{,}44}}} = 2{,}636$$

$$q_{23} = \frac{\bar{x}_2 - \bar{x}_3}{\sqrt{\frac{QM_d}{n_h}}} = \frac{14{,}50 - 16{,}43}{\sqrt{\frac{5{,}56}{7{,}47}}} = -2{,}237$$

$$q_{24} = \frac{\bar{x}_2 - \bar{x}_4}{\sqrt{\frac{QM_d}{n_h}}} = \frac{14{,}50 - 8{,}80}{\sqrt{\frac{5{,}56}{6{,}15}}} = 5{,}995$$

$$q_{34} = \frac{\bar{x}_3 - \bar{x}_4}{\sqrt{\frac{QM_d}{n_h}}} = \frac{16{,}43 - 8{,}80}{\sqrt{\frac{5{,}56}{5{,}83}}} = 7{,}813$$

Entrando no Apêndice E com quatro médias e $N - k = 24 - 4 = 20$ graus de liberdade, determinamos o q crítico de 3,958. Como $q_{13} = -4{,}478$ é menor do que $-3{,}958$ e $q_{24} = 5{,}995$ e $q_{34} = 7{,}813$ são maiores do que 3,958, declaramos essas comparações significativas. Concluímos, portanto, que as avaliações da qualidade dos cuidados oferecidos no hospital um são significativamente menores do que aquelas do hospital três, e que as avaliações dos hospitais dois e três são maiores do que aquelas do hospital quatro. Podemos estar certos da validade dessas conclusões porque o erro em família foi mantido em 0,05.

7.4.3 Outros comentários referentes a procedimentos de comparação múltipla

Em estatística, normalmente é verdadeiro que, para obter alguma vantagem, é preciso pagar um preço. Isso é verdadeiro para MCPs. Para ganhar o controle de α_{EEF}, é necessário reduzir o nível de significância em que cada teste é realizado. Como vimos em estudos anteriores, a redução de α também reduz o poder do teste. Como resultado, às vezes acontece que um teste ANOVA ou qui-quadrado 2 por k demonstra que nem todos os valores de parâmetro são iguais, mas todas as comparações múltiplas subsequentes são não significativas. Entre outros motivos, isso pode resultar de uma falta de poder no nível de comparação individual.

Você também deve saber que o uso de MCPs é um assunto polêmico entre os estatísticos. Por questões filosóficas, alguns estatísticos acreditam que esses métodos não deveriam ser usados. Ao tomar sua própria decisão quanto a essa questão em um contexto de pesquisa em particular, sugerimos que considere a seguinte questão: o que me interessa mais, (a) rejeitar uma ou mais hipóteses nulas verdadeiras nesse grupo de comparações ou (b) deixar de rejeitar uma ou mais hipóteses nulas falsas nesse conjunto de testes? Se (a) for o interesse principal, então você provavelmente deverá fazer o ajuste necessário para controlar α_{EEF}. Se (b) for mais importante, então você poderá considerar não fazer tais ajustes. Você também pode escolher um meio-termo porque pode decidir controlar α_{EEF} em 0,10 em vez do nível tradicional de 0,05. Embora isso aumente um pouco a probabilidade de um EEF, também permite ajustes menos rigorosos em α_{EPC}, não reduzindo o poder tanto quanto aconteceria caso você usasse 0,05.

Finalmente, como observamos anteriormente, existem muitos métodos para controlar o EEF. Demonstramos apenas três deles aqui, e desencorajamos o uso de um deles. Em seus esforços de pesquisa, você poderia ler mais sobre esses métodos. Um tratamento particularmente lúcido do assunto é fornecido por Kirk [27], embora uma discussão mais técnica possa ser encontrada em Hochberg e Tamhane [22].

Termos e expressões

Depois de ler este capítulo, você deverá estar familiarizado com os termos e expressões a seguir.

ajuste de Bonferroni	256	graus de liberdade do denominador	239
alternativa de deslocamento	249	graus de liberdade do numerador	240
análise de comparação múltipla	255	HSD de Tukey	256
análise de extremidade múltipla	255	$H_0 : \mu_1 = \mu_2 = \cdots = \mu_k$	237
análise de variância unidimensional (ANOVA)	237	$H_0 : \pi_1 = \pi_2 = \cdots = \pi_k$	249
Bonferroni *step-down*	256	procedimentos de comparações múltiplas (MCP)	254
efeito de tratamento aditivo	249	quadrado médio dentro (QM_d)	238
erro em família	254	quadrado médio entre (QM_e)	240
erro por comparação	254	qui-quadrado 2 por k	249
frequência esperada (f_e)	250	soma dos quadrados dentro (SQ_d)	239
frequência observada (f_o)	250	soma dos quadrados entre (SQ_e)	240

Exercícios

7.1 Os pesquisadores interessados no estresse relacionado a tarefas de trabalho em ambientes industriais realizam um estudo em que as pulsações de três grupos de trabalhadores são comparadas. O primeiro grupo consiste em funcionários administrativos que realizam tarefas administrativas de rotina; o segundo trabalha com materiais perigosos; e o terceiro realiza tarefas semelhantes às realizadas pelo segundo grupo, mas não entra em contato com os materiais perigosos. As pulsações arteriais são medidas na metade do almoço para os três grupos. As pulsações arteriais obtidas dessa forma aparecem a seguir.

Trabalhadores administrativos	Materiais perigosos	Materiais não perigosos
58	88	65
64	59	70
71	74	79
66	80	66
79	81	74
74	69	79
70	90	60

(a) Calcule SQ_d e QM_d.

(b) Calcule SQ_e e QM_e.

(c) Teste a hipótese $\mu_1 = \mu_2 = \mu_3$ no nível de significância 0,05. Qual é a sua conclusão quanto a essa questão?

7.2 Em reformatórios, os internos normalmente são encorajados a fazer voluntariamente o teste de HIV. Para aumentar a taxa de participação no programa de teste, as autoridades desenvolveram três programas de instrução diferentes que enfatizam, respectivamente, informação sobre o vírus, obrigação com parceiros em potencial e importância do tratamento inicial. Para determinar se as três técnicas são diferencialmente eficazes no encorajamento da participação no programa de teste, cada uma é implementada em uma instituição diferente. Nenhuma instrução é fornecida em uma quarta instalação, que atua como um controle.

Os resultados são os seguintes. Na instalação um, 46 internos participaram e 51 internos, não; na instalação dois, 52 participaram e 44, não; na instalação três, 36 participaram e 37, não; na instalação quatro (controle) 24 participaram e 64, não. Use esses dados para testar a hipótese $H_0 : \pi_1 = \pi_2 = \pi_3 = \pi_4$ no nível de significância 0,05. Essa análise realmente responde a questão feita pelos pesquisadores? Qual questão da pesquisa é respondida por essa análise?

7.3 Realize uma análise dos dados no Exercício 7.2 que trate da questão de interesse dos pesquisadores.

7.4 Use os dados no Exercício 7.2 para testar as seguintes hipóteses sem permitir que o EEF exceda 0,05. Use testes bicaudais.

(A) $H_0 : \pi_1 = \pi_4$

(B) $H_0 : \pi_2 = \pi_4$

(C) $H_0 : \pi_3 = \pi_4$

7.5 A citação a seguir relativa ao erro em família foi tirada de um texto popular sobre bioestatística. Você concorda com essa afirmação? Explique sua resposta.

> Para realizar esse **teste de comparação múltipla**, selecionamos o nível de significância geral, que indica *a probabilidade de que uma ou mais das hipóteses nulas sejam falsas*. [Grifo acrescentado]

7.6 Use os dados no Exercício 7.1 para realizar o teste HSD de Tukey. Mantenha o erro em família em 0,05. Quais são as suas conclusões? Dado o resultado da ANOVA obtida no Exercício 7.1, você está surpreso com esse resultado? Explique sua resposta.

B. As perguntas a seguir se referem ao "Estudo de caso B", no Apêndice J.

7.7 Em sua opinião, qual é a probabilidade de que um F calculado a partir de uma ANOVA realizada sobre os dados da linha de base WOMAC A para os três grupos seja significativo? Explique sua resposta.

7.8 Suponha que uma ANOVA realizada sobre os dados da linha de base WOMAC A tivesse que ser significativa. O que você concluiria a partir desse resultado?

7.9 Use os dados WOMAC A de 12 semanas para testar a hipótese $H_0 : \mu_s = \mu_f = \mu_p$ no nível 0,05 onde os subscritos representam standard, fraco e placebo, respectivamente. Interprete o resultado.

7.10 Realize o teste HSD de Tukey sobre os dados WOMAC A de 12 semanas. Mantenha o erro em família em 0,05.

7.11 Use os dados na Tabela J.3 para testar a hipótese $H_0 : \pi_s = \pi_f = \pi_p$ no nível de significância 0,05, onde π representa a proporção de indivíduos que identificam corretamente seu bracelete como real ou fictício. A resposta correta para o grupo fraco é fictício. Interprete o resultado.

7.12 Teste as hipóteses

$H_0 : \pi_s = \pi_f$
$H_0 : \pi_s = \pi_p$
$H_0 : \pi_f = \pi_p$

sem permitir que o erro em família ultrapasse 0,05. Interprete os resultados.

C. A pergunta a seguir se refere ao "Estudo de caso C", no Apêndice J.

7.13 Teste a hipótese $H_0 : RR = 1$ para cada um dos períodos de tempo. Não permita que o erro em família exceda 0,05 nesses testes.

D. A pergunta a seguir se refere ao "Estudo de caso D", no Apêndice J.

7.14 Teste a hipótese nula $H_0 : \mu_1 = \mu_2 = \mu_3$, onde μ_1 é o escore NPZ-8 médio para indivíduos infectados com HIV que possuem avaliações de estágio ADC positivas, μ_2 é a média para indivíduos infectados com HIV que possuem avaliações de estágio ADC negativas e μ_3 é a média dos indivíduos que testaram negativo para HIV. Realize o teste em $\alpha = 0,05$. *Se* esse teste for significativo, realize o HSD de Tukey com o erro em família definido em 0,05.

G. As perguntas a seguir se referem ao "Estudo de caso G", no Apêndice J.

7.15 Teste a hipótese nula de que as proporções de gêmeos monozigóticos, gêmeos dizigóticos e irmãos não gêmeos com esclerose múltipla são as mesmas. Use $\alpha = 0,05$. Interprete o resultado.

7.16 Teste a diferença nas proporções de casos de esclerose múltipla para todos os pares de grupos. Não permita que o erro em família exceda 0,05. Interprete seus resultados.

capítulo 8
Análise de correlação

8.1 Bases

Muitos dos procedimentos estatísticos com os quais você já está acostumado são preparados para a avaliação de relações. Por exemplo, os testes de ANOVA e qui-quadrado 2 por *k* podem ser usados para avaliar se há uma relação entre os tratamentos concedidos a indivíduos em um estudo e um resultado.

Neste capítulo, consideramos o coeficiente de correlação de Pearson, que foi elaborado para avaliar uma forma específica de relação entre duas variáveis contínuas — a saber, o grau ao qual elas estão relacionadas linearmente. Também consideraremos rapidamente o teste qui-quadrado para independência, cuja função é determinar se duas variáveis categóricas são independentes. Como o teste qui-quadrado para independência é uma extensão direta do teste qui-quadrado 2 por *k*, com o qual você já está acostumado, daremos apenas uma olhada superficial nesse teste.

8.2 Coeficiente de correlação de Pearson

O coeficiente de correlação de Pearson (coeficiente de correlação produto-momento) ou, simplesmente, r de Pearson, assume valores entre –1 e 1. Para entender o r de Pearson, é necessário entender esse valor. Duas partes de informação são fornecidas pelo r de Pearson, que chamaremos de natureza e força da relação entre duas variáveis contínuas. Discutiremos uma de cada vez. Antes disso, porém, será útil aprender como o r de Pearson é calculado.

8.2.1 Cálculo do coeficiente de correlação de Pearson

As equações para o cálculo do r de Pearson são muitas e variadas, mas são algebricamente idênticas. Nesta seção, apresentaremos as formas conceitual e computacional[1] dessas equações, bem como uma forma baseada em escores z.[2] As formas conceitual e de escore z são dadas para aumentar o seu conhecimento sobre o r de Pearson, enquanto a forma computacional será usada para cálculos. A forma conceitual é dada por

$$r = \frac{\sum(x-\bar{x})(y-\bar{y})}{\sqrt{[\sum(x-\bar{x})^2][\sum(y-\bar{y})^2]}} \tag{8.1}$$

---

1 Veja a página 31.

2 Veja a página 37.

onde *r* é o coeficiente de correlação da amostra, *x* e *y* são as duas variáveis a serem correlacionadas e *n* é o número de observações emparelhadas. Observe que a divisão das duas expressões no denominador (isto é, as somas dos quadrados de *x* e *y*) por *n* – 1 resultaria nas variâncias da amostra de *x* e *y*. De modo semelhante, se o numerador do coeficiente de correlação fosse dividido por *n* – 1, o resultado seria o que chamamos de **covariância** de *x* e *y*. A covariância é uma medida da relação linear entre duas variáveis, mas é em grande parte não interpretável, pois depende da escala em que as duas variáveis são medidas e, portanto, não está limitada por 1 e –1 como o r de Pearson. Poderíamos escrever *r* com os divisores *n* – 1 citados aqui, mas esses termos se cancelam pela expressão e, portanto, não são necessários.

A forma computacional de *r* é dada por

$$r = \frac{\sum xy - \frac{(\sum x)(\sum y)}{n}}{\sqrt{\left[\sum x^2 - \frac{(\sum x)^2}{n}\right]\left[\sum y^2 - \frac{(\sum y)^2}{n}\right]}} \quad (8.2)$$

A Equação 8.2 é algebricamente equivalente à Equação 8.1, mas é projetada por conveniência de cálculo. Você reconhecerá as formas das somas dos quadrados no denominador, e também notará que o único termo nessa equação ainda não utilizado em um cálculo é Σ*xy*. Isso é obtido pela multiplicação de cada valor *x* por cada valor *y* e pela soma dos produtos obtidos dessa forma.

Uma forma raramente usada, porém conceitualmente reveladora, é dada por

$$r = \frac{\sum z_x z_y}{n - 1} \quad (8.3)$$

onde z_x e z_y são as variáveis *x* e *y* expressas na forma de escore *z*. Retornaremos à Equação 8.3 em uma seção mais adiante.

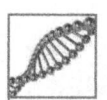

Exemplo 8.1

Use a Equação 8.2 para calcular o r de Pearson para os dados na Tabela 8.1. Não é necessário se preocupar com o significado dos dados dessa tabela no momento.

Solução   Para fins de cálculo, será conveniente organizar os dados na Tabela 8.1 como mostra a Tabela 8.2. Chamaremos os escores de acesso de variável *x* e os escores de bem-estar de variável *y*.

Tabela 8.1	Escores de bem-estar e acesso ao serviço de saúde para 15 indivíduos.	
Número do indivíduo	Escore de acesso	Escore de bem-estar
1	3	2
2	6	6
3	13	9
4	1	1
5	7	5
6	8	7
7	13	10
8	10	8
9	2	2
10	4	3
11	5	4
12	11	9
13	4	5
14	3	4
15	9	8

Tabela 8.2	Escores de bem-estar e acesso ao serviço de saúde organizados para o cálculo de r de Pearson.				
Número do indivíduo	x	y	xy	x^2	y^2
1	3	2	6	9	4
2	6	6	36	36	36
3	13	9	117	169	81
4	1	1	1	1	1
5	7	5	35	49	25
6	8	7	56	64	49
7	13	10	130	169	100
8	10	8	80	100	64
9	2	2	4	4	4
10	4	3	12	16	9
11	5	4	20	25	16
12	11	9	99	121	81
13	4	5	20	16	25
14	3	4	12	9	16
15	9	8	72	81	64
Σ	99	83	700	869	575

Usando as somas na Tabela 8.2 com a Equação 8.2, obtemos

$$r = \frac{\sum xy - \frac{(\sum x)(\sum y)}{n}}{\sqrt{\left[\sum x^2 - \frac{(\sum x)^2}{n}\right]\left[\sum y^2 - \frac{(\sum y)^2}{n}\right]}}$$

$$= \frac{700 - \frac{(99)(83)}{15}}{\sqrt{\left[869 - \frac{(99)^2}{15}\right]\left[575 - \frac{(83)^2}{15}\right]}}$$

$$= \frac{152{,}20}{\sqrt{[215{,}60][115{,}73]}}$$

$$= 0{,}964$$

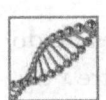

Exemplo 8.2

Use a Equação 8.2 para calcular o r de Pearson para os dados na Tabela 8.3. Por enquanto, não é necessário se preocupar com o significado dos dados dessa tabela.

Tabela 8.3	Porcentagem de alunos que recebem almoço gratuitamente ou por um preço reduzido e porcentagem de alunos que normalmente usam capacete ao andar de bicicleta em 9 escolas.	
Número da escola	Porcentagem de almoço gratuito ou por preço reduzido	Porcentagem que usa capacete
1	17	18
2	15	25
3	25	15
4	4	29
5	36	8
6	40	8
7	20	19
8	8	28
9	29	11

Solução Para fins de cálculo, será conveniente organizar os dados na Tabela 8.3 como mostra a Tabela 8.4. Chamaremos a porcentagem de almoço gratuito de variável x e a porcentagem de alunos que usam capacete de variável y.

Tabela 8.4 Porcentagem de alunos que recebem almoço gratuitamente ou por um preço reduzido e porcentagem de alunos que normalmente usam capacete ao andar de bicicleta organizadas para o cálculo do r de Pearson.

Número da escola	x	y	xy	x^2	y^2
1	17	18	306	289	324
2	15	25	375	225	625
3	25	15	375	625	225
4	4	29	116	16	841
5	36	8	288	1296	64
6	40	8	320	1600	64
7	20	19	380	400	361
8	8	28	224	64	784
9	29	11	319	841	121
Σ	194	161	2703	5356	3409

Usando as somas na Tabela 8.4 e a Equação 8.2, obtemos

$$r = \frac{\sum xy - \frac{(\sum x)(\sum y)}{n}}{\sqrt{\left[\sum x^2 - \frac{(\sum x)^2}{n}\right]\left[\sum y^2 - \frac{(\sum y)^2}{n}\right]}}$$

$$= \frac{2703 - \frac{(194)(161)}{9}}{\sqrt{\left[5356 - \frac{(194)^2}{9}\right]\left[3409 - \frac{(161)^2}{9}\right]}}$$

$$= \frac{-767{,}44}{\sqrt{[1174{,}22][528{,}89]}}$$

$$= -0{,}974$$

Agora que podemos calcular o r de Pearson, retornamos à questão do significado do resultado obtido dessa forma. Mais especificamente, examinaremos a natureza e a força da relação entre x e y.

8.2.2 A natureza da relação

Considere os dados na Tabela 8.1. Esses dados fictícios representam duas medidas tomadas de 15 indivíduos. A primeira é um escore de questionário que mostra até que ponto o indivíduo tem acesso a assistência médica. O intervalo dessa escala é de 1 a 13, sendo que 1 representa nenhum acesso e 13 indica que há disponibilidade de acesso total a todas as áreas do serviço médico (isto é, clínico, dentário etc.). A segunda medida é um escore do índice geral de bem-estar que varia de 1 a 10. Um estado geral de saúde muito fraco seria representado com 1, enquanto 10 indicaria uma boa saúde geral. Observe o padrão nesses dados. As pessoas com altos escores de acesso tendem a também obter altos escores de bem-estar, e vice-versa. Enquanto isso, as pessoas com baixos escores de acesso tendem a obter baixos escores de bem-estar.

Esse padrão é percebido mais claramente no diagrama bivariado representado na Figura 8.1. Um **diagrama bivariado** usa pontos para representar pares de escores para cada indivíduo. Por exemplo, fazendo uma leitura à direita pelo eixo X (acesso) e de cima para baixo pelo eixo Y (bem-estar), podemos ver que um indivíduo obteve escores de acesso e bem-estar de 11 e 9, respectivamente. Um segundo indivíduo obteve escores de 2 e 2. Um padrão distinto pode ser visto nessa figura. À medida que os escores de acesso aumentam, os escores de bem-estar também tendem a aumentar. Quando existem relações desse tipo — isto é, quando valores altos de uma variável tendem a estar associados a valores altos de outra variável, e valores baixos de uma variável tendem a estar associados a valores baixos de outra variável —, os dados são considerados **positivamente correlacionados**. Nessa circunstância, o r de Pearson será um número positivo. Esse é caso dos dados na Tabela 8.1, cuja correlação calculamos na página 267 e descobrimos ser 0,964.

Considere agora os dados na Tabela 8.3 e o diagrama bivariado na Figura 8.2. Uma medida bruta, porém muito utilizada em caso de *status* socioeconômico em uma escola, é o percentual de alunos da escola que se qualificam para receber almoço gratuitamente ou a um preço reduzido. As porcentagens de crianças que se qualificam para receber almoço gratuitamente ou a um preço reduzido e as porcentagens de crianças que dizem usar capacete regularmente quando andam de bicicleta aparecem na Tabela 8.3 e na Figura 8.2 para nove escolas. A partir dessa tabela e, mais claramente, dessa figura, podemos perceber que as escolas com baixas porcentagens de crianças que recebem almoço gratuitamente ou a um preço reduzido tendem a ter percentuais mais altos de uso regular de capacetes quando andam de bicicleta, enquanto as escolas com percentuais mais altos de alunos que recebem almoço gratuitamente ou a um preço reduzido normalmente usam capacete com menos regularidade. Quando existem relações desse tipo — ou seja, quando valores altos de uma variável tendem a estar associados a valores baixos de outra variável e valores baixos de uma variável tendem a estar associados a valores altos de outra variável —, os dados são considerados **negativamente correlacionados**. Nessa circunstância, o r de Pearson será um número negativo. Esse é o caso dos dados da Tabela 8.3, cuja correlação foi calculada na página 268 e verificou-se ser −0,974.

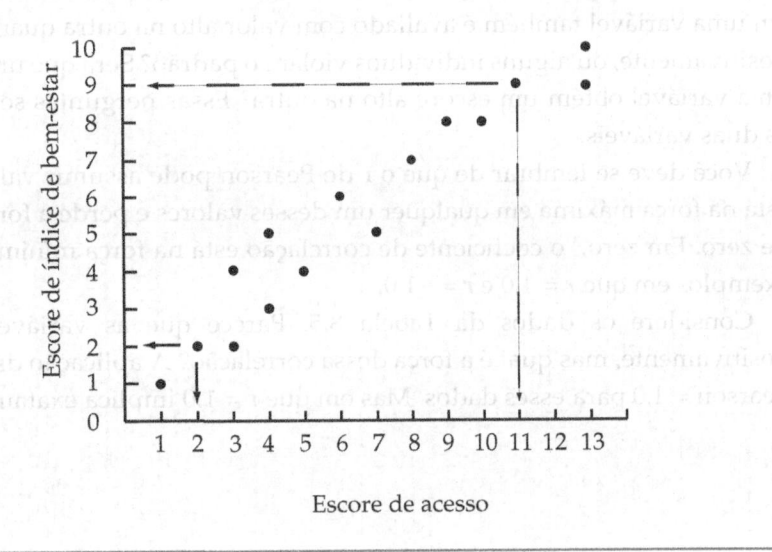

Figura 8.1 Diagrama bivariado de escores de acesso a assistência médica e escores de índice de bem-estar correlacionados positivamente.

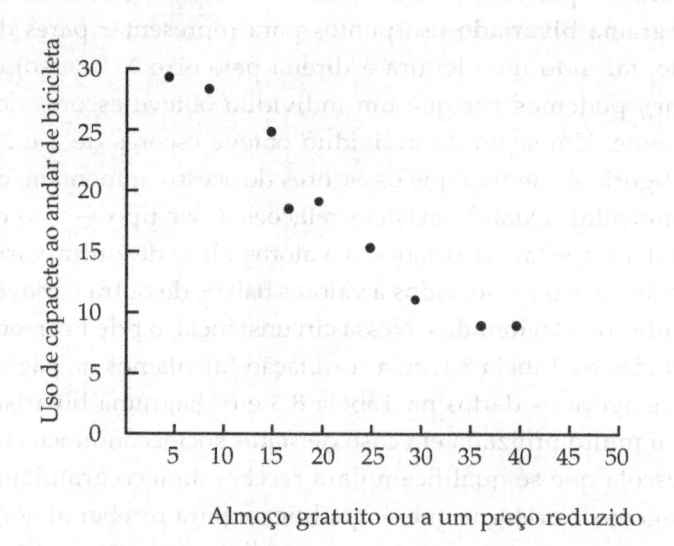

[Gráfico: eixo y "Uso de capacete ao andar de bicicleta" (0 a 30), eixo x "Almoço gratuito ou a um preço reduzido" (5 a 50), com pontos dispersos mostrando correlação negativa]

Figura 8.2 Diagrama bivariado de percentuais negativamente correlacionados de alunos que recebem almoço gratuitamente ou a um preço reduzido e percentuais de alunos que usam capacetes ao andar de bicicleta em nove escolas.

8.2.3 Força da relação

Ao descrever a natureza da relação entre duas variáveis, dissemos que, quando duas variáveis são positivamente correlacionadas, valores altos em uma variável *tendem* a estar associados a valores altos na segunda variável, e que valores baixos em uma variável *tendem* a estar associados a valores baixos na segunda variável. O verbo *tender* também foi usado na descrição de correlações negativas. Mas qual é a força dessa tendência? Será que cada indivíduo avaliado com um valor alto em uma variável também é avaliado com valor alto na outra quando os dados são correlacionados positivamente, ou alguns indivíduos violam o padrão? Será que um indivíduo com escores altos em uma variável obtém um escore alto na outra? Essas perguntas se referem à força da relação entre as duas variáveis.

Você deve se lembrar de que o r de Pearson pode assumir valores entre –1 e 1. O r de Pearson está na força máxima em qualquer um desses valores e perde a força à medida que ele aproxima-se de zero. Em zero,[3] o coeficiente de correlação está na força mínima. Começaremos examinando os exemplos em que $r = 1,0$ e $r = -1,0$.

Considere os dados da Tabela 8.5. Parece que as variáveis x e y estão correlacionadas positivamente, mas qual é a força dessa correlação? A aplicação da Equação 8.2[4] mostraria que r de Pearson = 1,0 para esses dados. Mas em que $r = 1,0$ implica exatamente?

---

[3] Lidaremos com o caso de correlação zero em uma seção separada.

[4] Deixaremos que você execute esse cálculo.

Tabela 8.5	Conjunto de dados em que $r = 1{,}0$.			
Número do indivíduo	x	y	x^2	y^2
1	4	11	16	121
2	6	15	36	225
3	11	25	121	625
4	4	11	16	121
5	9	21	81	441
6	5	13	25	169
7	8	19	64	361
8	13	29	169	841
Σ	60	144	528	2904

Um coeficiente de correlação de 1,0 significa que cada indivíduo obtém exatamente o mesmo escore nas duas variáveis quando as diferenças de escala são eliminadas pela expressão das duas variáveis em termos de escores z.[5] Os dados na Tabela 8.6 mostram as variáveis na Tabela 8.5 expressas como escores z. Mostraremos como os dois primeiros valores x e y foram convertidos em escores z, mas deixaremos que confirme as outras conversões.

Os dados de amostra são convertidos em escores z por meio da aplicação da Equação 2.23, que é repetida aqui para sua conveniência.

$$z = \frac{x - \bar{x}}{s}$$

Aqui, x é o escore a ser convertido, e $\bar{x}$ e s são a média e o desvio padrão da amostra, respectivamente. O uso das somas da Tabela 8.5 e os cálculos da média e do desvio padrão de x por meio da Equação 2.1 e da Equação 2.16 resultam em

$$\bar{x} = \frac{\sum x}{n} = \frac{60}{8} = 7{,}5$$

e

$$s = \sqrt{\frac{\sum x^2 - \frac{(\sum x)^2}{n}}{n-1}} = \sqrt{\frac{528 - \frac{(60)^2}{8}}{7}} = 3{,}338$$

Tabela 8.6	Valores de x e y da Tabela 8.5 em forma de escores z.		
Número do indivíduo	z_x	z_y	$z_x z_y$
1	−1,049	−1,049	1,100
2	−0,449	−0,449	0,202
3	1,049	1,049	1,100
4	−1,049	−1,049	1,100
5	0,449	0,449	0,202
6	−0,749	−0,749	0,561
7	0,150	0,150	0,023
8	1,648	1,648	2,716
Σ	00,000[a]	00,000	7,000[b]

[a] A soma de z_x e z_y é zero quando os cálculos são executados com um número suficiente de casas decimais.
[b] A soma de $z_x z_y$ é 7,000 quando os cálculos são executados com um número suficiente de casas decimais.

---
5 Seria muito bom revisar a página 37 antes de seguir adiante.

Então, para $x = 4$ e $x = 6$,

$$z_4 = \frac{x - \bar{x}}{s} = \frac{4{,}0 - 7{,}5}{3{,}338} = -1{,}049$$

e

$$z_6 = \frac{x - \bar{x}}{s} = \frac{6{,}0 - 7{,}5}{3{,}338} = -0{,}449$$

Usando as equações 2.1 e 2.16 para y, obtemos

$$\bar{y} = \frac{\sum y}{n} = \frac{144}{8} = 18{,}0$$

e

$$s = \sqrt{\frac{\sum y^2 - \frac{(\sum y)^2}{n}}{n-1}} = \sqrt{\frac{2904 - \frac{(144)^2}{8}}{7}} = 6{,}676.$$

Então, para $y = 11$ e $y = 15$,

$$z_{11} = \frac{y - \bar{y}}{s} = \frac{11{,}0 - 18{,}0}{6{,}676} = -1{,}049$$

e

$$z_{15} = \frac{y - \bar{y}}{s} = \frac{15{,}0 - 18{,}0}{6{,}676} = -0{,}449.$$

Observe que os indivíduos um e dois obtêm exatamente o mesmo escore em x e y quando essas variáveis são convertidas na escala comum do escore z. Isso também é verdadeiro para os indivíduos restantes, como podemos ver na Tabela 8.6. Podemos confirmar que $r = 1$ pela aplicação da Equação 8.3, o que resulta em

$$r = \frac{\sum z_x z_y}{n-1} = \frac{7}{7} = 1{,}000.$$

Como o r de Pearson avalia o grau ao qual x e y estão linearmente relacionados, quando $r = 1{,}0$, o diagrama bivariado de x e y mostra que os pontos individuais caem em uma linha. Isso pode ser visto na Figura 8.3. Diferentemente, o diagrama da Figura 8.1 dos dados para os quais $r = 0{,}964$ sugere uma relação linear, mas não constitui uma linha mostrando que não existe uma relação linear perfeita.

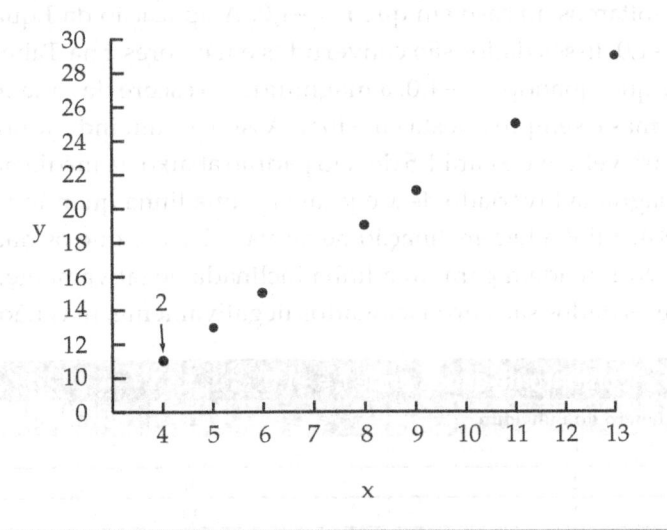

Figura 8.3 Diagrama bivariado de dados da Tabela 8.5 para o qual $r = 1,0$.

Compare os escores z da Tabela 8.6 onde $r = 1,0$ com aqueles da Tabela 8.7 que foram gerados a partir dos dados na Tabela 8.1, onde $r = 0,964$. Embora cada indivíduo tenha escores z semelhantes nas variáveis de acesso e bem-estar, seus escores não são idênticos, o que resulta em um r de Pearson de menos de 1,00. Apesar disso, a semelhança entre os dois conjuntos de escores z é suficiente para produzir uma correlação *quase* perfeita de 0,964. O valor do coeficiente de correlação calculado anteriormente pode ser confirmado por meio da aplicação da Equação 8.3 que, juntamente com os resultados da Tabela 8.7, resulta em

$$r = \frac{\sum z_x z_y}{n-1}$$
$$= \frac{13,490}{14}$$
$$= 0,964.$$

Tabela 8.7	Acesso a escores de serviço médico e bem-estar da Tabela 8.1 expressos em forma de escores z.		
Número do indivíduo	Escore de acesso	Escore de bem-estar	Acesso × bem-estar
1	−0,917	−1,229	1,127
2	−0,153	0,162	−0,025
3	1,631	1,206	1,967
4	−1,427	−1,577	2,250
5	0,102	−0,185	−0,019
6	0,357	0,510	0,182
7	1,631	1,554	2,535
8	0,866	0,858	0,743
9	−1,172	−1,229	1,440
10	−0,663	−0,881	0,584
11	−0,408	−0,533	0,217
12	1,121	1,206	1,352
13	−0,663	−0,185	0,123
14	−0,917	−0,533	0,489
15	0,612	0,858	0,525
Σ	00,000	00,000[a]	13,490

[a] A soma dos escores z de bem-estar é 0,000 quando os cálculos são executados com um número suficiente de casas decimais.

Agora, voltamos ao caso em que $r = -1,0$. A aplicação da Equação 8.2 aos dados na Tabela 8.8 geraria $r = -1,0$. Esses dados são convertidos em escores z na Tabela 8.9.

Observe que, quando $r = -1,0$, a magnitude do escore de cada indivíduo sobre as duas variáveis é a mesma, mas é sempre oposta em sinal. Assim, se um indivíduo está 1,5 desvio padrão acima da média na variável x, ele estará 1,5 desvio padrão abaixo da média na variável y. Assim como quando $r = 1,0$, o diagrama bivariado de x e y cai em uma linha quando $r = -1,0$, mas, como podemos ver na Figura 8.4, a linha tem inclinação negativa. Observe que os dados representados na Figura 8.2, onde $r = -0,974$, tendem para uma linha inclinada negativamente, mas não constituem uma linha. Isso porque os dados são correlacionados negativamente, mas não de forma perfeita.

Tabela 8.8 Conjunto de dados onde $r = -1,0$.

Número do indivíduo	x	y
1	4	29
2	6	25
3	11	15
4	4	29
5	9	19
6	5	27
7	8	21
8	13	11
Σ	60	176

Tabela 8.9 Valores de x e y da Tabela 8.8 expressos em forma de escores z.

Número do indivíduo	z_x	z_y	$z_x z_y$
1	−1,049	1,049	−1,100
2	−0,449	0,449	−0,202
3	1,049	−1,049	−1,100
4	−1,049	1,049	−1,100
5	0,449	−0,449	−0,202
6	−0,749	0,749	−0,561
7	0,150	−0,150	−0,023
8	1,648	−1,648	−2,716
Σ	00,000	00,000	−7,000[a]

[a] A soma de $z_x z_y$ é −7,000 quando os cálculos são executados com um número suficiente de casas decimais.

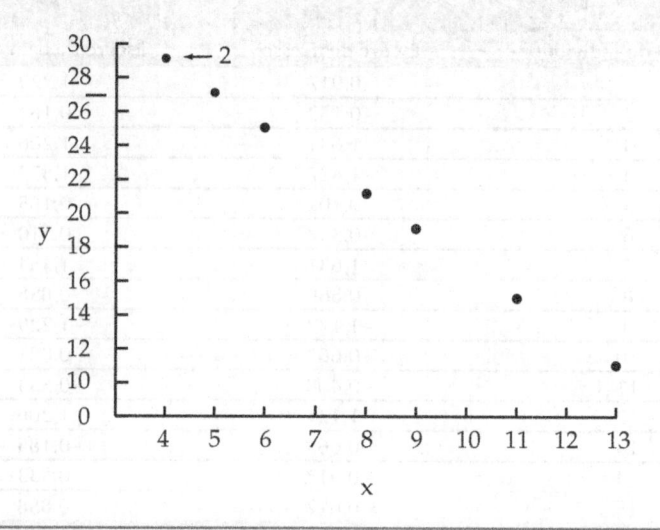

Figura 8.4 Diagrama bivariado dos dados da Tabela 8.8 para os quais $r = -1,0$.

Em geral, então, para dados correlacionados positivamente, quanto mais próximo r estiver de um, mais semelhantes serão os escores sobre as variáveis x e y quando as duas variáveis forem expressas na escala comum do escore z. Quando $r = 1,0$, os escores z para as duas variáveis são idênticos. Para dados correlacionados negativamente, quanto mais próximo de –1 (um negativo) for r, mais fortemente as duas variáveis tenderão a exibir magnitude igual, mas sinais opostos. Agora, examinaremos o que acontece quando r é zero.

8.2.4 Correlação zero

Pesquisadores ingênuos às vezes interpretam a correlação zero entre x e y como um indicativo de que não existe relação entre as duas variáveis. Isso não acontece, necessariamente. Uma correlação zero existirá quando não houver relação entre x e y, mas também poderá existir quando certas relações *não lineares* forem expressas nos dados. Considere o diagrama bivariado representado na Figura 8.5.

Esse diagrama tem por finalidade representar uma situação em que não existe relação entre as duas variáveis. Na verdade, nenhum padrão é discernível nesses dados. Esse conjunto de dados gerará correlação zero, pois x e y não estão relacionados. Mas considere agora os dados na Tabela 8.10.

A aplicação da Equação 8.2 a esses dados mostrará que $r = 0,0$. Mas será que isso significa que não existe relação entre x e y? A resposta certamente é não, como podemos ver no diagrama representado na Figura 8.6.

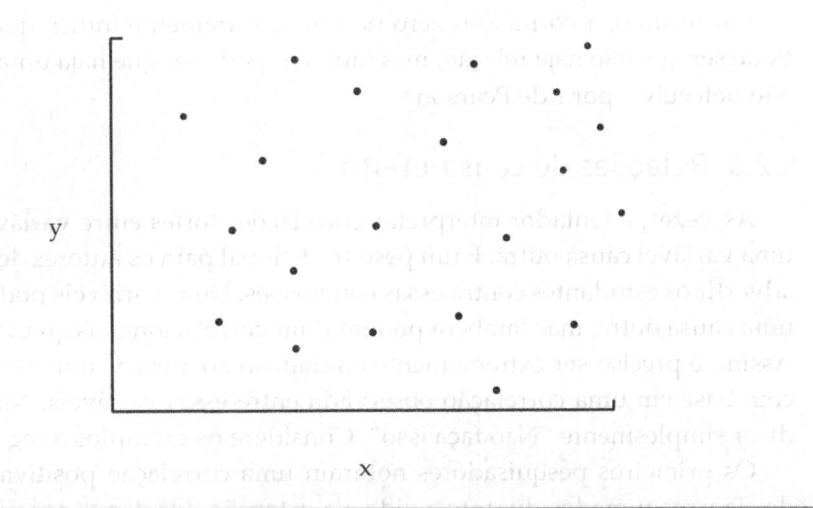

Figura 8.5 Diagrama bivariado em que não existe relação entre x e y.

Tabela 8.10	Conjunto de dados para os quais $r = 0,0$.	
Número do indivíduo	x	y
1	1	1
2	2	2
3	3	3
4	4	4
5	5	4
6	6	3
7	7	2
8	8	1

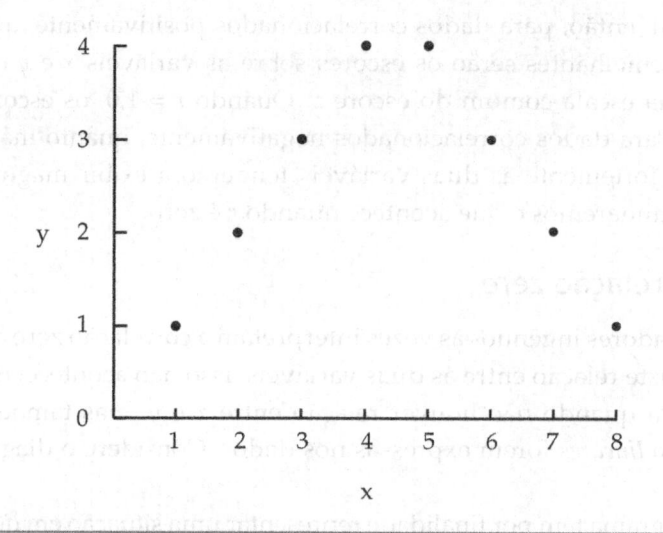

Figura 8.6 Diagrama bivariado dos dados para os quais r = 0,0, mas uma relação entre x e y é aparente.

É óbvio que, para os valores de x entre 1 e 4, y aumenta à medida que x aumenta, mas para os valores de x entre 5 e 8, y diminui com o aumento de x. O r de Pearson simplesmente não é projetado para detectar relações desse tipo. Ele é projetado para detectar relações *lineares*. Ou seja, relações que tendem a ser caracterizadas por uma linha. Muitas outras formas não lineares não são detectáveis por r de Pearson.

Em resumo, a correlação zero não necessariamente indica que não existe relação entre x e y.[6] Pode ser que não haja relação, mas também pode ser que haja uma relação, mas ela tem uma forma não detectável por r de Pearson.

8.2.5 Relações de causa-efeito

Às vezes, é tentador interpretar correlações fortes entre variáveis como uma indicação de que uma variável causa outra. É um peso tradicional para os autores de textos introdutórios à estatística advertir os estudantes contra essas conclusões. Duas variáveis podem estar correlacionadas porque uma causa outra, mas também podem estar correlacionadas quando não existe uma relação causal. Assim, é preciso ser extremamente cuidadoso ao afirmar uma relação causal entre duas variáveis com base em uma correlação observada entre essas variáveis. Na verdade, não seria imprudente dizer simplesmente "Não faça isso". Considere os exemplos a seguir.

Os primeiros pesquisadores notaram uma correlação positiva forte entre o número estimado de cigarros fumados durante a vida e a extensão dos danos aos pulmões observados em autópsia. O fumo danifica os pulmões humanos? Diversos estudos mostraram que sim. Porém, nenhuma conclusão desse tipo deverá ser alcançada com base na alta correlação positiva entre o número de cigarros fumados e a patologia observada. Um exemplo trivial, porém revelador, mostrará por quê.

Suponha que, para cada um dos 365 dias de um determinado ano, tivéssemos que registrar (1) a quantidade de sorvete consumido na Flórida e (2) o número de pessoas que se afogam em piscinas ou praias na Flórida. Você acha que essas duas variáveis estariam correlacionadas? A resposta é, obviamente, sim. Em dias em que mais sorvetes são consumidos, haverá uma tendência a observar mais afogamentos. Quando pouco sorvete é consumido, poucos afogamentos acontecem. Tomar sorvete faz com que as pessoas se afoguem? E, mais ridículo do que isso, afogamentos fazem com que pessoas tomem sorvete?[7]

O motivo para a correlação entre essas duas variáveis é óbvio — ambas estão relacionadas à temperatura. Em dias quentes, mais sorvetes são tomados e mais pessoas vão para piscinas ou

---

6   Existem exceções teóricas, como o caso da normalidade bivariada, mas elas são mais de interesse teórico do que prático.

7   Pelo que sabemos, não existem registros de testemunhas em que vítimas de afogamento tenham sido ouvidas pedindo sorvete enquanto se afogavam.

para a praia. Em dias frios, menos sorvete é consumido e menos pessoas vão para praias e piscinas. Assim, o consumo de sorvete e o afogamento estão substancialmente relacionados devido à sua relação com uma terceira variável, e não por qualquer relação direta. Esse tipo de situação pode se desenvolver em quase todo contexto de pesquisa.

8.2.6 Teste de hipótese e intervalo de confiança

Até agora, caracterizamos r de Pearson como uma estatística descritiva. Isto é, como uma estatística que descreve a relação entre duas variáveis. Mas, assim como usamos a média da amostra ($\bar{x}$) para fazer inferências da média da população (μ), também podemos usar o coeficiente de correlação da amostra (r) para fazer inferências do coeficiente de correlação da população (ρ). Faremos isso por meio dos mecanismos de teste de hipótese e intervalos de confiança.

Teste de $H_0 : \rho = 0$. Na maioria dos casos, o pesquisador estará interessado em determinar se há uma correlação entre x e y na população. Nessa circunstância, a hipótese nula natural a ser testada é

$$H_0 : \rho = 0$$

onde ρ é a correlação da população. Esse teste pode ser executado por meio de um teste t cuja forma é a seguinte:

$$t = \frac{r}{\sqrt{\frac{1-r^2}{n-2}}} \quad (8.4)$$

Os graus de liberdade para esse teste são $n - 2$, onde n é o número de pares. A hipótese alternativa bicaudal é

$$H_A : \rho \neq 0$$

e as alternativas unicaudais assumem uma das seguintes formas:

$$H_A : \rho < 0$$

ou

$$H_A : \rho > 0$$

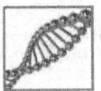

Exemplo 8.3

Na página 267, descobrimos que a correlação entre os 15 pares de bem-estar e acesso e os escores de assistência médica foi 0,964. Teste esse coeficiente de significância com as hipóteses nula e alternativa a seguir.

$$H_0 : \rho = 0$$
$$H_A : \rho > 0$$

Solução Pela Equação 8.4,

$$t = \frac{r}{\sqrt{\frac{1-r^2}{n-2}}} = \frac{0,964}{\sqrt{\frac{1-0,964^2}{15-2}}} = 13,072$$

A referência ao Apêndice B mostra que o t crítico para um teste unicaudal realizado com $\alpha = 0,05$ com 13 graus de liberdade é 1,771. Como o t calculado ultrapassa esse valor, a hipótese nula é rejeitada. Como resultado, o pesquisador pode estar certo de que a correlação da população é maior do que 0.

Teste de $H_0 : \rho = \rho_0$. Na maior parte das circunstâncias, o pesquisador desejará saber se a correlação da população difere de zero. Ocasionalmente, porém, o pesquisador desejará saber se a correlação da população difere de algum valor diferente de zero. Como a distribuição amostral de r é simétrica quando $\rho = 0$, o teste t é robusto para testes de $H_0 : \rho = 0$. Quando o valor nulo especificado é diferente de zero, a distribuição amostral de r é assimétrica sob a hipótese nula, de modo que o teste t pode produzir resultados enganosos devido a uma falha da hipótese de normalidade. Como resultado, a Equação 8.4 geralmente não é apropriada para o teste. Fisher [15, 16] propôs um método de teste que contorna esse problema em grande parte. A estatística de teste a seguir é baseada no método de Fisher.

$$Z = \frac{0{,}5\ln\left(\frac{1+r}{1-r}\right) - 0{,}5\ln\left(\frac{1+\rho_0}{1-\rho_0}\right)}{\sqrt{\frac{1}{\sqrt{n-3}}}} \tag{8.5}$$

Aqui, ln é o log natural, ρ_0 é o valor hipotético do coeficiente de correlação da população e n é o número de pares. Essa estatística tem distribuição aproximadamente normal, de modo que o teste pode ser realizado por referência à curva normal.

Exemplo 8.4

Pela literatura, um pesquisador sabe que a correlação entre uma forma abreviada da escala de atitude para a avaliação de comportamentos sexuais de risco e uma forma mais elaborada da escala é 0,57. Em uma tentativa de melhorar a correlação entre as formas curta e longa da escala, o pesquisador substitui vários itens na forma abreviada. Os dois instrumentos são então administrados a um grupo de 18 alunos universitários. O pesquisador descobre uma correlação de 0,71 entre a nova versão da forma curta e a forma longa. Use essa informação para realizar um teste bicaudal da hipótese nula

$$H_0 : \rho = 0{,}57$$

Solução Pela Equação 8.5,

$$Z = \frac{0{,}5\ln\left(\frac{1+r}{1-r}\right) - 0{,}5\ln\left(\frac{1+\rho_0}{1-\rho_0}\right)}{\sqrt{\frac{1}{\sqrt{n-3}}}} = \frac{0{,}5\ln\left(\frac{1+0{,}71}{1-0{,}71}\right) - 0{,}5\ln\left(\frac{1+0{,}57}{1-0{,}57}\right)}{\sqrt{\frac{1}{\sqrt{18-3}}}} = \frac{0{,}887 - 0{,}648}{0{,}258} = 0{,}926$$

Pelo Apêndice A, podemos ver que os valores Z críticos para um teste bicaudal realizado em $\alpha = 0{,}05$ são −1,96 e 1,96. Como o Z calculado está entre esses dois valores, a hipótese nula não é rejeitada. Isso significa que o pesquisador foi incapaz de demonstrar uma mudança na correlação após modificar a forma curta da escala.

Intervalo de confiança para a estimativa de ρ. Um intervalo de confiança baseado no raciocínio por trás da Equação 8.5 é possível e provavelmente é mais empregado do que o método apresentado aqui. Porém, o método dado geralmente é superior e, portanto, recomendado.

As estimativas de limites inferior e superior para ρ podem ser obtidas por

$$I = \frac{(1+F)r + (1-F)}{(1+F) + (1-F)r} \tag{8.6}$$

$$S = \frac{(1+F)r - (1-F)}{(1+F) - (1-F)r} \tag{8.7}$$

Nessas equações, r é o coeficiente de correlação da amostra e F é o valor apropriado do Apêndice C. Os graus de liberdade para F são $n - 2$ para os graus de liberdade do numerador e do denominador. São possíveis intervalos unilateral e bilateral, como indicado na parte superior esquerda da Tabela F.

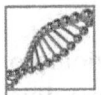

Exemplo 8.5

Use a escala de avaliação de comportamentos sexuais de risco citada anteriormente para formar um intervalo de confiança bidirecional de 95% para a estimativa de ρ. A correlação observada nesse estudo foi 0,71, que foi obtida pelos dados coletados de 18 estudantes. Use o intervalo resultante para realizar um teste bicaudal de $H_0 : \rho = 0{,}57$ em $\alpha = 0{,}05$. Como você obtém seu resultado?

Solução   Pela Equação 8.6,

$$I = \frac{(1 + 2{,}76)\,0{,}71 + (1 - 2{,}76)}{(1 + 2{,}76) + (1 - 2{,}76)\,0{,}71} = \frac{0{,}910}{2{,}510} = 0{,}363$$

e

$$S = \frac{(1 + 2{,}76)\,0{,}71 - (1 - 2{,}76)}{(1 + 2{,}76) - (1 - 2{,}76)\,0{,}71} = \frac{4{,}430}{5{,}010} = 0{,}884$$

$F = 2{,}76$ foi obtido através do Apêndice C para um intervalo de confiança bilateral com graus de liberdade do numerador e do denominador de $18 - 2 = 16$. O pesquisador pode, portanto, ter 95% de confiança de que o coeficiente de correlação da população se encontra entre 0,363 e 0,884. O teste de hipótese bicaudal não seria rejeitado, pois o valor hipotético de 0,57 se encontra entre os dois limites.

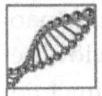

Exemplo 8.6

Dados $r = 0{,}82$ e $n = 52$, determine uma estimativa de limite inferior para ρ em que você possa ter 99% de confiança.

Solução   Pela Equação 8.6,

$$\begin{aligned} I &= \frac{(1 + F)\,r + (1 - F)}{(1 + F) + (1 - F)\,r} \\ &= \frac{(1 + 1{,}95)\,0{,}82 + (1 - 1{,}95)}{(1 + 1{,}95) + (1 - 1{,}95)\,0{,}82} \\ &= \frac{1{,}469}{2{,}171} \\ &= 0{,}68 \end{aligned}$$

$F = 1{,}95$ foi obtido através do Apêndice C para um intervalo de confiança de 99% com 50 graus de liberdade no numerador e no denominador.

8.2.7 Hipóteses

Ao contrário do que acreditam alguns pesquisadores, não existem hipóteses estatísticas por trás do cálculo de r e seu uso subsequente como uma estatística descritiva. Porém, certas hipóteses se aplicam aos testes de hipótese e intervalos de confiança associados a essa estatística. Duas hipóteses principais nos interessam. Primeiro, consideramos que pares de dados são amostrados a partir de uma distribuição normal bivariada. Essa distribuição pode ser imaginada como uma versão tridimensional da curva normal. Testes de hipótese e intervalos de confiança podem ou não ser robustos contra violações dessa hipótese, dependendo da forma de distribuição da população e do valor de ρ. Em geral, os pesquisadores devem ter cuidado ao usar os métodos de inferência apresentados aqui, e devem fazer isso particularmente quando x e/ou y parecem sair da normalidade em um grau significativo.[8]

Consideramos também que cada par de dados é independente de todos os outros. Uma violação dessa hipótese poderia ocorrer, por exemplo, se o mesmo indivíduo fosse testado para x e y em dois pontos diferentes no tempo. As inferências com relação a ρ não podem depender de quando essa hipótese é violada.

8.3 Teste qui-quadrado para independência

O teste qui-quadrado para independência é usado para testar a hipótese nula de que duas variáveis discretas são independentes contra a alternativa de que elas não são independentes. Já vimos esse teste antes, embora de forma restrita, na Seção 7.3. Isso porque o teste qui-quadrado para independência é simplesmente uma forma mais geral do teste qui-quadrado de 2 por k tratado naquela seção.[9]

O qui-quadrado obtido é calculado a partir da Equação 7.10, repetida aqui para a sua conveniência.

$$\chi^2 = \sum_{\text{todas as células}} \left[\frac{(f_o - f_e)^2}{f_e} \right]$$

Aqui, f_o e f_e são as frequências observada e esperada. A **frequência observada** é simplesmente o número de resultados que ocorrem na célula dada, como mostra a Tabela 8.11. Nessa tabela, usamos subscritos duplos para indicar a linha e a coluna de cada entrada de célula. Por exemplo, se a variável um representa o *status* de vacinação contra hepatite B e a categoria um representa "não vacinado", a categoria dois representa "vacinado" e a categoria três representa "desconhecido", e a variável dois indica município de residência, então f_{o11} seria o número de pessoas no município um que foram vacinadas e f_{o21} seria o número de pessoas no município dois que foram vacinadas. As entradas f_{o13} e f_{o23} representariam os números nesses municípios cujos *status* são desconhecidos.

O f_e são os números a serem **esperados** em cada célula *se a hipótese nula for verdadeira* e são calculados por meio da Equação 7.11, que é repetida aqui para a sua conveniência.

Tabela 8.11 Representação de uma tabela de qui-quadrado de j por k.

		Variável um			
		Categoria um	Categoria dois	Categoria ...	Categoria k
Variável dois	Categoria um	f_{o11} f_{e11}	f_{o12} f_{e12}	... ...	f_{o1k} f_{e1k}
	Categoria dois	f_{o21} f_{e21}	f_{o22} f_{e22}	... ...	f_{o2k} f_{e2k}
	Categoria ⋮	⋮	⋮	⋮	⋮
	Categoria j	f_{oj1} f_{ej1}	f_{oj2} f_{ej2}	... ...	f_{ojk} f_{ejk}

---

[8] Ter x e y distribuídos normalmente não garante normalidade bivariada, mas ter x e/ou y não normal garante que a normalidade bivariada não foi alcançada.

[9] Recomendamos fortemente reler a Seção 7.3 antes de seguir adiante.

$$f_e = \frac{(N_R)(N_C)}{N}$$

Aqui, N_R é o total da linha para a célula cuja frequência esperada está sendo calculada e N_C é o total da coluna para a mesma célula.[10]

A notação "..." usada na Tabela 8.11 indica que o número de colunas continua até a última coluna, que é chamada de coluna k. De modo semelhante, a notação ":" indica que o número de linhas continua até a última linha, que é chamada de linha j. Tudo o que isso significa é que a tabela pode ter qualquer quantidade de linhas e colunas. Os graus de liberdade para a estatística de teste são calculados por

$$\boxed{\chi^2_{gl} = (j-1)(k-1)} \tag{8.8}$$

onde j e k são o número de linhas e colunas na tabela, respectivamente.

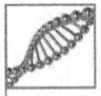

Exemplo 8.7

Suponha que realizemos um estudo em três municípios rurais para determinar o *status* de vacinação contra a hepatite B. Descobrimos que, no município um, 41 pessoas foram vacinadas, 126 não foram vacinadas e 452 não souberam informar. No município dois, 202 foram vacinadas, 210 não foram vacinadas e 440 não souberam informar. No último município, 330 foram vacinadas, 614 não foram vacinadas e 680 não souberam informar.

Use esses dados para realizar uma análise qui-quadrado. Interprete os resultados.

Solução As frequências observada (colchetes) e esperada (parênteses), bem como os totais de linha e coluna, são dispostos como mostra a Tabela 8.12. As frequências esperadas foram calculadas por meio da Equação 7.11 da seguinte forma (V = vacinada; NV = não vacinada; U = não souberam informar):

$$f_{e11} = \frac{(N_{um})(N_V)}{N} = \frac{(619)(573)}{3095} = 114{,}60$$

$$f_{e12} = \frac{(N_{um})(N_{NV})}{N} = \frac{(619)(950)}{3095} = 190{,}00$$

$$f_{e13} = \frac{(N_{um})(N_U)}{N} = \frac{(619)(1572)}{3095} = 314{,}40$$

$$f_{e21} = \frac{(N_{dois})(N_V)}{N} = \frac{(852)(573)}{3095} = 157{,}74$$

$$f_{e22} = \frac{(N_{dois})(N_{NV})}{N} = \frac{(852)(950)}{3095} = 261{,}52$$

$$f_{e23} = \frac{(N_{dois})(N_U)}{N} = \frac{(852)(1572)}{3095} = 432{,}74$$

$$f_{e31} = \frac{(N_{três})(N_V)}{N} = \frac{(1624)(573)}{3095} = 300{,}66$$

$$f_{e32} = \frac{(N_{três})(N_{NV})}{N} = \frac{(1624)(950)}{3095} = 498{,}48$$

$$f_{e33} = \frac{(N_{três})(N_U)}{N} = \frac{(1624)(1572)}{3095} = 824{,}86$$

---
10 Veja mais detalhes na Seção 7.3.

Tabela 8.12	Dados da pesquisa dispostos para a análise qui-quadrado.			
	Vacinados	Não vacinados	Desconhecido	
Município um	[41] (114,60)	[126] (190,00)	[452] (314,40)	619
Município dois	[202] (157,74)	[210] (261,52)	[440] (432,74)	852
Município três	[330] (300,66)	[614] (498,48)	[680] (824,86)	1624
	573	950	1572	N = 3095

Então, pela Equação 7.10, o qui-quadrado calculado é

$$\chi^2 = \sum_{\substack{\text{todas as} \\ \text{células}}} \left[\frac{(f_o - f_e)^2}{f_e} \right]$$

$$= \frac{(41 - 114{,}60)^2}{114{,}60} + \frac{(126 - 190{,}00)^2}{190{,}00} + \frac{(452 - 314{,}40)^2}{314{,}40} + \frac{(202 - 157{,}74)^2}{157{,}74}$$

$$+ \frac{(210 - 261{,}52)^2}{261{,}52} + \frac{(440 - 432{,}74)^2}{432{,}74} + \frac{(330 - 300{,}66)^2}{300{,}66} + \frac{(614 - 498{,}48)^2}{498{,}48}$$

$$+ \frac{(680 - 824{,}86)^2}{824{,}86}$$

$$= 47{,}27 + 21{,}56 + 60{,}22 + 12{,}42 + 10{,}15 + 0{,}12 + 2{,}86 + 26{,}77 + 25{,}44$$

$$= 206{,}81$$

O valor crítico é obtido entrando no Apêndice D com

$$(j - 1)(k - 1) = (3 - 1)(3 - 1) = 4 \text{ graus de liberdade}$$

onde j é o número de linhas e k é o número de colunas na tabela. No caso atual, o Apêndice D mostra que, para $\alpha = 0{,}05$ e quatro graus de liberdade, o χ^2 crítico é 9,488. A hipótese nula é rejeitada quando o qui-quadrado calculado é maior ou igual ao qui-quadrado crítico. Como 206,81 é maior do que 9,488, a hipótese nula é rejeitada. Concluímos, portanto, que o *status* de vacinação e o município de residência não são independentes. Isso significa que o *status* de vacinação depende do município de residência. Em outras palavras, as proporções de pessoas pertencentes aos grupos de indivíduos vacinados, não vacinados e desconhecido nos três municípios não são as mesmas.

8.3.1 Hipóteses

O teste qui-quadrado para independência apresentado é um teste aproximado, e não exato.[11] Para que a aproximação seja suficientemente precisa, uma regra prática declara que pelo menos 80% do f_e da tabela deverá ser maior ou igual a cinco, e nenhuma célula deverá ter f_e menor do que um.

Supomos também que as observações sejam independentes. Por exemplo, um resultado não pode influenciar nem ser influenciado por outro. No último exemplo, uma violação provavelmente teria ocorrido se alguns indivíduos tivessem sido consultados várias vezes por engano e suas respostas tivessem sido então incluídas na análise. Não é possível contar com o teste qui-quadrado robusto contra violações da hipótese de independência.

---

11 É possível realizar um teste exato, mas isso requer um software de computador especial e, por isso, esse assunto não será abordado.

Termos e expressões

Depois de ler este capítulo, você deverá estar familiarizado com os termos e expressões a seguir.

coeficiente de correlação de Pearson	265	IC para ρ	278
correlação negativa	269	natureza da relação	268
correlação positiva	269	relação de causa-efeito	276
covariância	266	relação linear	276
diagrama bivariado	269	relação não linear	275
força da relação	270	teste de $\rho = 0$	277
frequência esperada	281	teste de $\rho = \rho_0$	277
frequência observada	280	teste qui-quadrado para independência	280

Exercícios

8.1 Dadas as variáveis x e y, defina ou explique os seguintes termos:

(a) Correlação positiva.

(b) Correlação negativa.

(c) Correlação zero.

(d) Força da relação.

(e) Relação linear.

(f) Correlação de 1,0 e –1,0.

8.2 Escores APGAR são atribuídos a recém-nascidos um e cinco minutos após o nascimento, e indicam o estado geral de bem-estar do bebê. Os escores de sete a dez são típicos, e indicam que o bebê requer apenas cuidados rotineiros pós-natal. Os escores de quatro a seis indicam que o bebê pode precisar de ajuda, enquanto os escores de três ou menos indicam que o bebê requer auxílio imediato para continuar vivo.

Suponha que um estudo seja realizado para determinar a consistência com a qual os escores APGAR são atribuídos. Para isso, dois médicos observam 12 nascimentos e atribuem, independentemente, escores APGAR aos bebês. Use os escores APGAR tabulados mostrados aqui para realizar cada uma das tarefas a seguir. Chamaremos os escores atribuídos pelo primeiro médico de x, e aqueles atribuídos pelo segundo médico de y.

Número do bebê	x	y
1	9	7
2	8	9
3	7	8
4	8	8
5	6	7
6	4	4
7	9	8
8	7	7
9	2	3
10	8	7
11	7	8
12	9	9

(a) Pela inspeção visual, você acredita que existe uma correlação positiva, negativa ou zero entre as duas variáveis? Por quê?

(b) Calcule o coeficiente de correlação de Pearson para os dados.

(c) Realize o teste bicaudal da hipótese $H_0 : \rho = 0$ no nível de significância 0,05.

(d) Forme um IC de 95% bilateral para a estimativa de ρ.

8.3 Como parte de um estudo piloto de segurança pública, os motoristas presos por dirigir sob a influência de álcool são testados para substâncias controladas. Os resultados desses testes podem ser positivos (+), negativos (–) ou inconclusivos (I). Para utilizar os recursos com eficiência, os pesquisadores querem determinar se os resultados do teste estão relacionados ao horário de prisão. Para isso, os horários de prisão são colocados em uma de três categorias: meia-noite às 8h (categoria um), 8h às 16h (categoria dois) e de 16h à meia-noite (categoria três).

Os resultados do estudo piloto são os seguintes: categoria um, 19 (+), 44 (–), 6 (I); categoria dois, 7 (+), 29 (–), 3 (I); categoria três, 13 (+), 51 (–), 9 (I). Teste a hipótese de que o horário do dia e o resultado do teste são independentes contra a alternativa de que eles estão relacionados. Use $\alpha = 0,05$.

D. As perguntas a seguir se referem ao "Estudo de caso D", no Apêndice J.

8.4 Os pesquisadores relatam uma correlação da ordem de avaliação de Spearman de –0,50 entre PBV e NPZ-8 para os 20 participantes do estudo. Calcule a correlação de Pearson para os mesmos dados. Você caracterizaria o resultado como marcadamente diferente daquele produzido pelo Spearman?

8.5 Dada a natureza assimétrica da variável NPZ-8, você acredita que o coeficiente de correlação calculado no Exercício 8.4 seja uma expressão válida da relação linear entre PBV e NPZ-8? Justifique sua resposta.

8.6 Você teria alguma restrição quanto a realizar um teste da hipótese $H_0 : \rho = 0$ por meio da Equação 8.4 para o Pearson que calculou? Explique.

8.7 A *natureza* da relação expressa pela correlação de Pearson que você calculou no exercício faz sentido? Explique.

8.8 Calcule a correlação de Pearson novamente usando apenas os 15 indivíduos infectados com HIV. A remoção dos cinco indivíduos saudáveis faz alguma diferença?

8.9 Dado que o objetivo declarado dos pesquisadores para esse estudo era determinar se a função neuropsicológica nas pessoas infectadas com HIV está correlacionada à perda de volume cerebral, você diria que seu objetivo foi alcançado?

8.10 Calcule a correlação de Pearson entre NPZ-8 e CD4 para os 15 indivíduos infectados. Construa um IC de 95% para estimar ρ. Você tem alguma restrição com relação a esse intervalo?

L. A pergunta a seguir se refere ao "Estudo de caso L", no Apêndice J.

8.11 Realize um teste de significância para determinar se a gravidade do ferimento está relacionada à idade. Use $\alpha = 0,05$. Qual é a sua conclusão?

M. As perguntas a seguir se referem ao "Estudo de caso M", no Apêndice J.

8.12 A partir da inspeção visual, parece haver uma correlação positiva, negativa ou nenhuma correlação entre as medidas de oxigênio antes e depois?

8.13 Calcule o r de Pearson para os valores de oxigênio antes e depois. Estime ρ com um intervalo de confiança de 95%.

8.14 Como publicado originalmente, o valor do oxigênio de "depois" para o indivíduo número 4 foi inserido incorretamente na tabela como 4,9, em vez do valor correto 8,3. Repita o Exercício 8.13 usando o valor incorreto de 4,9 no lugar de 8,3. A entrada desse valor incorreto na análise faria muita diferença em termos da correlação?

capítulo 9
Regressão linear

9.1 Bases

No Capítulo 8, vimos que, para pares de observações coletadas sobre uma série de indivíduos ou objetos, uma correlação positiva entre as duas variáveis medidas implica que altos valores em uma variável tendem a estar associados a altos valores em outra variável, e que baixos valores em uma variável tendem a estar associados a baixos valores em outra variável. De modo semelhante, se as duas variáveis estiverem correlacionadas negativamente, existe uma relação inversa entre essas duas variáveis.

Essa informação seria útil se, por algum motivo, você fosse solicitado a observar uma das duas variáveis, por exemplo, x, e prever o valor da outra variável, y. Logicamente, se um determinado indivíduo tivesse um alto valor de x e você fosse solicitado a prever (ou descobrir) seu valor y, escolheria um valor alto de y se soubesse que os dados estavam correlacionados positivamente. Da mesma forma, escolheria um valor baixo de y se soubesse que os dados estavam correlacionados negativamente. Suas escolhas poderiam não ser muito precisas, mas elas provavelmente seriam mais precisas do que se você não tivesse conhecimento sobre a relação entre x e y.

O uso da relação entre duas variáveis para prever o valor de uma a partir do valor da outra pode ser formalizado de modo a fornecer as melhores previsões possíveis.[1] Além disso, e talvez mais importante do que isso, essa metodologia pode ser usada para "explicar" a variação em uma variável como consequência de sua relação com uma ou outras variáveis. Os modelos usados para gerar essas previsões e explicações são o assunto deste capítulo.

Os modelos a serem desenvolvidos neste capítulo podem ser classificados como modelos de regressão linear simples ou múltiplos. Os modelos de regressão linear simples (RLS) usam apenas uma variável para prever o valor de uma outra variável, enquanto os modelos de regressão linear múltipla (RLM) usam uma ou mais variáveis previsoras para essa finalidade. Assim, os modelos de RLS constituem a forma mais simples de RLM. Por esse motivo, começaremos pelo modelo mais simples.

9.2 Regressão linear simples

O modelo de regressão linear simples é formulado da seguinte forma:

---
[1] O termo "melhor possível" será definido em breve.

$$\hat{y} = a + bx \tag{9.1}$$

onde $\hat{y}$ (pronuncia-se "y circunflexo") é o valor *preditivo* de y, a e b são constantes a serem definidas a seguir e x é a variável da qual as predições devem ser feitas. Por exemplo, se $a = 2$ e $b = 4$, então o valor preditivo de y para um indivíduo cujo valor na variável x é 10 seria

$$\hat{y} = 2 + 4(10) = 42$$

Mas até que ponto essa predição é boa? Um modo simples de caracterizar a precisão dessa predição é determinar a diferença entre o valor y real do indivíduo e seu valor preditivo de y. Essa quantidade, $y - \hat{y}$, é chamada de **resíduo**. Uma pergunta natural a ser feita nesse ponto é "Como a e b foram escolhidos?". Antes de responder a essa pergunta, será útil calcular a e b para algum conjunto de dados e avaliar as predições feitas a partir do modelo assim formulado.

9.2.1 Cálculo de *a* e *b*

As equações para o cálculo de a e b são as seguintes:

$$a = \bar{y} - (b)(\bar{x}) \tag{9.2}$$

$$b = \frac{\sum xy - \frac{(\sum x)(\sum y)}{n}}{\sum x^2 - \frac{(\sum x)^2}{n}} \tag{9.3}$$

Dois pontos sobre essas equações são dignos de nota. Primeiro, a é uma função de b, de modo que b deve ser calculado antes de a. Segundo, a equação para b é semelhante à equação usada para o cálculo do coeficiente de correlação de Pearson.[2] Essa similaridade leva à segunda equação para o cálculo de b, que é útil quando o coeficiente de correlação já é conhecido.

$$b = r\sqrt{\frac{SQ_y}{SQ_x}} \tag{9.4}$$

Aqui, r é o coeficiente de correlação de Pearson, SQ_y é a soma y dos quadrados e SQ_x é a soma x dos quadrados. Podemos ver pela Equação 9.4 que b será zero quando r for zero e positivo ou negativo sempre que r for positivo ou negativo. Isso acontece porque $\sqrt{\frac{SQ_y}{SQ_x}}$ é a raiz quadrada da razão de duas somas de quadrados e, portanto, sempre será positiva.

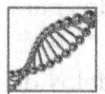

Exemplo 9.1

Use os dados da Tabela 8.2 para formar um modelo RLS para a previsão de escores de bem-estar a partir dos escores de acesso a assistência médica.

Solução Designando os escores de acesso como x e os escores de bem-estar como y, e usando as somas da Tabela 8.2 com a Equação 9.3, obtemos

$$b = \frac{\sum xy - \frac{(\sum x)(\sum y)}{n}}{\sum x^2 - \frac{(\sum x)^2}{n}} = \frac{700 - \frac{(99)(83)}{15}}{869 - \frac{(99)^2}{15}} = \frac{152{,}20}{215{,}60} = 0{,}7059$$

Observe que, em geral, b representa a mudança em $\hat{y}$ que ocorre para cada mudança unitária em x. Para o caso atual, um aumento de um ponto nos resultados do escore de acesso resulta em um aumento de 0,7059 no escore de bem-estar preditivo. De modo semelhante, uma diminuição de uma unidade no escore de acesso resulta em uma diminuição de 0,7059 no escore do bem-estar preditivo.

---

[2] Veja a Equação 8.2.

Como o cálculo anterior de r (página 267) resultou em 0,9635,[3] obtemos o mesmo resultado por meio da Equação 9.4 ao calcular

$$SQ_x = \sum x^2 - \frac{(\sum x)^2}{n} = 869 - \frac{(99)^2}{15} = 215,6000$$

e

$$SQ_y = \sum y^2 - \frac{(\sum y)^2}{n} = 575 - \frac{(83)^2}{15} = 115,7333$$

Então,

$$b = r\sqrt{\frac{SQ_y}{SQ_x}} = 0,9635\sqrt{\frac{115,7333}{215,6000}} = 0,7059$$

que é o mesmo resultado que obtivemos anteriormente.

Podemos obter a calculando

$$\bar{y} = \frac{\sum y}{n} = \frac{83}{15} = 5,5333$$

e

$$\bar{x} = \frac{\sum x}{n} = \frac{99}{15} = 6,6000$$

Então, pela Equação 9.2,

$$a = \bar{y} - b\bar{x} = 5,5333 - (0,7059)(6,6000) = 0,8744$$

O modelo de predição é, então,

$$\hat{y} = a + bx = 0,8744 + 0,7059x$$

Os escores de bem-estar preditivos, obtidos pela aplicação deste modelo, aparecem na Tabela 9.1.

9.2.2 As somas residuais e de regressão dos quadrados e os coeficientes de determinação e não determinação

A Tabela 9.1 mostra os escores de bem-estar (y) e de acesso a assistência médica (x) vistos na Tabela 8.2. Também aparecem os escores de bem-estar preditivos ($\hat{y}$), residuais ao quadrado (($y - \hat{y}$)²) e a quantidade ($\hat{y} - \bar{y}$)², que serão explicados a seguir. Os valores preditivos foram obtidos por meio da aplicação do modelo que acabamos de construir. Por exemplo, os valores preditivos para os dois primeiros indivíduos foram calculados da seguinte forma:

$$\hat{y}_1 = 0,8744 + 0,7059x_1 = 0,8744 + 0,7059(3) = 2,9921$$

e

$$\hat{y}_2 = 0,8744 + 0,7059x_2 = 0,8744 + 0,7059(6) = 5,1098.$$

Os resíduos ao quadrado para os dois primeiros indivíduos são, então,

$$(y_1 - \hat{y}_1)^2 = (2 - 2,9921)^2 = 0,9843$$

e

$$(y_2 - \hat{y}_2)^2 = (6 - 5,1098)^2 = 0,7925.$$

[3] Executamos esse e outros cálculos com mais casas decimais para melhorar a precisão dos resultados.

Tabela 9.1 Escores de bem-estar preditivos com somas residuais e de regressão dos quadrados.

Número do indivíduo	Bem-estar y	$\hat{y}$	Acesso x	$(y - \hat{y})^2$	$(\hat{y} - \bar{y})^2$
1	2	2,9921	3	0,9843	6,4577
2	6	5,1098	6	0,7925	0,1794
3	9	10,0511	13	1,1048	20,4105
4	1	1,5803	1	0,3367	15,6262
5	5	5,8157	7	0,6654	0,0797
6	7	6,5216	8	0,2289	0,9767
7	10	10,0511	13	0,0026	20,4105
8	8	7,9334	10	0,0044	5,7605
9	2	2,2862	2	0,0819	10,5437
10	3	3,6980	4	0,4872	3,3683
11	4	4,4039	5	0,1631	1,2755
12	9	8,6393	11	0,1301	9,6472
13	5	3,6980	4	1,6952	3,3683
14	4	2,9921	3	1,0159	6,4577
15	8	7,2275	9	0,5968	2,8703
Σ	83	83,000	99	8,2898	107,4322

As duas primeiras observações na coluna com cabeçalho $(\hat{y} - \bar{y})^2$ foram obtidas da forma como mostramos a seguir. Notando que $\bar{y} = 83/15 = 5,5333$,

$$(\hat{y}_1 - \bar{y}) = (2,9921 - 5,5333)^2 = 6,4577$$

e

$$(\hat{y}_2 - \bar{y}) = (5,1098 - 5,5333)^2 = 0,1794.$$

A soma y dos quadrados (SQ_y) representa a variação da variável de resultado (y). Isto é, representa o fato de que alguns indivíduos têm escores de bem-estar bem acima do valor do escore de bem-estar médio (5,5333), enquanto outros têm escores bem abaixo desse valor. O que explica essa variação? Para responder a essa pergunta, note primeiro que

$$SQ_y = SQ_{reg} + SQ_{res} \tag{9.5}$$

onde SQ_{reg} é a **soma de quadrados da regressão** e é calculada por

$$SQ_{reg} = \sum (\hat{y} - \bar{y})^2 \tag{9.6}$$

e SQ_{res} é a **soma de quadrado de resíduos** e é calculada por

$$SQ_{res} = \sum (y - \hat{y})^2 \tag{9.7}$$

Quando esses dois totais da Tabela 9.1 são somados, o resultado é

$$SQ_y = 107,4322 + 8,2898 = 115,7720$$

que, exceto por erros de arredondamento, é o mesmo resultado obtido anteriormente quando SQ_y foi calculado diretamente.

Examinaremos esses dois componentes de SQ_y mais de perto. Primeiro, note que $y_i - \hat{y}_i$ é uma medida da quantidade pela qual o modelo errou na previsão do valor y do indivíduo i. Se quiser caracterizar o erro total envolvido na predição dos escores de um grupo de n indivíduos, você poderá sentir-se tentado a tomar $\sum (y - \hat{y})$ como tal, mas essa não seria uma medida satisfatória, pois essa soma é sempre zero. Em vez de somar a diferença entre y e $\hat{y}$, as diferenças ao quadrado são somadas como indica a Equação 9.7.

Já perguntamos como os valores do modelo de a e b foram escolhidos. A resposta é que eles são os valores que minimizam SQ_{res}. É nesse sentido que a e b produzem o melhor modelo possível.[4] Por esse motivo, os modelos desse tipo são chamados de **modelos de mínimos quadrados**.

O **coeficiente de não determinação** é simbolizado por $1 - \widehat{R}^2$ e é a razão entre SQ_{res} e SQ_y, ou, mais formalmente,

$$\boxed{1 - \widehat{R}^2 = \frac{SQ_{res}}{SQ_y}} \tag{9.8}$$

O **coeficiente de não determinação** é, então, a proporção da soma y dos quadrados que não é considerada ou explicada pelo modelo.

Mas e o outro componente de SQ_y? Se $SQ_y = SQ_{reg} + SQ_{res}$ e definimos SQ_{res}/SQ_y para ser a proporção de SQ_y não explicada por x, então é razoável definir a proporção que *é* explicada por x como a razão entre SQ_{reg} e SQ_y. O **coeficiente de determinação** é simbolizado por $\widehat{R}^2$ e é formalmente definido por

$$\boxed{\widehat{R}^2 = \frac{SQ_{reg}}{SQ_y}} \tag{9.9}$$

O **coeficiente de determinação** é então a proporção da soma y dos quadrados que é considerada ou explicada pelo modelo.

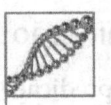

Exemplo 9.2

Calcule e interprete os coeficientes de não determinação e determinação para os dados de bem-estar e acesso na Tabela 9.1.

Solução Usando $SQ_y = 115{,}722$, $SQ_{reg} = 107{,}4322$ e $SQ_{res} = 8{,}2898$, como calculados anteriormente,

$$1 - \widehat{R}^2 = \frac{SQ_{res}}{SQ_y} = \frac{8{,}2898}{115{,}722} = 0{,}072$$

e

$$\widehat{R}^2 = \frac{SQ_{reg}}{SQ_y} = \frac{107{,}4322}{115{,}722} = 0{,}928$$

Isso significa que aproximadamente 93% da variação nos escores de bem-estar estava relacionada aos escores de acesso a assistência médica do indivíduo.[5] Isso também significa que aproximadamente 7% dessa variação não é considerada pelo acesso a assistência médica e, portanto, deve ser atribuída a outros fatores desconhecidos.

9.2.3 Lembrete sobre os cálculos de SQ_{res} e SQ_{reg}

Nos cálculos executados anteriormente, calculamos todos os valores de $\hat{y}$ a fim de determinarmos SQ_{res} e SQ_{reg}. Usamos esse método para ajudá-lo a entender os coeficientes de determinação

---

4 Existem outros modelos "melhores possíveis". Por exemplo, poderíamos construir um modelo que minimizasse $\sum |y - \hat{y}|$.

5 Essa é uma proporção irrealisticamente alta para atribuir ao acesso a assistência médica, mas a intenção foi impressioná-lo com um modelo forte ao introduzi-lo à RLS.

e não determinação. Porém, não é necessário calcular o $\hat{y}$ a fim de obter essas quantidades. Demonstraremos esses métodos alternativos nesta seção. Eles provarão ser úteis quando mais tarde estudarmos a regressão linear múltipla.

Se substituirmos $\hat{y}$ por $a + bx$ na Equação 9.7, usaremos alguma álgebra básica e as regras de soma na Seção 2.3.2, e o resultado a seguir será obtido:

$$\boxed{SQ_{res} = \sum y^2 - a \sum y - b \sum xy} \tag{9.10}$$

Substituindo os valores previamente calculados na Equação 9.10, obtemos

$$SQ_{res} = 575 - (0,8744)(83) - (0,7059)(700) = 8,2948$$

que, exceto pelo arredondamento,[6] é o mesmo resultado obtido anteriormente.

SQ_{reg} pode ser calculado diretamente da seguinte forma:

$$\boxed{SQ_{reg} = b^2 \, SQ_x} \tag{9.11}$$

Substituindo os valores calculados anteriormente, obtemos

$$SQ_{reg} = (0,7059^2)(215,6) = 107,4324$$

que novamente, exceto pelo arredondamento, é o resultado calculado anteriormente.

9.2.4 Mais comentários sobre os coeficientes de determinação e não determinação

Quando a correlação entre x e y é um ou menos um, o modelo de regressão alcançará a predição perfeita de y. Isso significa que, para cada indivíduo $\hat{y} = y$, de modo que $SQ_{res} = \sum (y - \hat{y})^2$ torna-se $\sum (y - y)^2 = 0$, que significa que $1 - \widehat{R}^2 = \frac{SQ_{res}}{SQ_y}$ é zero. Isso também implica que $SQ_{reg} = \sum (\hat{y} - \bar{y})$ se transforma em $\sum (y - \bar{y})^2 = SQ_y$, de modo que $\widehat{R}^2 = \frac{SQ_{reg}}{SQ_y} = \frac{SQ_y}{SQ_y}$ é igual a um. Assim, quando $r = 1$ ou -1, toda a variação em y é em função de x, de modo que não há variação inexplicável em y.

Diferentemente, quando a correlação entre y e x é zero, pela Equação 9.4, b também é zero, de modo que $a = \bar{y} - b\bar{x}$ se transforma simplesmente em $\bar{y}$. O modelo de regressão é então $\hat{y} = \bar{y}$. Assim, quando x não tem relação linear com y, o modelo predirá $\bar{y}$ para cada indivíduo, independentemente do escore x do indivíduo. Nesse caso, $SQ_{res} = \sum (y - \hat{y})^2$ se transforma em $\sum (y - \bar{y})^2 = SQ_y$, para que $1 - \widehat{R}^2$ se transforme em $\frac{SQ_y}{SQ_y} = 1,0$. Ao mesmo tempo, SQ_{reg} será $\sum (\bar{y} - \bar{y})^2$, que é zero. Assim, quando não existe relação linear entre x e y, x não explica nenhuma variação em y, de modo que toda essa variação não é considerada.

Os símbolos $\widehat{R}^2$ e $1 - \widehat{R}^2$ para os coeficientes de determinação e não determinação, respectivamente, não são arbitrários. Se permitirmos que r_{yx} represente a correlação de Pearson entre y e x e $r_{y\hat{y}}$ represente a correlação entre y e $\hat{y}$, então, em geral, o símbolo $\widehat{R}$ representa $r_{y\hat{y}}$. Segue que $\widehat{R}^2 = r_{y\hat{y}}^2$ e que $1 - \widehat{R}^2 = 1 - r_{y\hat{y}}^2$. No caso atual, isso é fácil de verificar, pois para a regressão linear simples (mas não para a regressão linear múltipla, que discutimos em seguida), $r_{y\hat{y}} = r_{yx}$, que calculamos anteriormente, obtendo 0,9635. Notamos que, para os dados da Tabela 8.2, $\widehat{R}^2 = r_{y\hat{y}}^2 = r_{yx}^2 = 0,9635^2 = 0,928$, que é o mesmo resultado obtido a partir da Equação 9.9. O coeficiente de não determinação para esses dados seria $1 - 0,9635^2 = 0,072$, que é o resultado obtido pela Equação 9.8.

Além das expressões nas equações 9.8 e 9.9, então, podemos caracterizar os coeficientes de não determinação e determinação como

---

[6] Já fizemos esse cálculo e obtivemos 8,2898.

$$1 - \widehat{R}^2 = 1 - r_{y\hat{y}}^2 \qquad (9.12)$$

e

$$\widehat{R}^2 = r_{y\hat{y}}^2 \qquad (9.13)$$

A relação entre o modelo RLS, os valores preditivos e as quantidades $y - \hat{y}$ e $\hat{y} - \bar{y}$ aparecem na Figura 9.1. Você reconhecerá $\hat{y} = a + bx$ como a equação para uma linha. Essa **linha de regressão de mínimos quadrados** é representada na figura juntamente com o diagrama bivariado de um conjunto de dados qualquer. Como vemos na figura, os termos a e b no modelo representam a interceptação com y e a inclinação da linha, respectivamente. Geometricamente falando, essa linha relaciona cada valor x a um valor preditivo de y, como é mostrado para um dos valores x. A linha é construída de modo a minimizar as distâncias verticais ao quadrado das observações da linha. Ou seja, $\sum(y - \hat{y})^2$ é menor do que seria se fosse obtido com qualquer outra linha.

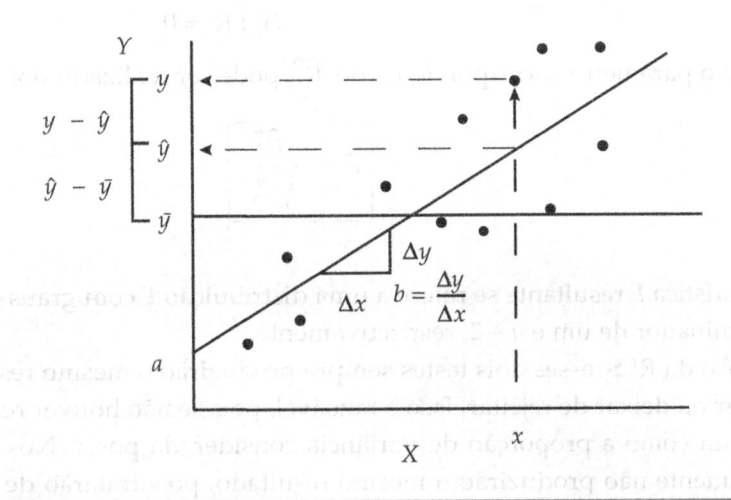

Figura 9.1 Representação da relação entre um modelo de regressão linear simples, valores preditivos de y e $y - \hat{y}$ e $\hat{y} - \bar{y}$.

9.2.5 Inferência em relação a b e $\widehat{R}^2$

Assim como a média da amostra e outras estatísticas com as quais você está acostumado podem ser testadas por significância, o mesmo pode ser feito para a, b e $\widehat{R}^2$. Um teste de a normalmente é de pouco interesse e não será abordado aqui. Os testes de b e $\widehat{R}^2$ produzem o mesmo resultado na RLS, mas não na RLM. Veremos esses dois testes aqui, de modo que você se familiarizará com eles quando iniciar seu estudo de modelos RLM.

Um teste da hipótese nula

$$H_0 : \beta = 0$$

onde β é o parâmetro correspondente de b, pode ser realizado por meio da Equação 9.14.[7]

$$t = \frac{b}{\sqrt{\frac{QM_{res}}{SQ_x}}} \qquad (9.14)$$

---

[7] Não confunda esse uso de β com aquele para indicar a probabilidade de um erro do Tipo II.

QM_{res} é o **quadrado médio dos resíduos** que é definido como SQ_{res} dividido por seus graus de liberdade associados, que são $n - 2$. SQ_x é a soma x dos quadrados, como discutido na página 286. A estatística t resultante é chamada de distribuição t com $n - 2$ graus de liberdade.

Os limites inferior e superior de um intervalo de confiança para a estimativa de β podem ser obtidos por

$$I = b - t\sqrt{\frac{QM_{res}}{SQ_x}} \qquad (9.15)$$

$$S = b + t\sqrt{\frac{QM_{res}}{SQ_x}} \qquad (9.16)$$

onde t tem $n - 2$ graus de liberdade.

Um teste da hipótese nula

$$H_0 : R^2 = 0$$

onde R^2 é o parâmetro correspondente de $\widehat{R}^2$, pode ser realizado por meio da Equação 9.17.

$$F = \frac{\widehat{R}^2}{\frac{1-\widehat{R}^2}{n-2}} \qquad (9.17)$$

A estatística F resultante se refere a uma distribuição F com graus de liberdade do numerador e do denominador de um e $n - 2$, respectivamente.

No caso da RLS, esses dois testes sempre produzirão o mesmo resultado em termos da decisão de rejeitar ou deixar de rejeitar. Isso é razoável, pois se não houver relação linear entre x e y, b será zero, assim como a proporção de variância considerada por x. Nos modelos RLM, esses testes t e F geralmente não produzirão o mesmo resultado, pois tratarão de diferentes questões e, então, testarão diferentes hipóteses.

Exemplo 9.3

Use os resultados obtidos em conexão com a informação contida na Tabela 9.1 para testar as hipóteses $H_0 : \beta = 0$ e $\widehat{R}^2 = 0$. Forme e interprete um intervalo de confiança bicaudal de 95% para a estimativa de β.

Solução Anteriormente, determinamos que SQ_{res} é 8,2898. Como o tamanho da amostra (n) era 15, os graus de liberdade associados são $15 - 2 = 13$, de modo que

$$QM_{res} = \frac{SQ_{res}}{n - 2} = \frac{8,2898}{13} = 0,6377$$

SQ_x foi calculado anteriormente como 215,60. Usar esses resultados na Equação 9.14, juntamente com $b = 0,7059$, resulta em

$$t = \frac{b}{\sqrt{\frac{QM_{res}}{SQ_x}}} = \frac{0,7059}{\sqrt{\frac{0,6377}{215,60}}} = 12,980$$

O Apêndice B mostra que, para um teste bicaudal realizado com $\alpha = 0,05$, o t crítico é ±2,160. Como o t calculado de 12,980 é maior do que o valor crítico +2,160, a hipótese nula é rejeitada.

Pelas equações 9.15 e 9.16, os limites inferior e superior para um intervalo de confiança de 95% são

$$I = b - t\sqrt{\frac{QM_{res}}{SQ_x}} = 0,7059 - 2,160\sqrt{\frac{0,6377}{215,60}} = 0,588$$

e

$$S = b + t\sqrt{\frac{QM_{res}}{SQ_x}} = 0,7059 + 2,160\sqrt{\frac{0,6377}{215,60}} = 0,823$$

Isso significa que podemos ter 95% de confiança de que, na população, para cada mudança unitária no escore de acesso, a mudança no escore de bem-estar preditivo fica entre 0,588 e 0,823. Observe que o resultado do teste de significância é confirmado, pois o zero não está nesse intervalo.

O coeficiente de determinação pode ser testado por meio da Equação 9.17, que resulta em

$$F = \frac{\widehat{R}^2}{\frac{1-\widehat{R}^2}{n-2}} = \frac{0,928}{\frac{1-0,928}{13}} = 167,56$$

Se não fosse pelo arredondamento, esse seria o quadrado do valor t calculado que obtivemos anteriormente. O Apêndice C mostra que, para 1 e 13 graus de liberdade, o F crítico para $\alpha = 0,05$ é 4,67. Como o F calculado de 167,56 excede esse valor, a hipótese nula é rejeitada. Como resultado, podemos ter certeza de que o coeficiente de determinação da população é maior do que zero.

9.2.6 Uma inconsistência lógica

No início deste capítulo, mostramos que os modelos de regressão podem ser usados para prever o valor de uma variável (y) a partir do valor de outra variável (x). Também dissemos que esses modelos são usados para avaliar a proporção de variação em uma variável (y) considerada ou explicada por uma outra variável (x). Demonstramos como essa segunda função é executada por meio dos coeficientes de determinação e não determinação. Mas, até agora, existe uma dificuldade lógica associada à função de predição.

É necessário ter x e y disponíveis a fim de construir o modelo que deve ser usado para as predições. Mas, se conhecemos y, por que prevê-lo se podemos vê-lo? A resposta é que os estudos preparados para produzir predições ocorrem em duas fases. Na primeira, tanto x quanto y são coletados para cada indivíduo e depois usados para calcular o modelo (ou seja, a e b). Depois, o modelo é usado para predições em situações em que nenhum valor y está disponível.

Por exemplo, suponha que um administrador de hospital esteja preocupado porque uma parte significativa das novas enfermeiras contratadas pediram demissão do emprego no hospital após um curto período de tempo. O administrador gostaria de realizar um estudo para determinar se o tempo de emprego pode ser previsto na hora do pedido de emprego.

Para isso, todos os candidatos a cargos de enfermagem recebem o Maslach Burnout Inventory [35] (discutido na página 84), pois o administrador suspeita de que a exaustão é pelo menos um componente do problema. Então, são mantidos registros quanto ao período de tempo em que as enfermeiras permanecem no quadro de funcionários do hospital. Quando dados suficientes são coletados, o modelo é construído com o período de emprego (y) sendo previsto a partir do escore da escala de exaustão (x). Se o modelo parece ser um previsor adequado, os futuros candidatos a cargos de enfermagem poderão passar pela escala de exaustão, que mais tarde poderá ser usada para prever o período de serviço.[8]

---

8 Raramente uma única variável seria um previsor adequado de tal fenômeno com tantas variáveis como tempo de serviço. Isso implica que a RLM provavelmente seria usada para um estudo desse tipo.

9.3 Regressão linear múltipla

O modelo de regressão linear múltipla é uma das ferramentas estatísticas mais poderosas e flexíveis que existem à disposição dos pesquisadores. Por esse motivo, livros e cursos inteiros frequentemente são dedicados ao seu estudo. Aqui, a abordagem estará necessariamente restrita a alguns conceitos básicos relacionados a esse modelo. De modo semelhante, os cálculos estarão restritos ao caso de dois previsores, pois os modelos com mais previsores são difíceis sem o auxílio de computadores em termos de cálculo.

9.3.1 Modelo

O modelo de regressão linear múltipla pode ser expresso como

$$\hat{y} = a + b_1 x_1 + b_2 x_2 + \cdots + b_p x_p \qquad (9.18)$$

onde $\hat{y}$ é o valor previsto de y; $a, b_1, b_2 \ldots b_p$ são constantes; e $x_1, x_2 \ldots x_p$ são as variáveis a partir das quais as predições devem ser feitas. O subscrito p é usado para indicar o número de previsores. O número de previsores é limitado apenas pela quantidade de dados disponíveis para a construção do modelo.

Nesta e nas próximas seções, mostraremos, no caso de dois previsores, como construir o modelo e como realizar *testes de modelo completo* e *testes F parciais* para modelos de qualquer tamanho. Também ofereceremos comentários com relação à utilidade do modelo RLM.

9.3.2 Cálculo do modelo

Usaremos os dados na Tabela 9.2 para demonstrar os cálculos envolvidos na formulação de um modelo de dois previsores.[9]

Começamos pelo cálculo de alguns valores intermediários que serão usados nas equações a seguir.

Tabela 9.2 Dados usados para a construção de um modelo RLM de dois previsores.

Número do indivíduo	y	x_1	x_2	y^2	x_1^2	x_2^2	yx_1	yx_2	$x_1 x_2$
1	9	2	5	81	4	25	18	45	10
2	15	8	9	225	64	81	120	135	72
3	4	1	3	16	1	9	4	12	3
4	8	5	5	64	25	25	40	40	25
5	11	1	7	121	1	49	11	77	7
6	7	7	5	49	49	25	49	35	35
7	23	10	10	529	100	100	230	230	100
8	4	9	10	16	81	100	36	40	90
9	5	2	1	25	4	1	10	5	2
10	13	7	5	169	49	25	91	65	35
11	15	9	7	225	81	49	135	105	63
12	22	9	10	484	81	100	198	220	90
13	11	5	1	121	25	1	55	11	5
14	4	8	3	16	64	9	32	12	24
15	17	8	10	289	64	100	136	170	80
Σ	168	91	91	2430	693	699	1165	1202	641

---

9 Em geral, os cálculos para modelos RLM são executados por meio de manipulações de matriz em vez de por métodos aritméticos demonstrados aqui. Porém, esses cálculos são muito complexos, e estão fora do escopo deste capítulo.

$$SQ_y = \sum y^2 - \frac{(\sum y)^2}{n} = 2430 - \frac{(168)^2}{15} = 548{,}4000$$

$$SQ_{x_1} = \sum x_1^2 - \frac{(\sum x_1)^2}{n} = 693 - \frac{(91)^2}{15} = 140{,}9333$$

$$SQ_{x_2} = \sum x_2^2 - \frac{(\sum x_2)^2}{n} = 699 - \frac{(91)^2}{15} = 146{,}9333$$

$$SQ_{yx_1} = \sum yx_1 - \frac{(\sum y)(\sum x_1)}{n} = 1165 - \frac{(168)(91)}{15} = 145{,}8000$$

$$SQ_{yx_2} = \sum yx_2 - \frac{(\sum y)(\sum x_2)}{n} = 1202 - \frac{(168)(91)}{15} = 182{,}8000$$

$$SQ_{x_1 x_2} = \sum x_1 x_2 - \frac{(\sum x_1)(\sum x_2)}{n} = 641 - \frac{(91)(91)}{15} = 88{,}9333$$

As equações para a, b_1 e b_2 são, então,

$$\boxed{a = \bar{y} - b_1 \bar{x}_1 - b_2 \bar{x}_2} \tag{9.19}$$

$$\boxed{b_1 = \frac{(SQ_{x_2})(SQ_{yx_1}) - (SQ_{x_1 x_2})(SQ_{yx_2})}{(SQ_{x_1})(SQ_{x_2}) - (SQ_{x_1 x_2})^2}} \tag{9.20}$$

$$\boxed{b_2 = \frac{(SQ_{x_1})(SQ_{yx_2}) - (SQ_{x_1 x_2})(SQ_{yx_1})}{(SQ_{x_1})(SQ_{x_2}) - (SQ_{x_1 x_2})^2}} \tag{9.21}$$

Substituindo os resultados obtidos nas equações 9.20 e 9.21, obtemos

$$b_1 = \frac{(146{,}9333)(145{,}8000) - (88{,}9333)(182{,}8000)}{(140{,}9333)(146{,}9333) - (88{,}9333)^2} = 0{,}4036$$

e

$$b_2 = \frac{(140{,}9333)(182{,}8000) - (88{,}9333)(145{,}8000)}{(140{,}9333)(146{,}9333) - (88{,}9333)^2} = 0{,}9998$$

Notando que

$$\bar{y} = \frac{\sum y}{n} = \frac{168}{15} = 11{,}2000$$

$$\bar{x}_1 = \frac{\sum x_1}{n} = \frac{91}{15} = 6{,}0667$$

e

$$\bar{x}_2 = \frac{\sum x_2}{n} = \frac{91}{15} = 6{,}0667$$

de modo que o cálculo para a é, pela Equação 9.19,

$$a = \bar{y} - b_1 \bar{x}_1 - b_2 \bar{x}_2 = 11{,}2000 - (0{,}4036)(6{,}0667) - (0{,}9998)(6{,}0667) = 2{,}6860$$

O modelo de dois previsores é, então,

$$\hat{y} = a + b_1 x_1 + b_2 x_2 = 2{,}6860 + 0{,}4036 x_1 + 0{,}9998 x_2$$

O valor de 0,4036 para b_1 significa que, para um aumento de uma unidade em x_1 sem mudança em x_2, o $\hat{y}$ previsto aumentará em 0,4036. O valor de 0,9998 para b_2 é interpretado de modo semelhante enquanto x_1 é mantido constante.

Poderíamos usar esse modelo para calcular todos os valores de $\hat{y}$ de modo que as equações 9.6 e 9.7 pudessem ser usadas em conjunto com SQ_y nos cálculos de $\widehat{R}^2$ e $1 - \widehat{R}^2$, mas SQ_{reg} pode ser calculado mais diretamente como

$$\boxed{SQ_{reg} = b_1 SQ_{yx_1} + b_2 SQ_{yx_2} + \ldots + b_p SQ_{yx_p}} \qquad (9.22)$$

onde p representa o número de previsores no modelo. Nesse caso de dois previsores, SQ_{reg} é calculado como

$$SQ_{reg} = b_1 SQ_{yx_1} + b_2 SQ_{yx_2} = (0{,}4036)(145{,}8000) + (0{,}9998)(182{,}8000) = 241{,}6083$$

Pela Equação 9.9,

$$\widehat{R}^2 = \frac{SQ_{reg}}{SQ_y} = \frac{241{,}6083}{548{,}4000} = 0{,}4406$$

Isso significa que aproximadamente 44% da variação em y é considerada pela combinação de x_1 e x_2. Isso também sugere que aproximadamente $1 - \widehat{R}^2 = 1 - 0{,}4406 = 0{,}5594$ da variação em y é inexplicável.

9.3.3 Testes de significância para $\widehat{R}^2$ e bs

Um teste da hipótese nula

$$H_0 : R^2_{y.1,\ldots,p} = 0$$

ou, de modo equivalente,

$$H_0 : \beta_1 = \beta_2 = \cdots = \beta_p = 0$$

para modelos com qualquer número de previsores pode ser executado por meio do seguinte teste F:

$$\boxed{F = \frac{\dfrac{\widehat{R}^2}{p}}{\dfrac{1 - \widehat{R}^2}{N - p - 1}}} \qquad (9.23)$$

Nessa equação, p é o número de variáveis de predição no modelo e N é o número de observações (por exemplo, indivíduos). A estatística F obtida tem graus de liberdade do numerador e do denominador de p e $N - p - 1$, respectivamente.

Um teste do modelo construído a partir dos dados na Tabela 9.2 seria executado da seguinte forma.

$$F = \frac{\dfrac{\widehat{R}^2}{p}}{\dfrac{1 - \widehat{R}^2}{N - p - 1}} = \frac{\dfrac{0{,}4406}{2}}{\dfrac{1 - 0{,}4406}{12}} = 4{,}73$$

Pelo Apêndice C, podemos ver que, para os graus de liberdade do numerador e do denominador de 2 e 12, respectivamente, e $\alpha = 0{,}05$, o F crítico é 3,89. Como o F calculado de 4,73 é maior do que esse valor, a hipótese nula é rejeitada. Isso significa que o pesquisador pode estar certo de que o modelo não explica uma variação na variável y.

Exemplo 9.4

Um pesquisador está interessado em tentar explicar a variação nas pressões sanguíneas que ocorrem entre homens adultos. Para isso, ele colhe dados sobre (1) exercício diário médio, medido em horas (x_1), (2) idade (x_2) e (3) peso (x_3) de 74 indivíduos. A variável de resultado (y) é a pressão sanguínea sistólica. O modelo (fictício) produzido por esses dados tem um $\widehat{R}^2$ associado de 0,2106, e é o seguinte:

$$\hat{y} = 33{,}5522 + 0{,}1710x_1 + 0{,}1033x_2 + 0{,}4471x_3$$

(a) Qual seria a pressão sanguínea sistólica para um homem de 21 anos de idade que se exercita, em média, uma hora por dia e pesa 165 libras? (b) Qual seria o valor previsto para um homem com a mesma idade que também se exercita uma hora por dia, em média, mas que pesa 185 libras? (c) O que significa o valor de $b_3 = 0{,}4471$? (d) Teste a significância de $\widehat{R}^2$ para o modelo. (e) Interprete os resultados desse teste.

Solução (a) A pressão sanguínea sistólica prevista para um homem de 21 anos que se exercita uma hora por dia, em média, e pesa 165 libras é

$$\hat{y} = 33{,}5522 + (0{,}1710)(1) + (0{,}1033)(21) + (0{,}4471)(165) = 109{,}6640$$

(b) O valor previsto para um homem com a mesma idade que também se exercita uma hora por dia, em média, mas pesa 20 libras a mais é

$$109{,}6640 + (20)(0{,}4471) = 118{,}6060$$

(c) O valor de $b_3 = 0{,}4471$ significa que, quando outras variáveis permanecem inalteradas, para cada libra de aumento (diminuição) de peso, a pressão sanguínea sistólica prevista aumenta (diminui) em 0,4471. Essa é a base do cálculo dada em (b).

(d) Um teste de hipótese nula

$$H_0 : R^2 = 0$$

ou, de modo equivalente,

$$H_0 : \beta_1 = \beta_2 = \beta_3 = 0$$

pode ser realizado a partir da Equação 9.23 como

$$F = \frac{\frac{\widehat{R}^2}{p}}{\frac{1-\widehat{R}^2}{N-p-1}} = \frac{\frac{0{,}2106}{3}}{\frac{1-0{,}2106}{74-3-1}} = 6{,}22$$

O Apêndice C mostra que, para um teste no nível $\alpha = 0{,}05$ com graus de liberdade de numerador e denominador de 3 e 70, respectivamente, o F crítico é 2,74. Como o F calculado de 6,22 é maior do que esse valor, a hipótese nula é rejeitada.

(e) O teste significativo garante ao pesquisador que uma parte da variação nas pressões sanguíneas sistólicas é explicada pela combinação de exercício, idade e peso. Uma estimativa dessa proporção é fornecida por $\widehat{R}^2 = 0{,}2106$.

9.3.4 Teste F parcial

Até aqui, tratamos os modelos RLM como entidades estáticas. Ou seja, falamos em modelos de um, dois e três previsores, e mostramos que os modelos podem ter qualquer número de previsores, desde que o pesquisador tenha dados suficientes para dar suporte à sua construção.[10] Mas como

---

[10] É matematicamente necessário que $p < N$. Por um ponto de vista prático, N deverá ser várias vezes maior do que p.

é tomada a decisão sobre quantos previsores deverão existir em determinado modelo? A resposta para essa pergunta pode ser muito complexa, e depende, entre outros fatores, da finalidade do modelo e das hipóteses pelas quais o pesquisador tem interesse.

Independentemente dos detalhes por trás da questão sobre o número de previsores a serem incluídos no modelo, a resposta frequentemente gira em torno da questão sobre se a inclusão de mais variáveis a um modelo existente aumentará R^2. Por exemplo, um pesquisador interessado em identificar variáveis que explicam a variação na pressão sanguínea sistólica pode querer determinar se o acréscimo ao peso do indivíduo em um modelo que já contém seu tempo médio de exercício diário e idade acrescentará algo significativo ao modelo $\widehat{R}^2$. Em outras palavras, o peso de um paciente pode explicar uma parte significativa da variação na pressão sanguínea sistólica, além daquela que é explicada pelo exercício e pela idade? Antes de examinar os métodos usados para responder a tais perguntas, será útil apresentar a notação a seguir.

Considere que $x_1, x_2,..., x_p$ seja um conjunto de variáveis disponíveis para uso em um modelo RLM. Considere que $\widehat{R}^2_{y.1}$ represente o valor de $\widehat{R}^2$ obtido quando somente x_1 é usado como previsor. De modo semelhante, $\widehat{R}^2_{y.2}$ representaria o valor de $\widehat{R}^2$ obtido quando somente x_2 é usado como previsor. Usamos a notação $\widehat{R}^2_{y.1,2}$ para representar o valor de $\widehat{R}^2$ obtido quando tanto x_1 quanto x_2 são usados como previsores. A mesma notação é usada para qualquer subconjunto de previsores. Por exemplo, $\widehat{R}^2_{y.1,3,4}$ representaria o valor de $\widehat{R}^2$ obtido quando x_1, x_3 e x_4 são as variáveis usadas como previsores. Também usamos a notação $\widehat{R}^2_{y.L}$ e $\widehat{R}^2_{y.S}$ para representar $\widehat{R}^2$s de dois modelos cujas variáveis não são especificadas, mas nos quais as variáveis que compõem $\widehat{R}^2_{y.S}$ são um subconjunto menor daquelas que compõem $\widehat{R}^2_{y.L}$.[11] Por exemplo, $\widehat{R}^2_{y.L}$ poderia ser $\widehat{R}^2_{y.1,3,4}$ e $\widehat{R}^2_{y.S}$ poderia ser $\widehat{R}^2_{y.1,4}$. Observe que as variáveis em $\widehat{R}^2_{y.S}$ são um subconjunto menor daquelas em $\widehat{R}^2_{y.L}$.

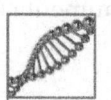

Exemplo 9.5

Dado $\widehat{R}^2_{y.L} = \widehat{R}^2_{y.1,3,5,7,9}$, indique quais dos seguintes coeficientes de determinação constituiria $\widehat{R}^2_{y.S}$. Especifique por que cada uma das alternativas é incluída ou excluída como uma possibilidade.

(a) $\widehat{R}^2_{y.1,3,5,7,9}$

(b) $\widehat{R}^2_{y.1,7,9}$

(c) $\widehat{R}^2_{y.1,4,7,9}$

(d) $\widehat{R}^2_{y.1,3,5,7}$

Solução (a) é excluído porque não é um subconjunto *menor* de $\widehat{R}^2_{y.L}$. Ou seja, ele tem o mesmo número de variáveis de $\widehat{R}^2_{y.L}$.

(b) é incluído porque tem menos variáveis do que $\widehat{R}^2_{y.L}$ e todas as suas variáveis estão em $\widehat{R}^2_{y.L}$.

(c) é excluído porque tem uma variável (x_4) que não está em $\widehat{R}^2_{y.L}$.

(d) é incluído porque tem menos variáveis do que $\widehat{R}^2_{y.L}$ e todas as suas variáveis estão em $\widehat{R}^2_{y.L}$.

Surge uma questão importante quanto a se, ou sob quais condições,

$$\widehat{R}^2_{y.1} + \widehat{R}^2_{y.2} + \cdots + \widehat{R}^2_{y.p} = \widehat{R}^2_{y.1,2,...,p}$$

A resposta é que essa igualdade será verdadeira somente quando todas as variáveis x estiverem descorrelacionadas. Esse resultado tem muitas implicações para a interpretação dos resultados obtidos a partir dos modelos RLM.

Um teste da hipótese nula

$$H_0 : R^2_{y.L} - R^2_{y.S} = 0$$

---

[11] L representa o maior dos dois modelos e S, o menor.

pode ser realizado por meio do seguinte teste F:

$$F = \frac{\frac{\widehat{R}^2_{y.L} - \widehat{R}^2_{y.S}}{p_L - p_S}}{\frac{1 - \widehat{R}^2_{y.L}}{N - p_L - 1}}$$

(9.24)

Nesta equação, p_L e p_S se referem ao número de variáveis nos modelos maior e menor, respectivamente, e N é o número total de observações (por exemplo, indivíduos) na análise. A estatística F resultante tem graus de liberdade de numerador e denominador de $p_L - p_S$ e $N - p_L - 1$, respectivamente. Os testes F que comparam modelos do modo mostrado são chamados de **testes F parciais**.

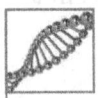

Exemplo 9.6

Na página 296, usamos os dados da Tabela 9.2 para calcular $\widehat{R}^2_{y.12} = 0{,}4406$. Além disso, calculamos[12] $\widehat{R}^2_{y.1} = 0{,}2750$ e $\widehat{R}^2_{y.2} = 0{,}4147$. Use esses resultados para responder as seguintes perguntas:

(a) x_1 é o único responsável por uma proporção significativa da variação em y?

(b) x_2 é o único responsável por uma proporção significativa da variação em y?

(c) x_1 e x_2, quando usados juntos em um modelo, são responsáveis por uma proporção significativa da variação em y?

(d) Um modelo que usa tanto x_1 quanto x_2 como previsores é responsável por uma proporção significativamente maior da variação em y do que um modelo que usa apenas uma das duas variáveis?

Solução As respostas às perguntas (a), (b) e (c) podem ser obtidas pela aplicação da Equação 9.23. Para a pergunta (a), queremos testar a hipótese

$$H_0 : R^2_{y.1} = 0$$

A aplicação da Equação 9.23 resulta em

$$F = \frac{\frac{\widehat{R}^2}{p}}{\frac{1 - \widehat{R}^2}{N - p - 1}} = \frac{\frac{0{,}2750}{1}}{\frac{1 - 0{,}2750}{15 - 1 - 1}} = 4{,}93$$

A referência ao Apêndice C mostra que, para $\alpha = 0{,}05$ e para graus de liberdade de numerador e denominador de $p = 1$ e $N - p - 1 = 15 - 1 - 1 = 13$, respectivamente, o F crítico é 4,67. Como o F calculado de 4,93 é maior do que esse valor, a hipótese nula é rejeitada. Concluímos, portanto, que x_1 é o único responsável por uma proporção significativa da variação em y.

Para a pergunta (b), queremos testar a hipótese

$$H_0 : R^2_{y.2} = 0$$

A aplicação da Equação 9.23 resulta em

$$F = \frac{\frac{\widehat{R}^2}{p}}{\frac{1 - \widehat{R}^2}{N - p - 1}} = \frac{\frac{0{,}4147}{1}}{\frac{1 - 0{,}4147}{15 - 1 - 1}} = 9{,}21$$

Novamente, a referência ao Apêndice C mostra que, para $\alpha = 0{,}05$ e para os graus de liberdade de numerador e denominador de $p = 1$ e $N - p - 1 = 15 - 1 - 1 = 13$, respectivamente, o F crítico é 4,67. Como o F calculado de 9,21 é maior do que esse valor, a hipótese nula é rejeitada. Portanto, concluímos que x_2 é o único responsável por uma proporção significativa da variação em y.

Para a pergunta (c), queremos testar a hipótese

---

[12] O cálculo desses resultados não é mostrado, mas sinta-se à vontade para usar os métodos da Seção 9.2.3 para verificar a validade de cada um.

$$H_0 : R^2_{y.12} = 0$$

A aplicação da Equação 9.23 resulta em

$$F = \frac{\frac{\widehat{R}^2}{p}}{\frac{1-\widehat{R}^2}{N-p-1}} = \frac{\frac{0{,}4406}{2}}{\frac{1-0{,}4406}{15-2-1}} = 4{,}73$$

A referência ao Apêndice C mostra que, para $\alpha = 0{,}05$ e para os graus de liberdade de numerador e denominador de $p = 2$ e $N - p - 1 = 15 - 2 - 1 = 12$, respectivamente, o F crítico é 3,89. Como o F calculado de 4,73 é maior do que esse valor, a hipótese nula é rejeitada. Portanto, concluímos que x_1 e x_2 usados juntos no modelo são responsáveis por uma proporção significativa da variação em y.

Para a pergunta (d), usaremos a Equação 9.24 para testar as hipóteses

$$H_0 : R^2_{y.12} - R^2_{y.1} = 0$$

e

$$H_0 : R^2_{y.12} - R^2_{y.2} = 0$$

Observe que a primeira hipótese trata da pergunta "Um modelo que usa tanto x_1 quanto x_2 é responsável por uma proporção significativamente maior da variação em y do que um modelo que usa apenas x_1?". A segunda hipótese trata da pergunta "Um modelo que usa tanto x_1 quanto x_2 é responsável por uma proporção significativamente maior da variação em y do que um modelo que usa apenas x_2?".

Para um teste da primeira hipótese, calculamos

$$F = \frac{\frac{\widehat{R}^2_{y.L} - \widehat{R}^2_{y.S}}{p_L - p_S}}{\frac{1 - \widehat{R}^2_{y.L}}{N - p_L - 1}} = \frac{\frac{0{,}4406 - 0{,}2750}{2 - 1}}{\frac{1 - 0{,}4406}{15 - 2 - 1}} = 3{,}55$$

Usando os graus de liberdade de numerador e denominador de 1 e 12, respectivamente, o F crítico para um teste no nível 0,05, segundo o Apêndice C, é 4,75. Como o F calculado de 3,55 é menor do que esse valor, deixamos de rejeitar a hipótese nula. Não podemos demonstrar, portanto, que o modelo de dois previsores é responsável por uma proporção maior da variação em y do que um modelo que contenha apenas x_1.

Para um teste da segunda hipótese, calculamos

$$F = \frac{\frac{\widehat{R}^2_{y.L} - \widehat{R}^2_{y.S}}{p_L - p_S}}{\frac{1 - \widehat{R}^2_{y.L}}{N - p_L - 1}} = \frac{\frac{0{,}4406 - 0{,}4147}{2 - 1}}{\frac{1 - 0{,}4406}{15 - 2 - 1}} = 0{,}56$$

Usando os graus de liberdade de numerador e denominador de 1 e 12, respectivamente, o F crítico para um teste no nível 0,05, segundo o Apêndice C, é 4,75. Como o F calculado de 0,56 é menor do que esse valor, deixamos de rejeitar a hipótese nula. Não podemos demonstrar, portanto, que o modelo de dois previsores é responsável por uma proporção maior da variação em y do que um modelo que contenha apenas x_2.

Embora não possamos demonstrar que o modelo de dois previsores é um previsor melhor de y do que qualquer um dos modelos de previsor, provavelmente escolheríamos x_2 se decidíssemos usar apenas um previsor. Na verdade, a diferença entre $\widehat{R}^2_{y.12}$ e $\widehat{R}^2_{y.2}$ parece ser pequena. Entretanto, deve-se notar que a escolha de variáveis para o modelo não é unicamente uma função de testes estatísticos. Outros fatores, como custo, dificuldade de aquisição de dados e outras questões práticas devem ser considerados.

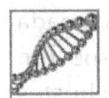

Exemplo 9.7

No Exemplo 9.4, apresentamos um exemplo em que um pesquisador está interessado em tentar explicar a variação nas pressões sanguíneas que ocorrem entre homens adultos. Para isso, o pesquisador colhe dados sobre (1) exercício médio diário, medido em horas (x_1), (2) idade (x_2) e (3) peso (x_3) de 74 indivíduos. A variável de resultado (y) é a pressão sanguínea sistólica. O modelo (fictício) produzido por esses dados tem um $\widehat{R}^2$ associado de 0,2106. O exercício (x_1) aumenta significativamente o $\widehat{R}^2$ quando essa variável é acrescentada a um modelo que já contém idade e peso se $\widehat{R}^2_{y.23} = 0,1905$?

Solução Queremos testar a hipótese

$$H_0 : R^2_{y.123} - R^2_{y.23} = 0$$

Observe que isso compara um modelo que usa idade, peso e exercício com um modelo que contém somente idade e peso. O teste F parcial para um teste dessa hipótese é

$$F = \frac{\frac{\widehat{R}^2_{y.L} - \widehat{R}^2_{y.S}}{p_L - p_S}}{\frac{1 - \widehat{R}^2_{y.L}}{N - p_L - 1}} = \frac{\frac{0,2106 - 0,1905}{3 - 2}}{\frac{1 - 0,2106}{74 - 3 - 1}} = 1,78$$

O valor crítico para uma estatística F com $3 - 2 = 1$ e $74 - 3 - 1 = 70$ graus de liberdade é 3,98, de modo que a hipótese nula não é rejeitada. Isso significa que não pudemos mostrar que a inclusão da variável de exercício a um modelo que contém idade e peso aumentará a proporção de variação da pressão sanguínea considerada pelo modelo.

9.4 Hipóteses

As hipóteses por trás de RLS e RLM podem ser resumidas como (1) normalidade, (2) homogeneidade de variância e (3) independência. Consideraremos cada uma destas no contexto da RLS e depois no contexto da RLM.

Na página 286, usamos os dados da Tabela 8.2 para construir um modelo RLS para a previsão dos escores de bem-estar a partir dos escores de acesso a assistência médica. Mais tarde, realizamos testes estatísticos relacionados a esse modelo. Para entender as hipóteses por trás desses testes, considere uma série de populações compostas de escores de bem-estar. A primeira população é composta totalmente de escores de bem-estar de pessoas com o mesmo escore de acesso, digamos, um escore de 1. A segunda população é composta totalmente de escores de bem-estar de pessoas com escores de acesso de 2, e a terceira é composta de escores de bem-estar de pessoas com escores de acesso de 3, e assim por diante. A normalidade e homogeneidade das hipóteses de variância se relacionam a essas populações. Mais especificamente, supomos que todas essas populações são normalmente distribuídas e têm a mesma variância.

Se considerarmos um modelo RLM de dois previsores, então consideramos uma série de populações em que cada indivíduo tem o mesmo escore x_1 e o mesmo escore x_2. Não queremos dizer que x_1 e x_2 têm o mesmo valor, mas que todos os indivíduos em determinada população têm o mesmo valor de x_1 (por exemplo, 5) e o mesmo valor de x_2 (por exemplo, 20). Esse conceito é estendido a qualquer número de previsores. Como antes, supomos que todas as populações sejam distribuídas normalmente com a mesma variância. Observe que os próprios valores x não precisam atender a essas hipóteses.

A hipótese de independência significa que a resposta (y) de cada indivíduo não está relacionada à resposta de qualquer outro indivíduo. Embora não seja necessariamente verdadeiro sob um conjunto específico de condições, acontece de os modelos RLS e RLM tenderem a ser mais robustos a violações da hipótese de normalidade e menos robustos a violações da hipótese de independência.

9.5 Comentários adicionais com relação à utilidade da RLM

Anteriormente, neste capítulo, dissemos que "... o modelo de regressão linear múltipla é uma das ferramentas estatísticas mais poderosas e flexíveis à disposição dos pesquisadores". Vimos parte disso quando examinamos sua capacidade de prever e explicar a variação. Mas isso dificilmente transmite o quadro geral.

O modelo RLM é uma expressão do que é chamado de modelo linear geral. Isso significa que, com uma escolha criteriosa de variáveis codificadas[13] independentes e dependentes, esse modelo pode ser usado para realizar todos os testes estatísticos comuns a seguir.

1. Teste t com amostras independentes.
2. ANOVA.
3. ANOVA fatorial.
4. Análise de covariância.
5. Análise discriminante (dois grupos).

Diversos testes para interações também podem ser realizados por meio desse modelo. Além disso, testes com relações curvilíneas, como aquele representado na Figura 8.6, bem como outras formas de teste podem ser detectados.

Termos e expressões

Depois de ler este capítulo, você deverá estar familiarizado com os termos e expressões a seguir.

$1 - \widehat{R}^2$	289	regressão linear múltipla	294
coeficiente de determinação	289	regressão linear simples	285
coeficiente de não determinação	289	resíduo	286
linha de regressão de mínimos quadrados	291	soma de quadrados da regressão	288
modelo de mínimos quadrados	289	soma de quadrados de resíduos	288
quadrado médio dos resíduos	292	teste F de modelo completo	294
$\widehat{R}^2$	292	teste F parcial	294

Exercícios

9.1 Responda cada um dos seguintes itens:
(a) Escreva duas expressões diferentes para o coeficiente de determinação (R^2).
(b) Escreva duas expressões diferentes para o coeficiente de não determinação ($1 - R^2$).
(c) Para um modelo RLS, que valores SQ_{res} e SQ_{reg} assumem quando $r_{yx} = 1,0$?
(d) Para um modelo RLS, que valores SQ_{res} e SQ_{reg} assumem quando $r_{yx} = 0,0$?

---

13 Um esquema de codificação simples poderia atribuir 1 a indivíduos do sexo masculino e 0 aos do sexo feminino.

9.2 Indique quais das seguintes afirmações são verdadeiras e quais são falsas.

(a) Em geral, $\widehat{R}^2_{y.1,2,3} = \widehat{R}^2_{y.1} + \widehat{R}^2_{y.2} + \widehat{R}^2_{y.3}$.

(b) Um teste da hipótese
$$H_0 : R^2_{y.1,2,3}$$
é equivalente a um teste da hipótese
$$H_0 : \beta_1 = \beta_2 = \beta_3 = 1.$$

(c) Um bom modelo de previsão produzirá resíduos grandes (relativamente falando).

(d) Valores grandes (relativamente falando) de $\hat{y} - \bar{y}$ geralmente são associados a bons modelos de previsão.

9.3 Um teste para determinar se a inclusão de variáveis x_1 e x_3 a um modelo que contém variáveis x_2 e x_4 aumenta R^2 pode ser executado pelo teste de qual das seguintes hipóteses?

(a) $R^2_{y.1,2,3,4} - R^2_{y.2,4} = 0$

(b) $R^2_{y.1,2,3,4} - R^2_{y.1,3} = 0$

(c) $R^2_{y.1,3} = 0$

(d) $R^2_{y.2,4} = 0$

9.4 Um pesquisador interessado na relação entre o índice de massa corporal (IMC) e o colesterol total deseja usar um modelo RLS em que o colesterol total é previsto pelo IMC para os dados a seguir. Use esses dados para responder cada um dos seguintes itens.

Colesterol total	IMC
165	25,9
155	20,1
141	22,2
228	30,7
190	28,0
155	29,4
132	20,2
170	20,7
188	26,3
150	18,2

(a) Construa um modelo RLS.

(b) Determine os resíduos para os três primeiros indivíduos.

(c) Determine os coeficientes de determinação e não determinação.

(d) Teste as hipóteses $H_0 : R^2 = 0$.

(e) Teste a hipótese $H_0 : \beta = 0$.

(f) Forme um IC bilateral de 95% para a estimativa de β. Esse IC combina com o resultado de seus testes de hipótese? Explique.

9.5 Responda as seguintes perguntas realizando o teste de significância indicado com base na informação dada. Suponha que $N = 40$ em todos os casos.

(1) $\widehat{R}^2_{y.1,2,3,4} = 0,68$

(2) $\widehat{R}^2_{y.2,3,4} = 0,43$

(3) $\widehat{R}^2_{y.4} = 0,03$

(4) $\widehat{R}^2_{y.1,3} = 0,27$

(5) $\widehat{R}^2_{y.2,4} = 0,14$

(6) $\widehat{R}^2_{y.1} = 0,10$

(a) Todas as variáveis usadas juntas explicam qualquer variação em Y?

(b) A inclusão de x_1 a um modelo que já contém x_2, x_3 e x_4 explica qualquer variação adicional em Y?

(c) x_2 e x_4, quando usados juntos, explicam qualquer variação em Y?

(d) A inclusão das variáveis x_2 e x_4 a um modelo que contém as variáveis x_1 e x_3 explica a proporção de variação considerada em y?

D. As perguntas a seguir se referem ao "Estudo de caso D", no Apêndice J.

9.6 Os pesquisadores concluem em seus estudos que "essas correlações que sugerem a quantificação do PBV podem oferecer um previsor substituto objetivo, facilmente adquirido, do distúrbio neuropsicológico e disfunção cognitiva/motora clinicamente aparente entre as pessoas infectadas pelo HIV".

(a) Construa um modelo RLS para prever os escores NPZ-8 a partir do PBV. Use apenas dados dos 15 indivíduos infectados para o cálculo.

(b) Interprete o termo b no modelo em termos de NPZ-8 e PBV.

(c) Determine os coeficientes de determinação e não determinação associados a esse modelo.

(d) Use o modelo para prever os escores NPZ-8 dos cinco primeiros indivíduos.

(e) A partir de sua observação do coeficiente de determinação e dos valores previstos para os cinco primeiros indivíduos, você concordaria com a conclusão dos autores?

9.7 Construa um modelo RLM para prever os escores NPZ-8 a partir dos valores de PBV e CD4. Use apenas os dados dos 15 indivíduos infectados.

(a) Calcule o coeficiente de determinação para o modelo de dois previsores.

(b) A inclusão do CD4 ao modelo aumenta significativamente o R^2 no nível 0,05?

(c) Use o modelo de dois previsores para prever os escores do NPZ-8 a partir dos valores de PBV e CD4 para os cinco primeiros indivíduos. O modelo de dois previsores parece prever melhor do que o modelo de um previsor?

(d) O PBV e o CD4 juntos explicam uma proporção estatisticamente significativa da variação nos escores do NPZ-8?

M. A pergunta a seguir se refere ao "Estudo de caso M", no Apêndice J.

9.8 Construa um modelo RLS para prever os escores de dióxido de carbono "depois" a partir dos valores de oxigênio "depois".

(a) Interprete b.

(b) Estime β com um intervalo de confiança de 95%. Interprete esse intervalo.

(c) Você acha que um teste bicaudal da hipótese nula $R^2 = 0$ realizado em $\alpha = 0,05$ seria significativo? Justifique sua resposta.

(d) Calcule R^2 para o modelo.

(e) Você acha que a correlação entre as duas variáveis é positiva ou negativa? Por quê?

capítulo 10
Métodos baseados no princípio da permutação

10.1 Introdução

A maioria dos textos estatísticos introdutórios possui um capítulo com um título semelhante a "Métodos não paramétricos" ou "Testes independentes de distribuição". Normalmente, esse capítulo apresenta (embora resumidamente) certos testes não paramétricos[1] conhecidos, baseados em postos, cujas distribuições amostrais são derivadas por meio do método de permutação. Esses testes são casos especiais de uma classe mais ampla de procedimentos baseados em permutação, que empregam observações originais em vez de postos. Com poucas exceções, a classe mais ampla não é discutida, de modo que somente os casos especiais são analisados. Além disso, o princípio da permutação que está por trás de ambos os tipos de testes não é explicado.

Acreditamos que essa técnica induz o aluno a uma visão desnecessariamente limitada do assunto. Como resultado, neste texto, abandonamos o método mais tradicional (como fizemos diversas vezes anteriormente) e focalizamos a classe mais ampla de testes, apresentando os métodos mais familiares baseados em postos como casos especiais. Escolhemos esse caminho por três motivos. Primeiro, com o advento de algoritmos rápidos e computadores poderosos, a classe mais ampla de testes tem tido mais uso na pesquisa aplicada. Embora esses métodos tenham sido bem compreendidos por muitos anos, a ausência de plataformas de computação poderosas dificultou sua aplicação. Segundo, os alunos sem uma base matemática forte podem entender melhor esses testes do que seria possível com outras formas e, em terceiro lugar, a flexibilidade desses testes acrescenta uma dimensão poderosa à bagagem de ferramentas estatísticas do pesquisador.

Um conhecimento dos métodos baseados na permutação depende de um conhecimento dos conceitos matemáticos de permutações e combinações. Por esse motivo, começaremos com esses conceitos. Depois, discutiremos uma série de procedimentos baseados em permutação e demonstraremos como seus equivalentes no caso especial baseado em postos são obtidos. Em uma última seção, discutiremos algumas das características desses métodos e as compararemos com os testes com os quais você já está acostumado.

---
[1] Esse e outros termos serão definidos mais adiante no capítulo.

10.2 Algumas preliminares

As distribuições amostrais de muitos testes de permutação contam com permutações e combinações de inteiros ou outros números. Você provavelmente já estudou esses métodos, mas eles serão revisados aqui. Depois, serão usados nas aplicações que veremos a seguir.

10.2.1 Permutações

Considere uma ordenação qualquer da esquerda para a direita dos inteiros 1, 2 e 3. Uma ordenação desse tipo seria 3, 2, 1, enquanto outra seria 1, 3, 2. Cada um desses arranjos dos números é chamado de **permutação** dos inteiros 1, 2 e 3. Estamos interessados em determinar o número desses arranjos que podem ser obtidos a partir desses números. Com uma quantidade tão pequena de números, poderíamos listar cada ordenação e simplesmente contar a quantidade obtida dessa forma. Isso é feito para as permutações listadas a seguir.

1	1	2	3
2	1	3	2
3	2	1	3
4	2	3	1
5	3	1	2
6	3	2	1

Como não existem outras disposições dos dados que não dupliquem uma daquelas listadas, podemos ter certeza de que listamos todas as permutações possíveis dos inteiros 1, 2 e 3. Observamos ainda que existem seis distribuições possíveis.

Uma inspeção mais de perto das seis distribuições revela que tivemos três escolhas para preencher a primeira posição em cada permutação. Ou seja, poderíamos escolher os números 1, 2 ou 3 para a primeira posição. Quando tivéssemos preenchido a primeira posição, teríamos apenas duas escolhas restantes para a segunda posição. Assim, nas permutações 1 e 2, onde preenchemos a primeira posição com o inteiro 1, poderíamos escolher os inteiros 2 ou 3 para a segunda posição. Quando as duas primeiras posições estivessem preenchidas, haveria apenas um inteiro restante para a terceira posição. Assim, com três formas de preencher a primeira posição, e, para cada uma delas, duas formas de preencher a segunda posição, e, para cada uma dessas, apenas uma forma de preencher a terceira posição, o número total de permutações foi de $3 \cdot 2 \cdot 1 = 6$.

Como um segundo exemplo, consideraremos o número de permutações que podem ser realizadas a partir dos números 1, 2, 3 e 4. Listamos todos esses arranjos na Tabela 10.1. O primeiro fator que observamos é que a adição de um dígito aumentou bastante o número de permutações, de 6 para 24. Também observamos que, agora, temos quatro escolhas para a primeira posição. Depois de preencher a primeira posição, ficamos com três escolhas para a segunda, duas para a terceira e apenas uma única para a quarta. Isso significa que temos $4 \cdot 3 \cdot 2 \cdot 1 = 24$ permutações dos quatro dígitos.

Tabela 10.1	Todas as permutações possíveis dos inteiros 1, 2, 3 e 4.

#					#				
1	1	2	3	4	13	3	1	2	4
2	1	2	4	3	14	3	1	4	2
3	1	3	2	4	15	3	2	1	4
4	1	3	4	2	16	3	2	4	1
5	1	4	2	3	17	3	4	1	2
6	1	4	3	2	18	3	4	2	1
7	2	1	3	4	19	4	1	2	3
8	2	1	4	3	20	4	1	3	2
9	2	3	1	4	21	4	2	1	3
10	2	3	4	1	22	4	2	3	1
11	2	4	1	3	23	4	3	1	2
12	2	4	3	1	24	4	3	2	1

Isso leva a uma conclusão geral. Se temos n coisas (números, cães, amigos etc.), podemos arrumá-los em $n!$ permutações diferentes. A notação $n!$ é lida como "n fatorial", e significa $n(n-1)(n-2)\cdots(1)$. Se considerarmos que P_n representa o número de formas como n objetos podem ser permutados, então podemos escrever o seguinte:

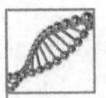

$$P_n = n!$$ (10.1)

Exemplo 10.1

Quantas permutações distintas dos números 3,1; 0,0; 13,0; 99,7 e 0,6 são possíveis?

Solução Como existem cinco números, a Equação 10.1 mostra que o número de permutações distintas é $n! = 5! = 5 \cdot 4 \cdot 3 \cdot 2 \cdot 1 = 120$.

10.2.2 Combinações

Considere agora o problema de determinação do número de formas como podemos dividir n objetos, números etc. em dois grupos. Para começar, suponhamos que queiramos dividir os números de 1 a 4 em dois grupos, colocando dois números em cada grupo. A ordem dentro dos dois grupos deve ser ignorada. Uma possibilidade é colocar 1 e 2 no primeiro grupo e 3 e 4 no segundo. Esse particionamento é chamado de **combinação**. Observe que colocar os números 2 e 1 no grupo um e 4 e 3 no grupo dois não constitui uma nova combinação, pois os dois grupos contêm os mesmos números de antes — simplesmente, eles foram listados em uma ordem diferente. Uma segunda combinação poderia ser alcançada colocando 1 e 3 no primeiro grupo e 2 e 4 no segundo. Mas de quantas maneiras diferentes essa tarefa pode ser realizada? Como fizemos anteriormente com as permutações, poderíamos escrever todas as combinações possíveis e simplesmente contar a quantidade obtida dessa forma. Como podemos ver por essa listagem, existem seis combinações possíveis.

	Grupo um	Grupo dois
1	1 2	3 4
2	1 3	2 4
3	1 4	2 3
4	2 3	1 4
5	2 4	1 3
6	3 4	1 2

Assim como fizemos com as permutações, seria útil se pudéssemos determinar uma expressão matemática que nos desse esse número diretamente em vez de termos que listar todas as possibilidades. Antes de levantarmos esse problema diretamente, será útil examinarmos novamente as permutações.

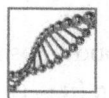

Exemplo 10.2

Como as 4! *permutações* que vimos distribuem os números em todas as configurações possíveis, deve ser verdade que todas as *combinações* possíveis estão representadas ali. Quantas *combinações* podemos encontrar nas 4! = 24 *permutações* listadas anteriormente? Suponha que as duas primeiras posições de cada permutação representem o grupo um e as duas últimas representem o grupo dois. Liste as permutações que representam cada combinação.

Solução Cada combinação, com suas permutações associadas, aparece a seguir.

Combinação	Permutações
um	1, 2, 7, 8
dois	3, 4, 13, 14
três	5, 6, 19, 20
quatro	9, 10, 15, 16
cinco	11, 12, 21, 22
seis	17, 18, 23, 24

Podemos ver, por essa listagem, que existem quatro permutações em cada combinação. Isso não é surpresa, pois para cada combinação existem dois números no primeiro grupo que podem ser permutados de duas maneiras e, para cada uma dessas permutações, os dois números no segundo grupo podem ser permutados de duas maneiras. Por exemplo, na primeira combinação, a primeira permutação dos números no grupo um é 1 e 2. Para essa permutação no primeiro grupo, existem duas permutações no segundo grupo — a saber, 3, 4 e 4, 3. Para a segunda permutação no primeiro grupo — 2, 1 — também há duas permutações no segundo grupo. Como existem duas maneiras de permutar os números no primeiro grupo e duas maneiras de permutar os números no segundo grupo, o número total de permutações para cada combinação é $2 \cdot 2 = 4$.

Em geral, se considerarmos que n_1 representa o número de objetos no primeiro grupo e n_2 o número de objetos no segundo grupo, então o número de permutações no primeiro grupo para determinada combinação será $n_1!$, e o número de permutações para o segundo grupo será $n_2!$, de modo que cada combinação conterá $n_1!n_2!$ permutações.

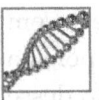

Exemplo 10.3

Se sete objetos tiverem de ser divididos em dois grupos, com quatro no primeiro e três no segundo, quantas permutações haverá em cada uma das combinações possíveis?

Solução   Como $n_1 = 4$ e $n_2 = 3$, haverá $4!3! = 24 \cdot 6 = 144$ permutações em cada combinação.

Se considerarmos que $C_{n_2}^{n_1}$ representa o número de combinações que podem ser alcançadas ao colocarmos n_1 objetos no primeiro grupo e n_2 no segundo, então podemos raciocinar da seguinte forma: para qualquer conjunto de $n!$ permutações, haverá $C_{n_2}^{n_1}$ combinações, cada qual contendo $n_1!n_2!$ permutações, de modo que $n! = C_{n_2}^{n_1} n_1! n_2!$, onde $n = n_1 + n_2$. Ao calcularmos $C_{n_2}^{n_1}$, obtemos a quantidade de formas de dividir n em dois grupos.

$$\boxed{C_{n_2}^{n_1} = \frac{n!}{n_1!n_2!}} \tag{10.2}$$

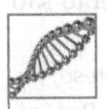

Exemplo 10.4

De quantas maneiras sete pessoas podem ser divididas em dois grupos se quatro pessoas tiverem de ficar no primeiro grupo e três no segundo?

Solução   A Equação 10.2 resulta em

$$C_3^4 = \frac{n!}{n_1!n_2!} = \frac{7!}{4!3!}$$

Podemos economizar um pouco de cálculo ao observarmos que $7! = 7 \cdot 6 \cdot 5 \cdot 4!$, de modo que

$$C_3^4 = \frac{7 \cdot 6 \cdot 5 \cdot \cancel{4!}}{\cancel{4!}3!} = \frac{210}{6} = 35$$

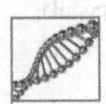

Exemplo 10.5

De quantas maneiras os inteiros de 1 a 8 podem ser divididos em dois grupos se quatro inteiros forem colocados em cada grupo?

Solução   Pela Equação 10.2,

$$C_4^4 = \frac{n!}{n_1!n_2!} = \frac{8!}{4!4!} = \frac{8 \cdot 7 \cdot 6 \cdot 5 \cdot \cancel{4!}}{4!\cancel{4!}} = \frac{1680}{24} = 70$$

10.3 Aplicações

Agora consideraremos vários testes cujas distribuições amostrais são baseadas no princípio da permutação.[2] Esses testes normalmente são caracterizados como "independentes de distribuição" ou "não paramétricos". A expressão "não paramétrico" se refere ao fato de que as distribuições amostrais desses testes não dependem da especificação de quaisquer parâmetros da população.[3] Por exemplo, a distribuição amostral do teste Z para uma média requer que σ seja especificado (bem como outros parâmetros). De modo semelhante, a distribuição amostral do teste t com amostras independentes requer que as populações sejam distribuídas normalmente, o que, por sua vez, implica nos valores de certos parâmetros, como assimetria e curtose.[4] Como resultado desse requisito, esses testes são chamados de **paramétricos**. Ao contrário, o teste da soma de postos de Wilcoxon, que será mostrado em breve, é frequentemente caracterizado como o equivalente não paramétrico do teste t com amostras independentes. O teste de Wilcoxon não requer que nenhum dos parâmetros da população seja especificado, de modo que a assimetria da população pode ser zero ou qualquer outro valor (finito). Esse teste é chamado, portanto, de **não paramétrico**.

Além disso, como é necessário especificar parâmetros para que sejam obtidas as distribuições amostrais para esses testes, a forma (por exemplo, normal) da população amostrada não precisa ser especificada. Por esse motivo, esses testes normalmente são chamados de testes **independentes de distribuição**.[5] Assim, embora o teste t com amostras independentes tenha a normalidade da população como uma de suas hipóteses básicas, e portanto não seja não paramétrico nem independente de distribuição, o teste da soma de postos de Wilcoxon não tem essa hipótese e, portanto, é não paramétrico e independente de distribuição. Embora haja uma distinção a ser feita entre os termos não paramétrico e independente de distribuição, a maioria dos testes que possuem uma das duas características também possui a outra, de modo que os termos normalmente são usados para indicar a mesma coisa.[6]

Também queremos indicar que, embora este capítulo se restrinja ao teste de hipótese, os métodos esboçados aqui também podem ser usados para formar intervalos de confiança. Porém, a construção de intervalos de confiança por meio do método de permutação pode ser ainda mais difícil em termos de cálculo do que o teste de hipótese, de modo que o assunto deverá ser tratado com o auxílio de computadores. Também é o problema da complexidade de cálculo que exige o uso de pequenos conjuntos de dados de amostra, usados para ilustrar cada um dos testes a seguir. Essa não é uma dificuldade em particular, pois estamos interessados principalmente em mostrar os princípios por trás desses testes.

Agora, voltaremos nossa atenção para os diversos testes de permutação. A seguir, dois testes serão apresentados para cada conceito estatístico tratado (por exemplo, a correlação). O primeiro usará observações originais, enquanto o segundo empregará postos.

---

2   Combinações são subconjuntos de permutações, de modo que os testes baseados em combinações também podem ser considerados como testes de permutação.

3   Existem algumas exceções. Por exemplo, o teste da soma de postos de Wilcoxon supõe que a amostragem pertença a uma população simétrica, o que por sua vez implica em um parâmetro de assimetria de zero.

4   A assimetria para a distribuição normal é zero, enquanto a curtose é três.

5   Na verdade, embora estejam fora do escopo deste livro, esses testes podem ser justificados sem o conceito de uma população.

6   Os estatísticos às vezes se esquivam dessa questão, mas isso não é importante para os nossos propósitos.

10.3.1 Correlação

Na página 277, aprendemos a usar a Equação 8.4 para testar a hipótese nula $H_0: \rho = 0$, onde ρ é o coeficiente de correlação de Pearson. Uma das hipóteses por trás desse teste é que a amostra veio de uma população normal bivariada. Nesta seção, aprendemos a testar hipóteses relativas à correlação da população sem ter que seguir essa hipótese restritiva. Dois testes serão demonstrados. O primeiro, conhecido como teste de Pitman para correlação, usa observações originais, enquanto o segundo, conhecido como teste de Hoteling e Pabst, usa postos no lugar das observações originais. A lógica básica desses testes é enfatizada, bem como a relação entre os dois.

A ênfase nesta e em outras seções será dada aos princípios básicos em vez de à eficiência. Para todos os fins práticos, os testes baseados nas observações originais exigem computadores para que sejam implementados, e a implementação, por sua vez, utiliza diversos algoritmos para aumentar a eficiência. Não trataremos desses métodos aqui.

Teste de Pitman para correlação

Argumento

Suponha que um pesquisador obtenha duas medições de cada um dos quatro indivíduos e chegue ao resultado a seguir.

Indivíduo	x	y
1	4	7
2	0	0
3	3	3
4	1	4

Pela Equação 8.2, a correlação de Pearson entre x e y é 0,822. O pesquisador gostaria de testar a hipótese nula $H_0: \rho = 0$, mas está razoavelmente certo de que a população da qual os dados foram amostrados é assimétrica e, portanto, não distribuída normalmente. Como resultado, o pesquisador acredita que não deve depender de um teste baseado na Equação 8.4 para produzir resultados válidos. Um teste que não exige a hipótese de normalidade para garantir sua validade pode ser realizado pela evocação da lógica a seguir.

Se a hipótese nula for verdadeira — ou seja, se não houver correlação entre x e y —, então os emparelhamentos observados nos dados que acabamos de citar são arbitrários. Ou seja, cada valor x provavelmente poderia tanto ter sido emparelhado com qualquer um dos outros valores y quanto com os valores observados no conjunto de dados. Por acaso, os emparelhamentos ocorreram como observados, mas também poderia ter ocorrido qualquer outro emparelhamento sob uma hipótese nula verdadeira.

Diferentemente, se houver uma relação positiva ou negativa entre x e y, os emparelhamentos não serão aleatórios. Em vez disso, para uma relação positiva, valores x altos tenderão a estar associados a valores y altos, e valores x baixos tenderão a estar associados a valores y baixos. Haverá uma relação inversa para uma associação negativa.

Segue que, *sob uma hipótese nula verdadeira*, os valores y poderiam assumir qualquer um dos $n!$ = 4! = 24 arranjos mostrados na Tabela 10.2. Isso significa que qualquer um dos 24 coeficientes de correlação obtidos a partir dos 24 arranjos de y seria igualmente provável *se a hipótese nula fosse verdadeira*.

Tabela 10.2 Todos os conjuntos possíveis de pares de dados e coeficientes de correlação para determinado conjunto de dados.

1		2		3		4		5	
4	7	4	0	4	3	4	7	4	0
0	0	0	7	0	7	0	3	0	3
3	3	3	3	3	0	3	0	3	7
1	4	1	4	1	4	1	4	1	4
$r = 0{,}822$		$r = -0{,}949$		$r = -0{,}759$		$r = 0{,}253$		$r = -0{,}190$	

6		7		8		9		10	
4	3	4	4	4	0	4	7	4	4
0	0	0	0	0	4	0	4	0	7
3	7	3	7	3	7	3	0	3	0
1	4	1	3	1	3	1	3	1	3
$r = 0{,}569$		$r = 0{,}759$		$r = -0{,}253$		$r = 0{,}190$		$r = -0{,}569$	

11		12		13		14		15	
4	0	4	7	4	7	4	3	4	4
0	7	0	0	0	3	0	7	0	7
3	4	3	4	3	4	3	4	3	3
1	3	1	3	1	0	1	0	1	0
$r = -0{,}822$		$r = 0{,}949$		$r = 0{,}759$		$r = -0{,}253$		$r = -0{,}190$	

16		17		18		19		20	
4	7	4	3	4	4	4	4	4	3
0	4	0	4	0	3	0	3	0	4
3	3	3	7	3	7	3	0	3	0
1	0	1	0	1	0	1	7	1	7
$r = 0{,}569$		$r = 0{,}316$		$r = 0{,}569$		$r = -0{,}316$		$r = -0{,}569$	

21		22		23		24	
4	0	4	4	4	3	4	0
0	4	0	0	0	0	0	3
3	3	3	3	3	4	3	4
1	7	1	7	1	7	1	7
$r = -0{,}759$		$r = 0{,}253$		$r = 0{,}190$		$r = -0{,}569$	

A distribuição amostral da permutação de r é construída a partir da distribuição dos 24 valores de r obtidos das 24 permutações de y na ordem do menor ao maior, como mostra a Figura 10.1. Se a hipótese nula for verdadeira, esperamos que o r *obtido* (ou seja, aquele obtido dos dados coletados no estudo) seja próximo de zero, pois uma hipótese nula verdadeira significa que a correlação da população é zero. Por outro lado, se $\rho > 0$, esperaríamos que r assumisse um valor na cauda extrema direita da distribuição, sendo o oposto verdadeiro quando $\rho < 0$. Nesse caso, o r obtido é 0,822. Qual é a probabilidade de obtermos esse valor extremo de r quando a hipótese nula é verdadeira? É simplesmente a proporção de r's que assumem um valor tão extremo (ou seja, longe de zero), ou

---

Metade inferior da distribuição amostral

−0,949 −0,822 −0,759 −0,759 −0,569 −0,569 −0,569 −0,316 −0,253 −0,253 −0,190 −0,190

Metade superior da distribuição amostral

0,190 0,190 0,253 0,253 0,316 0,569 0,569 0,569 0,759 0,759 0,822 0,949

↑

r calculado

Figura 10.1 Distribuição amostral da permutação de *r* para um conjunto de dados em particular.

mais do que isso, tanto quanto aquele obtido a partir dos dados. Nesse caso, somente dois dos 24 valores possíveis de *r* estão tão longe de zero, ou mais ainda, quanto aquele obtido pelos dados — a saber, 0,822 e 0,949. Agora, podemos dizer que, dos 24 valores possíveis de *r* que poderiam ter sido obtidos sob uma hipótese nula verdadeira, somente 2 são tão extremos quanto aquele observado a partir dos dados. A probabilidade de alcançar tal valor extremo de *r* sob uma hipótese nula verdadeira é, então, de 2/24 = 0,083. Esse, de fato, é o *p*-valor para um teste com alternativa $\rho > 0$.

Em geral, o *p*-valor para um teste com alternativa unicaudal $\rho > 0$ é a proporção dos valores na distribuição amostral da permutação que são maiores ou iguais àquela observada a partir dos dados. Quando a alternativa unicaudal tem a forma $\rho < 0$, o *p*-valor para essa alternativa unicaudal é a proporção de valores na distribuição de permutação que são menores ou iguais àquela observada a partir dos dados. O *p*-valor bicaudal para a alternativa $\rho \neq 0$ é obtido por meio do cálculo da proporção das observações na cauda superior (inferior) da distribuição que são maiores (menores) ou iguais ao *r* obtido e pela multiplicação desse valor por 2. A proporção maior ou igual ao *r* obtido é multiplicada por dois quando *r* é maior do que zero, enquanto a proporção menor ou igual ao *r* obtido é multiplicada por dois quando o *r* obtido é menor do que zero.

Realização do teste

As etapas para a realização do teste de Pitman para correlação são as seguintes:
1. Calcule *r* para os dados obtidos pelo estudo. Chame esse valor de *r* calculado.
2. Tendo fixado uma das duas variáveis (por exemplo, *x*), forme todos os conjuntos possíveis de emparelhamentos de *x* e *y* formando todas as *n*! permutações possíveis da variável não fixa (por exemplo, *y*), como mostramos para um conjunto de dados na página 312.
3. Calcule *r* para cada conjunto de emparelhamentos de dados como mostramos na página 312.
4. Distribua os valores de *r* calculados pela etapa 3 do menor ao maior. Essa é a distribuição amostral de permutação de *r*.
5. Para um teste unicaudal com alternativa $H_A : \rho > 0$, calcule a proporção de valores na distribuição de permutação que sejam maiores ou iguais ao *r* calculado. Esse é o *p*-valor para o teste unicaudal.
6. Para um teste unicaudal com alternativa $H_A : \rho < 0$, calcule a proporção de valores na distribuição de permutação que sejam menores ou iguais ao *r* calculado. Esse é o *p*-valor para o teste unicaudal.

7. Para o teste bicaudal com alternativa $H_A : \rho \neq 0$:
   (a) calcule a proporção de valores na distribuição de permutação que sejam maiores ou iguais ao r calculado se ele for maior do que zero. Multiplique esse valor por dois para determinar o p-valor bicaudal;
   (b) calcule a proporção de valores na distribuição de permutação que sejam menores ou iguais ao r calculado se ele for menor do que zero. Multiplique esse valor por dois para determinar o p-valor bicaudal.

Exemplo 10.6

Use a distribuição amostral da permutação de r, mostrada na Figura 10.1, para determinar o p-valor para o teste a seguir

$$H_0 : \rho = 0$$
$$H_A : \rho < 0$$

supondo que o r calculado seja $-0{,}949$.

Solução Como a hipótese tem a forma $\rho < 0$, estamos para realizar um teste unicaudal com o p-valor com a proporção de valores na distribuição amostral que são menores ou iguais àquele obtido pelos dados. Nesse caso, somente o valor de permutação de r igual a $-0{,}949$ atende ao critério de ser menor ou igual ao r calculado de $-0{,}949$, de modo que $p = \frac{1}{24} = 0{,}042$. Se α fosse $0{,}05$, concluiríamos que $\rho < 0$.

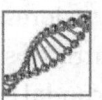

Exemplo 10.7

Use a distribuição amostral da permutação de r mostrada na Figura 10.1 para determinar o p-valor para o teste a seguir

$$H_0 : \rho = 0$$
$$H_A : \rho \neq 0$$

supondo que o r calculado seja $0{,}759$.

Solução Como o r calculado é maior do que zero, determinamos a proporção dos valores de permutação que são maiores ou iguais ao r calculado. Observamos que dois valores de $0{,}759$, um valor de $0{,}822$ e um de $0{,}949$ são maiores ou iguais ao r calculado, de modo que o p-valor desejado é $(2)(4/24) = 0{,}333$.

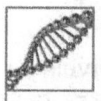

Exemplo 10.8

Dados cinco pares de dados xy, qual é o menor p-valor que poderia ser obtido a partir de um teste de permutação de $H_0 : \rho = 0$? Seria possível realizar um teste bicaudal em $\alpha = 0{,}01$? E um teste unicaudal?

Solução Como existem $n! = 5! = 120$ conjuntos possíveis de emparelhamentos xy, cada um contribuirá com um valor para a distribuição de permutação, o menor p-valor será realizado quando o r calculado assumir o valor do maior ou do menor dos r's da permutação. Supondo que não haja valores repetidos nos extremos da distribuição de permutação, o menor p-valor unicaudal possível seria $\frac{1}{120} = 0{,}0083$ e o menor para um teste bicaudal seria $(2)\left(\frac{1}{120}\right) = 0{,}0167$. Não seria possível, portanto, realizar um teste bicaudal em $\alpha = 0{,}01$, pois uma descoberta significativa nunca poderia ser obtida nesse tamanho de amostra. Porém, seria possível realizar um teste unicaudal em $\alpha = 0{,}01$.

Hipóteses

A principal hipótese por trás do teste de Pitman para correlação está relacionada à independência. Não apenas deve ser verdade que x e y não sejam correlacionados sob uma hipótese nula verdadeira, mas também deve ser verdade que exista independência entre todos os valores de x, bem como entre todos os valores de y. Por exemplo, suponha que as acuidades visuais tenham sido medidas nos olhos esquerdo (x_1) e direito (y_1) de um paciente. Em outro ponto no tempo, o paciente é testado mais uma vez, produzindo as medidas x_2 e y_2. Assim, em um conjunto de n pares de medidas a serem correlacionadas, x_1 e x_2, bem como y_1 e y_2, são da mesma pessoa. Suponha ainda que o indivíduo não enxergue bem. Sob essas condições, os valores de (y_1) e (y_2) são dependentes, de modo que o valor de y_2 dependerá do valor de y_1. Nessa circunstância, nem todas as $n!$ permutações de y são igualmente prováveis, pois para valores fixos de x_1 e x_2, y_2 precisa assumir algum valor próximo de y_1 em vez de qualquer um dos outros valores y. Não podemos confiar que o teste de Pitman seja robusto contra violações desse tipo.

Teste de Hoteling e Pabst para correlação ordinal. O teste de Hoteling e Pabst (H & P) é semelhante ao teste de Pitman para correlação, exceto que os dados originais são convertidos em postos antes que o r calculado e a distribuição de permutação de r sejam calculados. Podemos mostrar que, na ausência de valores duplicados para x ou y, o cálculo do coeficiente de correlação de Pearson sobre postos, como mostramos a seguir, produz o mesmo resultado que uma estatística de correlação não paramétrica bem conhecida, chamada de **ρ de Spearman**. Por esse motivo, o teste descrito nesta seção, que emprega o coeficiente de correlação de Pearson, também é um teste de rho de Spearman.

Argumento

Para realizar o teste de Pitman para oito pares de observações, teríamos que achar $8! = 40.320$ conjuntos de pares de dados e calcular o coeficiente de correlação de cada um. O número de pares de conjuntos de dados aumenta rapidamente à medida que consideramos um n maior. O trabalho de gerar essa distribuição de permutação para um único teste pode ser compensador, mas não podemos evitar o desencorajamento decorrente do fato de que, para cada novo conjunto de dados, a tarefa deve ser repetida. Mas considere o que aconteceria se substituíssemos cada observação no conjunto de dados original por seu posto, com o menor valor x recebendo um posto 1, o segundo menor um posto 2, e assim por diante, com o maior valor recebendo um posto n. Então, ordenaríamos a variável y da mesma maneira.

Poderíamos então calcular o coeficiente de correlação sobre os postos em vez dos escores originais. Isso produziria um resultado diferente, mas ainda forneceria uma medida da relação entre x e y. O atrativo dessa estratégia é que as permutações teriam de ser executadas somente uma vez para qualquer tamanho de amostra dado. Quando um novo conjunto de dados com o mesmo n tivesse de ser testado, os mesmos postos de antes apareceriam na análise, embora os dados originais tivessem mudado. Segue que a distribuição de permutação seria a mesma, independentemente dos valores dos dados originais, pois as correlações são realizadas sobre seus postos. Resta apenas determinar a distribuição de permutação para cada tamanho de amostra (n).

Realizemos um teste H & P com os mesmos dados usados anteriormente para o teste de Pitman. Esses dados são repetidos aqui.

Indivíduo	x	y
1	4	7
2	0	0
3	3	3
4	1	4

O teste H & P exige que substituamos os dados originais por seus respectivos postos. O resultado aparece a seguir. Usamos a notação R_x e R_y para indicar os postos de x e y.

Indivíduo	R_x	R_y
1	4	4
2	1	1
3	3	2
4	2	3

O r calculado para os postos é 0,800. Os 24 conjuntos de permutações para os postos com seus valores associados de r aparecem na Tabela 10.3. A distribuição amostral da permutação resultante aparece na Figura 10.2. Como podemos ver por essa distribuição, existem quatro valores da distribuição amostral da permutação, ou seja, três valores de 0,80 e um de 1,00, que são maiores ou iguais ao valor do r calculado de 0,80. Assim, o p-valor para um teste unicaudal seria 4/24 = 0,167, e para um teste bicaudal seria (2) (4/24) = 0,333.

Tabela 10.3 Todos os conjuntos possíveis de pares de postos e coeficientes de correlação para $n = 4$ pares de dados.

1
4	4
1	1
3	2
2	3

$r = 0,80$

2
4	1
1	4
3	2
2	3

$r = -1,00$

3
4	2
1	4
3	1
2	3

$r = -0,80$

4
4	4
1	2
3	1
2	3

$r = 0,40$

5
4	1
1	2
3	4
2	3

$r = -0,20$

6
4	2
1	1
3	4
2	3

$r = 0,40$

7
4	3
1	1
3	4
2	2

$r = 0,80$

8
4	1
1	3
3	4
2	2

$r = -0,40$

9
4	4
1	3
3	1
2	2

$r = 0,20$

10
4	3
1	4
3	1
2	2

$r = -0,40$

11
4	1
1	4
3	3
2	2

$r = -0,80$

12
4	4
1	1
3	3
2	2

$r = 1,00$

13
4	4
1	2
3	3
2	1

$r = 0,80$

14
4	2
1	4
3	3
2	1

$r = -0,40$

15
4	3
1	4
3	2
2	1

$r = -0,20$

16
4	4
1	3
3	2
2	1

$r = 0,40$

17
4	2
1	3
3	4
2	1

$r = 0,00$

18
4	3
1	2
3	4
2	1

$r = 0,60$

19
4	3
1	2
3	1
2	4

$r = 0,00$

20
4	2
1	3
3	1
2	4

$r = -0,60$

21
4	1
1	3
3	2
2	4

$r = -0,80$

22
4	3
1	1
3	2
2	4

$r = 0,40$

23
4	2
1	1
3	3
2	4

$r = 0,20$

24
4	1
1	2
3	3
2	4

$r = -0,40$

Metade inferior da distribuição amostral

–1,00 –0,80 –0,80 –0,80 –0,60 –0,40 –0,40 –0,40 –0,40 –0,20 –0,20 0,00

Metade superior da distribuição amostral

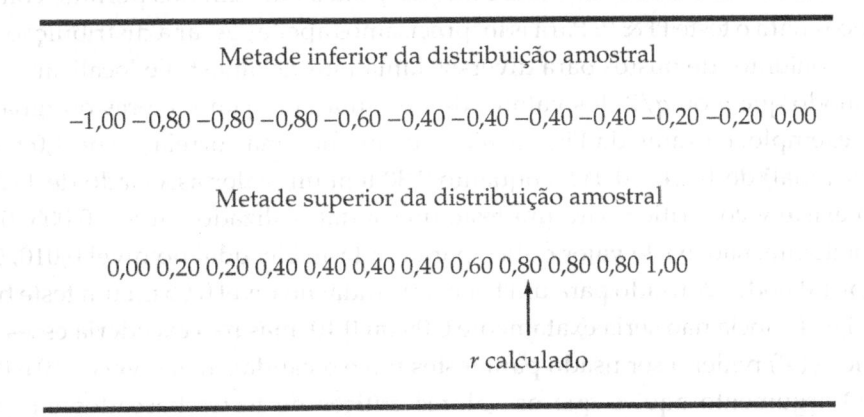

0,00 0,20 0,20 0,40 0,40 0,40 0,40 0,60 0,80 0,80 0,80 1,00
↑
r calculado

Figura 10.2 Distribuição amostral da permutação de *r* calculada em postos onde *n* = 4.

Diferentemente do teste de Pitman, que usa observações originais, o teste H & P em postos não testa $H_0 : \rho = 0$, mas testa a hipótese menos específica de que *x* e *y* são independentes. A alternativa bicaudal afirma que as duas variáveis não são independentes, enquanto as versões unicaudais asseguram uma relação positiva ou negativa entre as variáveis. Também deve ser entendido que a correlação sobre postos, diferentemente da correlação sobre escores originais, não é uma expressão do grau de linearidade entre *x* e *y*, mas sim uma avaliação da relação monotônica entre *x* e *y*. Uma **relação monotônica** é aquela em que aumentos ou diminuições em uma variável são acompanhados por aumentos ou diminuições na outra variável, mas não necessariamente em um padrão de linha reta. Um exemplo seria se *x* assumisse os valores 1, 2 e 3, enquanto *y* assumisse os valores 1, 4 e 11.

Agora, realizaremos o teste H & P com um novo conjunto de dados, como mostramos aqui.

Indivíduo	x	y
1	942	13
2	101	14
3	313	18
4	800	10

O teste H & P requer a substituição dos dados originais por seus respectivos postos. O resultado aparece a seguir.

Indivíduo	R_x	R_y
1	4	2
2	1	3
3	2	4
4	3	1

O *r* calculado para esses postos é –0,60. A referência à distribuição amostral da permutação na Figura 10.2 mostra que cinco valores de permutação são menores ou iguais a –0,60, de modo que o *p*-valor da cauda inferior é 5/24 = 0,208, enquanto que, para um teste bicaudal, é (2)(5/24) = 0,417. É importante entender que, se tivéssemos escolhido realizar o teste de Pitman, teríamos que gerar uma nova distribuição amostral da permutação para os dados. Como substituímos os dados originais por postos e já geramos a distribuição de permutação para os postos de 1 a 4 para cada variável, já tínhamos a distribuição apropriada.

A substituição dos dados originais por postos também nos permite construir tabelas de valores críticos para o teste H & P. Para isso, precisamos apenas gerar a distribuição amostral da permutação para conjuntos de postos para diversos tamanhos de amostra e localizar os valores de permutação, de modo que α ou $\alpha/2$ dos valores de permutação sejam maiores ou iguais ao valor identificado. Por exemplo, o exame da Figura 10.2 mostra que uma correlação de 1,0 tem um valor p associado (unicaudal) de $1/24 = 0,042$, enquanto 0,80 tem um valor associado de $4/24 = 0,167$, de modo que não existe valor crítico para um teste unicaudal realizado em $\alpha = 0,005, 0,010$ ou $0,025$. De modo semelhante, não existe valor crítico para um teste bicaudal no nível 0,010, 0,020 ou 0,050. Porém, o valor 1,0 pode ser usado para um teste unicaudal no nível 0,05 ou um teste bicaudal em 0,10. O nível de significância não seria exatamente 0,05 ou 0,10, mas não excederia esses valores. O mesmo valor crítico (1,0) poderia ser usado para testes uni e bicaudais nos níveis 0,10 e 0,20, respectivamente.

O argumento aqui é que os valores críticos de testes baseados em permutação podem não oferecer o nível de significância exato desejado. Como resultado, os valores críticos são escolhidos de modo que a taxa de erro do Tipo I será menor ou igual ao nível indicado. À medida que o tamanho da amostra aumenta esse problema praticamente desaparece.

O Apêndice F oferece valores críticos de cauda superior para $n = 4$ a 90 para o coeficiente de correlação de postos. Para os testes da cauda superior, é preciso apenas comparar o coeficiente de correlação de postos calculado com o valor crítico apropriado. Se o r calculado for maior ou igual ao r crítico, a hipótese nula é rejeitada. Para testes de cauda inferior, o r calculado é comparado com o negativo do valor da tabela. Se o r calculado for menor ou igual a esse valor, a hipótese nula é rejeitada. Para testes bicaudais, a hipótese nula é rejeitada se o r calculado é maior ou igual ao valor da tabela ou se o r calculado for menor ou igual ao negativo do valor da tabela.

Para um n maior do que 90, a correlação dos postos pode ser substituída na Equação 8.4, e o resultado, referenciado em uma tabela t com $n - 2$ graus de liberdade. O resultado é uma aproximação muito boa do valor de permutação quando $n > 90$.

Realização do teste

As etapas para a realização do teste H & P para correlação de postos são as seguintes:
1. Substitua as observações originais por seus respectivos postos, o valor x mais baixo recebendo um posto 1, o segundo mais baixo, um posto 2 etc., até que o maior valor seja substituído pelo posto n. A variável y é substituída por postos da mesma maneira.
2. Calcule r para os postos obtidos na etapa 1. Chame esse valor de r calculado.
3. Para $4 \leq n \leq 90$, consulte o r calculado no Apêndice F e
   (a) para um teste de cauda superior, rejeite a hipótese nula se o r calculado for maior ou igual ao valor da tabela;
   (b) para um teste de cauda inferior, rejeite a hipótese nula se o r calculado for menor ou igual ao negativo do valor da tabela;
   (c) para um teste bicaudal, rejeite a hipótese nula se o r calculado for maior ou igual ao valor da tabela *ou* se o r calculado for menor ou igual ao negativo do valor da tabela.
4. Para $n > 90$, use a Equação 8.4 e consulte o resultado na Tabela B com $n - 2$ graus de liberdade.

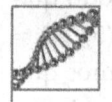

Exemplo 10.9

Use os dados fornecidos para calcular o coeficiente de correlação de postos. Use o valor resultante de r para realizar um teste H & P bicaudal em $\alpha = 0,05$ da hipótese nula de que x e y são independentes.

Indivíduo	x	y
1	1314	20
2	880	16
3	414	10
4	1774	18
5	101	11
6	902	15
7	544	12
8	722	13
9	377	9
10	1200	17

Solução Começamos pela substituição das observações originais por seus postos, como mostrado a seguir.

Indivíduo	R_x	R_y
1	9	10
2	6	7
3	3	2
4	10	9
5	1	3
6	7	6
7	4	4
8	5	5
9	2	1
10	8	8

Para fins de cálculo, será conveniente distribuir os postos como mostra a Tabela 10.4.

Usando as somas que vimos com a Equação 8.2 (adequadamente modificada para postos), obtemos

$$r = \frac{\sum R_x R_y - \frac{(\sum R_x)(\sum R_y)}{n}}{\sqrt{\left[\sum R_x^2 - \frac{(\sum R_x)^2}{n}\right]\left[\sum R_y^2 - \frac{(\sum R_y)^2}{n}\right]}}$$

$$= \frac{380 - \frac{(55)(55)}{10}}{\sqrt{\left[385 - \frac{(55)^2}{10}\right]\left[385 - \frac{(55)^2}{10}\right]}}$$

$$= \frac{77,5}{\sqrt{[82,5][82,5]}}$$

$$= 0,939.$$

Tabela 10.4 Disposição dos postos para o Exemplo 10.9.

Indivíduo	R_x	R_y	$R_x R_y$	R_x^2	R_y^2
1	9	10	90	81	100
2	6	7	42	36	49
3	3	2	6	9	4
4	10	9	90	100	81
5	1	3	3	1	9
6	7	6	42	49	36
7	4	4	16	16	16
8	5	5	25	25	25
9	2	1	2	4	1
10	8	8	64	64	64
Σ	55	55	380	385	385

A referência ao Apêndice F mostra que, para $n = 10$, o r crítico para um teste bicaudal realizado em $\alpha = 0{,}05$ é $\pm 0{,}648$. Como o r calculado de $0{,}939$ excede $0{,}648$, a hipótese nula é rejeitada. Podemos concluir, portanto, que x e y não são independentes, e que existe uma relação positiva entre as duas variáveis.

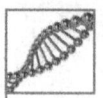

Exemplo 10.10

Um pesquisador acredita que existe uma relação negativa entre uma medida de densidade óssea e o consumo diário médio de cafeína em mulheres com 70 anos de idade ou mais. Para testar essa hipótese, as duas avaliações são feitas em um grupo de 80 idosas. Como o pesquisador suspeita que a distribuição de consumo de cafeína seja assimétrica, ele escolhe um coeficiente de correlação de postos para avaliar a relação entre as duas variáveis. A correlação de postos calculada é $-0{,}122$. Use o teste H & P para testar a hipótese nula de que não existe relação entre a densidade óssea e o consumo de cafeína em mulheres idosas contra a alternativa de que existe uma relação negativa entre as duas variáveis. Realize o teste no nível $0{,}05$. Interprete os resultados.

Solução A referência ao Apêndice F mostra que, para $n = 80$, o r crítico para um teste unicaudal em $\alpha = 0{,}05$ cuja alternativa postula uma relação negativa é $-0{,}185$. Como o r calculado de $-0{,}122$ é maior do que esse valor, a hipótese nula não é rejeitada. Como resultado, o pesquisador não conseguiu demonstrar uma relação negativa entre as duas variáveis.

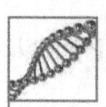

Exemplo 10.11

Dado $n = 120$ e uma correlação de postos de $0{,}208$, realize um teste bicaudal da hipótese nula de nenhuma relação entre x e y em $\alpha = 0{,}10$.

Solução Pela Equação 8.4,

$$t = \frac{r}{\sqrt{\frac{1-r^2}{n-2}}} = \frac{0{,}208}{\sqrt{\frac{1-0{,}208^2}{120-2}}} = 2{,}310$$

A referência ao Apêndice B mostra que os valores t críticos para um teste bicaudal com $n - 2 = 120 - 2 = 118$ graus de liberdade são $\pm 1{,}658$. Como o t calculado de $2{,}310$ excede $1{,}658$, a hipótese nula é rejeitada, o que nos leva à conclusão de que existe uma relação positiva entre as duas variáveis.

Hipóteses

Existem duas hipóteses principais por trás do teste de Hoteling e Pabst para correlação de postos. A primeira é que todos os valores x são independentes, assim como todos os valores y. (Para obter mais detalhes, consulte as hipóteses por trás do teste de Pitman para correlação na página 315.) A segunda hipótese requer que não haja valores duplicados entre as x observações nem entre as y observações. Os valores de x que duplicam os valores de y não violam essa hipótese e não provocam consequências. Considere o conjunto de dados a seguir.

Indivíduo	x	y
1	9	12
2	13	16
3	7	10
4	4	18
5	7	13

Observe que existem dois valores x de sete. Essa é a violação da hipótese. O fato de que existe um x e um y com valor 13 não faz diferença. O problema aparece quando tentamos substituir as observações originais por postos. Ao substituirmos os postos para a variável x, o 4 seria substituído pelo posto 1, mas o que podemos fazer com os dois escores de 7? Existem diversas estratégias, mas a mais comum utiliza a média dos postos que seriam designados se não houvesse empate. Normalmente, o segundo menor escore receberia um posto 2, enquanto o terceiro menor receberia um posto 3. A estratégia de **média dos postos** atribui uma média entre os postos 2 e 3 (ou 2,5) aos dois escores iguais a 7. Por esse método, os postos apareceriam da seguinte forma:

Indivíduo	R_x	R_y
1	4	2
2	5	4
3	2,5	1
4	2	5
5	2,5	3

Se houvesse três empates em vez de dois, substituiríamos cada um pela média dos três postos que teriam sido atribuídos aos três valores se não houvesse empates.

Mas nosso problema ainda não está resolvido. Os valores críticos para $n = 5$ no Apêndice F foram obtidos para os postos 1 a 5, e não para os postos 1, 2,5, 2,5, 4 e 5. A seguir, as estratégias que podem ser usadas quando encontramos observações repetidas.[7]

1. Retenha as observações originais e aplique o teste de Pitman.[8]
2. Use o método da média de postos descrito anteriormente para gerar a distribuição amostral da permutação desses postos. (Veja a nota de rodapé 8.)
3. Use o método da média dos postos descrito anteriormente e aplique a Equação 8.4 à correlação dos postos. O resultado é chamado de distribuição t com $n - 2$ graus de liberdade. Esse método normalmente produzirá bons resultados se n for suficientemente grande (por exemplo, maior do que 30) e a proporção de observações repetidas for pequena (por exemplo, menor ou igual a 20%).

10.3.2 Testes de amostras emparelhadas

No Capítulo 5, aprendemos a realizar um teste t com amostras emparelhadas por meio da Equação 5.1 para testar a hipótese nula $H_0 : \mu_d = 0$, onde μ_d é a média da diferença dos escores de uma população. Uma das hipóteses por trás desse teste é que os escores de diferença da amostra vieram de uma população distribuída normalmente. Nesta seção, aprenderemos a realizar testes de amostras emparelhadas que não exigem essa hipótese restritiva. Dois testes serão demonstrados. O primeiro usa observações originais, enquanto o segundo, conhecido como teste de postos sinalizados de Wilcoxon, usa postos em lugar das observações originais. A lógica por trás desses testes é enfatizada, bem como a relação entre os dois.

---

7   Outras estratégias são esboçadas em textos não paramétricos. Para um exemplo, consulte [7].

8   Isso pode ser feito por meio de software disponível comercialmente.

Teste *t* para permutação de amostras emparelhadas

Argumento

Suponha que os resultados a seguir sejam obtidos a partir de um estudo em que as observações pré-tratamento e pós-tratamento sejam obtidas para quatro indivíduos, como mostramos a seguir.

Indivíduo	Pré-tratamento	Pós-tratamento	(Diferença) d
1	95	99	4
2	111	120	9
3	97	102	5
4	132	130	–2

Pela Equação 5.1, a estatística *t* com amostras emparelhadas para esses dados é 1,760. Se o pesquisador quiser testar a hipótese nula $H_0 : \mu_d = 0$, mas quiser evitar a hipótese de normalidade da diferença de escores da população, um teste de permutação baseado na lógica a seguir poderá ser realizado.

O primeiro indivíduo teve um escore pré-tratamento de 95 e um escore pós-tratamento de 99. Mas se o tratamento ou qualquer outro fator tivesse qualquer impacto sobre os escores, então a ordem desses escores para o primeiro indivíduo seria uma questão de acaso. Ou seja, na ausência de um efeito de tratamento, esse indivíduo tinha tanto a probabilidade de receber um escore pré-tratamento de 99 quanto um escore pós-tratamento de 95. O mesmo também acontece com os outros indivíduos. Assim, a ordenação dos escores para cada indivíduo *sob uma hipótese nula verdadeira de não efeito no tratamento* é apenas uma questão de acaso.

Por esse argumento, podemos ver que, invertendo os escores dos indivíduos de todas as maneiras possíveis e calculando a estatística *t* com amostras emparelhadas para cada configuração desse tipo, podemos gerar todas as estatísticas *t* possíveis que poderiam ter sido observadas pelos dados de estudo se a hipótese nula fosse verdadeira. Mas a reversão de um par de escores simplesmente muda o sinal do escore de diferença, de modo que diferenças positivas se tornam negativas e vice-versa. Isso significa que, para calcular todas as estatísticas *t* possíveis, precisamos apenas formar todos os padrões positivos/negativos possíveis de escores de diferença e calcular a estatística em cada conjunto desses. Observe que o primeiro escore de diferença também pode ser expresso de duas maneiras, de modo que o número de maneiras de caracterizar os dois primeiros escores de diferença é 2 · 2 = 4. Levando essa lógica a todos os *n* escores de diferença, vemos que o número de maneiras de representar *n* escores de diferença é 2^n, que para o problema atual é $2^4 = 16$. As 16 configurações aparecem na Tabela 10.5.

Tendo formado os 16 conjuntos de mudança de sinal possíveis dos escores de diferença e calculando uma estatística *t* com amostras emparelhadas para cada um, podemos dispor as 16 estatísticas *t* em uma distribuição amostral da permutação, como mostra a Figura 10.3. Se a hipótese nula for verdadeira, esperamos que o *t calculado* (isto é, aquele calculado pelos dados coletados no estudo) seja próximo de zero, pois uma hipótese nula verdadeira significa que a média da população de escores de diferença é zero. Por outro lado, se $\mu_d > 0$, esperamos que *t* tenha algum valor na cauda da extrema direita da distribuição, sendo o oposto verdadeiro quando $\mu_d < 0$. No caso atual, o *t* calculado para os dados derivados do estudo é 1,760. Qual é a probabilidade de obtermos tal valor extremo de *t* quando a hipótese nula é verdadeira? É simplesmente a proporção de *t*'s na distribuição amostral que assume um valor tão extremo (ou seja, distante de zero), ou mais ainda, como aquele calculado a partir dos dados. No caso atual, somente dois dos 16 valores possíveis de *t* são tão distantes ou tão afastados de zero quanto aquele calculado a partir dos dados — a saber, 1,760 e 3,397. Agora podemos dizer que, dos 16 valores possíveis de *t* que poderiam ter sido calculados sob uma hipótese nula verdadeira, somente 2 são tão extremos quanto aquele observado a partir dos dados. A probabilidade de alcançar tal valor extremo de *t* sob uma hipótese nula verdadeira é, então, 2/16 = 0,125. Esse é de fato o *p*-valor para o teste com alternativa $\mu_d > 0$. O *p*-valor bicaudal seria

$$(2)\left(\frac{2}{16}\right) = 0{,}250.$$

Em geral, o *p*-valor para um teste com alternativa unicaudal $\mu_d > 0$ é a proporção de valores na distribuição amostral da permutação que são maiores ou iguais àquele observado a partir dos dados. Quando a alternativa unicaudal tem a forma $\mu_d < 0$, o *p*-valor para essa alternativa unicaudal é a proporção de valores na distribuição de permutação que são menores ou iguais àquele observado a partir dos dados. O *p*-valor bicaudal para a alternativa $\mu_d \neq 0$ é calculado a partir do cálculo da proporção de observações na cauda superior (inferior) da distribuição que são maiores (menores) ou iguais ao *t* calculado e da multiplicação desse valor por 2. A proporção maior ou igual ao *t* calculado é multiplicada por dois quando *t* é maior do que zero, enquanto a proporção menor ou igual ao *t* calculado é multiplicada por dois quando o *t* calculado é menor do que zero.

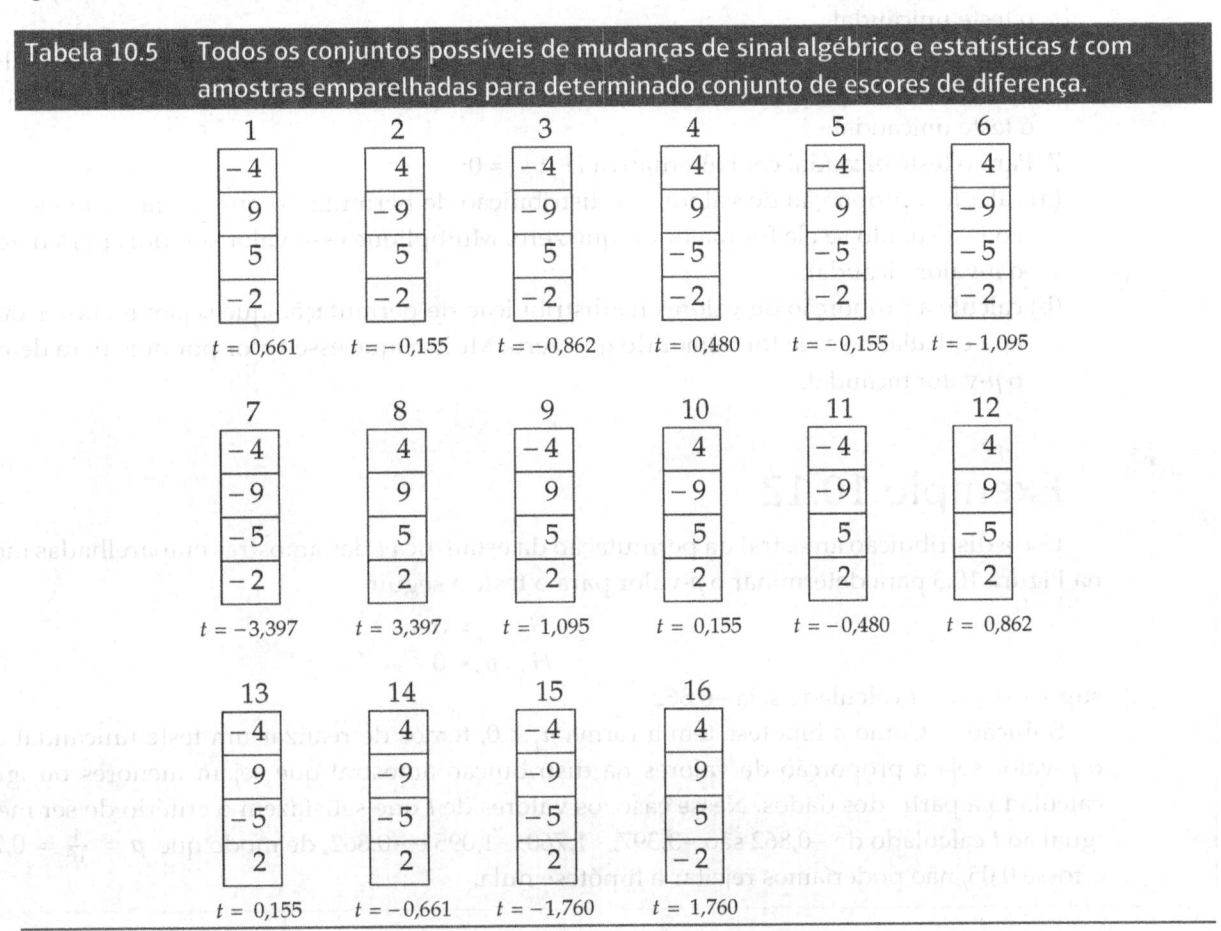

Tabela 10.5 Todos os conjuntos possíveis de mudanças de sinal algébrico e estatísticas *t* com amostras emparelhadas para determinado conjunto de escores de diferença.

1	2	3	4	5	6
−4	4	−4	4	−4	4
9	−9	−9	9	9	−9
5	5	5	−5	−5	−5
−2	−2	−2	−2	−2	−2
$t = 0{,}661$	$t = -0{,}155$	$t = -0{,}862$	$t = 0{,}480$	$t = -0{,}155$	$t = -1{,}095$

7	8	9	10	11	12
−4	4	−4	4	−4	4
−9	9	9	−9	−9	9
−5	5	5	5	5	−5
−2	2	2	2	2	2
$t = -3{,}397$	$t = 3{,}397$	$t = 1{,}095$	$t = 0{,}155$	$t = -0{,}480$	$t = 0{,}862$

13	14	15	16
−4	4	−4	4
9	−9	−9	9
−5	−5	−5	5
2	2	2	−2
$t = 0{,}155$	$t = -0{,}661$	$t = -1{,}760$	$t = 1{,}760$

Metade inferior da distribuição amostral

−3,397 −1,760 −1,095 −0,862 −0,661 −0,480 −0,155 −0,155

Metade superior da distribuição amostral

0,155 0,155 0,480 0,661 0,862 1,095 1,760 3,397
↑
t calculado

Figura 10.3 Distribuição amostral da permutação das estatísticas *t* com amostras emparelhadas para determinado conjunto de dados.

Realização do teste

As etapas para a realização do teste t para permutação de amostras emparelhadas são as seguintes.
1. Calcule t para os dados obtidos a partir do estudo. Chame esse valor de t calculado.
2. Forme todos os conjuntos de mudança de sinal algébrico dos escores de diferença como mostra o conjunto de dados de exemplo da página anterior.
3. Calcule a estatística t com amostras emparelhadas para cada conjunto de escores de diferença como mostra a Tabela 10.5.
4. Ordene os valores de t calculados na etapa 3 do menor ao maior. Essa é a distribuição amostral da permutação de t.
5. Para um teste unicaudal com alternativa $H_A : \mu_d > 0$, calcule a proporção de valores na distribuição da permutação que sejam maiores ou iguais ao t calculado. Esse é o p-valor para o teste unicaudal.
6. Para um teste unicaudal com alternativa $H_A : \mu_d < 0$, calcule a proporção de valores na distribuição de permutação que sejam menores ou iguais ao t calculado. Esse é o p-valor para o teste unicaudal.
7. Para o teste bicaudal com alternativa $H_A : \mu_d \neq 0$:
(a) calcule a proporção de valores na distribuição de permutação que sejam maiores ou iguais ao t calculado se ele for maior do que zero. Multiplique esse valor por dois para determinar o p-valor bicaudal;
(b) calcule a proporção de valores na distribuição de permutação que sejam menores ou iguais ao t calculado se ele for menor do que zero. Multiplique esse valor por dois para determinar o p-valor bicaudal.

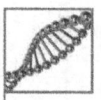

Exemplo 10.12

Use a distribuição amostral da permutação da estatística t das amostras emparelhadas mostrada na Figura 10.3 para determinar o p-valor para o teste a seguir

$$H_0 : \mu_d = 0$$
$$H_A : \mu_d < 0$$

supondo que o t calculado seja $-0,862$.

Solução Como a hipótese tem a forma $\mu_d < 0$, temos de realizar um teste unicaudal em que o p-valor seja a proporção de valores na distribuição amostral que sejam menores ou iguais ao calculado a partir dos dados. Nesse caso, os valores de t que satisfazem o critério de ser menor ou igual ao t calculado de $-0,862$ são $-3,397$, $-1,760$, $-1,095$ e $-0,862$, de modo que $p = \frac{4}{16} = 0,250$. Se α fosse $0,05$, não poderíamos rejeitar a hipótese nula.

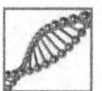

Exemplo 10.13

Use a distribuição amostral da permutação de t, mostrada na Figura 10.3, para determinar o p-valor para o teste a seguir

$$H_0 : \mu_d = 0$$
$$H_A : \mu_d \neq 0$$

supondo que o t calculado seja $3,397$.

Solução Como o t calculado é maior do que zero, determinamos a proporção de valores de permutação que são maiores ou iguais ao t calculado. Observe que somente o valor de permutação de $3,397$ atende a esse critério, de modo que o p-valor desejado é $(2)(1/16) = 0,125$.

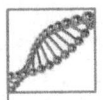

Exemplo 10.14

Dado $n = 10$, quantos valores de t comporiam a distribuição amostral da permutação para o teste t com amostras emparelhadas?

Solução $2^n = 2^{10} = 1024$

Hipóteses

A hipótese principal por trás do teste t para permutação de amostras emparelhadas é que todos os escores de diferença são independentes. Uma violação dessa hipótese poderia ocorrer, por exemplo, se em estudos pré e pós-tratamento o mesmo indivíduo fosse tratado em dois momentos e seus escores pré e pós-tratamento fossem inseridos na análise duas vezes. Assim, esse indivíduo teria dois escores de diferença no conjunto de dados. Se os dois escores de diferença fossem relacionados de alguma maneira, haveria uma violação.

Como um segundo exemplo, poderia haver uma violação se os escores de diferença para irmãos fossem incluídos em uma análise. Se o estudo lidasse com a perda de peso e se houvesse um componente genético para perda de peso, então a quantidade de peso perdido pelos irmãos poderia estar relacionada. Não podemos contar que esse teste seja robusto em face de uma violação da hipótese de independência.

Teste de postos sinalizados de Wilcoxon. Esse teste é semelhante ao teste t de amostras emparelhadas da permutação, exceto que os escores da diferença são convertidos em postos antes que o t calculado seja obtido e a distribuição amostral da permutação, gerada.

Argumento

Para realizar o teste t para permutação de amostras emparelhadas para 10 pares de dados (ou seja, escores de diferença), teríamos que achar $2^{10} = 1024$ conjuntos de escores de diferença e calcular uma estatística t para cada conjunto. Para 20 pares de dados, o número de conjuntos de escores de diferença e estatísticas t seria $2^{20} = 1.048.576$. Essa tarefa assustadora, além de outras questões, incentivaram Frank Wilcoxon [49] a propor um teste de permutação com amostras emparelhadas com base em postos. Uma vantagem dessa estratégia é que, quando a distribuição de permutação para a estatística de teste é gerada para determinado tamanho de amostra (n), a distribuição pode ser usada para qualquer amostra do mesmo tamanho, independentemente dos valores dos dados originais. Isso vem do fato de que os dados originais são substituídos por postos para os quais a distribuição já foi construída.

A conversão dos dados originais em postos é realizada da seguinte forma: primeiro, todos os escores de diferença zero são removidos da análise, e o tamanho da amostra (n) é reduzido de forma apropriada. Então, os escores de diferença são substituídos pelos postos de seus valores absolutos, sendo o escore de diferença com menor valor absoluto substituído por um, o segundo menor, por dois, e assim por diante, até que o maior escore de diferença (ignorando-se o sinal algébrico) seja substituído por n. O sinal algébrico (isto é, de mais ou de menos) de cada observação original é então atribuído ao posto para essa observação. Por exemplo, suponha que o conjunto de escores de diferença a seguir precise ser convertido em postos.

Diferença
3
−9
1
−4
−2
5
8
−7
0

A conversão seria como mostra a tabela a seguir.

(1)	(2)	(3)	(4)
3	3	3	3
−9	9	8	−8
1	1	1	1
−4	4	4	−4
−2	2	2	−2
5	5	5	5
8	8	7	7
−7	7	6	−6

A coluna (1) da tabela mostra os escores de diferença originais com a diferença zero removida, (2) mostra os valores absolutos dos escores de diferença, (3) os postos dos escores de diferença com valor absoluto e (4) os postos com sinais dos escores originais anexados. Observe que o escore de diferença zero foi retirado antes que o processo de ordenação fosse executado, de modo que n agora é 8.

Usando os dados empregados para o teste t para permutação de amostras emparelhadas (repetidos aqui para a sua conveniência), a ordenação seria a seguinte:

Indivíduo	Pré-tratamento	Pós-tratamento	(Diferença) d
1	95	99	4
2	111	120	9
3	97	102	5
4	132	130	−2

Ignorando o sinal algébrico, o posto 1 seria atribuído ao 2, o 2 ao 4, o 3 ao 5 e o 4 ao 9. A nova inclusão do sinal algébrico produz o conjunto de postos sinalizados que vemos a seguir.

Indivíduo	(Diferença) d	Postos sinalizados
1	4	2
2	9	4
3	5	3
4	−2	−1

A aplicação da Equação 5.1 aos postos resulta em uma estatística t com amostras emparelhadas igual a 1,852.

Para gerar a distribuição amostral da permutação para esse teste de postos, temos que gerar os inteiros de 1 a 4 e anexar valores positivos e negativos em todos os padrões possíveis. Isso é feito na Tabela 10.6. Os valores t de cada conjunto são formados em uma distribuição amostral da permutação, como mostra a Figura 10.4.

Tabela 10.6	Todos os conjuntos possíveis de mudanças de sinal algébrico e estatísticas t de amostras emparelhadas para escores de diferença ordenados com $n = 4$.

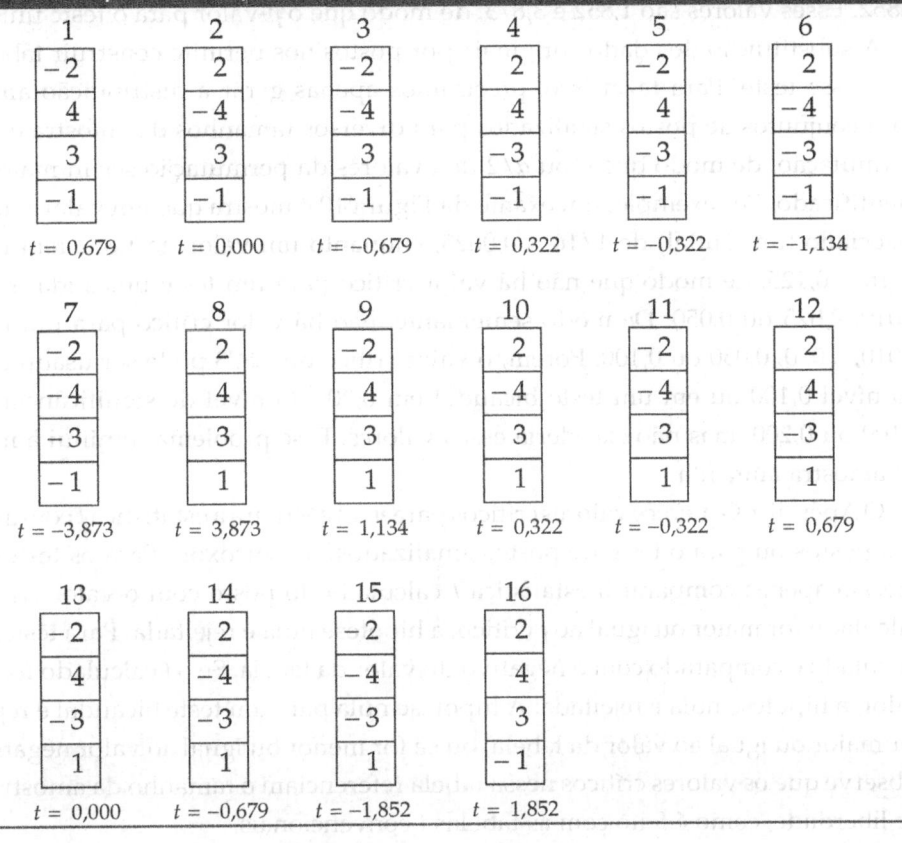

1	2	3	4	5	6
−2	2	−2	2	−2	2
4	−4	−4	4	4	−4
3	3	3	−3	−3	−3
−1	−1	−1	−1	−1	−1
$t = 0{,}679$	$t = 0{,}000$	$t = -0{,}679$	$t = 0{,}322$	$t = -0{,}322$	$t = -1{,}134$

7	8	9	10	11	12
−2	2	−2	2	−2	2
−4	4	−4	−4	−4	4
−3	3	3	3	3	−3
−1	1	1	1	1	1
$t = -3{,}873$	$t = 3{,}873$	$t = 1{,}134$	$t = 0{,}322$	$t = -0{,}322$	$t = 0{,}679$

13	14	15	16
−2	2	−2	2
4	−4	−4	4
−3	−3	−3	3
1	1	1	−1
$t = 0{,}000$	$t = -0{,}679$	$t = -1{,}852$	$t = 1{,}852$

Metade inferior da distribuição amostral

−3,873 −1,852 −1,134 −0,679 −0,679 −0,322 −0,322 0,000

Metade superior da distribuição amostral

0,000 0,322 0,322 0,679 0,679 1,134 1,852 3,873

↑
t calculado

Figura 10.4 Distribuição de postos por amostragem de permutação baseada na estatística t com amostras emparelhadas para $n = 4$.

Tecnicamente falando, a hipótese testada por essa estatística mantém que a população do escore de diferenças é simétrica em torno de zero, enquanto a alternativa mantém que isso não acontece. Se supusermos que a população do escore de diferenças é simétrica,[9] então a hipótese nula testada é a mesma que aquela testada pelo teste t para permutação de amostras emparelhadas, ou seja, H_0:

---

9 Esse assunto será discutido mais adiante.

$\mu_d = 0$. Assim, para testar essa hipótese nula contra a alternativa $H_A : \mu_d > 0$, notamos pela Figura 10.4 que existem dois valores da distribuição da permutação que são maiores ou iguais ao t calculado de 1,852. Esses valores são 1,852 e 3,873, de modo que o p-valor para o teste unicaudal é $\frac{2}{16} = 0,125$.

A substituição dos dados originais por postos nos permite construir tabelas de valores críticos para esse teste. Para fazer isso, precisamos apenas gerar a distribuição amostral de permutação para conjuntos de postos sinalizados para diversos tamanhos de amostra e localizar os valores da permutação, de modo que α ou $\alpha/2$ dos valores da permutação sejam maiores ou iguais ao valor identificado. Por exemplo, um exame da Figura 10.4 mostra que um valor t de 3,873 tem um p-valor associado (unicaudal) de 1/16 = 0,0625, enquanto um valor de 1,852 tem um valor associado de 2/16 = 0,125, de modo que não há valor crítico para um teste unicaudal realizado em α = 0,005, 0,010, 0,025 ou 0,050. De modo semelhante, não há valor crítico para um teste bicaudal no nível 0,010, 0,020, 0,050 ou 0,100. Porém, o valor crítico de 3,873 pode ser usado em um teste unicaudal no nível 0,100 ou em um teste bicaudal em 0,200. O nível de significância não seria exatamente 0,100 ou 0,200, mas não excederia esses valores. Esse problema diminui à medida que o tamanho da amostra aumenta.

O Apêndice G oferece valores críticos para n = 4 a 90 para a estatística t com amostras emparelhadas dos postos ou para o teste de postos sinalizados de Wilcoxon. Para os testes da cauda superior, é preciso apenas comparar a estatística t calculada do posto com o valor crítico apropriado. Se o t calculado for maior ou igual ao t crítico, a hipótese nula é rejeitada. Para testes da cauda inferior, o t calculado é comparado com o negativo do valor da tabela. Se o t calculado for menor ou igual a esse valor, a hipótese nula é rejeitada. A hipótese nula para um teste bicaudal é rejeitada se o t calculado for maior ou igual ao valor da tabela, ou se for menor ou igual ao valor negativo do valor da tabela. Observe que os valores críticos nessa tabela referenciam o tamanho da amostra (n) em vez dos graus de liberdade, como é feito com as tabelas t convencionais.

Para n maior do que 90, a estatística t calculada do posto pode ser referenciada à tabela t com $n - 1$ graus de liberdade. O resultado é uma aproximação muito boa do valor de permutação quando $n > 90$.

Realização do teste

As etapas para a realização do teste de postos sinalizados de Wilcoxon são as seguintes:

1. Calcule os escores de diferença subtraindo uma observação em cada par de dados da outra, sendo a observação escolhida consistente em todos os pares de dados. Remova quaisquer escores de diferença iguais a zero.
2. Substitua os escores de diferença obtidos na etapa 1 pelos postos de seus valores absolutos, o menor recebendo o posto 1, o segundo menor, o posto 2, e assim por diante, até n para o maior posto. Conecte o sinal dos escores de diferença aos postos obtidos dessa forma.
3. Use a Equação 5.1 para calcular a estatística t com amostras emparelhadas para os postos obtidos na etapa 2. Chame o resultado de t calculado.
4. Para $4 \leq n \leq 90$, consulte o t calculado no Apêndice G e
   (a) para um teste da cauda superior, rejeite a hipótese nula se o t calculado for maior ou igual ao valor da tabela;
   (b) para um teste da cauda inferior, rejeite a hipótese nula se o t calculado for menor ou igual ao valor da tabela;
   (c) para um teste bicaudal, rejeite a hipótese nula se o t calculado for maior ou igual ao valor da tabela *ou* se o t calculado for menor ou igual ao negativo do valor da tabela.
5. Para $n > 90$, consulte o t calculado no Apêndice B com $n - 1$ graus de liberdade.

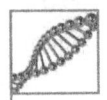

Exemplo 10.15

Realize um teste de postos sinalizados de Wilcoxon em $\alpha = 0{,}05$ com os dados (fictícios) da pressão sanguínea na Tabela 10.7.

Tabela 10.7	Medidas de pressão sanguínea sistólica pré e pós-tratamento.
Pré-tratamento	Pós-tratamento
151	147
174	160
150	150
171	170
144	146
139	142
159	150
140	146
137	120
179	149
146	151

Solução Os dados são dispostos para análise da seguinte forma:

Diferença	Diferença absoluta	Posto	Posto sinalizado
−4	4	4	−4
−14	14	8	−8
−1	1	1	−1
2	2	2	2
3	3	3	3
−9	9	7	−7
6	6	6	6
−17	17	9	−9
−30	30	10	−10
5	5	5	5

A primeira coluna mostra os escores de diferença — ou seja, o escore pós-tratamento de cada indivíduo menos o escore pré-tratamento. Observe que o escore de diferença igual a zero foi excluído. A segunda coluna mostra os valores absolutos dos escores de diferença, enquanto a terceira mostra os postos dos valores absolutos dos escores de diferença. A última coluna mostra o posto sinalizado para cada indivíduo, que é obtido pela anexação do sinal do escore de diferença ao posto mostrado na terceira coluna.

O t calculado é a estatística t com amostras emparelhadas, calculada sobre os postos sinalizados. Para facilitar esse cálculo, notamos que a soma dos postos sinalizados e a soma dos postos sinalizados ao quadrado são, respectivamente,

$$\sum R_d = (-4) + (-8) + (-1) + (2) + (3) + (-7) + (6) + (-9) + (-10) + (5) = -23$$

e

$$\sum R_d^2 = (-4)^2 + (-8)^2 + (-1)^2 + (2)^2 + (3)^2 + (-7)^2 + (6)^2 + (-9)^2 + (-10)^2 + (5)^2 = 385.$$

A estatística t com amostras emparelhadas (Equação 5.1), com d substituído por R_d para indicar que a análise é realizada sobre postos sinalizados dos escores da diferença, em vez de escores da diferença, é a seguinte:

$$t = \frac{\bar{R}_d}{\frac{s_{R_d}}{\sqrt{n}}}$$

O desvio padrão da amostra dos postos sinalizados (usando a Equação 2.16, com x substituído por R_d) é

$$s_{R_d} = \sqrt{\frac{\sum R_d^2 - \frac{(\sum R_d)^2}{n}}{n-1}} = \sqrt{\frac{385 - \frac{(-23)^2}{10}}{10-1}} = 6{,}075$$

O posto sinalizado médio é, então,

$$\bar{R}_d = \frac{\sum R_d}{n} = \frac{-23}{10} = -2{,}3$$

Substituindo esses valores na equação anterior para t, obtemos

$$t = \frac{-2{,}3}{\frac{6{,}075}{\sqrt{10}}} = -1{,}197$$

O Apêndice G mostra que, para $n = 10$, os valores críticos para o teste bicaudal de postos sinalizados de Wilcoxon realizado com $\alpha = 0{,}05$ são 2,424 e −2,424. Como o t calculado de −1,197 está entre esses dois valores, a hipótese nula não é rejeitada.

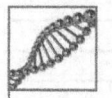

Exemplo 10.16

Pesquisadores estão interessados em determinar o efeito do uso do telefone celular sobre os tempos de reação a emergências simuladas na direção de veículos. Para isso, oito indivíduos são colocados em simuladores de direção em que "dirigem" por um período de uma hora. Em um ponto escolhido aleatoriamente no período de uma hora, o indivíduo experimenta uma emergência simulada, que exige freio imediato para evitar uma colisão. Cada indivíduo passa por uma simulação de direção duas vezes — uma vez enquanto fala em um telefone celular e outra, sem o telefone celular. A ordem das simulações com e sem o telefone é aleatória. O tempo de reação é definido como o tempo decorrido, medido em frações de segundo, entre o surgimento da emergência e a aplicação do freio. Esses tempos são fornecidos na Tabela 10.8.

Tabela 10.8 Tempos de reação a emergências simuladas na direção relacionadas ao uso do telefone celular.

Sem celular	Com celular
0,318	0,322
0,301	0,341
0,384	0,391
0,290	0,289
0,411	0,401
0,371	0,399
0,371	0,400
0,333	0,338

Use esses tempos de reação para realizar um teste unicaudal de postos sinalizados de Wilcoxon em que a alternativa indica um aumento no tempo de reação com o uso do telefone celular. Realize o teste com $\alpha = 0{,}05$.

Solução A seguir, apresentamos os escores de diferença — ou seja, tempos de reação durante o uso de telefones celulares menos os tempos de reação sem telefones celulares, valores absolutos dos escores da diferença, postos dos valores absolutos dos escores da diferença e postos sinalizados dos valores absolutos dos escores da diferença.

Diferença	Diferença absoluta	Posto	Posto sinalizado
0,004	0,004	2	2
0,040	0,040	8	8
0,007	0,007	4	4
−0,001	0,001	1	−1
−0,010	0,010	5	−5
0,028	0,028	6	6
0,029	0,029	7	7
0,005	0,005	3	3

O t calculado é a estatística t com amostras emparelhadas, calculada sobre os postos sinalizados. Para facilitar o cálculo, notamos que a soma dos postos sinalizados e a soma dos postos sinalizados ao quadrado são, respectivamente,

$$\sum R_d = (2) + (8) + (4) + (-1) + (-5) + (6) + (7) + (3) = 24$$

e

$$\sum R_d^2 = (2)^2 + (8)^2 + (4)^2 + (-1)^2 + (-5)^2 + (6)^2 + (7)^2 + (3) = 204$$

Usando esses resultados,

$$s_{R_d} = \sqrt{\frac{\sum R_d^2 - \frac{(\sum R_d)^2}{n}}{n-1}} = \sqrt{\frac{204 - \frac{(24)^2}{8}}{8-1}} = 4{,}342$$

e

$$\bar{R}_d = \frac{\sum R_d}{n} = \frac{24}{8} = 3{,}0$$

O t calculado é, então,

$$t = \frac{\bar{R}_d}{\frac{s_{R_d}}{\sqrt{n}}} = \frac{3{,}0}{\frac{4{,}342}{\sqrt{8}}} = 1{,}954$$

O Apêndice G mostra que, para $n = 8$, o valor crítico para um teste bicaudal de postos sinalizados de Wilcoxon realizado com $\alpha = 0{,}05$ é 2,225. Como o t calculado de 1,954 é menor do que esse valor, a hipótese nula não é rejeitada. Não pudemos, portanto, demonstrar que o uso do telefone celular aumenta o tempo de reação.

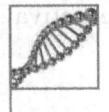

Exemplo 10.17

Dado $n = 120$ e t calculado de 2,626, realize um teste bicaudal de postos sinalizados de Wilcoxon da hipótese nula $H_0 : \mu_d = 0$ em $\alpha = 0{,}10$.

Solução Como $n > 90$, o valor t crítico é consultado em uma tabela t com $n - 1$ graus de liberdade. Uma consulta ao Apêndice B com $120 - 1 = 119$ graus de liberdade para $\alpha = 0,10$ gera os valores críticos bicaudais de $-1,658$ e $1,658$. Como o t calculado de $2,626$ é maior do que o t crítico de $1,658$, a hipótese nula é rejeitada.

Hipóteses

Existem duas hipóteses principais por trás do teste de postos sinalizados de Wilcoxon. A primeira é que todos os valores de d e, portanto, todos os postos sinalizados são independentes. (Para obter mais detalhes, veja as hipóteses por trás do teste para permutação de amostras emparelhadas na página 325.) A segunda hipótese requer que não haja valores duplicados entre os valores absolutos de d. Considere o conjunto de dados a seguir.

Diferença	Diferença absoluta	Posto	Posto sinalizado
2	2	2,5	2,5
4	4	6,0	6,0
7	7	8,0	8,0
1	1	1,0	1,0
4	4	6,0	6,0
−4	4	6,0	−6,0
−2	2	2,5	−2,5
−8	8	9,0	−9,0
3	3	4,0	4,0
9	9	10,0	10,0

Observe que, para diferenças absolutas, existem dois valores 2 e três valores 4. Essa é a violação da hipótese. O problema surge quando tentamos substituir esses valores absolutos por postos. Ao substituir postos pelo $|d|$, o 1 seria substituído pelo posto 1, mas o que podemos fazer com os dois valores 2? Existem várias estratégias, mas a mais comum atribui a média dos postos que teriam sido atribuídos se não houvesse empates. Normalmente, o segundo menor escore receberia o posto 2, enquanto o terceiro receberia o posto 3. A estratégia de **média de postos** atribui a média dos postos 2 e 3, ou 2,5, aos dois escores 2. O quarto menor valor absoluto é 3, que recebe o posto 4. Novamente, encontramos valores repetidos de 4, pois existem três desses valores. Se não houvesse empates, o quinto, sexto e sétimo menores valores receberiam os postos 5, 6 e 7, de modo que as observações repetidas receberão a média de postos 5, 6 e 7, que é 6,0. Os valores absolutos de 7, 8 e 9 não estão repetidos, de modo que recebem os postos 8,0, 9,0 e 10,0.

Mas nosso problema não está resolvido. Os valores críticos para $n = 10$ no Apêndice G foram obtidos para os postos 1 a 10, e não para os postos 1, 2,5, 2,5, 4, 6, 6, 6, 7, 8, 9 e 10. A seguir, estão as estratégias que podem ser usadas ao encontrarmos observações repetidas.[10]

1. Mantenha as observações originais e aplique o teste de permutação descrito anteriormente (veja a página 322).[11]
2. Use o método da média de postos descrito anteriormente para gerar a distribuição amostral da estatística t calculada sobre esses postos. (Veja a nota de rodapé 11.)
3. Use o método da média de postos descrito anteriormente e consulte o t crítico em uma tabela t usando $n - 1$ graus de liberdade. Esse método normalmente produzirá bons resultados se n for suficientemente grande (por exemplo, maior do que 30) e a proporção de observações repetidas for pequena (por exemplo, menor ou igual a 20%).

Já dissemos que, tecnicamente falando, a hipótese testada pela estatística de postos sinalizados mantém que a população de escores de diferença é simétrica em torno de zero, enquanto a alternativa

---

10 Outras estratégias são esboçadas em textos não paramétricos. Por exemplo, consulte [7].

11 Isso pode ser feito por meio de software disponível comercialmente.

mantém que isso não acontece. Se considerarmos que a população de escores de diferença é simétrica, então a hipótese nula testada é a mesma que é testada pelo teste t para permutação de amostras emparelhadas, isto é, $H_0 : \mu_d = 0$. Mas até que ponto a hipótese de que a população de escores de diferença é simétrica tem fundamento?

Quando as populações pré e pós são idênticas, como normalmente aconteceria na ausência de um efeito de tratamento, a população de escores de diferença será simétrica *independentemente da forma das populações pré e pós*. Assim, as populações pré e pós podem ser radicalmente assimétricas, mas, enquanto tiverem a mesma forma, a população de escores de diferença será simétrica. Segue que a hipótese nula testada será $H_0 : \mu_d = 0$. Em situações em que existe motivo para crer que as populações pré e pós não têm a mesma forma, isso provavelmente não acontece.

10.3.3 Duas amostras independentes

No Capítulo 6, aprendemos a realizar um teste t com amostras independentes por meio da Equação 6.1 para testar a hipótese nula $H_0 : \mu_1 = \mu_2$, onde μ_1 e μ_2 são as médias das populações das quais as duas amostras foram retiradas. Uma das hipóteses por trás desse teste é que as amostras vieram de populações distribuídas normalmente. Nesta seção, aprenderemos a realizar testes com amostras independentes que não exigem essa hipótese restritiva. Dois testes serão demonstrados. O primeiro usa observações originais, enquanto o segundo, conhecido como teste da soma de postos de Wilcoxon,[12] utiliza postos no lugar das observações originais. A lógica por trás desses testes é enfatizada, bem como a relação entre os dois.

Teste t para permutação de amostras independentes

Argumento

Suponha que os seguintes resultados tenham sido obtidos em um estudo em que seis indivíduos foram distribuídos aleatoriamente em dois grupos.

Grupo um	Grupo dois
9	0
12	4
13	6

Pela Equação 6.1, a estatística t com amostras independentes para esses dados é 3,748. Se o pesquisador quiser testar a hipótese nula $H_0 : \mu_1 = \mu_2$, mas quiser evitar a hipótese de normalidade da população, ele poderá realizar um teste de permutação baseado na lógica discutida a seguir.

Como os seis indivíduos foram distribuídos aleatoriamente nos dois grupos, a probabilidade de o escore de qualquer indivíduo aparecer tanto em um grupo quanto no outro é a mesma *se a hipótese nula de não efeito de tratamento for verdadeira*. Por outro lado, na presença de um efeito de tratamento que possa aumentar ou diminuir os escores dos membros de um grupo, os escores desse grupo tenderão a ser mais altos ou mais baixos do que os do outro grupo.

Assim, quando a hipótese nula de não efeito de tratamento é verdadeira, os escores do indivíduo são distribuídos aleatoriamente entre os dois grupos, e o resultado é que nenhum deles tende a ter escores significativamente mais altos ou mais baixos do que o outro. Segue que uma estatística t calculada sobre esses dados geralmente assumiria um valor próximo de zero. Quando um efeito de tratamento estiver presente, de modo que os escores de um grupo tendam a ser mais altos que os do outro, a estatística t tenderá a se distanciar de zero.

Como já dissemos, na ausência de um efeito de tratamento, o escore de qualquer indivíduo tem a mesma probabilidade de aparecer em qualquer um dos grupos. Assim, se a hipótese nula for

---
[12] Também conhecido como teste U de Mann-Whitney.

verdadeira, o arranjo de dados observado é simplesmente um dos arranjos possíveis implicados pelo processo de atribuição aleatória. Mas de quantas maneiras os escores poderiam ter sido atribuídos aos dois grupos?

Pela discussão que tivemos na Seção 10.2.2 e pela Equação 10.2, vemos que as seis observações poderiam ser atribuídas aos dois grupos de

$$C_{n_2}^{n_1} = \frac{n!}{n_1!n_2!} = \frac{6!}{3!3!} = 20$$

maneiras diferentes. As 20 combinações aparecem na Tabela 10.9.

Tabela 10.9 Todas as combinações possíveis de seis observações e as estatísticas t associadas para um determinado conjunto de escores.

Grupo um	Grupo dois		Grupo um	Grupo dois		Grupo um	Grupo dois		Grupo um	Grupo dois
0	9		0	6		0	6		0	6
4	12		4	12		4	9		4	9
6	13		9	13		12	13		13	12
$t = -3{,}748$			$t = -1{,}765$			$t = -0{,}983$			$t = -0{,}791$	
0	4		0	4		0	4		0	4
6	12		6	9		6	9		9	6
9	13		12	13		13	12		12	13
$t = -1{,}200$			$t = -0{,}615$			$t = -0{,}452$			$t = -0{,}147$	
0	4		0	4		4	0		4	0
9	6		12	6		6	12		6	9
13	12		13	9		9	13		12	13
$t = 0{,}000$			$t = -0{,}452$			$t = -0{,}452$			$t = 0{,}000$	
4	0		4	0		4	0		4	0
6	9		9	6		9	6		12	6
13	12		12	13		13	12		13	9
$t = 0{,}147$			$t = 0{,}452$			$t = 0{,}615$			$t = 1{,}200$	
6	0		6	0		6	0		9	0
9	4		9	4		12	4		12	4
12	13		13	12		13	9		13	6
$t = 0{,}791$			$t = 0{,}983$			$t = 1{,}765$			$t = 3{,}748$	

Tendo formado os 20 arranjos possíveis dos dados em dois grupos e calculando uma estatística t com amostras independentes para cada um, podemos arrumar as 20 estatísticas t em uma distribuição amostral da permutação como mostra a Figura 10.5.

Se a hipótese nula fosse verdadeira, esperaríamos que o t *calculado* (isto é, aquele obtido pelos dados coletados no estudo) estivesse próximo de zero, pois uma hipótese nula verdadeira significa que a diferença entre as médias das duas populações das quais as amostras foram tomadas é zero. Uma segunda interpretação é que qualquer diferença entre as médias de amostra se deve ao processo aleatório de atribuição, e não a qualquer efeito de tratamento. Por outro lado, se $\mu_1 > \mu_2$, esperaríamos que t tivesse algum valor na cauda extrema direita da distribuição, pois os escores na amostra um tenderiam a ser maiores do que aqueles na amostra dois. O oposto seria verdadeiro quando $\mu_1 < \mu_2$. No caso atual, o t calculado para os dados derivados do estudo é 3,748. Qual é a probabilidade de obtermos tal valor extremo de t quando a hipótese nula é verdadeira? É simplesmente a proporção de t's na distribuição amostral que assume um valor tão extremo (ou seja, distante de zero), ou mais ainda, como aquele obtido dos dados. Nesse caso, somente um dos 20 valores possíveis de t é tão distante assim ou tão afastado de zero quanto aquele obtido pelos dados — a saber, 3,748. Agora, podemos dizer que, dos 20 valores possíveis de t que poderiam ter sido obtidos sob uma hipótese nula verdadeira, somente um é tão extremo quanto aquele observado pelos dados. A probabilidade de alcançar tal valor extremo de t sob uma hipótese nula verdadeira é, então, $1/20 = 0,050$. Esse é de fato o p-valor para o teste com alternativa $\mu_1 > \mu_2$. O p-valor bicaudal seria $(2)\left(\frac{1}{20}\right) = 0,100$.

Em geral, o p-valor para um teste com alternativa unicaudal $\mu_1 > \mu_2$ é a proporção de valores na distribuição amostral da permutação que são maiores ou iguais àquele observado a partir dos dados. Quando a alternativa unicaudal tem a forma $\mu_1 < \mu_2$, o p-valor para essa alternativa unicaudal é a proporção de valores na distribuição de permutação que são menores ou iguais àquele observado a partir dos dados. O p-valor bicaudal para a alternativa $\mu_1 \neq \mu_2$ é calculado a partir da determinação da proporção de observações na cauda superior (inferior) da distribuição que são maiores (menores) ou iguais ao t calculado e da multiplicação desse valor por 2. A proporção maior ou igual ao t calculado é multiplicada por dois quando t é maior do que zero, enquanto a proporção menor ou igual ao t calculado é multiplicada por dois quando o t calculado é menor do que zero.

Realização do teste

As etapas para a realização do teste t com amostras independentes são as seguintes:
1. Calcule t para os dados obtidos a partir do estudo. Chame esse valor de t calculado.

Metade inferior da distribuição amostral

−3,748 −1,765 −1,200 −0,983 −0,791 −0,615 −0,452 −0,452 −0,147 0,000

Metade superior da distribuição amostral

0,000 0,147 0,452 0,452 0,615 0,791 0,983 1,200 1,765 3,748
↑
t calculado

Figura 10.5 Distribuição amostral de permutação da estatística t com amostras independentes para determinado conjunto de dados.

2. Faça todas as combinações possíveis de dados entre os dois grupos como mostramos para um conjunto de dados de exemplo na página 334.
3. Calcule a estatística t com amostras independentes para cada combinação como mostrado na página 334.
4. Ordene os valores do t calculado na etapa 3 do menor ao maior. Essa é a distribuição amostral da permutação de t.
5. Para um teste unicaudal com alternativa $H_A : \mu_1 > \mu_2$, calcule a proporção de valores na distribuição da permutação que sejam maiores ou iguais ao t calculado. Esse é o p-valor para o teste unicaudal.
6. Para um teste unicaudal com alternativa $H_A : \mu_1 < \mu_2$, calcule a proporção de valores na distribuição de permutação que sejam menores ou iguais ao t calculado. Esse é o p-valor para o teste unicaudal.
7. Para o teste bicaudal com alternativa $H_A : \mu_1 \neq \mu_2$:
    (a) calcule a proporção de valores na distribuição de permutação que sejam maiores ou iguais ao t calculado se ele for maior do que zero. Multiplique esse valor por dois para determinar o p-valor bicaudal.
    (b) calcule a proporção de valores na distribuição de permutação que sejam menores ou iguais ao t calculado se ele for menor do que zero. Multiplique esse valor por dois para determinar o p-valor bicaudal.

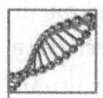

Exemplo 10.18

Use a distribuição amostral da permutação da estatística t com amostras independentes mostrada na Figura 10.5 para determinar o p-valor para o seguinte teste

$$H_0 : \mu_1 = \mu_2$$
$$H_A : \mu_1 < \mu_2$$

considerando que o t calculado seja $-1,200$.

Solução   Como a alternativa tem a forma $\mu_1 < \mu_2$, temos que realizar um teste unicaudal em que o p-valor seja a proporção de valores na distribuição amostral que são menores ou iguais ao que é obtido a partir dos dados. Nesse caso, os valores de t que satisfazem o critério de serem menores ou iguais ao t calculado de $-1,200$ são $-3,748$, $-1,765$ e $-1,200$, de modo que $p = \frac{3}{20} = 0,150$. Se α fosse 0,05, não rejeitaríamos a hipótese nula.

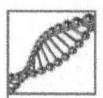

Exemplo 10.19

Dado $n_1 = n_2 = 5$, quantos valores de t comporiam a distribuição amostral da permutação para o teste t com amostras independentes?

Solução $$C_5^5 = \frac{n!}{n_1! n_2!} = \frac{10!}{5! 5!} = 252$$

Hipóteses

A principal hipótese por trás do teste t com amostras independentes da permutação é que todos os escores são independentes. Uma violação dessa hipótese poderia ocorrer, por exemplo, se em um ensaio clínico o mesmo indivíduo fosse avaliado em duas ocasiões e os dois resultados fossem incluídos na análise. Assim, esse indivíduo teria dois escores no conjunto de dados. Se os dois escores estivessem relacionados de alguma forma, haveria uma violação.

Como um segundo exemplo, uma violação poderia ocorrer se os escores para irmãos fossem incluídos em uma análise. Se o estudo abordasse perda de peso e houvesse um componente genético para a perda de peso, então a quantidade de peso perdido pelos irmãos poderia estar relacionada. Não podemos ter certeza de que esse teste seja robusto em face de uma violação da hipótese de independência.

Teste da soma de postos de Wilcoxon. Esse teste[13] é semelhante ao teste t para permutação de amostras independentes, exceto que os escores são convertidos em postos antes que o t calculado seja obtido e a distribuição amostral da permutação seja gerada.

Argumento

Para realizar o teste t para permutação de amostras independentes para oito observações em cada um dos dois grupos, teríamos que determinar $C_8^8 = 12.870$ combinações de dados e calcular uma estatística t com amostras independentes para cada uma. O número de cálculos aumenta rapidamente com os aumentos no tamanho da amostra.

Essa tarefa assustadora, além de outras considerações, incentivaram Frank Wilcoxon [49] a propor um teste de permutação com amostras independentes com base em postos. Uma vantagem dessa estratégia é que, quando a distribuição de permutação para a estatística de teste é gerada para determinados tamanhos de amostra (n_1 e n_2), a distribuição pode ser usada para quaisquer amostras do mesmo tamanho, independentemente dos valores dos dados originais. Isso vem do fato de que os dados originais são substituídos por postos para os quais a distribuição já foi construída.

A conversão dos dados originais em postos é realizada da seguinte forma: o menor escore no conjunto de dados recebe o posto 1, o segundo menor, o posto 2, e assim por diante, sendo a maior observação atribuída ao posto $n_1 + n_2$. Ou seja, se houver três observações em cada amostra, o menor valor é atribuído ao posto 1, com o maior sendo atribuído ao posto 6. Observe que os postos são atribuídos sem que se considere a inclusão em cada grupo. Por exemplo, suponha que queiramos converter os dados usados anteriormente em conjunto com o teste t com amostras independentes em postos. Esses dados são repetidos aqui para a sua conveniência.

Tratamento	Controle
9	0
12	4
13	6

Depois de substituir as observações originais pelos postos, o resultado é o seguinte:

Tratamento	Controle
4	1
5	2
6	3

Aplicando a Equação 6.1 aos postos, obtemos uma estatística t com amostras independentes de 3,674.

Para gerar a distribuição amostral da permutação para esse teste de postos, temos de gerar os inteiros de 1 a 6 e formar todas as combinações possíveis em que 3 postos são atribuídos a cada um dos dois grupos. Uma estatística t deverá então ser calculada para cada combinação desse tipo. Isso é feito na Tabela 10.10. Os valores t de cada combinação são formados em uma distribuição amostral da permutação, como mostra a Figura 10.6.

---

13 Também conhecido como teste U de Mann-Whitney.

Tabela 10.10 Todas as combinações possíveis dos postos 1 a 6 e estatísticas t associadas.

Grupo um	Grupo dois
1	4
2	5
3	6

$t = -3,674$

Grupo um	Grupo dois
1	3
2	5
4	6

$t = -1,871$

Grupo um	Grupo dois
1	3
2	4
5	6

$t = -1,118$

Grupo um	Grupo dois
1	3
2	4
6	5

$t = -0,612$

Grupo um	Grupo dois
1	2
3	5
4	6

$t = -1,118$

Grupo um	Grupo dois
1	2
3	4
5	6

$t = -0,612$

Grupo um	Grupo dois
1	2
3	4
6	5

$t = -0,196$

Grupo um	Grupo dois
1	2
4	3
5	6

$t = -0,196$

Grupo um	Grupo dois
1	2
4	3
6	5

$t = 0,196$

Grupo um	Grupo dois
1	2
5	3
6	4

$t = 0,612$

Grupo um	Grupo dois
2	1
3	5
4	6

$t = -0,612$

Grupo um	Grupo dois
2	1
3	4
5	6

$t = -0,196$

Grupo um	Grupo dois
2	1
3	4
6	5

$t = 0,196$

Grupo um	Grupo dois
2	1
4	3
5	6

$t = 0,196$

Grupo um	Grupo dois
2	1
4	3
6	5

$t = 0,612$

Grupo um	Grupo dois
2	1
5	3
6	4

$t = 1,118$

Grupo um	Grupo dois
3	1
4	2
5	6

$t = 0,612$

Grupo um	Grupo dois
3	1
4	2
6	5

$t = 1,118$

Grupo um	Grupo dois
3	1
5	2
6	4

$t = 1,871$

Grupo um	Grupo dois
4	1
5	2
6	3

$t = 3,674$

Estritamente falando, a hipótese testada por essa estatística mantém que as duas amostras foram tomadas de populações *idênticas*, enquanto a alternativa mantém que isso não acontece. Assim, um tratamento que aumenta (diminui) variância, média, mediana, assimetria ou qualquer outro aspecto do grupo tratado faria com que a hipótese nula fosse falsa. Porém, esse teste não é igualmente poderoso contra todas essas condições. Ele é particularmente poderoso para alternativas de deslocamento, como descrevemos na página 249. James V. Bradley [4] afirma o seguinte em relação a isso:

> Aqueles que são simplistas na experimentação prática podem desanimar com a imprecisão da hipótese alternativa, preferindo uma afirmação definitiva de médias desiguais a uma afirmação de não identidade que provavelmente incluirá desigualdade de médias. Porém, embora seja teoricamente possível que populações de tratamento

Metade inferior da distribuição amostral

−3,674 −1,871 −1,118 −1,118 −0,612 −0,612 −0,612 −0,196 −0,196 −0,196

Metade superior da distribuição amostral

0,196 0,196 0,196 0,612 0,612 0,612 1,118 1,118 1,871 3,674
↑
t calculado

Figura 10.6 Distribuição amostral de permutação da estatística t com amostras independentes baseada em postos para $n_1 = n_2 = 3$.

sejam não idênticas e ainda assim tenham médias exatamente iguais, e embora seja absurdamente fácil imaginar tais populações, é fantasticamente difícil criá-las em laboratório. Ou seja, na maioria das áreas de pesquisa, é praticamente impossível, mudando a variável manipulada (isto é, tratamento ou condição), induzir uma mudança em *qualquer* aspecto (isto é, média, mediana, moda, variância, amplitude interquartil, décimo percentil, forma etc.) ou combinações de aspectos da distribuição de população da variável medida sem produzir *alguma* mudança em *cada* aspecto. Tampouco é mais fácil encontrar essa situação buscada na natureza. Assim, como uma questão prática na maior parte das áreas de pesquisa, o veredicto de um teste estatístico de populações não idênticas é fundamental para um veredicto de médias desiguais, variâncias desiguais etc.

Por esse argumento, um teste t de postos significativos (ou soma de postos de Wilcoxon) pode ser interpretado como um indicativo de uma diferença entre médias da população. Porém, temos que lembrar que a hipótese nula compreende uma afirmação mais ampla do que uma que focaliza unicamente uma diferença entre médias.

Se quisermos testar a hipótese nula de populações idênticas (ou de não efeito de tratamento de qualquer tipo) para os dados de amostra que acabamos de apresentar, em que o t calculado foi 3,674, notamos que apenas um valor na amostragem da permutação é maior ou igual ao t calculado (a saber, 3,674), de modo que o p-valor para um teste unicaudal é $\frac{1}{20} = 0,05$. O p-valor para uma alternativa bicaudal seria $(2)\left(\frac{1}{20}\right) = 0,100$. Se considerarmos essa descoberta significativa, pelo argumento apresentado anteriormente, podemos interpretar esse resultado como um indicativo do efeito de tratamento que (entre outras coisas) resulta em uma resposta média mais alta para um grupo do que para o outro.

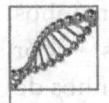

Exemplo 10.20

Use os dados apresentados aqui para realizar um teste de soma de postos de Wilcoxon com $\alpha = 0,20$ para mostrar que a resposta média para o grupo tratamento é menor do que para o grupo controle. Interprete o resultado.

Tratamento	Controle
0,9	0,0
1,2	2,4
0,3	6,0

Solução Substituir essas observações por postos resulta em

Tratamento	Controle
3	1
4	5
2	6

A aplicação da Equação 6.1 aos postos resulta em uma estatística t com amostras independentes de –0,612. A referência à Figura 10.6 mostra que sete valores da distribuição amostral da permutação são menores ou iguais ao t calculado, de modo que o p-valor unicaudal é $\frac{7}{20} = 0,35$, que resulta em aceitação da hipótese nula. Em termos práticos, isso significa que não pudemos demonstrar um impacto no tratamento.

A substituição dos dados originais por postos nos permite construir tabelas de valores críticos para esse teste. Para fazer isso, precisamos apenas gerar a distribuição amostral da permutação para conjuntos de postos para diversos tamanhos de amostra e localizar os valores de permutação de modo que α ou $\alpha/2$ dos valores de permutação sejam maiores ou iguais ao valor identificado. Por exemplo, a Figura 10.6 mostra que um valor t de 3,674 tem um p-valor associado (unicaudal) de 1/20 = 0,050, enquanto um valor de 1,871 tem um valor associado de 2/20 = 0,100, de modo que não existe valor crítico para um teste unicaudal realizado com α = 0,005, 0,010 ou 0,025. De modo semelhante, não existe valor crítico para um teste bicaudal no nível 0,010, 0,020 ou 0,050. Porém, o valor crítico de 3,674 pode ser usado para um teste unicaudal no nível 0,050 ou para um teste bicaudal em 0,100. À medida que os tamanhos da amostra aumentam e a distribuição amostral da permutação é composta por mais valores distintos de t, os testes podem ser realizados em mais níveis de α. Como a distribuição amostral da permutação é simétrica, valores críticos da cauda inferior são obtidos como negativos dos valores da tabela.

O Apêndice H oferece valores críticos para $n_1 = n_2 = 3$ a 60 para a estatística t de amostras independentes de postos ou para o teste da soma de postos de Wilcoxon. Essa tabela oferece valores críticos apenas para situações em que os tamanhos da amostra para os dois grupos são iguais.[14] Para testes da cauda superior, é preciso apenas comparar a estatística t calculada do posto com o valor crítico apropriado. Se o t calculado for maior ou igual ao t crítico, a hipótese nula é rejeitada. Para testes de cauda inferior, o t calculado é comparado com o negativo do valor de tabela. Se o t calculado for menor ou igual a esse valor, a hipótese nula é rejeitada. A hipótese nula para um teste bicaudal é rejeitada se o t calculado for maior ou igual ao valor de tabela ou se for menor ou igual ao negativo do valor de tabela. Observe que os valores críticos nessa tabela são relacionados ao tamanho da amostra (n_1 ou n_2) em vez de aos graus de liberdade, como é feito no caso das tabelas t convencionais.

Para $n_1 = n_2$ maiores do que 60, a estatística t calculada do posto pode ser referenciada em uma tabela t com $n_1 + n_2 - 2$ graus de liberdade. O resultado é uma aproximação muito boa do valor de permutação quando $n_1 = n_2 > 60$. Essa aproximação também é geralmente aceitável para tamanhos de amostra desiguais, desde que os tamanhos da amostra sejam suficientemente grandes — por exemplo, n_1 e n_2 são ambos maiores do que 15. A aproximação é muito boa quando os tamanhos de ambas as amostras ultrapassam 60.

Realização do teste

As etapas para a realização do teste da soma de postos de Wilcoxon são as seguintes:
1. Substitua os escores originais por seus respectivos postos, com o escore mais baixo recebendo o posto 1, o segundo posto mais baixo, o posto 2, e assim por diante, com o escore mais alto recebendo o posto $n_1 + n_2$. A atribuição de postos é executada sem considerar o grupo.

---
14 Extensas tabelas para tamanhos de amostra desiguais estão sendo construídas atualmente.

2. Use a Equação 6.1 para calcular a estatística t com amostras independentes para os postos obtidos na etapa 1. Chame esse valor de t calculado.
3. Para tamanhos de amostra iguais, onde $3 \leq n_1 = n_2 \leq 60$, consulte o t crítico no Apêndice H e
   (a) para um teste de cauda superior, rejeite a hipótese nula se o t calculado for maior ou igual ao valor da tabela;
   (b) para um teste de cauda inferior, rejeite a hipótese nula se o t crítico for menor ou igual ao negativo do valor da tabela;
   (c) para um teste bicaudal, rejeite a hipótese nula se o t calculado for maior ou igual ao valor da tabela *ou* se o t calculado for menor ou igual ao negativo do valor da tabela.
4. Para $n_1 = n_2 > 60$, consulte o t crítico no Apêndice B com $n_1 + n_2 - 2$ graus de liberdade.
5. Para tamanhos de amostra desiguais, o t crítico pode ser referenciado a tabelas construídas para tamanhos de amostra desiguais (disponíveis pelos autores) ou, se n_1 e n_2 forem ambos maiores do que 15, a referência pode ser a uma tabela t com $n_1 + n_2 - 2$ graus de liberdade.

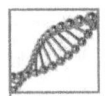

Exemplo 10.21

Realize um teste da soma de postos de Wilcoxon com $\alpha = 0{,}05$ com os dados (fictícios) de pressão sanguínea na Tabela 10.11.

Tabela 10.11 Pressões sanguíneas de pacientes hipertensos após o tratamento por meio do uso de medicamentos e placebos.

Medicamento	Placebo
129	146
131	130
128	127
117	160
144	165
119	133
138	148
142	150
110	171
140	141

Solução Começamos pela substituição das medidas de pressão sanguínea pelos respectivos postos e formando o resultado para análise como mostra a Tabela 10.12.

Tabela 10.12 Postos de pressões sanguíneas dispostos para análise por meio do teste t com amostras independentes.

Medicamento		Placebo	
R_1	R_1^2	R_2	R_2^2
6	36	15	225
8	64	7	49
5	25	4	16
2	4	18	324
14	196	19	361
3	9	9	81
10	100	16	256
13	169	17	289
1	1	20	400
11	121	12	144
Σ 73	725	137	2145

Usando as somas da Tabela 10.12, calculamos a estatística t com amostras independentes como demonstramos na página 195, e como explicado a seguir.[15]

O posto médio para o primeiro grupo é

$$\bar{R}_1 = \frac{\sum R_1}{n_1} = \frac{73}{10} = 7,3$$

enquanto aquele para o segundo é

$$\bar{R}_2 = \frac{\sum R_2}{n_2} = \frac{137}{10} = 13,7$$

A variância agrupada estimada (pela Equação 6.2) é

$$s^2_{P_R} = \frac{\left(\sum R_1^2 - \frac{(\sum R_1)^2}{n_1}\right) + \left(\sum R_2^2 - \frac{(\sum R_2)^2}{n_2}\right)}{n_1 + n_2 - 2}$$

$$= \frac{\left(725 - \frac{(73)^2}{10}\right) + \left(2145 - \frac{(137)^2}{10}\right)}{10 + 10 - 2}$$

$$= 25,567$$

Pela Equação 6.1, o t calculado, com substituições apropriadas de R para x, é então

$$t = \frac{\bar{R}_1 - \bar{R}_2}{\sqrt{s^2_{P_R}\left(\frac{1}{n_1} + \frac{1}{n_2}\right)}}$$

$$= \frac{7,3 - 13,7}{\sqrt{25,567\left(\frac{1}{10} + \frac{1}{10}\right)}}$$

$$= -2,830$$

A referência ao Apêndice H mostra que, para $n_1 = n_2 = 10$, o t crítico para um teste da soma de postos bicaudal de Wilcoxon realizado com $\alpha = 0,05$ é $-2,248$ e $2,248$. Como o t calculado de $-2,830$ é menor do que o t crítico de $-2,248$, a hipótese nula é rejeitada. Tecnicamente, isso significa que as amostras não vieram da mesma população. Pelos argumentos anteriores, podemos concluir que os pacientes tratados com medicamentos produziram pressões sanguíneas mais baixas do que os pacientes tratados com placebo.

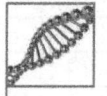

Exemplo 10.22

Pesquisadores estão interessados em determinar o efeito do uso do telefone celular sobre os tempos de reação a emergências de direção simuladas. Para isso, 16 indivíduos são distribuídos aleatoriamente a um de dois grupos. Os dois grupos são colocados nos simuladores de direção, onde eles "dirigem" por um período de uma hora. Em um ponto escolhido aleatoriamente no período de

---

[15] Usamos o símbolo R em vez de X nos cálculos como um lembrete de que estamos analisando postos, em vez de observações originais.

uma hora, cada indivíduo experimenta uma emergência simulada que exige freio imediato para evitar uma colisão. Pelas simulações, os indivíduos no primeiro grupo precisam conversar com um dos pesquisadores pelo telefone celular, enquanto os indivíduos no segundo grupo simplesmente "dirigem" sem o empecilho do telefone celular. O tempo de reação é definido como tempo decorrido, medido em frações de segundo, entre a introdução da emergência simulada e a aplicação do freio. Esses tempos para os dois grupos são fornecidos na Tabela 10.13.

Tabela 10.13 Tempos de reação a uma emergência simulada com usuários com e sem telefone celular.

Com celular	Sem celular
0,322	0,297
0,295	0,298
0,399	0,211
0,215	0,199
0,444	0,370
0,377	0,299
0,300	0,236
0,331	0,290

Use esses tempos de reação para realizar um teste da soma de postos de Wilcoxon unicaudal em que a alternativa indica um aumento no tempo de reação dos indivíduos que usavam o telefone celular. Realize o teste com $\alpha = 0{,}05$.

Solução Começamos pela substituição das medidas de tempo de reação por seus respectivos postos e pela formação do resultado para análise como mostra a Tabela 10.14.

Tabela 10.14 Postos de tempos de reação dispostos para análise por meio do teste t com amostras independentes.

Celular		Sem celular	
R_1	R_1^2	R_2	R_2^2
11	121	7	49
6	36	8	64
15	225	2	4
3	9	1	1
16	256	13	169
14	196	9	81
10	100	4	16
12	144	5	25
Σ 87	1087	49	409

Usando as somas da Tabela 10.14, calculamos a estatística t com amostras independentes como demonstramos na página 195, e como explicamos a seguir.[16]

O posto médio para o grupo que usa telefone celular é

$$\bar{R}_1 = \frac{\sum R_1}{n_1} = \frac{87}{8} = 10{,}875$$

---

[16] Usamos o símbolo R em vez de X nos cálculos como um lembrete de que analisamos postos em vez de observações originais.

enquanto aquele para o grupo que não usa o telefone celular é

$$\bar{R}_2 = \frac{\sum R_2}{n_2} = \frac{49}{8} = 6{,}125$$

A variância agrupada estimada (pela Equação 6.2) é

$$s^2_{P_R} = \frac{\left(\sum R_1^2 - \frac{(\sum R_1)^2}{n_1}\right) + \left(\sum R_2^2 - \frac{(\sum R_2)^2}{n_2}\right)}{n_1 + n_2 - 2}$$

$$= \frac{\left(1087 - \frac{(87)^2}{8}\right) + \left(409 - \frac{(49)^2}{8}\right)}{8 + 8 - 2}$$

$$= 17{,}839$$

Pela Equação 6.1, o t calculado, com substituições apropriadas de x por R, é então

$$t = \frac{\bar{R}_1 - \bar{R}_2}{\sqrt{s^2_{P_R}\left(\frac{1}{n_1} + \frac{1}{n_2}\right)}}$$

$$= \frac{10{,}875 - 6{,}125}{\sqrt{17{,}839\left(\frac{1}{8} + \frac{1}{8}\right)}}$$

$$= 2{,}249$$

A referência ao Apêndice H mostra que, para $n_1 = n_2 = 8$, o t crítico para um teste da soma de postos unicaudal de Wilcoxon realizado com $\alpha = 0{,}05$ é 1,944. Como o t calculado de 2,249 é maior do que o t crítico de 1,944, a hipótese nula é rejeitada. Pelos argumentos anteriores, podemos concluir que os indivíduos que usavam telefones celulares tiveram tempos de reação maiores do que os indivíduos que não usavam telefones celulares.

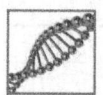

Exemplo 10.23

Dados $n_1 = n_2 = 63$ e o t calculado de $-2{,}626$, realize um teste da soma de postos de Wilcoxon bicaudal com $\alpha = 0{,}05$.

Solução Como $n_1 = n_2 > 60$, o t calculado é referenciado a uma tabela t com $n_1 + n_2 - 2$ graus de liberdade. A referência ao Apêndice B com $63 + 63 - 2 = 124$ graus de liberdade para $\alpha = 0{,}05$ gera valores críticos bicaudais de $-1{,}979$ e $1{,}979$. Como o t calculado de $-2{,}626$ é menor do que o t crítico de $-1{,}979$, a hipótese nula é rejeitada.

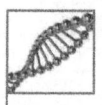

Exemplo 10.24

Dados $n_1 = 18$ e $n_2 = 24$ e o t calculado de 1,334, realize um teste da soma de postos de Wilcoxon unicaudal com $\alpha = 0{,}05$ para mostrar que os valores do grupo um são maiores do que os valores do grupo dois.

Solução Como $n_1 \neq n_2$ e $n_1 > 15$ e $n_2 > 15$, podemos realizar um teste aproximado referenciando o t calculado a uma distribuição t com $n_1 + n_2 - 2 = 18 + 24 - 2 = 40$ graus de liberdade. O Apêndice B mostra que o t crítico para um teste unicaudal com 40 graus de liberdade realizado com $\alpha = 0{,}05$ é 1,684. Como o t calculado de 1,334 é menor do que esse valor, a hipótese nula não é rejeitada.

Hipóteses

Há duas hipóteses principais por trás do teste da soma de postos de Wilcoxon. A primeira é que todos os valores nas duas amostras e, portanto, todos os postos, são independentes. (Veja as hipóteses por trás do teste para permutação de amostras independentes na página 336 para obter mais detalhes.) A segunda hipótese requer que não haja valores duplicados entre os dados nas duas amostras. Considere os dados na Tabela 10.15.

Observe que existem dois valores de 3 e três valores de 76. Essa é a violação de hipótese. O problema surge quando tentamos substituir esses valores de dados originais com postos. Ao substituir postos, o valor zero seria substituído pelo posto 1, mas o que podemos fazer com os dois valores de 3? Existem diversas estratégias diferentes, mas a mais comum atribui a média dos postos que teriam sido atribuídos se não houvesse empate. Normalmente, o segundo escore mais baixo receberia um posto 2, enquanto o terceiro mais baixo receberia o posto 3. A estratégia de "posto médio" atribui a média dos postos 2 e 3, ou 2,5, aos dois escores de três. O quarto menor valor é 11, que recebe o posto 4. Continuamos com a definição de postos atribuindo os postos 5 a 14, os postos 6 a 17, os postos 7 a 22, os postos 8 a 23, os postos 9 a 44, os postos 10 a 49, os postos 11 a 53 e os postos 12 a 73. O próximo valor mais alto é 76, do qual existem três. Como os três valores seguintes receberiam postos 13, 14 e 15 se não houvesse empates, atribuímos a média desses postos, que é 14, aos três valores de 76. O escore 90 recebe o posto 16. O conjunto completo de postos aparece na Tabela 10.16.

Tabela 10.15	Exemplo de observações repetidas em um projeto de dois grupos.
Grupo um	Grupo dois
14	76
3	44
17	73
22	76
3	90
0	11
76	49
23	53

Tabela 10.16	Exemplo de postos atribuídos a observações repetidas em um projeto de dois grupos.
Grupo um	Grupo dois
5	14
2,5	9
6	12
7	14
2,5	16
1	4
14	10
8	11

Agora surge a questão sobre como esses dados de posto repetidos poderiam formar a base de um teste de hipótese. Afinal, os valores críticos para $n_1 = n_2 = 8$ no Apêndice H foram obtidos para os postos 1 a 16, e não para os postos 1, 2,5, 2,5, 4, e assim por diante. As seguintes estratégias podem ser usadas quando as observações repetidas são encontradas:[17]

1. Mantenha as observações originais e aplique o teste de permutação descrito anteriormente (veja a página 334).[18]
2. Use o método da média dos postos, descrito anteriormente, e gere a distribuição amostral de permutação desses postos. (Veja a nota de rodapé 18.)
3. Use o método da média dos postos, descrito anteriormente, e referencie o t calculado a uma tabela t usando $n_1 + n_2 - 2$ graus de liberdade. Esse método normalmente produzirá bons resultados se $n_1 + n_2$ for suficientemente grande (por exemplo, maior do que 30) e a proporção de observações repetidas for pequena (por exemplo, 20% ou menos).

10.3.4 Múltiplas amostras independentes

No Capítulo 7, aprendemos a realizar um teste F ANOVA a fim de testar a hipótese nula $H_0 : \mu_1 = \mu_2 = \cdots = \mu_k$, onde $\mu_1, \mu_2 \cdots \mu_k$ são as médias das populações das quais as amostras foram retiradas. Uma das hipóteses por trás desse teste é que as amostras vieram de populações normalmente distribuídas. Nesta seção, aprenderemos a realizar testes ANOVA de múltiplas amostras, que não exigem essa hipótese restritiva. Dois testes serão demonstrados. O primeiro usa observações originais, enquanto o segundo, conhecido como teste de Kruskal-Wallis, usa postos em lugar das observações originais. A lógica básica desses testes é enfatizada, bem como a relação entre os dois.

Teste F (ANOVA) de permutação

Argumento

Suponha que os seguintes resultados sejam obtidos a partir de um estudo em que seis indivíduos tenham sido distribuídos aleatoriamente em três grupos de tratamento.

Grupo um	Grupo dois	Grupo três
4	–1	7
9	0	12

Pela Equação 7.2, a estatística F ANOVA para esses dados é 6,196. Se o pesquisador quiser testar a hipótese nula $H_0 : \mu_1 = \mu_2 = \mu_3$, mas quiser evitar a hipótese de normalidade da população, o teste de permutação baseado na lógica a seguir pode ser realizado.

Como os seis indivíduos foram distribuídos aleatoriamente nos três grupos, a probabilidade de o escore de qualquer indivíduo aparecer em um dos três grupos será a mesma se *a hipótese nula de não efeito de tratamento diferencial for verdadeira*. Por outro lado, na presença de um efeito de tratamento que tende a aumentar ou diminuir escores dos membros de certos grupos, os escores desses grupos tenderão a ser maiores ou menores do que aqueles de outros grupos.

Assim, quando a hipótese nula de não efeito de tratamento for verdadeira, os escores do indivíduo serão distribuídos aleatoriamente entre os três grupos, e o resultado é que nenhum deles tende a ter escores significativamente mais altos ou mais baixos do que o outro. Segue que uma estatística F calculada sobre esses dados geralmente assumiria um valor próximo de um. Quando um efeito de tratamento estiver presente, a estatística F tenderá a ser maior do que um.[19]

---

[17] Outras estratégias são esboçadas em textos não paramétricos. Veja um exemplo em [7].

[18] Isso pode ser feito por meio de software disponível comercialmente.

[19] Veja a discussão na Seção 7.2.5.

Como afirmamos anteriormente, na ausência de um efeito de tratamento, a probabilidade de o escore de qualquer indivíduo aparecer em qualquer um dos grupos é a mesma. Assim, se a hipótese nula for verdadeira, o arranjo de dados observado é apenas um dos arranjos possíveis implicados pelo processo de atribuição aleatória. Mas de quantas maneiras os escores poderiam ter sido distribuídos nos três grupos?

Por extensão da lógica que vimos na Seção 10.2.2 e na Equação 10.2, podemos deduzir que as seis observações poderiam ter sido atribuídas aos três grupos de

$$\frac{n!}{n_1!n_2!n_3!} = \frac{6!}{2!2!2!} = 90$$

maneiras.

Em geral, n indivíduos podem ser atribuídos a k grupos de

$$\boxed{\frac{n!}{n_1!n_2!\cdots n_k!}} \quad (10.3)$$

maneiras. Como podemos ver, a Equação 10.2 é apenas um caso especial da forma mais geral fornecida pela Equação 10.3. Não tentaremos mostrar os 90 arranjos de dados para os dados considerados aqui, mas daremos seis exemplos desses arranjos na Tabela 10.17.

Formando os 90 possíveis arranjos dos dados em três grupos e calculando uma estatística F para cada um, podemos organizar as 90 estatísticas F em uma distribuição amostral da permutação como mostra a Figura 10.7. Observe que não mostramos as 90 estatísticas F da permutação aqui, mas, por considerações de espaço, mostramos apenas as 12 estatísticas superiores na distribuição.[20]

Tabela 10.17 Seis de 90 arranjos possíveis de seis observações para três grupos com estatística F associada a um determinado conjunto de escores.

Grupo um	Grupo dois	Grupo três
4	−1	7
9	0	12

$F = 6,196$

Grupo um	Grupo dois	Grupo três
−1	4	9
0	7	12

$F = 19,158$

Grupo um	Grupo dois	Grupo três
−1	0	9
4	7	12

$F = 3,229$

Grupo um	Grupo dois	Grupo três
0	−1	9
4	7	12

$F = 2,910$

Grupo um	Grupo dois	Grupo três
0	−1	9
7	4	12

$F = 3,229$

Grupo um	Grupo dois	Grupo três
−1	0	9
7	4	12

$F = 2,910$

---

20 Vimos no Capítulo 7 que o teste F ANOVA é inerentemente unicaudal.

As 12 observações superiores na distribuição amostral
6,196 6,196 6,196 6,196 6,196 6,196 19,158 19,158 19,158 19,158 19,158 19,158
↑
F calculado

Figura 10.7 As 12 observações superiores na distribuição amostral da permutação de estatísticas F para determinado conjunto de dados.

Se a hipótese nula for verdadeira, esperamos que o F calculado (isto é, aquele obtido pelos dados coletados no estudo) esteja próximo de um, pois uma hipótese nula verdadeira implica que o numerador e o denominador da estatística F estimam a variância das populações das quais as amostras foram tomadas.[21] Uma segunda interpretação é que qualquer variação entre as médias da amostra se deve ao processo aleatório de atribuição, e não a qualquer efeito de tratamento. Por outro lado, se H_0 não for verdadeiro, esperaríamos que F assumisse um valor na cauda extrema direita da distribuição, pois a variação da amostra intermediária (isto é, QM_e) seria maior do que seria esperado se essa variação fosse devida apenas ao processo aleatório de atribuição. Nesse caso, o F calculado para os dados derivados do estudo é 6,196. Qual a probabilidade de obtenção de um valor tão extremo de F quando a hipótese nula é verdadeira? Essa é simplesmente a proporção de F's na distribuição amostral que assume um valor tão grande ou maior do que aquele obtido pelos dados. Nesse caso, 12 dos 90 valores possíveis de F são iguais ou excedem aquele obtido pelos dados — a saber, 6,196. Agora, podemos dizer que, dos 90 valores possíveis de F que poderiam ter sido obtidos sob uma hipótese nula verdadeira, somente 12 são tão extremos quanto aquele observado pelos dados. A probabilidade de alcançar tal valor extremo de F sob uma hipótese nula verdadeira é, então, $12/90 = 0{,}133$. Esse é o p-valor para um teste da hipótese nula $\mu_1 = \mu_2 = \mu_3$.

Realização do teste

As etapas para realizar o teste F ANOVA da permutação são as seguintes:

1. Calcule F para os dados obtidos pelo estudo. Chame esse valor de F calculado.
2. Forme todos os arranjos possíveis dos dados nos k grupos.
3. Calcule a estatística F ANOVA para cada arranjo desse tipo.
4. Disponha os valores do F calculado a partir da etapa 3 do menor ao maior. Essa é a distribuição amostral da permutação de F.
5. Calcule a proporção dos valores na distribuição de permutação que são maiores ou iguais ao F calculado. Esse é o p-valor para o teste.

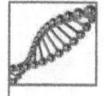

Exemplo 10.25

Use a distribuição amostral da população da estatística F ANOVA mostrada na Figura 10.7 para determinar o p-valor para o teste a seguir

$$H_0: \mu_1 = \mu_2 = \mu_3$$

supondo que o F calculado seja 19,158 e $n_1 = n_2 = n_3 = 2$.

Solução   O p-valor para o teste é a proporção das estatísticas F na distribuição amostral da população que são iguais ou ultrapassam o F calculado de 19,158. Nesse caso, os valores de F que satisfazem o critério de serem maiores ou iguais ao F calculado são os seis valores de 19,158, de modo que $p = \frac{6}{90} = 0{,}067$. Se α fosse 0,100, rejeitaríamos a hipótese nula. *A partir dos dados desse estudo, poderíamos rejeitar H_0 em $\alpha = 0{,}050$?* (Dica: Não! Pois o menor p-valor possível para esses dados é 0,067.)

---

21   Veja o Capítulo 7.

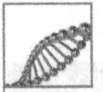

Exemplo 10.26

De quantas maneiras 12 indivíduos podem ser distribuídos em quatro grupos sendo que cada grupo deve conter três indivíduos? Suponha que dois indivíduos tenham que ser atribuídos ao primeiro grupo, quatro ao segundo, cinco ao terceiro e um ao quarto grupo.

Solução Para o caso em que três indivíduos tenham que ser distribuídos a cada um dos quatro grupos, obtemos, pela Equação 10.3,

$$\frac{n!}{n_1!n_2!\cdots n_k!} = \frac{12!}{3!3!3!3!} = \frac{479.001.600}{1296} = 369.600$$

Para $n_1 = 2, n_2 = 4, n_3 = 5$ e $n_4 = 1$,

$$\frac{n!}{n_1!n_2!\cdots n_k!} = \frac{12!}{2!4!5!1!} = \frac{479.001.600}{5760} = 83.160$$

Hipóteses

As hipóteses básicas para o teste F ANOVA da permutação são as mesmas que vemos por trás do teste t para permutação de amostras independentes discutidas na página 337.

Teste de Kruskal-Wallis. Esse teste é semelhante ao teste F ANOVA de permutação, exceto pelo fato de que os escores são convertidos em postos antes que o F calculado seja obtido e a distribuição amostral da permutação seja gerada.

Argumento

Para realizar o teste F ANOVA de permutação com três observações em cada um dos quatro grupos, descobrimos anteriormente que seria preciso formar 369.600 arranjos de dados e calcular uma estatística F para cada um desses arranjos. O número de cálculos aumenta rapidamente com os aumentos no tamanho da amostra e o número de grupos.

Essa tarefa assustadora, além de outras considerações, incentivou W. H. Kruskal e W. A. Wallis [28] a propor um teste de permutação com amostras múltiplas independentes com base em postos. Uma vantagem dessa estratégia é que, quando a distribuição de permutação para a estatística de teste é gerada para determinados tamanhos de amostra (n_1, n_2 etc.), a distribuição pode ser usada para quaisquer amostras do mesmo tamanho, independentemente dos valores dos dados originais. Isso vem do fato de que os dados originais são substituídos por postos para os quais a distribuição já foi construída.

A conversão dos dados originais em postos é realizada da seguinte forma: o menor escore no conjunto de dados recebe o posto 1, o segundo menor, o posto 2, e assim por diante, com a maior observação sendo atribuída ao posto $n_1 + n_2 + \cdots + n_k$, onde n_k é o número de observações no grupo de posição k. Ou seja, se houver quatro observações em cada uma das três amostras, o menor valor é atribuído ao posto 1 e o maior é atribuído ao posto $4 + 4 + 4 = 12$. Observe que os postos são atribuídos sem que se considere a inclusão em cada grupo. Por exemplo, suponha que queiramos converter os dados usados anteriormente, em conjunto com o teste F ANOVA da permutação, em postos. Esses dados são repetidos aqui para a sua conveniência.

Grupo um	Grupo dois	Grupo três
4	−1	7
9	0	12

As observações originais seriam substituídas por postos da seguinte forma:

Grupo um	Grupo dois	Grupo três
3	1	4
5	2	6

Aplicando a Equação 7.2 aos postos, o resultado é uma estatística F ANOVA de 4,333.

Para gerar a distribuição amostral da permutação para esse teste de postos, temos que gerar os inteiros de 1 a 6 e formar todos os arranjos possíveis em que 2 postos são atribuídos a cada um dos três grupos. Uma estatística F deverá então ser calculada para cada arranjo desse tipo. Na página 347, mostramos que 90 desses arranjos de postos são possíveis. Para fins de demonstração, seis dos 90 arranjos possíveis aparecem na Tabela 10.18.

Formando os 90 arranjos possíveis dos postos em três grupos e calculando a estatística F para cada um, podemos arrumar as 90 estatísticas F em uma distribuição amostral de permutação como mostra a Figura 10.8. Observe que não mostramos as 90 estatísticas F da permutação aqui, mas, devido a considerações de espaço, mostramos apenas as 18 estatísticas superiores na distribuição.[22]

Tabela 10.18 Seis dos 90 arranjos possíveis dos postos 1 a 6 para três grupos com a estatística F associada.

Grupo um	Grupo dois	Grupo três
3	1	4
5	2	6

$F = 4,333$

Grupo um	Grupo dois	Grupo três
1	3	5
2	4	6

$F = 16,000$

Grupo um	Grupo dois	Grupo três
1	2	5
3	4	6

$F = 4,333$

Grupo um	Grupo dois	Grupo três
2	1	5
3	4	6

$F = 3,273$

Grupo um	Grupo dois	Grupo três
2	1	5
4	3	6

$F = 4,333$

Grupo um	Grupo dois	Grupo três
1	2	5
4	3	6

$F = 3,273$

---

18 observações superiores na distribuição amostral

4,333 4,333 4,333 4,333 4,333 4,333 4,333 4,333 4,333 4,333 4,333 4,333

↑
F calculado

18 observações superiores na distribuição amostral (continuação)

16,000 16,000 16,000 16,000 16,000 16,000

Figura 10.8 As 18 observações superiores na distribuição amostral da permutação das estatísticas F dos postos obtidas de todos os arranjos possíveis dos postos 1 a 6 nos três grupos compostos de dois postos cada um.

---

[22] Vimos no Capítulo 7 que o teste F ANOVA é inerentemente unicaudal.

Se a hipótese nula for verdadeira, esperamos que o *F calculado* (isto é, aquele obtido a partir dos postos dos dados coletados no estudo) esteja próximo de um.[23] Por outro lado, se H_0 não for verdadeira, esperaríamos que F tivesse algum valor na cauda extrema direita da distribuição, pois a variação da amostra entre (isto é, QM_e) seria maior do que seria esperado se essa variação fosse devida apenas ao processo de atribuição aleatório. No caso atual, o F calculado para os postos dos dados derivados do estudo é 4,333. Qual é a probabilidade de obtenção de um valor tão extremo de F quando a hipótese nula é verdadeira? É simplesmente a proporção de estatísticas F na distribuição amostral que tomam um valor tão grande ou maior do que aquele obtido a partir dos dados. Nesse caso, 12 dos 90 valores possíveis de F são iguais ao F calculado de 4,333, enquanto outros seis excedem esse valor. Agora, podemos dizer que, dos 90 valores possíveis de F que poderiam ter sido obtidos sob uma hipótese nula verdadeira, apenas 12 + 6 = 18 são tão extremos quanto aquele observado a partir dos dados. A probabilidade de conseguir tal valor extremo de F sob uma hipótese nula verdadeira é, então, 18/90 = 0,20. Esse é o *p*-valor para um teste da hipótese nula de populações idênticas ou efeitos de tratamento iguais.[24]

A substituição dos dados originais por postos nos permite construir tabelas de valores críticos para esse teste. Para fazer isso, precisamos apenas gerar a distribuição amostral da permutação para diversas quantias de grupos e tamanhos de amostra e localizar os valores de permutação de modo que α dos valores de permutação sejam maiores ou iguais ao valor identificado. Por exemplo, o exame da Figura 10.8 mostra que um valor F de 16,0 tem um *p*-valor associado de 6/90 = 0,067. Como 16,0 é o valor mais extremo na distribuição, é óbvio que, para três grupos com duas observações em cada um, os testes podem ser realizados em α = 0,10, mas não nos níveis 0,05, 0,025, 0,01 ou 0,005. À medida que os tamanhos de amostra aumentam e a distribuição amostral da permutação é composta de mais valores distintos de F, os testes podem ser realizados em mais níveis de α.

O Apêndice I oferece valores críticos para o teste de Kruskal-Wallis quando o número de observações por grupo é de 3 a 30 e o número de grupos é de 2 a 10. Observe que, para usar essa tabela, o número de observações precisa ser o mesmo para cada grupo.[25]

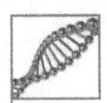

Exemplo 10.27

Use os dados fornecidos aqui para realizar um teste de Kruskal-Wallis com α = 0,05.

Grupo um	Grupo dois	Grupo três	Grupo quatro
3	4	16	0
1	2	12	7
5	9	8	10

Solução A substituição das observações originais por postos produz a tabela a seguir.

Grupo um	Grupo dois	Grupo três	Grupo quatro
4	5	12	1
2	3	11	7
6	9	8	10

Se considerarmos que R_1 representa os postos do primeiro grupo, R_1^2 representa os postos ao quadrado do primeiro grupo e os subscritos 2, 3 e 4 representam os postos dos grupos restantes, então calculamos

---

23 Veja o Capítulo 7.

24 Veja a discussão da hipótese nula testada pelo procedimento da soma dos postos na página 339.

25 Valores críticos para tamanhos de amostra desiguais estão sendo elaborados atualmente.

$$\sum R_1 = 4 + 2 + 6 = 12$$

$$\sum R_1^2 = 4^2 + 2^2 + 6^2 = 56$$

$$\sum R_2 = 5 + 3 + 9 = 17$$

$$\sum R_2^2 = 5^2 + 3^2 + 9^2 = 115$$

$$\sum R_3 = 12 + 11 + 8 = 31$$

$$\sum R_3^2 = 12^2 + 11^2 + 8^2 = 329$$

$$\sum R_4 = 1 + 7 + 10 = 18$$

$$\sum R_4^2 = 1^2 + 7^2 + 10^2 = 150$$

As somas dos quadrados para os quatro grupos são as seguintes:

$$SQ_1 = \sum R_1^2 - \frac{(\sum R_1)^2}{n_1} = 56 - \frac{(12)^2}{3} = 8{,}000$$

$$SQ_2 = \sum R_2^2 - \frac{(\sum R_2)^2}{n_2} = 115 - \frac{(17)^2}{3} = 18{,}667$$

$$SQ_3 = \sum R_3^2 - \frac{(\sum R_3)^2}{n_2} = 329 - \frac{(31)^2}{3} = 8{,}667$$

$$SQ_4 = \sum R_4^2 - \frac{(\sum R_4)^2}{n_4} = 150 - \frac{(18)^2}{3} = 42{,}000$$

Pela Equação 7.4, a soma dos quadrados dentro é

$$SQ_d = SQ_1 + SQ_2 + SQ_3 + SQ_4 = 8{,}000 + 18{,}667 + 8{,}667 + 42{,}000 = 77{,}334$$

Pela Equação 7.3, o quadrado médio dentro é

$$QM_d = \frac{SQ_d}{N - k} = \frac{77{,}334}{12 - 4} = 9{,}667$$

onde SQ_d é a soma dos quadrados dentro, N é o número total de observações e k é o número de grupos.

Pela Equação 7.7 com substituição de x por R para indicar que o cálculo é para postos em vez de observações originais, a soma dos quadrados entre é

$$SQ_e = n \left[\sum_{j=1}^{k} \bar{R}_j^2 - \frac{\left(\sum_{j=1}^{k} \bar{R}_j\right)^2}{k} \right]$$

onde n é o número de observações em *cada* grupo, e $\bar{R}_j$ são as médias de grupo dos postos.

Pelos cálculos anteriores, obtemos

$$\bar{R}_1 = \frac{\sum R_1}{n_1} = \frac{12}{3} = 4{,}000$$

$$\bar{R}_2 = \frac{\sum R_2}{n_2} = \frac{17}{3} = 5{,}667$$

$$\bar{R}_3 = \frac{\sum R_3}{n_3} = \frac{31}{3} = 10{,}333$$

$$\bar{R}_4 = \frac{\sum R_4}{n_4} = \frac{18}{3} = 6{,}000$$

Então,

$$\sum \bar{R} = 4{,}000 + 5{,}667 + 10{,}333 + 6{,}000 = 26{,}000$$

e

$$\sum \bar{R}^2 = 4{,}000^2 + 5{,}667^2 + 10{,}333^2 + 6{,}000^2 = 190{,}886$$

Fazendo as substituições apropriadas na Equação 7.7, obtemos

$$SQ_e = n\left[\sum_{j=1}^{k} \bar{R}_j^2 - \frac{\left(\sum_{j=1}^{k} \bar{R}_j\right)^2}{k}\right] = 3\left[190{,}886 - \frac{(26{,}000)^2}{4}\right] = 65{,}658$$

Pela Equação 7.6, o quadrado médio entre é

$$QM_e = \frac{SQ_e}{k-1} = \frac{65{,}658}{4-1} = 21{,}886$$

onde SQ_e é a soma dos quadrados entre e k é o número de grupos. Finalmente, pela Equação 7.2, o F calculado é

$$F = \frac{QM_e}{QM_d} = \frac{21{,}886}{9{,}667} = 2{,}264$$

Com $\alpha = 0{,}05$, quatro grupos e três observações por grupo, o Apêndice I oferece um F crítico de 4,483. Como o F calculado de 2,264 é menor do que esse valor, não pudemos rejeitar a hipótese nula. Assim, não pudemos demonstrar um efeito de tratamento nesse estudo.

Realização do teste

As etapas para a realização do teste de postos de Kruskal-Wallis são as seguintes:

1. Substitua os escores originais por seus respectivos postos, com o escore mais baixo recebendo o posto 1, o segundo menor, o posto 2, e assim por diante, com o escore mais alto recebendo o posto $n_1 + n_2 + \cdots + n_k$. A definição de postos é executada sem que se considere o grupo.
2. Use a Equação 7.2 para calcular a estatística F ANOVA para os postos obtidos na etapa 1. Chame esse valor de F calculado.
3. Para tamanhos de amostra iguais, onde $3 \leq n \leq 30$ e $2 \leq k \leq 10$, referencie o F calculado no Apêndice I e rejeite o H_0 se o F calculado for maior ou igual ao F crítico.
4. Para tamanhos de amostra iguais com $n > 30$, referencie o F calculado a uma tabela F como no Apêndice C, com os graus de liberdade do numerador e do denominador de $k - 1$ e $N - k$, respectivamente. Aqui, k representa o número de grupos e N representa o número total de observações nos k grupos combinados.
5. Para tamanhos de amostra desiguais, o F calculado pode ser referenciado a tabelas construídas para tamanhos de amostra desiguais (disponíveis com os autores) ou, se todos os grupos tiverem tamanhos de amostra maiores do que 15, a referência pode ser para uma tabela F com $k - 1$ e $N - k$ graus de liberdade.

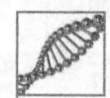

Exemplo 10.28

Em um estudo de controle de qualidade, três planos de saúde são comparados quanto ao tempo de permanência em hospital (medido em dias) para pacientes admitidos sob os três planos. Quando os dados são coletados, descobrimos que 119 pacientes foram admitidos sob o Plano I, 142 sob o Plano II e 92 sob o Plano III. Como os dados de tempo de permanência no hospital normalmente são assimétricos, os pesquisadores decidem que um teste de Kruskal-Wallis seria mais apropriado do que a normalidade assumindo o teste F ANOVA. Para isso, o tempo de permanência no hospital para os 353 pacientes é convertido em postos e uma estatística F é calculada sobre os postos resultantes. O F calculado para os postos foi de 3,22. Teste a significância dessa descoberta com $\alpha = 0,05$. Qual é a sua conclusão com relação ao tempo de permanência para os três planos?

Solução Embora o Apêndice I não ofereça um valor crítico para esse teste, os tamanhos grandes de amostra tornam a distribuição F uma aproximação apropriada. Usando os graus de liberdade do numerador de $k - 1 = 3 - 1 = 2$ e os graus de liberdade do denominador $N - k = 353 - 3 = 350$, o Apêndice C oferece um valor crítico de 3,02 para $\alpha = 0,05$. Como o F calculado de 3,22 excede esse valor, podemos rejeitar a hipótese nula de populações idênticas. Com base no argumento feito por James Bradley esboçado na página 338, também podemos concluir que o tamanho médio da permanência difere para alguns dos três planos de seguro.

Hipóteses

As hipóteses por trás do teste de Kruskal-Wallis são as mesmas que vemos por trás do teste da soma de postos de Wilcoxon, discutido na página 345. Veja também as discussões nas páginas 345 e 346 com relação às observações repetidas. Observe que, na presença de repetições, embora o teste da soma de postos possa ser referenciado a uma distribuição t, o teste de Kruskal-Wallis seria referenciado a uma distribuição F. No caso de dois grupos, a soma dos postos de Wilcoxon e os testes de Kruskal-Wallis oferecem o mesmo resultado.

10.3.5 Tabelas de contingência

Até agora, focalizamos resultados contínuos, como pressões sanguíneas ou tempos de reação que são receptivos a análise por meio de correlações ou testes baseados em estatísticas t ou F. Mas o princípio da permutação é igualmente aplicável à análise de tabelas de contingência. Embora o princípio da permutação possa ser aplicado a tabelas de contingência de qualquer tamanho, ainda restringiremos a atenção à tabela dois por dois, pois essas tabelas podem ser analisadas sem o uso de software de computador especializado. Começaremos discutindo o raciocínio por trás do teste de tabelas dois por dois relacionado ao teste exato de Fisher, depois apresentaremos o método de cálculo.

Argumento. Suponha que, no decorrer de um ensaio clínico, 20 pacientes sejam distribuídos aleatoriamente a um de dois tratamentos em que 10 pacientes são distribuídos a cada um. O resultado para cada paciente é avaliado como positivo (+) ou negativo (−). Os resultados do ensaio aparecem na Tabela 10.19.

Tabela 10.19 Tabela de contingência que mostra resultados positivos e negativos a partir de dois grupos de tratamento.

	+	−	
Tratamento um	7	3	10
Tratamento dois	1	9	10
	8	12	

Como podemos ver, 7 ou $\frac{7}{10} = 0,7$ dos pacientes que receberam o tratamento um obtiveram um resultado positivo, enquanto 1 ou $\frac{1}{10} = 0,1$ dos pacientes que receberam o tratamento dois realizaram um resultado positivo. A questão é o que é responsável por essa diferença nos resultados positivos entre os dois grupos. Uma possibilidade é que o tratamento dado aos pacientes no grupo um foi mais eficaz do que aquele fornecido aos pacientes no grupo dois, produzindo assim mais resultados positivos. Mas existe uma segunda possibilidade. Pode ser que o processo de distribuição aleatória tenha feito com que sete dos pacientes alcançassem um resultado positivo no grupo um enquanto, por casualidade aleatória, tenha feito com que apenas um paciente alcançasse um resultado positivo no grupo dois. Observe que a primeira explicação implica em uma diferença na eficácia dos tratamentos fornecidos aos dois grupos, enquanto a segunda nega qualquer diferença desse tipo. Mas como poderia ser tomada uma decisão sobre em qual das explicações devemos acreditar?

Um método de decisão baseado em permutação geraria todas as configurações de resultado possíveis sob uma hipótese nula verdadeira de não diferença no tratamento e depois usaria essa distribuição para acessar a possibilidade do resultado obtido no estudo. Nesse caso, o processo de distribuição aleatória poderia ter colocado nenhum, um, dois, três, quatro, cinco, seis, sete ou todos os oito pacientes + no grupo um. A Tabela 10.20 mostra todos esses arranjos de tabela. Observe que a especificação do número de pacientes + no grupo um especifica automaticamente os valores nas outras três células da tabela. Por exemplo, a parte 2 na Tabela 10.20 mostra o arranjo de dados quando um resultado positivo é observado no grupo um. Nesse caso, o número de resultados negativos no grupo um *precisa* ser nove, pois um total de 10 pacientes foi atribuído ao grupo um. De modo semelhante, como houve um total de oito resultados positivos no estudo, o grupo dois precisa ter sete resultados positivos quando o grupo um obtém esse resultado. A mesma lógica exige que três resultados negativos estejam no grupo dois. Assim, ao gerar uma distribuição de permutação, precisamos apenas especificar o número de resultados positivos no grupo um.[26]

Com base no seu conhecimento dos métodos de permutação adquirido até agora, pareceria que um procedimento de teste de permutação válido poderia ser construído a partir da listagem de todos os valores do número de resultados positivos realizados no grupo um sob todas as aleatoriedades

Tabela 10.20 Todas as tabelas de margem fixa formadas a partir de um conjunto de dados em particular.

(1)

	+	−	
um	0	10	10
dois	8	2	10
	8	12	

(2)

	+	−	
um	1	9	10
dois	7	3	10
	8	12	

(3)

	+	−	
um	2	8	10
dois	6	4	10
	8	12	

(4)

	+	−	
um	3	7	10
dois	5	5	10
	8	12	

(5)

	+	−	
um	4	6	10
dois	4	6	10
	8	12	

(6)

	+	−	
um	5	5	10
dois	3	7	10
	8	12	

(7)

	+	−	
um	6	4	10
dois	2	8	10
	8	12	

(8)

	+	−	
um	7	3	10
dois	1	9	10
	8	12	

(9)

	+	−	
um	8	2	10
dois	0	10	10
	8	12	

---

26 Poderíamos ter usado qualquer uma das outras três células.

possíveis aos dois grupos. Para compreender isso intuitivamente, suponha que tivéssemos que atribuir repetidamente, de forma aleatória, 10 indivíduos a cada grupo. Para cada aleatoriedade, registramos o número de resultados positivos no grupo um. Continuamos esse processo até que tenham sido obtidos todos os arranjos de dados possíveis nas quatro células. Os números de resultados positivos no grupo um poderiam então ser listados do menor ao maior para formar a distribuição amostral da permutação. Um teste poderia então ser realizado a partir da contagem do número de resultados na distribuição de permutação que sejam maiores (menores) ou iguais ao número de resultados positivos no grupo um realizado no estudo. Esse realmente é o método (auxiliado por computador) mais empregado para o teste de permutação das tabelas de contingência.[27]

No caso de tabelas dois por dois, existe um método mais direto para a geração da distribuição amostral da permutação. Esse método, juntamente com o teste de significância correspondente, é conhecido como o teste exato de Fisher.

Pelo teste de Fisher, podemos determinar quantos zeros, uns, dois, e assim por diante, aparecerão na distribuição amostral da permutação, livrando-nos assim do peso de gerar todas as aleatoriedades possíveis a fim de determinar esses valores. Como um exemplo, vejamos quantos dois aparecerão na distribuição.

Para determinar isso, apresentamos a notação $+_1, +_2, ..., +_8$ para identificar os oito pacientes que obtiveram um resultado positivo. Dois resultados positivos serão observados no grupo um se $+_1$ e $+_2$ se tornarem aleatórios ao grupo um, ou se $+_1$ e $+_3$ se tornarem aleatórios ao grupo um, ou se qualquer uma das combinações possíveis que envolvem dois resultados positivos atribuídos ao grupo um forem observadas. Mas de quantas maneiras os oito indivíduos com resultado positivo podem ser divididos entre os dois grupos de modo que dois desses indivíduos sejam atribuídos ao grupo um? Pelo estudo da Seção 10.2.2, devemos reconhecer isso como um problema de combinação. Pela Equação 10.2,

$$C_{n_2}^{n_1} = \frac{n!}{n_1! n_2!} = C_6^2 = \frac{8!}{2!6!} = 28$$

Assim, existem 28 maneiras de fazer a distribuição aleatória dos oitos pacientes com resultado positivo de modo que esses pacientes sejam atribuídos ao grupo um. Mas os pacientes com resultado negativo também devem ser aleatórios. Para *cada uma* das 28 atribuições possíveis dos pacientes com resultado positivo, haverá

$$C_{n_2}^{n_1} = \frac{n!}{n_1! n_2!} = C_4^8 = \frac{12!}{8!4!} = 495$$

atribuições dos pacientes com resultado negativo.

Isso significa que existem

$$\left(C_6^2\right)\left(C_4^8\right) = (28)(495) = 13.860$$

atribuições aleatórias que produzirão dois resultados positivos no grupo um. Esse processo pode ser executado para as nove tabelas na Tabela 10.20. Isso ofereceria o número de zeros, uns, dois e assim por diante que poderiam resultar do procedimento de atribuição aleatória. Os resultados poderiam então ser combinados para formar a distribuição amostral desejada da permutação.

Teste exato de Fisher. A Tabela 10.21 representa os resultados de uma aleatoriedade dos indivíduos para um de dois grupos. Na aleatoriedade, *g* indivíduos foram atribuídos ao grupo um,

---

[27] Na realidade, nos últimos anos, algoritmos sofisticados foram desenvolvidos para tornar desnecessária a listagem de todos os resultados.

Tabela 10.21 Tabela de contingência que mostra os resultados de uma atribuição aleatória de indivíduos a um de dois grupos.

	+	−	
Tratamento um	a	b	$g = a + b$
Tratamento dois	c	d	$h = c + d$
	$e = a + c$	$f = b + d$	

enquanto h indivíduos foram atribuídos ao grupo dois. Observe que a especificação da frequência de qualquer célula determina automaticamente as frequências das outras três células.

Também será útil observar que os valores máximo e mínimo de a para as margens especificadas e, f, g e h serão, respectivamente,

$$a_{mín} = g - mín(f, g) \tag{10.4}$$

e

$$a_{máx} = mín(e, g) \tag{10.5}$$

Queremos determinar a probabilidade de que a aleatoriedade produza cada um dos valores a possíveis. Ou seja, os valores de $a_{mín}$ a $a_{máx}$.[28] Observe que essa probabilidade simplesmente seria a proporção de todas as aleatoriedades possíveis que produzem o valor a especificado.

Para determinar a proporção de aleatoriedades que produz um valor especificado de a, temos que primeiro determinar a quantidade dessas aleatoriedades. Essa quantidade pode então ser dividida pelo número total de aleatoriedades para produzir a probabilidade desejada.

Começamos notando que o número fixo de pacientes com resultado positivo é e. Temos que determinar o número de aleatoriedades que produzem exatamente a resultados positivos no grupo um. Existem dois componentes nesse problema. Primeiro, temos que perguntar: "De quantas maneiras podemos dividir e indivíduos em dois grupos com a indivíduos sendo colocados em um grupo e c no outro?". Pelo estudo da Seção 10.2.2, sabemos que esse valor é C_c^a. Mas também devemos considerar as atribuições dos f pacientes com resultado negativo. Pelo mesmo raciocínio, isso será C_d^b. Agora, podemos dizer que, para *cada uma* das C_c^a atribuições possíveis dos indivíduos com resultado positivo, haverá C_d^b atribuições dos indivíduos com resultado negativo. Assim, o número de aleatoriedades possíveis que produzirão a frequência a é $(C_c^a)(C_d^b)$. Podemos obter a *probabilidade* de alcançar a frequência a dividindo $(C_c^a)(C_d^b)$ pelo número total de aleatoriedades possíveis. Esse número será C_h^g. Observe que esse número reflete *todas* as aleatoriedades possíveis sem fixar a em um valor específico.

Resumindo, podemos dizer que a probabilidade associada a qualquer valor de a é

$$P(a) = \frac{(C_c^a)(C_d^b)}{C_h^g}$$

Usando a notação da Equação 10.2 e permitindo que n represente o número total de indivíduos (isto é, $e + f$ ou $g + h$), podemos escrever essa expressão como

---

[28] A notação *máx* (x, y) e *mín* (x, y) indica, respectivamente, que o máximo e o mínimo de x e y devem ser empregados.

$$P(a) = \frac{\left(\frac{e!}{a!c!}\right)\left(\frac{f!}{b!d!}\right)}{\frac{n!}{g!h!}}$$

que é simplificada para

$$P(a) = \frac{e!\,f!\,g!\,h!}{a!\,b!\,c!\,d!\,n!} \tag{10.6}$$

que é conhecida como a **função hipergeométrica**.

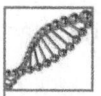

Exemplo 10.29

Dados os valores marginais na Tabela 10.19, determine os valores máximo e mínimo para os números de pacientes com resultado positivo atribuídos ao grupo um como resultado do processo de aleatoriedade. Use a Equação 10.6 para determinar as probabilidades associadas a cada valor desse tipo.

Solução Pelas equações 10.4 e 10.5, o mais baixo e o mais alto número possível de resultados positivos no grupo um são, respectivamente,

$$a_{min} = g - min\,(f, g) = 10 - min\,(12, 10) = 10 - 10 = 0$$

e

$$a_{máx} = min\,(e, g) = min\,(8, 10) = 8$$

As frequências de tabela para valores de resultados positivos no grupo um de zero a oito aparecem na Tabela 10.20. O uso das frequências na parte 1 da Tabela 10.20, na Equação 10.6, resulta em

$$P(0) = \frac{8!12!10!10!}{0!10!8!2!20!} = 0{,}00036$$

A probabilidade para a parte 2 seria

$$P(1) = \frac{8!12!10!10!}{1!9!7!3!20!} = 0{,}00953$$

Oferecemos as probabilidades restantes na Tabela 10.22, mas deixaremos que realize os cálculos.[29]

Tabela 10.22	Probabilidades de a.
a	$P(a)$
0	0,00036
1	0,00953
2	0,07502
3	0,24006
4	0,35008
5	0,24006
6	0,07502
7	0,00953
8	0,00036

Podemos realizar um teste da hipótese nula

---

29 Não se esqueça de que é possível cancelar os termos, como feito na Seção 4.2.5, para não ter que fazer tantos cálculos.

$$H_0 : \pi_1 = \pi_2$$

onde π_1 e π_2 são as proporções da população dos resultados positivos para os grupos um e dois referenciando o valor obtido de *a* (7 no exemplo) para a distribuição na Tabela 10.22. Para a alternativa unicaudal

$$H_A : \pi_1 > \pi_2$$

a probabilidade de obter um valor de *a* maior ou igual a 7 é $P(7) + P(8) = 0,00953 + 0,00036 = 0,00989$, que é o *p*-valor para o teste. Portanto, podemos rejeitar a hipótese nula com $\alpha = 0,01$ e, portanto, concluir que o tratamento fornecido ao grupo um foi mais eficaz na produção de resultados positivos do que o tratamento fornecido ao grupo dois.

Realização do teste

As etapas para a realização do teste exato de Fisher são as seguintes:
1. Use as equações 10.4 e 10.5 para determinar os valores mínimo e máximo para *a*.
2. Use os resultados da etapa 1 para construir todas as tabelas de aleatoriedade possíveis com os mesmos valores marginais que obtivemos no conjunto de dados original.
3. Use a Equação 10.6 para determinar as probabilidades para cada tabela enumerada na etapa 2.
4. Ordene os valores de *a* juntamente com suas probabilidades associadas de $a_{mín}$ a $a_{máx}$.
5. Para testes unicaudais, o *p*-valor é determinado por
    (a) soma das probabilidades para todos os valores de *a* que sejam menores ou iguais ao *a* obtido se a alternativa especificar $H_A : \pi_1 < \pi_2$, ou
    (b) soma das probabilidades para todos os valores de *a* que sejam maiores ou iguais ao *a* obtido se a alternativa especificar $H_A : \pi_1 > \pi_2$.
6. Para testes bicaudais, o *p*-valor é determinado por[30]
    (a) nota da soma das probabilidades para todos os valores de *a* que sejam menores ou iguais ao *a* obtido, além da soma para todos os valores de *a* que sejam maiores ou iguais ao *a* obtido. Chame o menor desses valores de P_1;
    (b) se P_1 for calculado a partir da cauda inferior, comece somando as probabilidades na cauda superior começando com $a_{máx}$. Continue somando enquanto a soma for menor ou igual a P_1. Chame essa soma de P_2;
    (c) se P_1 for calculado a partir da cauda superior, comece somando as probabilidades na cauda inferior começando com $a_{mín}$. Continue somando enquanto a soma for menor ou igual a P_1. Chame essa soma de P_2;
    (d) o valor *p* bicaudal é $P_1 + P_2$.

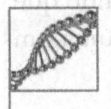

Exemplo 10.30

Suponha que um estudo seja realizado para determinar se a proporção de fumantes que sofrem de uma determinada doença difere da proporção de não fumantes que manifestam a mesma doença. Use os dados na Tabela 10.23 e o teste exato de Fisher[31] para testar a hipótese nula

$$H_0 : \pi_1 = \pi_2$$

contra a alternativa

$$H_A : \pi_1 > \pi_2$$

---

30 Diversos métodos para calcular o *p*-valor bicaudal para o teste exato de Fisher foram propostos. Aquele apresentado aqui parece estar entre os mais utilizados.

31 Que outros métodos você encontrou e que poderiam ser usados para realizar esse teste?

Depois, teste a hipótese nula contra a alternativa

$$H_A : \pi_1 \neq \pi_2$$

Realize ambos os testes no nível de significância 0,05.

Tabela 10.23   Tabela de contingência que relaciona fumo a doença.

	D	$\bar{D}$	
S	4	2	6
$\bar{S}$	1	8	9
	5	10	

Solução   Pelas equações 10.4 e 10.5, os números mínimo e máximo de fumantes doentes que aparecem nas tabelas de aleatoriedade serão

$$a_{mín} = g - mín\,(f, g) = 6 - mín\,(10, 6) = 6 - 6 = 0$$

e

$$a_{máx} = mín\,(e, g) = mín\,(5, 6) = 5$$

A Tabela 10.24 mostra todas as configurações de tabela possíveis associadas à Tabela 10.23. O uso desses valores de tabela juntamente com a Equação 10.6 produz as probabilidades na Tabela 10.25. Calculamos $P(0)$ e $P(5)$, mas deixaremos que faça os cálculos restantes.

$$P(0) = \frac{e!\,f!\,g!\,h!}{a!\,b!\,c!\,d!\,n!} = \frac{5!\,10!\,6!\,9!}{0!\,6!\,5!\,4!\,15!} = 0{,}04196$$

$$P(5) = \frac{5!\,10!\,6!\,9!}{5!\,1!\,0!\,9!\,15!} = 0{,}00200$$

Para a alternativa unicaudal $H_A : \pi_1 > \pi_2$, aplicamos a etapa 5(b) e determinamos

$$P(4) + P(5) = 0{,}04496 + 0{,}00200 = 0{,}04696$$

que é o p-valor do teste. Como esse valor é menor do que $\alpha = 0{,}05$, a hipótese nula é rejeitada.

Para determinar o p-valor bicaudal, aplicamos a Etapa 6(a) determinando primeiro a probabilidade de que a assuma um valor maior ou igual ao a obtido de 4. Esse valor é

$$P(4) + P(5) = 0{,}04496 + 0{,}00200 = 0{,}04696$$

A probabilidade de que a assuma um valor menor ou igual ao valor obtido de 4 pode ser determinada encontrando $P(0) + P(1) + P(2) + P(3) + P(4)$ ou, de forma mais simples, notando que $P(0) + P(1) + P(2) + P(3) = 1 - 0{,}04696 = 0{,}95304$, de modo que a probabilidade de que a assuma um valor menor ou igual a 4 é de $0{,}95304 + P(4) = 0{,}95304 + 0{,}04496 = 0{,}99800$.

Como 0,04696 é menor do que 0,99800, determinamos $P_1 = 0{,}04696$.

Como P_1 foi obtido a partir da cauda superior da distribuição de permutação, aplicamos a etapa 6(c) e começamos a soma com $a_{mín}$, que é zero nesse caso. Determinamos que $P(0) = 0{,}04196$. Não podemos acrescentar outras probabilidades a esse valor, pois $P(0) + P(1) = 0{,}04196 + 0{,}25175 = 0{,}29371$, que é maior do que $P_1 = 0{,}04696$. Portanto, $P_2 = 0{,}04196$, e o p-valor bicaudal para esse teste é $P_1 + P_2 = 0{,}04696 + 0{,}04196 = 0{,}08892$, de modo que o teste bicaudal não é significativo em $\alpha = 0{,}05$.

Tabela 10.24 Todas as tabelas de margem fixa possíveis formadas a partir de determinado conjunto de dados.

(1)
	D	$\overline{D}$	
S	0	6	6
$\overline{S}$	5	4	9
	5	10	

(2)
	D	$\overline{D}$	
S	1	5	6
$\overline{S}$	4	5	9
	5	10	

(3)
	D	$\overline{D}$	
S	2	4	6
$\overline{S}$	3	6	9
	5	10	

(4)
	D	$\overline{D}$	
S	3	3	6
$\overline{S}$	2	7	9
	5	10	

(5)
	D	$\overline{D}$	
S	4	2	6
$\overline{S}$	1	8	9
	5	10	

(6)
	D	$\overline{D}$	
S	5	1	6
$\overline{S}$	0	9	9
	5	10	

Tabela 10.25 Probabilidades de a.

a	$P(a)$
0	0,04196
1	0,25175
2	0,41958
3	0,23976
4	0,04496
5	0,00200

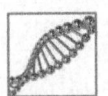

Exemplo 10.31

Um pesquisador deseja determinar se o abuso infantil está relacionado a distúrbios de alimentação desenvolvidos mais adiante na vida. Para isso, são coletados os dados mostrados na Tabela 10.26. Use esses dados para realizar o teste exato de Fisher no nível de significância 0,05. Teste as hipóteses

$$H_0 : \pi_1 = \pi_2$$

contra a alternativa

$$H_A : \pi_1 \neq \pi_2$$

Você acha que esses dados foram tomados da população em geral ou de algum grupo específico?

Solução Os valores mínimo e máximo de a são, pelas equações 10.4 e 10.5,

$$a_{mín} = g - mín(f, g) = 11 - mín(7, 11) = 11 - 7 = 4$$

e

$$a_{máx} = mín(e, g) = mín(10, 11) = 10$$

Usando esses valores, formamos as tabelas de aleatoriedade na Tabela 10.27.[32]

A probabilidade de observar cada uma das tabelas na Tabela 10.27 sob o processo de aleatoriedade é dada na Tabela 10.28. Mostramos o cálculo de duas dessas probabilidades, mas deixamos o restante para você. Usando as frequências de célula e marginal das tabelas 1 e 4 na Figura 10.27, calculamos, por meio da Equação 10.6,

---

[32] O que acontece se usarmos um valor para a que esteja fora desse intervalo? Tente definir $a = 3$.

$$P(4) = \frac{e!\,f!\,g!\,h!}{a!\,b!\,c!\,d!\,n!} = \frac{10!\,7!\,11!\,6!}{4!\,7!\,6!\,0!\,17!} = 0,01697$$

$$P(7) = \frac{10!\,7!\,11!\,6!}{7!\,4!\,3!\,3!\,17!} = 0,33937$$

Para determinar o p-valor bicaudal, aplicamos a Etapa 6(a) encontrando primeiro a probabilidade de que a assuma um valor menor ou igual ao a obtido de 7. Esse valor é

$P(4) + P(5) + P(6) + P(7) = 0,01697 + 0,14253 + 0,35633 + 0,33937 = 0,85520$

A probabilidade da cauda superior é

$P(7) + P(8) + P(9) + P(10) = 0,33937 + 0,12726 + 0,01697 + 0,00057 = 0,48417$

Tabela 10.26 Tabela de contingência que relaciona o abuso infantil a distúrbios de alimentação.

	Sofre de distúrbio	Não sofre de distúrbio	
Vítima de abuso	7	4	11
Não vítima	3	3	6
	10	7	

Tabela 10.27 Todas as tabelas de margem fixa possíveis a partir de um conjunto de dados que relacionam abuso a distúrbios de alimentação.

(1)

	Sofre de distúrbio	Não sofre de distúrbio	
Vítima de abuso	4	7	11
Não vítima	6	0	6
	10	7	

(2)

	Sofre de distúrbio	Não sofre de distúrbio	
Vítima de abuso	5	6	11
Não vítima	5	1	6
	10	7	

(3)

	Sofre de distúrbio	Não sofre de distúrbio	
Vítima de abuso	6	5	11
Não vítima	4	2	6
	10	7	

(4)

	Sofre de distúrbio	Não sofre de distúrbio	
Vítima de abuso	7	4	11
Não vítima	3	3	6
	10	7	

(5)

	Sofre de distúrbio	Não sofre de distúrbio	
Vítima de abuso	8	3	11
Não vítima	2	4	6
	10	7	

(6)

	Sofre de distúrbio	Não sofre de distúrbio	
Vítima de abuso	9	2	11
Não vítima	1	5	6
	10	7	

(7)

	Sofre de distúrbio	Não sofre de distúrbio	
Vítima de abuso	10	1	11
Não vítima	0	6	6
	10	7	

Tabela 10.28 Probabilidades de a.

a	$P(a)$
4	0,01697
5	0,14253
6	0,35633
7	0,33937
8	0,12726
9	0,01697
10	0,00057

Como 0,48417 é menor do que 0,85520, definimos $P_1 = 0{,}48417$.

Como P_1 foi obtido como uma soma da cauda superior, encontramos P_2 a partir da soma das probabilidades na cauda inferior a partir de $a_{mín} = 4$. Essa soma é

$$P(4) + P(5) = 0{,}01697 + 0{,}14253 = 0{,}15950$$

Observe que não podemos acrescentar a probabilidade para $P(6)$ porque isso resultaria em uma soma de 0,51583, que é maior do que P_1. Portanto, o p-valor bicaudal é $P_1 + P_2 = 0{,}48417 + 0{,}15950 = 0{,}64367$, de modo que a hipótese nula não é rejeitada. Também notamos que os dados provavelmente não foram amostrados a partir da população geral, pois até mesmo o grupo não abusado teve uma alta incidência de distúrbios na alimentação — a saber, $3/6 = 0{,}5$.

Hipóteses

A hipótese principal sob o teste exato de Fisher é que todas as observações são independentes. Discutimos a hipótese de independência em conjunto com vários outros testes, de modo que ela não será novamente discutida aqui.[33] Basta dizer que esse teste não pode depender do controle de erros do Tipo I quando essa hipótese é violada.

10.4 Outros comentários referentes a métodos baseados em permutação

Dedicamos muitas páginas a esse assunto, mas muita coisa não foi dita. Não podemos fechar este capítulo sem falar um pouco mais sobre os métodos baseados em permutação e apresentá-los.

- As formas de cálculo para as estatísticas não paramétricas apresentadas neste capítulo não são aquelas comumente usadas nos textos não paramétricos. Por exemplo, para testes baseados em postos, ensinamos a simplesmente converter os escores originais em postos e calcular as estatísticas paramétricas com as quais já está acostumado sobre os postos resultantes. Nos tratamentos-padrão, são dadas as formas computacionais mais simples. Mas isso requer que o aluno domine novas estatísticas, com as quais ele não está acostumado. Essas formas também estão frequentemente associadas a tabelas de valores críticos que são confusas e não intuitivas.[34] Anteriormente, a facilidade de cálculo era primordial, o que tornava as formas mais simples altamente desejáveis. Com o advento de calculadoras manuais e computadores, a facilidade de cálculo diminuiu em importância. Assim, escolhemos não exigir que aprenda um novo conjunto

---

33 Veja, por exemplo, a discussão sobre independência em conjunto com o teste qui-quadrado apresentada na página 254.

34 Por exemplo, algumas tabelas exigem que os valores críticos da cauda inferior sejam usados para os testes da cauda superior.

de estatísticas, mas simplesmente aplique aquelas com as quais já está acostumado. Enfatizamos que os dois métodos de cálculo oferecem o mesmo resultado.

- Nem todos os testes não paramétricos baseados em postos podem ser expressos como alguns equivalentes paramétricos realizados em transformações de postos dos dados originais. Porém, como demonstramos neste capítulo, isso é verdadeiro no caso da maioria dos testes baseados em postos apresentados nos textos introdutórios. Arriscamos a acrescentar que isso é verdadeiro no caso dos testes não paramétricos baseados em postos mais empregados.

- Um mito antigo, e frequentemente repetido, afirma que os testes não paramétricos baseados em postos são inerentemente menos poderosos (ou eficientes) do que seus equivalentes paramétricos. Por exemplo, Kuzma e Bohnenblust [30] afirmam, em relação aos testes não paramétricos: "eles são menos eficientes (isto é, exigem um tamanho de amostra maior para rejeitar uma hipótese falsa) do que os testes paramétricos comparáveis". Esses mesmos autores concluem: "no uso de métodos não paramétricos, você deverá ter o cuidado de vê-los como métodos estatísticos complementares em vez de alternativas atraentes".

  A primeira afirmação não é verdadeira. Como resultado, não apoiamos a conclusão apresentada na segunda afirmação. A verdade da questão é que *os testes não paramétricos são necessariamente menos poderosos do que um equivalente paramétrico somente quando as hipóteses destes últimos são perfeitamente atendidas*.[35] Na verdade, alguns testes não paramétricos, por exemplo, os testes de postos sinalizados ou da soma de postos de Wilcoxon, podem ter vantagens de poder *muito grandes* em relação aos seus equivalentes paramétricos, isto é, os testes *t* emparelhados e com amostras independentes, em situações comumente encontradas. [1, 2] Na prática da análise de dados, métodos paramétricos podem manter vantagens de poder em algumas situações, enquanto os métodos não paramétricos mantêm vantagens em outras. Na verdade, nenhum conjunto de testes mantém domínio absoluto sobre o outro em relação a isso.

- Em algum momento em seu desenvolvimento, a maioria dos métodos de permutação que utilizava escores originais, em grande parte, tinha importância teórica em vez de prática. Isso porque as dificuldades de cálculo esmagadoras tornaram seu uso não apenas impraticável, mas, no caso de outras amostras que não fossem muito pequenas, impossível. Com o advento de computadores modernos e algoritmos de cálculo recentemente criados, esses testes agora entraram no âmbito dos métodos estatísticos práticos. Isso é corroborado pelo fato de que muitos dos novos pacotes de software comerciais se tornaram disponíveis para implementar esses métodos. Não tentaremos oferecer uma lista completa, mas observe que, entre os mais conhecidos e usados está o pacote StatXact da Cytel Software Corporation [9]. Entre os mais abrangentes está o SC (Statistical Calculator) da Mole Software [10]. Uma linguagem de programação muito simples e flexível, criada especificamente para problemas de permutação e similares, é fornecida pelo software Resampling Stats da Resampling Stats Inc. [41]. Além disso, muitos dos pacotes mais antigos que implementaram métodos paramétricos e não paramétricos baseados em postos acrescentaram métodos baseados em permutação para escores originais e tabelas de contingência ao seu quadro de procedimentos.

- Na Seção 2.2.2, indicamos que as medidas de nível ordinais tradicionalmente têm apresentado alguma dificuldade em relação ao teste inferencial. Métodos de permutação contornam muitos desses problemas.

- **Interação** é um conceito estatístico importante, em que o efeito de uma variável depende de sua associação com alguma(s) outra(s) variável(is). Uma deficiência importante dos métodos de permutação baseados em postos é sua incapacidade de detectar interações. Os métodos de permutação baseados em dados originais têm uma classificação melhor em relação a isso, mas oferecem resultados apenas aproximados em vez de exatos.

---

35 Essa situação é raramente ou nunca encontrada na prática.

- Neste capítulo, tratamos apenas de alguns métodos baseados em permutação. Existem muitos outros. De fato, métodos de permutação podem ser usados para desenvolver procedimentos *ad hoc* para problemas para os quais não existe um procedimento paramétrico.

Termos e expressões

Depois de ler este capítulo, você deverá estar familiarizado com os termos e expressões a seguir.

combinações	307	relação monotônica	317
distribuição amostral de permutação	328	ρ de Spearman	315
fatorial	307	teste da soma de postos de Wilcoxon	337
função hipergeométrica	358	teste de Hoteling e Pabst	315
independente de distribuição	310	teste de Kruskal-Wallis	349
interação	364	teste de Pitman para correlação	311
método de permutação	305	teste de postos sinalizados de Wilcoxon	325
método dos postos médios	345	teste exato de Fisher	356
não paramétrico	310	teste F ANOVA de permutação	346
paramétrico	310	teste t para permutação de amostras emparelhadas	322
permutações	306	teste t para permutação de amostras independentes	333
postos	305	testes baseados em postos	305
postos repetidos	346		

Exercícios

10.1 Uma série de cinco testes médicos distintos deve ser administrada sequencialmente a um paciente. Em quantas ordens os cinco testes poderiam ser administrados? Suponha que haja seis testes.

10.2 Em um ensaio clínico, os pacientes são distribuídos aleatoriamente a grupos de tratamento.

(a) Se 10 pacientes forem designados a um tratamento e um grupo de controle com cinco pacientes for designado a cada um, quantos agrupamentos distintos de pacientes serão possíveis?

(b) Se 15 pacientes forem distribuídos a três grupos com cinco pacientes em cada um, quantos agrupamentos distintos de pacientes serão possíveis?

10.3 Dados três pares de observações,

(a) quantos valores de r apareceriam na distribuição amostral do teste de Pitman para a correlação?

(b) seria possível realizar um teste com $\alpha = 0{,}05$? Por quê?

10.4 Um estudo é realizado para determinar se há uma relação entre idade e os resultados de um teste do antígeno específico da próstata (PSA). Os dados aparecem a seguir. Use esses dados para realizar o teste de Hoteling e Pabst para a correlação dos postos para testar a hipótese nula de não relação contra a alternativa de uma relação positiva. Use $\alpha = 0{,}05$.

PSA	Idade
9,1	78
1,2	24
2,3	60
6,0	77
3,9	48
1,0	33
6,1	75
2,7	51
5,9	88
9,9	79

10.5 Suponha que uma correlação de postos de 0,88 seja obtida para $n = 124$ pares de dados. Teste a significância para esse coeficiente por meio de um teste bicaudal com $\alpha = 0{,}10$.

10.6 Dados seis pares de dados, quantos arranjos de dados seriam necessários para formar a distribuição amostral para o teste t para permutação de amostras emparelhadas?

10.7 Os dados fornecidos a seguir representam os pesos (em libras) de 10 mulheres, registrados antes do uso de um contraceptivo oral e depois do uso do contraceptivo oral por seis meses. Use o teste de postos sinalizados de Wilcoxon para determinar se existe uma diferença significativa entre os pesos registrados sob as duas condições. Use $\alpha = 0{,}05$.

Sem contracepção	Contracepção
128	130
145	145
103	108
139	135
125	124
160	163
144	153
122	129
134	128
161	169

10.8 Suponha que um teste t para permutação de amostras independentes seja realizado com os dados coletados de dois grupos que consistem em cinco indivíduos cada um. Quantas estatísticas t compõem a distribuição amostral? Quantas estatísticas comporiam a distribuição amostral se fosse usado o teste da soma de postos de Wilcoxon?

10.9 Os dados fornecidos a seguir representam os tempos de espera (expressos em minutos) para pacientes que buscam atendimentos de emergência público e privado. Use o teste da soma de postos de Wilcoxon para comparar os tempos de espera nos dois casos. Realize um teste bicaudal com $\alpha = 0{,}05$. Qual é a sua conclusão?

Público	Privado
128	34
56	18
13	49
94	66
155	177
22	4
19	8
3	1
99	15
41	17

10.10 Suponha que um teste F ANOVA de permutação tenha que ser usado para analisar os dados obtidos a partir de um ensaio clínico em que havia cinco indivíduos em cada um dos três grupos. Quantas estatísticas F aparecerão na distribuição amostral?

10.11 Os alunos que se matriculam em uma turma de introdução à saúde pública recebem aleatoriamente um de três módulos de instrução. Os métodos de ensino tradicionais são usados como meio de instrução no primeiro módulo, um modo de instrução baseado na Internet é usado com o segundo, que inclui participação do professor, enquanto um terceiro é ensinado por meio de aulas filmadas, sem participação direta do professor. As médias finais do curso são dadas a seguir para os 15 alunos que participam do estudo. Use o teste de Kruskal-Wallis, realizado com $\alpha = 0{,}05$, para determinar se os métodos de instrução diferiram em seu impacto sobre as médias do curso.

Aula	Internet	Filme
87	90	100
77	76	99
56	44	89
92	58	88
80	97	70

10.12 O teste exato de Fisher é particularmente útil em situações em que as frequências de célula esperadas são muito pequenas para permitir o uso válido do teste qui-quadrado. Use a tabela a seguir para

(a) calcular os valores mínimo e máximo de a,

(b) listar todas as tabelas de aleatoriedade,

(c) calcular a probabilidade associada a cada tabela, e

(d) realizar testes da hipótese nula

$$H_0 : \pi_1 = \pi_2$$

contra a alternativa

$$H_A : \pi_1 \neq \pi_2$$

e

$$H_A : \pi_1 < \pi_2$$

no nível de significância 0,05.

	+	−
Grupo um	6	4
Grupo dois	3	2

A. A pergunta a seguir se refere ao "Estudo de caso A", no Apêndice J.

10.13 Os autores indicam que métodos paramétricos e não paramétricos foram usados para analisar os dados de saúde ocular. Ao discutir os resultados dessas análises, eles afirmaram: "diferenças, onde encontradas, entre os dados paramétricos e não paramétricos são consistentes com o poder reduzido dos testes não paramétricos". Comente essa afirmação.

B. A pergunta a seguir se refere ao "Estudo de caso B", no Apêndice J.

10.14 Suponha que os pesquisadores que realizam a análise indicada na Seção 7.9 decidam realizar a análise por meio de um teste não paramétrico. Que testes poderiam ser usados para essa finalidade? Que hipóteses nulas seriam associadas aos testes que você sugere?

D. As perguntas a seguir se referem ao "Estudo de caso D", no Apêndice J.

10.15 Pesquisadores usaram testes t com amostras independentes para mostrar que os pacientes infectados com HIV tinham escores NPZ-8 e PBV significativamente mais baixos do que os cinco indivíduos de controle saudáveis. Dada a distribuição de população não normal suspeita dos escores NPZ-8, alguns pesquisadores poderiam preferir usar um procedimento não paramétrico para fazer essas determinações.

(a) Quais testes não paramétricos poderiam ser usados para essa finalidade?

(b) Use um teste não paramétrico bicaudal para comparar os dados NPZ-8 e PBV para os indivíduos infectados por HIV e saudáveis no nível 0,05.

(c) Algumas das hipóteses dos testes não paramétricos usados em 10.15(b) foram violadas? Explique.

(d) Você usou um teste exato ou um teste aproximado para a análise em 10.15(b)? Por quê?

(e) Explique como uma versão exata dos testes realizados em 10.15(b) poderia ter sido realizada.

10.16 Os pesquisadores informam uma correlação da ordem dos postos de Spearman de −0,50 entre PBV e NPZ-8 para os 20 participantes do estudo.

(a) Calcule a correlação da ordem dos postos de Spearman entre PBV e NPZ-8 para os 20 participantes do estudo. Você obtém o resultado informado pelos pesquisadores?

(b) Calcule a correlação da ordem dos postos de Spearman entre PBV e NPZ-8 para os 15 participantes do estudo infectados por HIV. A exclusão dos 5 participantes saudáveis faz alguma diferença?

(c) Teste a significância dos coeficientes obtidos em 10.16(a) e (b). Use testes bicaudais com $\alpha = 0,05$.

(d) Em sua opinião, dado o objetivo desse estudo, quais dos coeficientes de correlação que acabamos de citar é o mais apropriado?

10.17 Use um teste não paramétrico para testar a hipótese de que os escores NPZ-8 para os indivíduos que têm avaliações de Estágio ADC positivas, indivíduos infectados por HIV que têm avaliações do Estágio ADC negativas e indivíduos que são negativos para HIV vêm de populações idênticas. Interprete o resultado. Compare esse resultado com aquele obtido no Exercício 7.14.

K. As perguntas a seguir se referem ao "Estudo de caso K", no Apêndice J.

10.18 Use as médias escolares na Tabela 1 para realizar um teste não paramétrico e determinar se as médias escolares pós-teste diferem muito das médias pré-teste.

10.19 Parece provável que a hipótese de normalidade da população seria um problema importante se esses dados fossem analisados por meio de um teste t com amostras emparelhadas? Justifique sua resposta.

N. A pergunta a seguir se refere ao "Estudo de caso N", no Apêndice J.

10.20 Realize o teste exato de Fisher para cada um dos fatores de risco em potencial. (Você pode evitar uma considerável quantidade de cálculos ao usar um cancelamento, como mostramos na página 73.) Interprete os resultados.

O. As perguntas a seguir se referem ao "Estudo de caso O", no Apêndice J.

10.21 Você concorda com o item 2? Explique.

10.22 O comentário feito no item 3 com relação a testes não paramétricos que examinam apenas a ordem dos postos é estritamente verdadeiro? Explique.

10.23 A afirmação feita no item 6 é verdadeira? Explique.

10.24 O exemplo dado no item 7 constitui uma aplicação legítima do teste de Kruskal-Wallis? Explique.

10.25 O item 8 é estritamente verdadeiro? Explique.

Apêndice A: Tabela da curva normal

Áreas sob a curva normal padrão

z (1)	(2)	(3)	z (1)	(2)	(3)	z (1)	(2)	(3)
0,00	0,0000	0,5000	0,30	0,1179	0,3821	0,60	0,2257	0,2743
0,01	0,0040	0,4960	0,31	0,1217	0,3783	0,61	0,2291	0,2709
0,02	0,0080	0,4920	0,32	0,1255	0,3745	0,62	0,2324	0,2676
0,03	0,0120	0,4880	0,33	0,1293	0,3707	0,63	0,2357	0,2643
0,04	0,0160	0,4840	0,34	0,1331	0,3669	0,64	0,2389	0,2611
0,05	0,0199	0,4801	0,35	0,1368	0,3632	0,65	0,2422	0,2578
0,06	0,0239	0,4761	0,36	0,1406	0,3594	0,66	0,2454	0,2546
0,07	0,0279	0,4721	0,37	0,1443	0,3557	0,67	0,2486	0,2514
0,08	0,0319	0,4681	0,38	0,1480	0,3520	0,68	0,2517	0,2483
0,09	0,0359	0,4641	0,39	0,1517	0,3483	0,69	0,2549	0,2451
0,10	0,0398	0,4602	0,40	0,1554	0,3446	0,70	0,2580	0,2420
0,11	0,0438	0,4562	0,41	0,1591	0,3409	0,71	0,2611	0,2389
0,12	0,0478	0,4522	0,42	0,1628	0,3372	0,72	0,2642	0,2358
0,13	0,0517	0,4483	0,43	0,1664	0,3336	0,73	0,2673	0,2327
0,14	0,0557	0,4443	0,44	0,1700	0,3300	0,74	0,2703	0,2297
0,15	0,0596	0,4404	0,45	0,1736	0,3264	0,75	0,2734	0,2266
0,16	0,0636	0,4364	0,46	0,1772	0,3228	0,76	0,2764	0,2236
0,17	0,0675	0,4325	0,47	0,1808	0,3192	0,77	0,2793	0,2207
0,18	0,0714	0,4286	0,48	0,1844	0,3156	0,78	0,2823	0,2177
0,19	0,0753	0,4247	0,49	0,1879	0,3121	0,79	0,2852	0,2148
0,20	0,0793	0,4207	0,50	0,1915	0,3085	0,80	0,2881	0,2119
0,21	0,0832	0,4168	0,51	0,1950	0,3050	0,81	0,2910	0,2090
0,22	0,0871	0,4129	0,52	0,1985	0,3015	0,82	0,2939	0,2061
0,23	0,0910	0,4090	0,53	0,2019	0,2981	0,83	0,2967	0,2033
0,24	0,0948	0,4052	0,54	0,2054	0,2946	0,84	0,2995	0,2005
0,25	0,0987	0,4013	0,55	0,2088	0,2912	0,85	0,3023	0,1977
0,26	0,1026	0,3974	0,56	0,2123	0,2877	0,86	0,3051	0,1949
0,27	0,1064	0,3936	0,57	0,2157	0,2843	0,87	0,3078	0,1922
0,28	0,1103	0,3897	0,58	0,2190	0,2810	0,88	0,3106	0,1894
0,29	0,1141	0,3859	0,59	0,2224	0,2776	0,89	0,3133	0,1867

Áreas sob a curva normal padrão

z (1)	(2)	(3)	z (1)	(2)	(3)	z (1)	(2)	(3)
0,90	0,3159	0,1841	1,38	0,4162	0,0838	1,86	0,4686	0,0314
0,91	0,3186	0,1814	1,39	0,4177	0,0823	1,87	0,4693	0,0307
0,92	0,3212	0,1788	1,40	0,4192	0,0808	1,88	0,4699	0,0301
0,93	0,3238	0,1762	1,41	0,4207	0,0793	1,89	0,4706	0,0294
0,94	0,3264	0,1736	1,42	0,4222	0,0778	1,90	0,4713	0,0287
0,95	0,3289	0,1711	1,43	0,4236	0,0764	1,91	0,4719	0,0281
0,96	0,3315	0,1685	1,44	0,4251	0,0749	1,92	0,4726	0,0274
0,97	0,3340	0,1660	1,45	0,4265	0,0735	1,93	0,4732	0,0268
0,98	0,3365	0,1635	1,46	0,4279	0,0721	1,94	0,4738	0,0262
0,99	0,3389	0,1611	1,47	0,4292	0,0708	1,95	0,4744	0,0256
1,00	0,3413	0,1587	1,48	0,4306	0,0694	1,96	0,4750	0,0250
1,01	0,3438	0,1562	1,49	0,4319	0,0681	1,97	0,4756	0,0244
1,02	0,3461	0,1539	1,50	0,4332	0,0668	1,98	0,4761	0,0239
1,03	0,3485	0,1515	1,51	0,4345	0,0655	1,99	0,4767	0,0233
1,04	0,3508	0,1492	1,52	0,4357	0,0643	2,00	0,4772	0,0228
1,05	0,3531	0,1469	1,53	0,4370	0,0630	2,01	0,4778	0,0222
1,06	0,3554	0,1446	1,54	0,4382	0,0618	2,02	0,4783	0,0217
1,07	0,3577	0,1423	1,55	0,4394	0,0606	2,03	0,4788	0,0212
1,08	0,3599	0,1401	1,56	0,4406	0,0594	2,04	0,4793	0,0207
1,09	0,3621	0,1379	1,57	0,4418	0,0582	2,05	0,4798	0,0202
1,10	0,3643	0,1357	1,58	0,4429	0,0571	2,06	0,4803	0,0197
1,11	0,3665	0,1335	1,59	0,4441	0,0559	2,07	0,4808	0,0192
1,12	0,3686	0,1314	1,60	0,4452	0,0548	2,08	0,4812	0,0188
1,13	0,3708	0,1292	1,61	0,4463	0,0537	2,09	0,4817	0,0183
1,14	0,3729	0,1271	1,62	0,4474	0,0526	2,10	0,4821	0,0179
1,15	0,3749	0,1251	1,63	0,4484	0,0516	2,11	0,4826	0,0174
1,16	0,3770	0,1230	1,64	0,4495	0,0505	2,12	0,4830	0,0170
1,17	0,3790	0,1210	1,65	0,4505	0,0495	2,13	0,4834	0,0166
1,18	0,3810	0,1190	1,66	0,4515	0,0485	2,14	0,4838	0,0162
1,19	0,3830	0,1170	1,67	0,4525	0,0475	2,15	0,4842	0,0158
1,20	0,3849	0,1151	1,68	0,4535	0,0465	2,16	0,4846	0,0154
1,21	0,3869	0,1131	1,69	0,4545	0,0455	2,17	0,4850	0,0150
1,22	0,3888	0,1112	1,70	0,4554	0,0446	2,18	0,4854	0,0146
1,23	0,3907	0,1093	1,71	0,4564	0,0436	2,19	0,4857	0,0143
1,24	0,3925	0,1075	1,72	0,4573	0,0427	2,20	0,4861	0,0139
1,25	0,3944	0,1056	1,73	0,4582	0,0418	2,21	0,4864	0,0136
1,26	0,3962	0,1038	1,74	0,4591	0,0409	2,22	0,4868	0,0132
1,27	0,3980	0,1020	1,75	0,4599	0,0401	2,23	0,4871	0,0129
1,28	0,3997	0,1003	1,76	0,4608	0,0392	2,24	0,4875	0,0125
1,29	0,4015	0,0985	1,77	0,4616	0,0384	2,25	0,4878	0,0122
1,30	0,4032	0,0968	1,78	0,4625	0,0375	2,26	0,4881	0,0119
1,31	0,4049	0,0951	1,79	0,4633	0,0367	2,27	0,4884	0,0116
1,32	0,4066	0,0934	1,80	0,4641	0,0359	2,28	0,4887	0,0113
1,33	0,4082	0,0918	1,81	0,4649	0,0351	2,29	0,4890	0,0110
1,34	0,4099	0,0901	1,82	0,4656	0,0344	2,30	0,4893	0,0107
1,35	0,4115	0,0885	1,83	0,4664	0,0336	2,31	0,4896	0,0104
1,36	0,4131	0,0869	1,84	0,4671	0,0329	2,32	0,4898	0,0102
1,37	0,4147	0,0853	1,85	0,4678	0,0322	2,33	0,4901	0,0099

Áreas sob a curva normal padrão

Z (1)	(2)	(3)	Z (1)	(2)	(3)	Z (1)	(2)	(3)
2,34	0,4904	0,0096	2,73	0,4968	0,0032	3,12	0,4991	0,0009
2,35	0,4906	0,0094	2,74	0,4969	0,0031	3,13	0,4991	0,0009
2,36	0,4909	0,0091	2,75	0,4970	0,0030	3,14	0,4992	0,0008
2,37	0,4911	0,0089	2,76	0,4971	0,0029	3,15	0,4992	0,0008
2,38	0,4913	0,0087	2,77	0,4972	0,0028	3,16	0,4992	0,0008
2,39	0,4916	0,0084	2,78	0,4973	0,0027	3,17	0,4992	0,0008
2,40	0,4918	0,0082	2,79	0,4974	0,0026	3,18	0,4993	0,0007
2,41	0,4920	0,0080	2,80	0,4974	0,0026	3,19	0,4993	0,0007
2,42	0,4922	0,0078	2,81	0,4975	0,0025	3,20	0,4993	0,0007
2,43	0,4925	0,0075	2,82	0,4976	0,0024	3,21	0,4993	0,0007
2,44	0,4927	0,0073	2,83	0,4977	0,0023	3,22	0,4994	0,0006
2,45	0,4929	0,0071	2,84	0,4977	0,0023	3,23	0,4994	0,0006
2,46	0,4931	0,0069	2,85	0,4978	0,0022	3,24	0,4994	0,0006
2,47	0,4932	0,0068	2,86	0,4979	0,0021	3,25	0,4994	0,0006
2,48	0,4934	0,0066	2,87	0,4979	0,0021	3,26	0,4994	0,0006
2,49	0,4936	0,0064	2,88	0,4980	0,0020	3,27	0,4995	0,0005
2,50	0,4938	0,0062	2,89	0,4981	0,0019	3,28	0,4995	0,0005
2,51	0,4940	0,0060	2,90	0,4981	0,0019	3,29	0,4995	0,0005
2,52	0,4941	0,0059	2,91	0,4982	0,0018	3,30	0,4995	0,0005
2,53	0,4943	0,0057	2,92	0,4982	0,0018	3,31	0,4995	0,0005
2,54	0,4945	0,0055	2,93	0,4983	0,0017	3,32	0,4995	0,0005
2,55	0,4946	0,0054	2,94	0,4984	0,0016	3,33	0,4996	0,0004
2,56	0,4948	0,0052	2,95	0,4984	0,0016	3,34	0,4996	0,0004
2,57	0,4949	0,0051	2,96	0,4985	0,0015	3,35	0,4996	0,0004
2,58	0,4951	0,0049	2,97	0,4985	0,0015	3,36	0,4996	0,0004
2,59	0,4952	0,0048	2,98	0,4986	0,0014	3,37	0,4996	0,0004
2,60	0,4953	0,0047	2,99	0,4986	0,0014	3,38	0,4996	0,0004
2,61	0,4955	0,0045	3,00	0,4987	0,0013	3,39	0,4997	0,0003
2,62	0,4956	0,0044	3,01	0,4987	0,0013	3,40	0,4997	0,0003
2,63	0,4957	0,0043	3,02	0,4987	0,0013	3,41	0,4997	0,0003
2,64	0,4959	0,0041	3,03	0,4988	0,0012	3,42	0,4997	0,0003
2,65	0,4960	0,0040	3,04	0,4988	0,0012	3,43	0,4997	0,0003
2,66	0,4961	0,0039	3,05	0,4989	0,0011	3,44	0,4997	0,0003
2,67	0,4962	0,0038	3,06	0,4989	0,0011	3,45	0,4997	0,0003
2,68	0,4963	0,0037	3,07	0,4989	0,0011	3,46	0,4997	0,0003
2,69	0,4964	0,0036	3,08	0,4990	0,0010	3,47	0,4997	0,0003
2,70	0,4965	0,0035	3,09	0,4990	0,0010	3,48	0,4997	0,0003
2,71	0,4966	0,0034	3,10	0,4990	0,0010	3,49	0,4998	0,0002
2,72	0,4967	0,0033	3,11	0,4991	0,0009	3,50	0,4998	0,0002

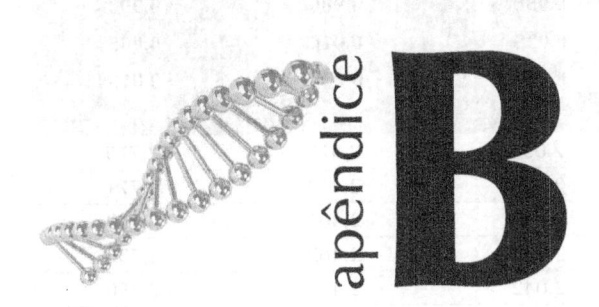

Apêndice B: Valores críticos da distribuição *t* de Student

Percentis de distribuição *t* de Student					
IC 1 lado	0,900	0,950	0,975	0,990	0,995
IC 2 lados	0,800	0,900	0,950	0,980	0,990
TH* 1 cauda	0,100	0,050	0,025	0,010	0,005
TH 2 caudas	0,200	0,100	0,050	0,020	0,010
Graus de liberdade					
2	1,886	2,920	4,303	6,965	9,925
3	1,638	2,353	3,182	4,541	5,841
4	1,533	2,132	2,776	3,747	4,604
5	1,476	2,015	2,571	3,365	4,032
6	1,440	1,943	2,447	3,143	3,707
7	1,415	1,895	2,365	2,998	3,499
8	1,397	1,860	2,306	2,896	3,355
9	1,383	1,833	2,262	2,821	3,250
10	1,372	1,812	2,228	2,764	3,169
11	1,363	1,796	2,201	2,718	3,106
12	1,356	1,782	2,179	2,681	3,055
13	1,350	1,771	2,160	2,650	3,012
14	1,345	1,761	2,145	2,624	2,977
15	1,341	1,753	2,131	2,602	2,947
16	1,337	1,746	2,120	2,583	2,921
17	1,333	1,740	2,110	2,567	2,898
18	1,330	1,734	2,101	2,552	2,878
19	1,328	1,729	2,093	2,539	2,861
20	1,325	1,725	2,086	2,528	2,845
21	1,323	1,721	2,080	2,518	2,831
22	1,321	1,717	2,074	2,508	2,819
23	1,319	1,714	2,069	2,500	2,807
24	1,318	1,711	2,064	2,492	2,797
25	1,316	1,708	2,060	2,485	2,787

* Teste de hipóteses.

Percentis de distribuição t de Student

IC 1 lado	0,900	0,950	0,975	0,990	0,995
IC 2 lados	0,800	0,900	0,950	0,980	0,990
TH 1 cauda	0,100	0,050	0,025	0,010	0,005
TH 2 caudas	0,200	0,100	0,050	0,020	0,010
Graus de liberdade					
26	1,315	1,706	2,056	2,479	2,779
27	1,314	1,703	2,052	2,473	2,771
28	1,313	1,701	2,048	2,467	2,763
29	1,311	1,699	2,045	2,462	2,756
30	1,310	1,697	2,042	2,457	2,750
31	1,309	1,696	2,040	2,453	2,744
32	1,309	1,694	2,037	2,449	2,738
33	1,308	1,692	2,035	2,445	2,733
34	1,307	1,691	2,032	2,441	2,728
35	1,306	1,690	2,030	2,438	2,724
36	1,306	1,688	2,028	2,434	2,719
37	1,305	1,687	2,026	2,431	2,715
38	1,304	1,686	2,024	2,429	2,712
39	1,304	1,685	2,023	2,426	2,708
40	1,303	1,684	2,021	2,423	2,704
41	1,303	1,683	2,020	2,421	2,701
42	1,302	1,682	2,018	2,418	2,698
43	1,302	1,681	2,017	2,416	2,695
44	1,301	1,680	2,015	2,414	2,692
45	1,301	1,679	2,014	2,412	2,690
46	1,300	1,679	2,013	2,410	2,687
47	1,300	1,678	2,012	2,408	2,685
48	1,299	1,677	2,011	2,407	2,682
49	1,299	1,677	2,010	2,405	2,680
50	1,299	1,676	2,009	2,403	2,678
51	1,298	1,675	2,008	2,402	2,676
52	1,298	1,675	2,007	2,400	2,674
53	1,298	1,674	2,006	2,399	2,672
54	1,297	1,674	2,005	2,397	2,670
55	1,297	1,673	2,004	2,396	2,668
56	1,297	1,673	2,003	2,395	2,667
57	1,297	1,672	2,002	2,394	2,665
58	1,296	1,672	2,002	2,392	2,663
59	1,296	1,671	2,001	2,391	2,662
60	1,296	1,671	2,000	2,390	2,660
61	1,296	1,670	2,000	2,389	2,659
62	1,295	1,670	1,999	2,388	2,657
63	1,295	1,669	1,998	2,387	2,656
64	1,295	1,669	1,998	2,386	2,655
65	1,295	1,669	1,997	2,385	2,654
66	1,295	1,668	1,997	2,384	2,652
67	1,294	1,668	1,996	2,383	2,651
68	1,294	1,668	1,995	2,382	2,650
69	1,294	1,667	1,995	2,382	2,649
70	1,294	1,667	1,994	2,381	2,648
71	1,294	1,667	1,994	2,380	2,647
72	1,293	1,666	1,993	2,379	2,646

Percentis de distribuição t de Student

IC 1 lado	0,900	0,950	0,975	0,990	0,995
IC 2 lados	0,800	0,900	0,950	0,980	0,990
TH 1 cauda	0,100	0,050	0,025	0,010	0,005
TH 2 caudas	0,200	0,100	0,050	0,020	0,010
Graus de liberdade					
73	1,293	1,666	1,993	2,379	2,645
74	1,293	1,666	1,993	2,378	2,644
75	1,293	1,665	1,992	2,377	2,643
76	1,293	1,665	1,992	2,376	2,642
77	1,293	1,665	1,991	2,376	2,641
78	1,292	1,665	1,991	2,375	2,640
79	1,292	1,664	1,990	2,374	2,640
80	1,292	1,664	1,990	2,374	2,639
81	1,292	1,664	1,990	2,373	2,638
82	1,292	1,664	1,989	2,373	2,637
83	1,292	1,663	1,989	2,372	2,636
84	1,292	1,663	1,989	2,372	2,636
85	1,292	1,663	1,988	2,371	2,635
86	1,291	1,663	1,988	2,370	2,634
87	1,291	1,663	1,988	2,370	2,634
88	1,291	1,662	1,987	2,369	2,633
89	1,291	1,662	1,987	2,369	2,632
90	1,291	1,662	1,987	2,368	2,632
91	1,291	1,662	1,986	2,368	2,631
92	1,291	1,662	1,986	2,368	2,630
93	1,291	1,661	1,986	2,367	2,630
94	1,291	1,661	1,986	2,367	2,629
95	1,291	1,661	1,985	2,366	2,629
96	1,290	1,661	1,985	2,366	2,628
97	1,290	1,661	1,985	2,365	2,627
98	1,290	1,661	1,984	2,365	2,627
99	1,290	1,660	1,984	2,365	2,626
100	1,290	1,660	1,984	2,364	2,626
101	1,290	1,660	1,984	2,364	2,625
102	1,290	1,660	1,983	2,363	2,625
103	1,290	1,660	1,983	2,363	2,624
104	1,290	1,660	1,983	2,363	2,624
105	1,290	1,659	1,983	2,362	2,623
106	1,290	1,659	1,983	2,362	2,623
107	1,290	1,659	1,982	2,362	2,623
108	1,289	1,659	1,982	2,361	2,622
109	1,289	1,659	1,982	2,361	2,622
110	1,289	1,659	1,982	2,361	2,621
111	1,289	1,659	1,982	2,360	2,621
112	1,289	1,659	1,981	2,360	2,620
113	1,289	1,658	1,981	2,360	2,620
114	1,289	1,658	1,981	2,360	2,620
115	1,289	1,658	1,981	2,359	2,619
116	1,289	1,658	1,981	2,359	2,619
117	1,289	1,658	1,980	2,359	2,619
118	1,289	1,658	1,980	2,358	2,618
119	1,289	1,658	1,980	2,358	2,618

Percentis de distribuição t de Student

IC 1 lado	0,900	0,950	0,975	0,990	0,995
IC 2 lados	0,800	0,900	0,950	0,980	0,990
TH 1 cauda	0,100	0,050	0,025	0,010	0,005
TH 2 caudas	0,200	0,100	0,050	0,020	0,010
Graus de liberdade					
120	1,289	1,658	1,980	2,358	2,617
121	1,289	1,658	1,980	2,358	2,617
122	1,289	1,657	1,980	2,357	2,617
123	1,288	1,657	1,979	2,357	2,616
124	1,288	1,657	1,979	2,357	2,616
∞	1,282	1,645	1,960	2,326	2,576

apêndice C
Valores críticos da distribuição F

Valores críticos da distribuição F, α = 0,10									
	IC unilateral = 0,90 IC bilateral = 0,80								α = 0,10
G.L. denominador	G.L. numerador								
	1	2	3	4	5	6	7	8	9
2	8,53	9,00	9,16	9,24	9,29	9,33	9,35	9,37	9,38
3	5,54	5,46	5,39	5,34	5,31	5,28	5,27	5,25	5,24
4	4,54	4,32	4,19	4,11	4,05	4,01	3,98	3,95	3,94
5	4,06	3,78	3,62	3,52	3,45	3,40	3,37	3,34	3,32
6	3,78	3,46	3,29	3,18	3,11	3,05	3,01	2,98	2,96
7	3,59	3,26	3,07	2,96	2,88	2,83	2,78	2,75	2,72
8	3,46	3,11	2,92	2,81	2,73	2,67	2,62	2,59	2,56
9	3,36	3,01	2,81	2,69	2,61	2,55	2,51	2,47	2,44
10	3,29	2,92	2,73	2,61	2,52	2,46	2,41	2,38	2,35
11	3,23	2,86	2,66	2,54	2,45	2,39	2,34	2,30	2,27
12	3,18	2,81	2,61	2,48	2,39	2,33	2,28	2,24	2,21
13	3,14	2,76	2,56	2,43	2,35	2,28	2,23	2,20	2,16
14	3,10	2,73	2,52	2,39	2,31	2,24	2,19	2,15	2,12
15	3,07	2,70	2,49	2,36	2,27	2,21	2,16	2,12	2,09
16	3,05	2,67	2,46	2,33	2,24	2,18	2,13	2,09	2,06
17	3,03	2,64	2,44	2,31	2,22	2,15	2,10	2,06	2,03
18	3,01	2,62	2,42	2,29	2,20	2,13	2,08	2,04	2,00
19	2,99	2,61	2,40	2,27	2,18	2,11	2,06	2,02	1,98
20	2,97	2,59	2,38	2,25	2,16	2,09	2,04	2,00	1,96
21	2,96	2,57	2,36	2,23	2,14	2,08	2,02	1,98	1,95
22	2,95	2,56	2,35	2,22	2,13	2,06	2,01	1,97	1,93
23	2,94	2,55	2,34	2,21	2,11	2,05	1,99	1,95	1,92
24	2,93	2,54	2,33	2,19	2,10	2,04	1,98	1,94	1,91
25	2,92	2,53	2,32	2,18	2,09	2,02	1,97	1,93	1,89
26	2,91	2,52	2,31	2,17	2,08	2,01	1,96	1,92	1,88
27	2,90	2,51	2,30	2,17	2,07	2,00	1,95	1,91	1,87
28	2,89	2,50	2,29	2,16	2,06	2,00	1,94	1,90	1,87
29	2,89	2,50	2,28	2,15	2,06	1,99	1,93	1,89	1,86
30	2,88	2,49	2,28	2,14	2,05	1,98	1,93	1,88	1,85

Valores críticos da distribuição F, α = 0,10

IC unilateral = 0,90
IC bilateral = 0,80
α = 0,10

G.L. denominador	G.L. numerador								
	1	2	3	4	5	6	7	8	9
31	2,87	2,48	2,27	2,14	2,04	1,97	1,92	1,88	1,84
32	2,87	2,48	2,26	2,13	2,04	1,97	1,91	1,87	1,83
33	2,86	2,47	2,26	2,12	2,03	1,96	1,91	1,86	1,83
34	2,86	2,47	2,25	2,12	2,02	1,96	1,90	1,86	1,82
35	2,85	2,46	2,25	2,11	2,02	1,95	1,90	1,85	1,82
36	2,85	2,46	2,24	2,11	2,01	1,94	1,89	1,85	1,81
37	2,85	2,45	2,24	2,10	2,01	1,94	1,89	1,84	1,81
38	2,84	2,45	2,23	2,10	2,01	1,94	1,88	1,84	1,80
39	2,84	2,44	2,23	2,09	2,00	1,93	1,88	1,83	1,80
40	2,84	2,44	2,23	2,09	2,00	1,93	1,87	1,83	1,79
41	2,83	2,44	2,22	2,09	1,99	1,92	1,87	1,82	1,79
42	2,83	2,43	2,22	2,08	1,99	1,92	1,86	1,82	1,78
43	2,83	2,43	2,22	2,08	1,99	1,92	1,86	1,82	1,78
44	2,82	2,43	2,21	2,08	1,98	1,91	1,86	1,81	1,78
45	2,82	2,42	2,21	2,07	1,98	1,91	1,85	1,81	1,77
46	2,82	2,42	2,21	2,07	1,98	1,91	1,85	1,81	1,77
47	2,82	2,42	2,20	2,07	1,97	1,90	1,85	1,80	1,77
48	2,81	2,42	2,20	2,07	1,97	1,90	1,85	1,80	1,77
49	2,81	2,41	2,20	2,06	1,97	1,90	1,84	1,80	1,76
50	2,81	2,41	2,20	2,06	1,97	1,90	1,84	1,80	1,76
55	2,80	2,40	2,19	2,05	1,95	1,88	1,83	1,78	1,75
60	2,79	2,39	2,18	2,04	1,95	1,87	1,82	1,77	1,74
65	2,78	2,39	2,17	2,03	1,94	1,87	1,81	1,77	1,73
70	2,78	2,38	2,16	2,03	1,93	1,86	1,80	1,76	1,72
80	2,77	2,37	2,15	2,02	1,92	1,85	1,79	1,75	1,71
100	2,76	2,36	2,14	2,00	1,91	1,83	1,78	1,73	1,69
150	2,74	2,34	2,12	1,98	1,89	1,81	1,76	1,71	1,67
350	2,72	2,32	2,10	1,96	1,86	1,79	1,73	1,69	1,65
∞	2,71	2,30	2,08	1,94	1,85	1,77	1,72	1,67	1,63

Valores críticos da distribuição F, α = 0,10

IC unilateral = 0,90
IC bilateral = 0,80
α = 0,10

G.L. denominador	G.L. numerador								
	10	12	14	16	20	50	100	350	∞
2	9,39	9,41	9,42	9,43	9,44	9,47	9,48	9,49	9,49
3	5,23	5,22	5,20	5,20	5,18	5,15	5,14	5,14	5,13
4	3,92	3,90	3,88	3,86	3,84	3,80	3,78	3,77	3,76
5	3,30	3,27	3,25	3,23	3,21	3,15	3,13	3,11	3,10
6	2,94	2,90	2,88	2,86	2,84	2,77	2,75	2,73	2,72
7	2,70	2,67	2,64	2,62	2,59	2,52	2,50	2,48	2,47
8	2,54	2,50	2,48	2,45	2,42	2,35	2,32	2,30	2,29
9	2,42	2,38	2,35	2,33	2,30	2,22	2,19	2,17	2,16
10	2,32	2,28	2,26	2,23	2,20	2,12	2,09	2,06	2,06
11	2,25	2,21	2,18	2,16	2,12	2,04	2,01	1,98	1,97
12	2,19	2,15	2,12	2,09	2,06	1,97	1,94	1,91	1,90
13	2,14	2,10	2,07	2,04	2,01	1,92	1,88	1,86	1,85

Valores críticos da distribuição F, $\alpha = 0{,}10$

IC unilateral = 0,90
IC bilateral = 0,80

$\alpha = 0{,}10$

G.L. denominador	G.L. numerador								
	10	12	14	16	20	50	100	350	∞
14	2,10	2,05	2,02	2,00	1,96	1,87	1,83	1,81	1,80
15	2,06	2,02	1,99	1,96	1,92	1,83	1,79	1,77	1,76
16	2,03	1,99	1,95	1,93	1,89	1,79	1,76	1,73	1,72
17	2,00	1,96	1,93	1,90	1,86	1,76	1,73	1,70	1,69
18	1,98	1,93	1,90	1,87	1,84	1,74	1,70	1,67	1,66
19	1,96	1,91	1,88	1,85	1,81	1,71	1,67	1,64	1,63
20	1,94	1,89	1,86	1,83	1,79	1,69	1,65	1,62	1,61
21	1,92	1,87	1,84	1,81	1,78	1,67	1,63	1,60	1,59
22	1,90	1,86	1,83	1,80	1,76	1,65	1,61	1,58	1,57
23	1,89	1,84	1,81	1,78	1,74	1,64	1,59	1,56	1,55
24	1,88	1,83	1,80	1,77	1,73	1,62	1,58	1,55	1,53
25	1,87	1,82	1,79	1,76	1,72	1,61	1,56	1,53	1,52
26	1,86	1,81	1,77	1,75	1,71	1,59	1,55	1,52	1,50
27	1,85	1,80	1,76	1,74	1,70	1,58	1,54	1,50	1,49
28	1,84	1,79	1,75	1,73	1,69	1,57	1,53	1,49	1,48
29	1,83	1,78	1,75	1,72	1,68	1,56	1,52	1,48	1,47
30	1,82	1,77	1,74	1,71	1,67	1,55	1,51	1,47	1,46
31	1,81	1,77	1,73	1,70	1,66	1,54	1,50	1,46	1,45
32	1,81	1,76	1,72	1,69	1,65	1,53	1,49	1,45	1,44
33	1,80	1,75	1,72	1,69	1,64	1,53	1,48	1,44	1,43
34	1,79	1,75	1,71	1,68	1,64	1,52	1,47	1,44	1,42
35	1,79	1,74	1,70	1,67	1,63	1,51	1,47	1,43	1,41
36	1,78	1,73	1,70	1,67	1,63	1,51	1,46	1,42	1,40
37	1,78	1,73	1,69	1,66	1,62	1,50	1,45	1,41	1,40
38	1,77	1,72	1,69	1,66	1,61	1,49	1,45	1,41	1,39
39	1,77	1,72	1,68	1,65	1,61	1,49	1,44	1,40	1,38
40	1,76	1,71	1,68	1,65	1,61	1,48	1,43	1,39	1,38
41	1,76	1,71	1,67	1,64	1,60	1,48	1,43	1,39	1,37
42	1,75	1,71	1,67	1,64	1,60	1,47	1,42	1,38	1,37
43	1,75	1,70	1,67	1,64	1,59	1,47	1,42	1,38	1,36
44	1,75	1,70	1,66	1,63	1,59	1,46	1,41	1,37	1,35
45	1,74	1,70	1,66	1,63	1,58	1,46	1,41	1,37	1,35
46	1,74	1,69	1,65	1,63	1,58	1,46	1,40	1,36	1,34
47	1,74	1,69	1,65	1,62	1,58	1,45	1,40	1,36	1,34
48	1,73	1,69	1,65	1,62	1,57	1,45	1,40	1,35	1,34
49	1,73	1,68	1,65	1,62	1,57	1,44	1,39	1,35	1,33
50	1,73	1,68	1,64	1,61	1,57	1,44	1,39	1,35	1,33
55	1,72	1,67	1,63	1,60	1,55	1,43	1,37	1,33	1,31
60	1,71	1,66	1,62	1,59	1,54	1,41	1,36	1,31	1,29
65	1,70	1,65	1,61	1,58	1,53	1,40	1,35	1,30	1,28
70	1,69	1,64	1,60	1,57	1,53	1,39	1,34	1,29	1,27
80	1,68	1,63	1,59	1,56	1,51	1,38	1,32	1,27	1,24
100	1,66	1,61	1,57	1,54	1,49	1,35	1,29	1,24	1,21
150	1,64	1,59	1,55	1,52	1,47	1,33	1,26	1,20	1,17
350	1,62	1,56	1,52	1,49	1,44	1,29	1,22	1,15	1,11
∞	1,60	1,55	1,50	1,47	1,42	1,26	1,18	1,10	1,00

Valores críticos da distribuição F, α = 0,05

IC unilateral = 0,95
IC bilateral = 0,90

α = 0,05

G.L. denominador	\multicolumn{9}{c}{G.L. numerador}
	1	2	3	4	5	6	7	8	9
2	18,51	19,00	19,16	19,25	19,30	19,33	19,35	19,37	19,38
3	10,13	9,55	9,28	9,12	9,01	8,94	8,89	8,85	8,81
4	7,71	6,94	6,59	6,39	6,26	6,16	6,09	6,04	6,00
5	6,61	5,79	5,41	5,19	5,05	4,95	4,88	4,82	4,77
6	5,99	5,14	4,76	4,53	4,39	4,28	4,21	4,15	4,10
7	5,59	4,74	4,35	4,12	3,97	3,87	3,79	3,73	3,68
8	5,32	4,46	4,07	3,84	3,69	3,58	3,50	3,44	3,39
9	5,12	4,26	3,86	3,63	3,48	3,37	3,29	3,23	3,18
10	4,96	4,10	3,71	3,48	3,33	3,22	3,14	3,07	3,02
11	4,84	3,98	3,59	3,36	3,20	3,09	3,01	2,95	2,90
12	4,75	3,89	3,49	3,26	3,11	3,00	2,91	2,85	2,80
13	4,67	3,81	3,41	3,18	3,03	2,92	2,83	2,77	2,71
14	4,60	3,74	3,34	3,11	2,96	2,85	2,76	2,70	2,65
15	4,54	3,68	3,29	3,06	2,90	2,79	2,71	2,64	2,59
16	4,49	3,63	3,24	3,01	2,85	2,74	2,66	2,59	2,54
17	4,45	3,59	3,20	2,96	2,81	2,70	2,61	2,55	2,49
18	4,41	3,55	3,16	2,93	2,77	2,66	2,58	2,51	2,46
19	4,38	3,52	3,13	2,90	2,74	2,63	2,54	2,48	2,42
20	4,35	3,49	3,10	2,87	2,71	2,60	2,51	2,45	2,39
21	4,32	3,47	3,07	2,84	2,68	2,57	2,49	2,42	2,37
22	4,30	3,44	3,05	2,82	2,66	2,55	2,46	2,40	2,34
23	4,28	3,42	3,03	2,80	2,64	2,53	2,44	2,37	2,32
24	4,26	3,40	3,01	2,78	2,62	2,51	2,42	2,36	2,30
25	4,24	3,39	2,99	2,76	2,60	2,49	2,40	2,34	2,28
26	4,23	3,37	2,98	2,74	2,59	2,47	2,39	2,32	2,27
27	4,21	3,35	2,96	2,73	2,57	2,46	2,37	2,31	2,25
28	4,20	3,34	2,95	2,71	2,56	2,45	2,36	2,29	2,24
29	4,18	3,33	2,93	2,70	2,55	2,43	2,35	2,28	2,22
30	4,17	3,32	2,92	2,69	2,53	2,42	2,33	2,27	2,21
31	4,16	3,30	2,91	2,68	2,52	2,41	2,32	2,25	2,20
32	4,15	3,29	2,90	2,67	2,51	2,40	2,31	2,24	2,19
33	4,14	3,28	2,89	2,66	2,50	2,39	2,30	2,23	2,18
34	4,13	3,28	2,88	2,65	2,49	2,38	2,29	2,23	2,17
35	4,12	3,27	2,87	2,64	2,49	2,37	2,29	2,22	2,16
36	4,11	3,26	2,87	2,63	2,48	2,36	2,28	2,21	2,15
37	4,11	3,25	2,86	2,63	2,47	2,36	2,27	2,20	2,14
38	4,10	3,24	2,85	2,62	2,46	2,35	2,26	2,19	2,14
39	4,09	3,24	2,85	2,61	2,46	2,34	2,26	2,19	2,13
40	4,08	3,23	2,84	2,61	2,45	2,34	2,25	2,18	2,12
41	4,08	3,23	2,83	2,60	2,44	2,33	2,24	2,17	2,12
42	4,07	3,22	2,83	2,59	2,44	2,32	2,24	2,17	2,11
43	4,07	3,21	2,82	2,59	2,43	2,32	2,23	2,16	2,11
44	4,06	3,21	2,82	2,58	2,43	2,31	2,23	2,16	2,10
45	4,06	3,20	2,81	2,58	2,42	2,31	2,22	2,15	2,10
46	4,05	3,20	2,81	2,57	2,42	2,30	2,22	2,15	2,09
47	4,05	3,20	2,80	2,57	2,41	2,30	2,21	2,14	2,09
48	4,04	3,19	2,80	2,57	2,41	2,29	2,21	2,14	2,08

Valores críticos da distribuição F, $\alpha = 0{,}05$

IC unilateral = 0,95
IC bilateral = 0,90

$\alpha = 0{,}05$

G.L. denominador	\multicolumn{9}{c}{G.L. numerador}
	1	2	3	4	5	6	7	8	9
49	4,04	3,19	2,79	2,56	2,40	2,29	2,20	2,13	2,08
50	4,03	3,18	2,79	2,56	2,40	2,29	2,20	2,13	2,07
55	4,02	3,16	2,77	2,54	2,38	2,27	2,18	2,11	2,06
60	4,00	3,15	2,76	2,53	2,37	2,25	2,17	2,10	2,04
65	3,99	3,14	2,75	2,51	2,36	2,24	2,15	2,08	2,03
70	3,98	3,13	2,74	2,50	2,35	2,23	2,14	2,07	2,02
80	3,96	3,11	2,72	2,49	2,33	2,21	2,13	2,06	2,00
100	3,94	3,09	2,70	2,46	2,31	2,19	2,10	2,03	1,97
150	3,90	3,06	2,66	2,43	2,27	2,16	2,07	2,00	1,94
350	3,87	3,02	2,63	2,40	2,24	2,12	2,04	1,96	1,91
∞	3,84	3,00	2,60	2,37	2,21	2,10	2,01	1,94	1,88

Valores críticos da distribuição F, $\alpha = 0{,}05$

IC unilateral = 0,95
IC bilateral = 0,90

$\alpha = 0{,}05$

G.L. denominador	\multicolumn{9}{c}{G.L. numerador}
	10	12	14	16	20	50	100	350	∞
2	19,40	19,41	19,42	19,43	19,45	19,48	19,49	19,49	19,50
3	8,79	8,74	8,71	8,69	8,66	8,58	8,55	8,53	8,53
4	5,96	5,91	5,87	5,84	5,80	5,70	5,66	5,64	5,63
5	4,74	4,68	4,64	4,60	4,56	4,44	4,41	4,38	4,36
6	4,06	4,00	3,96	3,92	3,87	3,75	3,71	3,68	3,67
7	3,64	3,57	3,53	3,49	3,44	3,32	3,27	3,24	3,23
8	3,35	3,28	3,24	3,20	3,15	3,02	2,97	2,94	2,93
9	3,14	3,07	3,03	2,99	2,94	2,80	2,76	2,72	2,71
10	2,98	2,91	2,86	2,83	2,77	2,64	2,59	2,55	2,54
11	2,85	2,79	2,74	2,70	2,65	2,51	2,46	2,42	2,40
12	2,75	2,69	2,64	2,60	2,54	2,40	2,35	2,31	2,30
13	2,67	2,60	2,55	2,51	2,46	2,31	2,26	2,22	2,21
14	2,60	2,53	2,48	2,44	2,39	2,24	2,19	2,15	2,13
15	2,54	2,48	2,42	2,38	2,33	2,18	2,12	2,08	2,07
16	2,49	2,42	2,37	2,33	2,28	2,12	2,07	2,03	2,01
17	2,45	2,38	2,33	2,29	2,23	2,08	2,02	1,98	1,96
18	2,41	2,34	2,29	2,25	2,19	2,04	1,98	1,93	1,92
19	2,38	2,31	2,26	2,21	2,16	2,00	1,94	1,90	1,88
20	2,35	2,28	2,22	2,18	2,12	1,97	1,91	1,86	1,84
21	2,32	2,25	2,20	2,16	2,10	1,94	1,88	1,83	1,81
22	2,30	2,23	2,17	2,13	2,07	1,91	1,85	1,80	1,78
23	2,27	2,20	2,15	2,11	2,05	1,88	1,82	1,78	1,76
24	2,25	2,18	2,13	2,09	2,03	1,86	1,80	1,75	1,73
25	2,24	2,16	2,11	2,07	2,01	1,84	1,78	1,73	1,71
26	2,22	2,15	2,09	2,05	1,99	1,82	1,76	1,71	1,69
27	2,20	2,13	2,08	2,04	1,97	1,81	1,74	1,69	1,67
28	2,19	2,12	2,06	2,02	1,96	1,79	1,73	1,68	1,65
29	2,18	2,10	2,05	2,01	1,94	1,77	1,71	1,66	1,64
30	2,16	2,09	2,04	1,99	1,93	1,76	1,70	1,64	1,62

Valores críticos da distribuição F, α = 0,05

IC unilateral = 0,95
IC bilateral = 0,90

G.L. denominador	G.L. numerador								
	10	12	14	16	20	50	100	350	∞
31	2,15	2,08	2,03	1,98	1,92	1,75	1,68	1,63	1,61
32	2,14	2,07	2,01	1,97	1,91	1,74	1,67	1,62	1,59
33	2,13	2,06	2,00	1,96	1,90	1,72	1,66	1,60	1,58
34	2,12	2,05	1,99	1,95	1,89	1,71	1,65	1,59	1,57
35	2,11	2,04	1,99	1,94	1,88	1,70	1,63	1,58	1,56
36	2,11	2,03	1,98	1,93	1,87	1,69	1,62	1,57	1,55
37	2,10	2,02	1,97	1,93	1,86	1,68	1,62	1,56	1,54
38	2,09	2,02	1,96	1,92	1,85	1,68	1,61	1,55	1,53
39	2,08	2,01	1,95	1,91	1,85	1,67	1,60	1,54	1,52
40	2,08	2,00	1,95	1,90	1,84	1,66	1,59	1,53	1,51
41	2,07	2,00	1,94	1,90	1,83	1,65	1,58	1,52	1,50
42	2,06	1,99	1,94	1,89	1,83	1,65	1,57	1,52	1,49
43	2,06	1,99	1,93	1,89	1,82	1,64	1,57	1,51	1,48
44	2,05	1,98	1,92	1,88	1,81	1,63	1,56	1,50	1,48
45	2,05	1,97	1,92	1,87	1,81	1,63	1,55	1,50	1,47
46	2,04	1,97	1,91	1,87	1,80	1,62	1,55	1,49	1,46
47	2,04	1,96	1,91	1,86	1,80	1,61	1,54	1,48	1,46
48	2,03	1,96	1,90	1,86	1,79	1,61	1,54	1,48	1,45
49	2,03	1,96	1,90	1,85	1,79	1,60	1,53	1,47	1,44
50	2,03	1,95	1,89	1,85	1,78	1,60	1,52	1,46	1,44
55	2,01	1,93	1,88	1,83	1,76	1,58	1,50	1,44	1,41
60	1,99	1,92	1,86	1,82	1,75	1,56	1,48	1,42	1,39
65	1,98	1,90	1,85	1,80	1,73	1,54	1,46	1,40	1,37
70	1,97	1,89	1,84	1,79	1,72	1,53	1,45	1,38	1,35
80	1,95	1,88	1,82	1,77	1,70	1,51	1,43	1,36	1,32
100	1,93	1,85	1,79	1,75	1,68	1,48	1,39	1,32	1,28
150	1,89	1,82	1,76	1,71	1,64	1,44	1,34	1,26	1,22
350	1,86	1,78	1,72	1,67	1,60	1,39	1,29	1,19	1,14
∞	1,83	1,75	1,69	1,64	1,57	1,35	1,24	1,13	1,00

Valores críticos da distribuição F, α = 0,025

IC unilateral = 0,975
IC bilateral = 0,95

G.L. denominador	G.L. numerador								
	1	2	3	4	5	6	7	8	9
2	38,51	39,00	39,17	39,25	39,30	39,33	39,36	39,37	39,39
3	17,44	16,04	15,44	15,10	14,88	14,73	14,62	14,54	14,47
4	12,22	10,65	9,98	9,60	9,36	9,20	9,07	8,98	8,90
5	10,01	8,43	7,76	7,39	7,15	6,98	6,85	6,76	6,68
6	8,81	7,26	6,60	6,23	5,99	5,82	5,70	5,60	5,52
7	8,07	6,54	5,89	5,52	5,29	5,12	4,99	4,90	4,82
8	7,57	6,06	5,42	5,05	4,82	4,65	4,53	4,43	4,36
9	7,21	5,71	5,08	4,72	4,48	4,32	4,20	4,10	4,03
10	6,94	5,46	4,83	4,47	4,24	4,07	3,95	3,85	3,78
11	6,72	5,26	4,63	4,28	4,04	3,88	3,76	3,66	3,59
12	6,55	5,10	4,47	4,12	3,89	3,73	3,61	3,51	3,44
13	6,41	4,97	4,35	4,00	3,77	3,60	3,48	3,39	3,31
14	6,30	4,86	4,24	3,89	3,66	3,50	3,38	3,29	3,21

Valores críticos da distribuição F, $\alpha = 0{,}025$

IC unilateral = 0,975
IC bilateral = 0,95

$\alpha = 0{,}025$

G.L. denominador	G.L. numerador								
	1	2	3	4	5	6	7	8	9
15	6,20	4,77	4,15	3,80	3,58	3,41	3,29	3,20	3,12
16	6,12	4,69	4,08	3,73	3,50	3,34	3,22	3,12	3,05
17	6,04	4,62	4,01	3,66	3,44	3,28	3,16	3,06	2,98
18	5,98	4,56	3,95	3,61	3,38	3,22	3,10	3,01	2,93
19	5,92	4,51	3,90	3,56	3,33	3,17	3,05	2,96	2,88
20	5,87	4,46	3,86	3,51	3,29	3,13	3,01	2,91	2,84
21	5,83	4,42	3,82	3,48	3,25	3,09	2,97	2,87	2,80
22	5,79	4,38	3,78	3,44	3,22	3,05	2,93	2,84	2,76
23	5,75	4,35	3,75	3,41	3,18	3,02	2,90	2,81	2,73
24	5,72	4,32	3,72	3,38	3,15	2,99	2,87	2,78	2,70
25	5,69	4,29	3,69	3,35	3,13	2,97	2,85	2,75	2,68
26	5,66	4,27	3,67	3,33	3,10	2,94	2,82	2,73	2,65
27	5,63	4,24	3,65	3,31	3,08	2,92	2,80	2,71	2,63
28	5,61	4,22	3,63	3,29	3,06	2,90	2,78	2,69	2,61
29	5,59	4,20	3,61	3,27	3,04	2,88	2,76	2,67	2,59
30	5,57	4,18	3,59	3,25	3,03	2,87	2,75	2,65	2,57
31	5,55	4,16	3,57	3,23	3,01	2,85	2,73	2,64	2,56
32	5,53	4,15	3,56	3,22	3,00	2,84	2,71	2,62	2,54
33	5,51	4,13	3,54	3,20	2,98	2,82	2,70	2,61	2,53
34	5,50	4,12	3,53	3,19	2,97	2,81	2,69	2,59	2,52
35	5,48	4,11	3,52	3,18	2,96	2,80	2,68	2,58	2,50
36	5,47	4,09	3,50	3,17	2,94	2,78	2,66	2,57	2,49
37	5,46	4,08	3,49	3,16	2,93	2,77	2,65	2,56	2,48
38	5,45	4,07	3,48	3,15	2,92	2,76	2,64	2,55	2,47
39	5,43	4,06	3,47	3,14	2,91	2,75	2,63	2,54	2,46
40	5,42	4,05	3,46	3,13	2,90	2,74	2,62	2,53	2,45
41	5,41	4,04	3,45	3,12	2,89	2,74	2,62	2,52	2,44
42	5,40	4,03	3,45	3,11	2,89	2,73	2,61	2,51	2,43
43	5,39	4,02	3,44	3,10	2,88	2,72	2,60	2,50	2,43
44	5,39	4,02	3,43	3,09	2,87	2,71	2,59	2,50	2,42
45	5,38	4,01	3,42	3,09	2,86	2,70	2,58	2,49	2,41
46	5,37	4,00	3,42	3,08	2,86	2,70	2,58	2,48	2,41
47	5,36	3,99	3,41	3,07	2,85	2,69	2,57	2,48	2,40
48	5,35	3,99	3,40	3,07	2,84	2,69	2,56	2,47	2,39
49	5,35	3,98	3,40	3,06	2,84	2,68	2,56	2,46	2,39
50	5,34	3,97	3,39	3,05	2,83	2,67	2,55	2,46	2,38
55	5,31	3,95	3,36	3,03	2,81	2,65	2,53	2,43	2,36
60	5,29	3,93	3,34	3,01	2,79	2,63	2,51	2,41	2,33
65	5,26	3,91	3,32	2,99	2,77	2,61	2,49	2,39	2,32
70	5,25	3,89	3,31	2,97	2,75	2,59	2,47	2,38	2,30
80	5,22	3,86	3,28	2,95	2,73	2,57	2,45	2,35	2,28
100	5,18	3,83	3,25	2,92	2,70	2,54	2,42	2,32	2,24
150	5,13	3,78	3,20	2,87	2,65	2,49	2,37	2,28	2,20
350	5,07	3,73	3,15	2,82	2,60	2,44	2,32	2,23	2,15
∞	5,02	3,69	3,12	2,79	2,57	2,41	2,29	2,19	2,11

Valores críticos da distribuição F, α = 0,025

IC unilateral = 0,975
IC bilateral = 0,95

α = 0,025

G.L. denominador	G.L. numerador								
	10	12	14	16	20	50	100	350	∞
2	39,40	39,41	39,43	39,44	39,45	39,48	39,49	39,50	39,50
3	14,42	14,34	14,28	14,23	14,17	14,01	13,96	13,92	13,90
4	8,84	8,75	8,68	8,63	8,56	8,38	8,32	8,28	8,26
5	6,62	6,52	6,46	6,40	6,33	6,14	6,08	6,03	6,02
6	5,46	5,37	5,30	5,24	5,17	4,98	4,92	4,87	4,85
7	4,76	4,67	4,60	4,54	4,47	4,28	4,21	4,16	4,14
8	4,30	4,20	4,13	4,08	4,00	3,81	3,74	3,69	3,67
9	3,96	3,87	3,80	3,74	3,67	3,47	3,40	3,35	3,33
10	3,72	3,62	3,55	3,50	3,42	3,22	3,15	3,10	3,08
11	3,53	3,43	3,36	3,30	3,23	3,03	2,96	2,90	2,88
12	3,37	3,28	3,21	3,15	3,07	2,87	2,80	2,75	2,72
13	3,25	3,15	3,08	3,03	2,95	2,74	2,67	2,62	2,60
14	3,15	3,05	2,98	2,92	2,84	2,64	2,56	2,51	2,49
15	3,06	2,96	2,89	2,84	2,76	2,55	2,47	2,42	2,40
16	2,99	2,89	2,82	2,76	2,68	2,47	2,40	2,34	2,32
17	2,92	2,82	2,75	2,70	2,62	2,41	2,33	2,27	2,25
18	2,87	2,77	2,70	2,64	2,56	2,35	2,27	2,21	2,19
19	2,82	2,72	2,65	2,59	2,51	2,30	2,22	2,16	2,13
20	2,77	2,68	2,60	2,55	2,46	2,25	2,17	2,11	2,09
21	2,73	2,64	2,56	2,51	2,42	2,21	2,13	2,07	2,04
22	2,70	2,60	2,53	2,47	2,39	2,17	2,09	2,03	2,00
23	2,67	2,57	2,50	2,44	2,36	2,14	2,06	1,99	1,97
24	2,64	2,54	2,47	2,41	2,33	2,11	2,02	1,96	1,94
25	2,61	2,51	2,44	2,38	2,30	2,08	2,00	1,93	1,91
26	2,59	2,49	2,42	2,36	2,28	2,05	1,97	1,90	1,88
27	2,57	2,47	2,39	2,34	2,25	2,03	1,94	1,88	1,85
28	2,55	2,45	2,37	2,32	2,23	2,01	1,92	1,86	1,83
29	2,53	2,43	2,36	2,30	2,21	1,99	1,90	1,84	1,81
30	2,51	2,41	2,34	2,28	2,20	1,97	1,88	1,81	1,79
31	2,50	2,40	2,32	2,26	2,18	1,95	1,86	1,80	1,77
32	2,48	2,38	2,31	2,25	2,16	1,93	1,85	1,78	1,75
33	2,47	2,37	2,29	2,23	2,15	1,92	1,83	1,76	1,73
34	2,45	2,35	2,28	2,22	2,13	1,90	1,82	1,75	1,72
35	2,44	2,34	2,27	2,21	2,12	1,89	1,80	1,73	1,70
36	2,43	2,33	2,25	2,20	2,11	1,88	1,79	1,72	1,69
37	2,42	2,32	2,24	2,18	2,10	1,87	1,77	1,70	1,67
38	2,41	2,31	2,23	2,17	2,09	1,85	1,76	1,69	1,66
39	2,40	2,30	2,22	2,16	2,08	1,84	1,75	1,68	1,65
40	2,39	2,29	2,21	2,15	2,07	1,83	1,74	1,67	1,64
41	2,38	2,28	2,20	2,15	2,06	1,82	1,73	1,66	1,63
42	2,37	2,27	2,20	2,14	2,05	1,81	1,72	1,65	1,62
43	2,36	2,26	2,19	2,13	2,04	1,80	1,71	1,64	1,61
44	2,36	2,26	2,18	2,12	2,03	1,80	1,70	1,63	1,60
45	2,35	2,25	2,17	2,11	2,03	1,79	1,69	1,62	1,59
46	2,34	2,24	2,17	2,11	2,02	1,78	1,69	1,61	1,58
47	2,33	2,23	2,16	2,10	2,01	1,77	1,68	1,60	1,57
48	2,33	2,23	2,15	2,09	2,01	1,77	1,67	1,59	1,56

Valores críticos da distribuição F, α = 0,025

IC unilateral = 0,975
IC bilateral = 0,95

α = 0,025

G.L. denominador	G.L. numerador								
	10	12	14	16	20	50	100	350	∞
49	2,32	2,22	2,15	2,09	2,00	1,76	1,66	1,59	1,55
50	2,32	2,22	2,14	2,08	1,99	1,75	1,66	1,58	1,55
55	2,29	2,19	2,11	2,05	1,97	1,72	1,62	1,55	1,51
60	2,27	2,17	2,09	2,03	1,94	1,70	1,60	1,52	1,48
65	2,25	2,15	2,07	2,01	1,93	1,68	1,58	1,49	1,46
70	2,24	2,14	2,06	2,00	1,91	1,66	1,56	1,47	1,44
80	2,21	2,11	2,03	1,97	1,88	1,63	1,53	1,44	1,40
100	2,18	2,08	2,00	1,94	1,85	1,59	1,48	1,39	1,35
150	2,13	2,03	1,95	1,89	1,80	1,54	1,42	1,32	1,27
350	2,09	1,98	1,90	1,84	1,75	1,48	1,35	1,23	1,17
∞	2,05	1,94	1,87	1,80	1,71	1,43	1,30	1,15	1,00

Valores críticos da distribuição F, α = 0,01

IC unilateral = 0,99
IC bilateral = 0,98

α = 0,01

G.L. denominador	G.L. numerador								
	1	2	3	4	5	6	7	8	9
2	98,50	99,00	99,17	99,25	99,30	99,33	99,36	99,37	99,39
3	34,12	30,82	29,46	28,71	28,24	27,91	27,67	27,49	27,35
4	21,20	18,00	16,69	15,98	15,52	15,21	14,98	14,80	14,66
5	16,26	13,27	12,06	11,39	10,97	10,67	10,46	10,29	10,16
6	13,75	10,92	9,78	9,15	8,75	8,47	8,26	8,10	7,98
7	12,25	9,55	8,45	7,85	7,46	7,19	6,99	6,84	6,72
8	11,26	8,65	7,59	7,01	6,63	6,37	6,18	6,03	5,91
9	10,56	8,02	6,99	6,42	6,06	5,80	5,61	5,47	5,35
10	10,04	7,56	6,55	5,99	5,64	5,39	5,20	5,06	4,94
11	9,65	7,21	6,22	5,67	5,32	5,07	4,89	4,74	4,63
12	9,33	6,93	5,95	5,41	5,06	4,82	4,64	4,50	4,39
13	9,07	6,70	5,74	5,21	4,86	4,62	4,44	4,30	4,19
14	8,86	6,51	5,56	5,04	4,69	4,46	4,28	4,14	4,03
15	8,68	6,36	5,42	4,89	4,56	4,32	4,14	4,00	3,89
16	8,53	6,23	5,29	4,77	4,44	4,20	4,03	3,89	3,78
17	8,40	6,11	5,19	4,67	4,34	4,10	3,93	3,79	3,68
18	8,29	6,01	5,09	4,58	4,25	4,01	3,84	3,71	3,60
19	8,18	5,93	5,01	4,50	4,17	3,94	3,77	3,63	3,52
20	8,10	5,85	4,94	4,43	4,10	3,87	3,70	3,56	3,46
21	8,02	5,78	4,87	4,37	4,04	3,81	3,64	3,51	3,40
22	7,95	5,72	4,82	4,31	3,99	3,76	3,59	3,45	3,35
23	7,88	5,66	4,76	4,26	3,94	3,71	3,54	3,41	3,30
24	7,82	5,61	4,72	4,22	3,90	3,67	3,50	3,36	3,26
25	7,77	5,57	4,68	4,18	3,85	3,63	3,46	3,32	3,22
26	7,72	5,53	4,64	4,14	3,82	3,59	3,42	3,29	3,18
27	7,68	5,49	4,60	4,11	3,78	3,56	3,39	3,26	3,15
28	7,64	5,45	4,57	4,07	3,75	3,53	3,36	3,23	3,12
29	7,60	5,42	4,54	4,04	3,73	3,50	3,33	3,20	3,09
30	7,56	5,39	4,51	4,02	3,70	3,47	3,30	3,17	3,07

Valores críticos da distribuição F, α = 0,01

IC unilateral = 0,99
IC bilateral = 0,98
α = 0,01

G.L. denominador	G.L. numerador								
	1	2	3	4	5	6	7	8	9
31	7,53	5,36	4,48	3,99	3,67	3,45	3,28	3,15	3,04
32	7,50	5,34	4,46	3,97	3,65	3,43	3,26	3,13	3,02
33	7,47	5,31	4,44	3,95	3,63	3,41	3,24	3,11	3,00
34	7,44	5,29	4,42	3,93	3,61	3,39	3,22	3,09	2,98
35	7,42	5,27	4,40	3,91	3,59	3,37	3,20	3,07	2,96
36	7,40	5,25	4,38	3,89	3,57	3,35	3,18	3,05	2,95
37	7,37	5,23	4,36	3,87	3,56	3,33	3,17	3,04	2,93
38	7,35	5,21	4,34	3,86	3,54	3,32	3,15	3,02	2,92
39	7,33	5,19	4,33	3,84	3,53	3,30	3,14	3,01	2,90
40	7,31	5,18	4,31	3,83	3,51	3,29	3,12	2,99	2,89
41	7,30	5,16	4,30	3,81	3,50	3,28	3,11	2,98	2,87
42	7,28	5,15	4,29	3,80	3,49	3,27	3,10	2,97	2,86
43	7,26	5,14	4,27	3,79	3,48	3,25	3,09	2,96	2,85
44	7,25	5,12	4,26	3,78	3,47	3,24	3,08	2,95	2,84
45	7,23	5,11	4,25	3,77	3,45	3,23	3,07	2,94	2,83
46	7,22	5,10	4,24	3,76	3,44	3,22	3,06	2,93	2,82
47	7,21	5,09	4,23	3,75	3,43	3,21	3,05	2,92	2,81
48	7,19	5,08	4,22	3,74	3,43	3,20	3,04	2,91	2,80
49	7,18	5,07	4,21	3,73	3,42	3,19	3,03	2,90	2,79
50	7,17	5,06	4,20	3,72	3,41	3,19	3,02	2,89	2,78
55	7,12	5,01	4,16	3,68	3,37	3,15	2,98	2,85	2,75
60	7,08	4,98	4,13	3,65	3,34	3,12	2,95	2,82	2,72
65	7,04	4,95	4,10	3,62	3,31	3,09	2,93	2,80	2,69
70	7,01	4,92	4,07	3,60	3,29	3,07	2,91	2,78	2,67
80	6,96	4,88	4,04	3,56	3,26	3,04	2,87	2,74	2,64
100	6,90	4,82	3,98	3,51	3,21	2,99	2,82	2,69	2,59
150	6,81	4,75	3,91	3,45	3,14	2,92	2,76	2,63	2,53
350	6,71	4,67	3,84	3,37	3,07	2,85	2,69	2,56	2,46
∞	6,63	4,61	3,78	3,32	3,02	2,80	2,64	2,51	2,41

Valores críticos da distribuição F, α = 0,01

IC unilateral = 0,99
IC bilateral = 0,98
α = 0,01

G.L. denominador	G.L. numerador								
	10	12	14	16	20	50	100	350	∞
2	99,40	99,42	99,43	99,44	99,45	99,48	99,49	99,50	99,50
3	27,23	27,05	26,92	26,83	26,69	26,35	26,24	26,16	26,13
4	14,55	14,37	14,25	14,15	14,02	13,69	13,58	13,50	13,46
5	10,05	9,89	9,77	9,68	9,55	9,24	9,13	9,05	9,02
6	7,87	7,72	7,60	7,52	7,40	7,09	6,99	6,91	6,88
7	6,62	6,47	6,36	6,28	6,16	5,86	5,75	5,68	5,65
8	5,81	5,67	5,56	5,48	5,36	5,07	4,96	4,89	4,86
9	5,26	5,11	5,01	4,92	4,81	4,52	4,41	4,34	4,31

Valores críticos da distribuição F, $\alpha = 0{,}01$

IC unilateral = 0,99
IC bilateral = 0,98

$\alpha = 0{,}01$

G.L. denominador	G.L. numerador								
	10	12	14	16	20	50	100	350	∞
10	4,85	4,71	4,60	4,52	4,41	4,12	4,01	3,94	3,91
11	4,54	4,40	4,29	4,21	4,10	3,81	3,71	3,63	3,60
12	4,30	4,16	4,05	3,97	3,86	3,57	3,47	3,39	3,36
13	4,10	3,96	3,86	3,78	3,66	3,38	3,27	3,20	3,17
14	3,94	3,80	3,70	3,62	3,51	3,22	3,11	3,04	3,00
15	3,80	3,67	3,56	3,49	3,37	3,08	2,98	2,90	2,87
16	3,69	3,55	3,45	3,37	3,26	2,97	2,86	2,78	2,75
17	3,59	3,46	3,35	3,27	3,16	2,87	2,76	2,69	2,65
18	3,51	3,37	3,27	3,19	3,08	2,78	2,68	2,60	2,57
19	3,43	3,30	3,19	3,12	3,00	2,71	2,60	2,52	2,49
20	3,37	3,23	3,13	3,05	2,94	2,64	2,54	2,45	2,42
21	3,31	3,17	3,07	2,99	2,88	2,58	2,48	2,39	2,36
22	3,26	3,12	3,02	2,94	2,83	2,53	2,42	2,34	2,31
23	3,21	3,07	2,97	2,89	2,78	2,48	2,37	2,29	2,26
24	3,17	3,03	2,93	2,85	2,74	2,44	2,33	2,25	2,21
25	3,13	2,99	2,89	2,81	2,70	2,40	2,29	2,20	2,17
26	3,09	2,96	2,86	2,78	2,66	2,36	2,25	2,17	2,13
27	3,06	2,93	2,82	2,75	2,63	2,33	2,22	2,13	2,10
28	3,03	2,90	2,79	2,72	2,60	2,30	2,19	2,10	2,06
29	3,00	2,87	2,77	2,69	2,57	2,27	2,16	2,07	2,03
30	2,98	2,84	2,74	2,66	2,55	2,25	2,13	2,04	2,01
31	2,96	2,82	2,72	2,64	2,52	2,22	2,11	2,02	1,98
32	2,93	2,80	2,70	2,62	2,50	2,20	2,08	1,99	1,96
33	2,91	2,78	2,68	2,60	2,48	2,18	2,06	1,97	1,93
34	2,89	2,76	2,66	2,58	2,46	2,16	2,04	1,95	1,91
35	2,88	2,74	2,64	2,56	2,44	2,14	2,02	1,93	1,89
36	2,86	2,72	2,62	2,54	2,43	2,12	2,00	1,91	1,87
37	2,84	2,71	2,61	2,53	2,41	2,10	1,98	1,89	1,85
38	2,83	2,69	2,59	2,51	2,40	2,09	1,97	1,88	1,84
39	2,81	2,68	2,58	2,50	2,38	2,07	1,95	1,86	1,82
40	2,80	2,66	2,56	2,48	2,37	2,06	1,94	1,84	1,80
41	2,79	2,65	2,55	2,47	2,36	2,04	1,92	1,83	1,79
42	2,78	2,64	2,54	2,46	2,34	2,03	1,91	1,82	1,78
43	2,76	2,63	2,53	2,45	2,33	2,02	1,90	1,80	1,76
44	2,75	2,62	2,52	2,44	2,32	2,01	1,89	1,79	1,75
45	2,74	2,61	2,51	2,43	2,31	2,00	1,88	1,78	1,74
46	2,73	2,60	2,50	2,42	2,30	1,99	1,86	1,77	1,73
47	2,72	2,59	2,49	2,41	2,29	1,98	1,85	1,76	1,71
48	2,71	2,58	2,48	2,40	2,28	1,97	1,84	1,75	1,70
49	2,71	2,57	2,47	2,39	2,27	1,96	1,83	1,74	1,69
50	2,70	2,56	2,46	2,38	2,27	1,95	1,82	1,73	1,68
55	2,66	2,53	2,42	2,34	2,23	1,91	1,78	1,68	1,64
60	2,63	2,50	2,39	2,31	2,20	1,88	1,75	1,65	1,60
65	2,61	2,47	2,37	2,29	2,17	1,85	1,72	1,62	1,57
70	2,59	2,45	2,35	2,27	2,15	1,83	1,70	1,59	1,54
80	2,55	2,42	2,31	2,23	2,12	1,79	1,65	1,54	1,49

Valores críticos da distribuição F, α = 0,01

IC unilateral = 0,99
IC bilateral = 0,98

α = 0,01

G.L. denominador	G.L. numerador								
	10	12	14	16	20	50	100	350	∞
100	2,50	2,37	2,27	2,19	2,07	1,74	1,60	1,48	1,43
150	2,44	2,31	2,20	2,12	2,00	1,66	1,52	1,39	1,33
350	2,37	2,24	2,13	2,05	1,93	1,58	1,43	1,28	1,20
∞	2,32	2,18	2,08	2,00	1,88	1,52	1,36	1,18	1,00

Valores críticos da distribuição F, α = 0,005

IC unilateral = 0,995
IC bilateral = 0,99

α = 0,005

G.L. denominador	G.L. numerador								
	1	2	3	4	5	6	7	8	9
2	198,50	199,00	199,17	199,25	199,30	199,33	199,36	199,37	199,39
3	55,55	49,80	47,47	46,19	45,39	44,84	44,43	44,13	43,88
4	31,33	26,28	24,26	23,15	22,46	21,97	21,62	21,35	21,14
5	22,78	18,31	16,53	15,56	14,94	14,51	14,20	13,96	13,77
6	18,64	14,54	12,92	12,03	11,46	11,07	10,79	10,57	10,39
7	16,24	12,40	10,88	10,05	9,52	9,16	8,89	8,68	8,51
8	14,69	11,04	9,60	8,81	8,30	7,95	7,69	7,50	7,34
9	13,61	10,11	8,72	7,96	7,47	7,13	6,88	6,69	6,54
10	12,83	9,43	8,08	7,34	6,87	6,54	6,30	6,12	5,97
11	12,23	8,91	7,60	6,88	6,42	6,10	5,86	5,68	5,54
12	11,75	8,51	7,23	6,52	6,07	5,76	5,52	5,35	5,20
13	11,37	8,19	6,93	6,23	5,79	5,48	5,25	5,08	4,94
14	11,06	7,92	6,68	6,00	5,56	5,26	5,03	4,86	4,72
15	10,80	7,70	6,48	5,80	5,37	5,07	4,85	4,67	4,54
16	10,58	7,51	6,30	5,64	5,21	4,91	4,69	4,52	4,38
17	10,38	7,35	6,16	5,50	5,07	4,78	4,56	4,39	4,25
18	10,22	7,21	6,03	5,37	4,96	4,66	4,44	4,28	4,14
19	10,07	7,09	5,92	5,27	4,85	4,56	4,34	4,18	4,04
20	9,94	6,99	5,82	5,17	4,76	4,47	4,26	4,09	3,96
21	9,83	6,89	5,73	5,09	4,68	4,39	4,18	4,01	3,88
22	9,73	6,81	5,65	5,02	4,61	4,32	4,11	3,94	3,81
23	9,63	6,73	5,58	4,95	4,54	4,26	4,05	3,88	3,75
24	9,55	6,66	5,52	4,89	4,49	4,20	3,99	3,83	3,69
25	9,48	6,60	5,46	4,84	4,43	4,15	3,94	3,78	3,64
26	9,41	6,54	5,41	4,79	4,38	4,10	3,89	3,73	3,60
27	9,34	6,49	5,36	4,74	4,34	4,06	3,85	3,69	3,56
28	9,28	6,44	5,32	4,70	4,30	4,02	3,81	3,65	3,52
29	9,23	6,40	5,28	4,66	4,26	3,98	3,77	3,61	3,48
30	9,18	6,35	5,24	4,62	4,23	3,95	3,74	3,58	3,45
31	9,13	6,32	5,20	4,59	4,20	3,92	3,71	3,55	3,42
32	9,09	6,28	5,17	4,56	4,17	3,89	3,68	3,52	3,39
33	9,05	6,25	5,14	4,53	4,14	3,86	3,66	3,49	3,37
34	9,01	6,22	5,11	4,50	4,11	3,84	3,63	3,47	3,34
35	8,98	6,19	5,09	4,48	4,09	3,81	3,61	3,45	3,32
36	8,94	6,16	5,06	4,46	4,06	3,79	3,58	3,42	3,30

Valores críticos da distribuição F, α = 0,005

IC unilateral = 0,995
IC bilateral = 0,99
α = 0,005

G.L. denominador	G.L. numerador								
	1	2	3	4	5	6	7	8	9
37	8,91	6,13	5,04	4,43	4,04	3,77	3,56	3,40	3,28
38	8,88	6,11	5,02	4,41	4,02	3,75	3,54	3,39	3,26
39	8,85	6,09	5,00	4,39	4,00	3,73	3,53	3,37	3,24
40	8,83	6,07	4,98	4,37	3,99	3,71	3,51	3,35	3,22
41	8,80	6,05	4,96	4,36	3,97	3,70	3,49	3,33	3,21
42	8,78	6,03	4,94	4,34	3,95	3,68	3,48	3,32	3,19
43	8,76	6,01	4,92	4,32	3,94	3,67	3,46	3,30	3,18
44	8,74	5,99	4,91	4,31	3,92	3,65	3,45	3,29	3,16
45	8,71	5,97	4,89	4,29	3,91	3,64	3,43	3,28	3,15
46	8,70	5,96	4,88	4,28	3,90	3,62	3,42	3,26	3,14
47	8,68	5,94	4,86	4,27	3,88	3,61	3,41	3,25	3,12
48	8,66	5,93	4,85	4,25	3,87	3,60	3,40	3,24	3,11
49	8,64	5,91	4,84	4,24	3,86	3,59	3,39	3,23	3,10
50	8,63	5,90	4,83	4,23	3,85	3,58	3,38	3,22	3,09
55	8,55	5,84	4,77	4,18	3,80	3,53	3,33	3,17	3,05
60	8,49	5,79	4,73	4,14	3,76	3,49	3,29	3,13	3,01
65	8,44	5,75	4,69	4,11	3,73	3,46	3,26	3,10	2,98
70	8,40	5,72	4,66	4,08	3,70	3,43	3,23	3,08	2,95
80	8,33	5,67	4,61	4,03	3,65	3,39	3,19	3,03	2,91
100	8,24	5,59	4,54	3,96	3,59	3,33	3,13	2,97	2,85
150	8,12	5,49	4,45	3,88	3,51	3,25	3,05	2,89	2,77
350	7,98	5,38	4,35	3,78	3,42	3,16	2,96	2,81	2,68
∞	7,88	5,30	4,28	3,72	3,35	3,09	2,90	2,74	2,62

Valores críticos da distribuição F, α = 0,005

IC unilateral = 0,995
IC bilateral = 0,99
α = 0,005

G.L. denominador	G.L. numerador								
	10	12	14	16	20	50	100	350	∞
2	199,40	199,42	199,43	199,44	199,45	199,48	199,49	199,50	199,50
3	43,69	43,39	43,17	43,01	42,78	42,21	42,02	41,88	41,83
4	20,97	20,70	20,51	20,37	20,17	19,67	19,50	19,37	19,32
5	13,62	13,38	13,21	13,09	12,90	12,45	12,30	12,19	12,14
6	10,25	10,03	9,88	9,76	9,59	9,17	9,03	8,92	8,88
7	8,38	8,18	8,03	7,91	7,75	7,35	7,22	7,12	7,08
8	7,21	7,01	6,87	6,76	6,61	6,22	6,09	5,99	5,95
9	6,42	6,23	6,09	5,98	5,83	5,45	5,32	5,23	5,19
10	5,85	5,66	5,53	5,42	5,27	4,90	4,77	4,68	4,64
11	5,42	5,24	5,10	5,00	4,86	4,49	4,36	4,26	4,23
12	5,09	4,91	4,77	4,67	4,53	4,17	4,04	3,94	3,90
13	4,82	4,64	4,51	4,41	4,27	3,91	3,78	3,69	3,65
14	4,60	4,43	4,30	4,20	4,06	3,70	3,57	3,47	3,44
15	4,42	4,25	4,12	4,02	3,88	3,52	3,39	3,30	3,26
16	4,27	4,10	3,97	3,87	3,73	3,37	3,25	3,15	3,11

Valores críticos da distribuição F, α = 0,005

IC unilateral = 0,995
IC bilateral = 0,99

α = 0,005

G.L. denominador	G.L. numerador								
	10	12	14	16	20	50	100	350	∞
17	4,14	3,97	3,84	3,75	3,61	3,25	3,12	3,02	2,98
18	4,03	3,86	3,73	3,64	3,50	3,14	3,01	2,91	2,87
19	3,93	3,76	3,64	3,54	3,40	3,04	2,91	2,82	2,78
20	3,85	3,68	3,55	3,46	3,32	2,96	2,83	2,73	2,69
21	3,77	3,60	3,48	3,38	3,24	2,88	2,75	2,65	2,61
22	3,70	3,54	3,41	3,31	3,18	2,82	2,69	2,59	2,55
23	3,64	3,47	3,35	3,25	3,12	2,76	2,62	2,52	2,48
24	3,59	3,42	3,30	3,20	3,06	2,70	2,57	2,47	2,43
25	3,54	3,37	3,25	3,15	3,01	2,65	2,52	2,42	2,38
26	3,49	3,33	3,20	3,11	2,97	2,61	2,47	2,37	2,33
27	3,45	3,28	3,16	3,07	2,93	2,57	2,43	2,33	2,29
28	3,41	3,25	3,12	3,03	2,89	2,53	2,39	2,29	2,25
29	3,38	3,21	3,09	2,99	2,86	2,49	2,36	2,25	2,21
30	3,34	3,18	3,06	2,96	2,82	2,46	2,32	2,22	2,18
31	3,31	3,15	3,03	2,93	2,79	2,43	2,29	2,19	2,14
32	3,29	3,12	3,00	2,90	2,77	2,40	2,26	2,16	2,11
33	3,26	3,09	2,97	2,88	2,74	2,37	2,24	2,13	2,09
34	3,24	3,07	2,95	2,85	2,72	2,35	2,21	2,11	2,06
35	3,21	3,05	2,93	2,83	2,69	2,33	2,19	2,08	2,04
36	3,19	3,03	2,90	2,81	2,67	2,30	2,17	2,06	2,01
37	3,17	3,01	2,88	2,79	2,65	2,28	2,14	2,04	1,99
38	3,15	2,99	2,87	2,77	2,63	2,27	2,12	2,02	1,97
39	3,13	2,97	2,85	2,75	2,62	2,25	2,11	2,00	1,95
40	3,12	2,95	2,83	2,74	2,60	2,23	2,09	1,98	1,93
41	3,10	2,94	2,82	2,72	2,58	2,21	2,07	1,96	1,91
42	3,09	2,92	2,80	2,71	2,57	2,20	2,06	1,94	1,90
43	3,07	2,91	2,79	2,69	2,55	2,18	2,04	1,93	1,88
44	3,06	2,89	2,77	2,68	2,54	2,17	2,03	1,91	1,87
45	3,04	2,88	2,76	2,66	2,53	2,16	2,01	1,90	1,85
46	3,03	2,87	2,75	2,65	2,51	2,14	2,00	1,89	1,84
47	3,02	2,86	2,74	2,64	2,50	2,13	1,99	1,87	1,82
48	3,01	2,85	2,72	2,63	2,49	2,12	1,97	1,86	1,81
49	3,00	2,83	2,71	2,62	2,48	2,11	1,96	1,85	1,80
50	2,99	2,82	2,70	2,61	2,47	2,10	1,95	1,84	1,79
55	2,94	2,78	2,66	2,56	2,42	2,05	1,90	1,78	1,73
60	2,90	2,74	2,62	2,53	2,39	2,01	1,86	1,74	1,69
65	2,87	2,71	2,59	2,49	2,36	1,98	1,83	1,70	1,65
70	2,85	2,68	2,56	2,47	2,33	1,95	1,80	1,67	1,62
80	2,80	2,64	2,52	2,43	2,29	1,90	1,75	1,62	1,56
100	2,74	2,58	2,46	2,37	2,23	1,84	1,68	1,55	1,49
150	2,67	2,51	2,38	2,29	2,15	1,76	1,59	1,44	1,37
350	2,58	2,42	2,30	2,20	2,06	1,66	1,48	1,32	1,23
∞	2,52	2,36	2,24	2,14	2,00	1,59	1,40	1,21	1,00

apêndice D — Valores críticos da distribuição qui-quadrado

Valores críticos da distribuição qui-quadrado

G.L.	0,200	0,100	0,050	0,025	0,010	0,005	0,001
1	1,642	2,706	3,841	5,024	6,635	7,879	10,828
2	3,219	4,605	5,991	7,378	9,210	10,597	13,816
3	4,642	6,251	7,815	9,348	11,345	12,838	16,266
4	5,989	7,779	9,488	11,143	13,277	14,860	18,467
5	7,289	9,236	11,070	12,833	15,086	16,750	20,515
6	8,558	10,645	12,592	14,449	16,812	18,548	22,458
7	9,803	12,017	14,067	16,013	18,475	20,278	24,322
8	11,030	13,362	15,507	17,535	20,090	21,955	26,124
9	12,242	14,684	16,919	19,023	21,666	23,589	27,877
10	13,442	15,987	18,307	20,483	23,209	25,188	29,588
11	14,631	17,275	19,675	21,920	24,725	26,757	31,264
12	15,812	18,549	21,026	23,337	26,217	28,300	32,909
13	16,985	19,812	22,362	24,736	27,688	29,819	34,528
14	18,151	21,064	23,685	26,119	29,141	31,319	36,123
15	19,311	22,307	24,996	27,488	30,578	32,801	37,697
16	20,465	23,542	26,296	28,845	32,000	34,267	39,252
17	21,615	24,769	27,587	30,191	33,409	35,718	40,790
18	22,760	25,989	28,869	31,526	34,805	37,156	42,312
19	23,900	27,204	30,144	32,852	36,191	38,582	43,820
20	25,038	28,412	31,410	34,170	37,566	39,997	45,315
21	26,171	29,615	32,671	35,479	38,932	41,401	46,797
22	27,301	30,813	33,924	36,781	40,289	42,796	48,268
23	28,429	32,007	35,172	38,076	41,638	44,181	49,728
24	29,553	33,196	36,415	39,364	42,980	45,559	51,179
25	30,675	34,382	37,652	40,646	44,314	46,928	52,620
26	31,795	35,563	38,885	41,923	45,642	48,290	54,052
27	32,912	36,741	40,113	43,195	46,963	49,645	55,476
28	34,027	37,916	41,337	44,461	48,278	50,993	56,892
29	35,139	39,087	42,557	45,722	49,588	52,336	58,301
30	36,250	40,256	43,773	46,979	50,892	53,672	59,703

Valores críticos da distribuição qui-quadrado

G.L.	0,200	0,100	0,050	0,025	0,010	0,005	0,001
31	37,359	41,422	44,985	48,232	52,191	55,003	61,098
32	38,466	42,585	46,194	49,480	53,486	56,328	62,487
33	39,572	43,745	47,400	50,725	54,776	57,648	63,870
34	40,676	44,903	48,602	51,966	56,061	58,964	65,247
35	41,778	46,059	49,802	53,203	57,342	60,275	66,619
36	42,879	47,212	50,998	54,437	58,619	61,581	67,985
37	43,978	48,363	52,192	55,668	59,893	62,883	69,346
38	45,076	49,513	53,384	56,896	61,162	64,181	70,703
39	46,173	50,660	54,572	58,120	62,428	65,476	72,055
40	47,269	51,805	55,758	59,342	63,691	66,766	73,402
41	48,363	52,949	56,942	60,561	64,950	68,053	74,745
42	49,456	54,090	58,124	61,777	66,206	69,336	76,084
43	50,548	55,230	59,304	62,990	67,459	70,616	77,419
44	51,639	56,369	60,481	64,201	68,710	71,893	78,750
45	52,729	57,505	61,656	65,410	69,957	73,166	80,077
46	53,818	58,641	62,830	66,617	71,201	74,437	81,400
47	54,906	59,774	64,001	67,821	72,443	75,704	82,720
48	55,993	60,907	65,171	69,023	73,683	76,969	84,037
49	57,079	62,038	66,339	70,222	74,919	78,231	85,351
50	58,164	63,167	67,505	71,420	76,154	79,490	86,661
55	63,577	68,796	73,311	77,380	82,292	85,749	93,168
60	68,972	74,397	79,082	83,298	88,379	91,952	99,607
65	74,351	79,973	84,821	89,177	94,422	98,105	105,988
70	79,715	85,527	90,531	95,023	100,425	104,215	112,317
75	85,066	91,061	96,217	100,839	106,393	110,286	118,599
80	90,405	96,578	101,879	106,629	112,329	116,321	124,839
85	95,734	102,079	107,522	112,393	118,236	122,325	131,041
90	101,054	107,565	113,145	118,136	124,116	128,299	137,208
95	106,364	113,038	118,752	123,858	129,973	134,247	143,344
100	111,667	118,498	124,342	129,561	135,807	140,169	149,449

apêndice E
Valores críticos de q para o teste HSD de Tukey

Valores críticos de q para o teste HSD de Tukey, $\alpha = 0{,}025$ (1 cauda), 0,05 (2 caudas)

G.L.	\multicolumn{9}{c}{Número de médias}
	2	3	4	5	6	7	8	9	10
2	6,085	8,331	9,798	10,881	11,734	12,435	13,027	13,539	13,988
3	4,501	5,910	6,825	7,502	8,037	8,478	8,852	9,177	9,462
4	3,926	5,040	5,757	6,287	6,706	7,053	7,347	7,602	7,826
5	3,635	4,602	5,218	5,673	6,033	6,330	6,582	6,801	6,995
6	3,460	4,339	4,896	5,305	5,628	5,895	6,122	6,319	6,493
7	3,344	4,165	4,681	5,060	5,359	5,606	5,815	5,997	6,158
8	3,261	4,041	4,529	4,886	5,167	5,399	5,596	5,767	5,918
9	3,199	3,948	4,415	4,755	5,024	5,244	5,432	5,595	5,738
10	3,151	3,877	4,327	4,654	4,912	5,124	5,304	5,460	5,598
11	3,113	3,820	4,256	4,574	4,823	5,028	5,202	5,353	5,486
12	3,081	3,773	4,199	4,508	4,750	4,950	5,119	5,265	5,395
13	3,055	3,734	4,151	4,453	4,690	4,884	5,049	5,192	5,318
14	3,033	3,701	4,111	4,407	4,639	4,829	4,990	5,130	5,253
15	3,014	3,673	4,076	4,367	4,595	4,782	4,940	5,077	5,198
16	2,998	3,649	4,046	4,333	4,557	4,741	4,896	5,031	5,150
17	2,984	3,628	4,020	4,303	4,524	4,705	4,858	4,991	5,108
18	2,971	3,609	3,997	4,276	4,494	4,673	4,824	4,955	5,071
19	2,960	3,593	3,977	4,253	4,468	4,645	4,794	4,924	5,037
20	2,950	3,578	3,958	4,232	4,445	4,620	4,768	4,895	5,008
21	2,941	3,565	3,942	4,213	4,424	4,597	4,743	4,870	4,981
22	2,933	3,553	3,927	4,196	4,405	4,577	4,722	4,847	4,957
23	2,926	3,542	3,914	4,180	4,388	4,558	4,702	4,826	4,935
24	2,919	3,532	3,901	4,166	4,373	4,541	4,684	4,807	4,915
25	2,913	3,523	3,890	4,153	4,358	4,526	4,667	4,789	4,897
26	2,907	3,514	3,880	4,141	4,345	4,511	4,652	4,773	4,880
27	2,902	3,506	3,870	4,130	4,333	4,498	4,638	4,758	4,864
28	2,897	3,499	3,861	4,120	4,322	4,486	4,625	4,745	4,850
29	2,892	3,493	3,853	4,111	4,311	4,475	4,613	4,732	4,837
30	2,888	3,486	3,845	4,102	4,301	4,464	4,601	4,720	4,824

Valores críticos de q para o teste HSD de Tukey, α = 0,025 (1 cauda), 0,05 (2 caudas)

G.L.	2	3	4	5	6	7	8	9	10
31	2,884	3,481	3,838	4,094	4,292	4,454	4,591	4,709	4,812
32	2,881	3,475	3,832	4,086	4,284	4,445	4,581	4,698	4,802
33	2,877	3,470	3,825	4,079	4,276	4,436	4,572	4,689	4,791
34	2,874	3,465	3,820	4,072	4,268	4,428	4,563	4,680	4,782
35	2,871	3,461	3,814	4,066	4,261	4,421	4,555	4,671	4,773
36	2,868	3,457	3,809	4,060	4,255	4,414	4,547	4,663	4,764
37	2,865	3,453	3,804	4,054	4,249	4,407	4,540	4,655	4,756
38	2,863	3,449	3,799	4,049	4,243	4,400	4,533	4,648	4,749
39	2,861	3,445	3,795	4,044	4,237	4,394	4,527	4,641	4,741
40	2,858	3,442	3,791	4,040	4,232	4,389	4,521	4,635	4,735
41	2,857	3,439	3,788	4,035	4,227	4,383	4,515	4,629	4,728
42	2,855	3,436	3,784	4,031	4,222	4,378	4,509	4,623	4,722
43	2,853	3,434	3,780	4,027	4,218	4,373	4,504	4,617	4,716
44	2,851	3,431	3,777	4,023	4,213	4,368	4,499	4,612	4,711
45	2,849	3,428	3,773	4,019	4,209	4,364	4,494	4,607	4,705
46	2,847	3,426	3,770	4,015	4,205	4,360	4,490	4,602	4,700
47	2,846	3,423	3,767	4,012	4,201	4,355	4,485	4,597	4,695
48	2,844	3,421	3,764	4,009	4,198	4,351	4,481	4,593	4,691
49	2,843	3,419	3,762	4,006	4,194	4,348	4,477	4,588	4,686
50	2,841	3,416	3,759	4,003	4,191	4,344	4,473	4,584	4,682
55	2,835	3,407	3,747	3,989	4,176	4,328	4,456	4,566	4,663
60	2,829	3,399	3,738	3,978	4,163	4,314	4,441	4,551	4,647
65	2,825	3,392	3,729	3,969	4,153	4,303	4,429	4,538	4,633
70	2,821	3,387	3,722	3,961	4,144	4,293	4,419	4,527	4,622
75	2,818	3,382	3,716	3,954	4,136	4,285	4,410	4,517	4,612
80	2,814	3,377	3,711	3,948	4,130	4,278	4,402	4,509	4,603
100	2,806	3,365	3,695	3,929	4,110	4,256	4,379	4,484	4,577
120	2,800	3,356	3,685	3,917	4,096	4,241	4,363	4,468	4,560
240	2,786	3,335	3,659	3,887	4,063	4,205	4,324	4,427	4,517
∞	2,772	3,314	3,633	3,858	4,030	4,170	4,286	4,387	4,474

Valores críticos de q para o teste HSD de Tukey, α = 0,005 (1 cauda), 0,01 (2 caudas)

G.L.	2	3	4	5	6	7	8	9	10
2	14,036	19,019	22,294	24,717	26,629	28,201	29,530	30,679	31,689
3	8,260	10,619	12,170	13,324	14,241	14,998	15,641	16,199	16,691
4	6,511	8,120	9,173	9,958	10,583	11,101	11,542	11,925	12,264
5	5,702	6,976	7,804	8,421	8,913	9,321	9,669	9,971	10,239
6	5,243	6,331	7,033	7,556	7,972	8,318	8,612	8,869	9,097
7	4,949	5,919	6,542	7,005	7,373	7,678	7,939	8,166	8,367
8	4,745	5,635	6,204	6,625	6,959	7,237	7,474	7,680	7,863
9	4,596	5,428	5,957	6,347	6,657	6,915	7,134	7,325	7,494
10	4,482	5,270	5,769	6,136	6,428	6,669	6,875	7,054	7,213
11	4,392	5,146	5,621	5,970	6,247	6,476	6,671	6,841	6,992
12	4,320	5,046	5,502	5,836	6,101	6,320	6,507	6,670	6,814
13	4,260	4,964	5,404	5,726	5,981	6,192	6,372	6,528	6,666
14	4,210	4,895	5,322	5,634	5,881	6,085	6,258	6,409	6,543
15	4,167	4,836	5,252	5,556	5,796	5,994	6,162	6,309	6,438
16	4,131	4,786	5,192	5,489	5,722	5,915	6,079	6,222	6,348
17	4,099	4,742	5,140	5,430	5,659	5,847	6,007	6,147	6,270
18	4,071	4,703	5,094	5,379	5,603	5,787	5,944	6,081	6,201
19	4,046	4,669	5,054	5,334	5,553	5,735	5,889	6,022	6,141

Valores críticos de q para o teste HSD de Tukey, $\alpha = 0{,}005$ (1 cauda), $0{,}01$ (2 caudas)

G.L.	\multicolumn{9}{c}{Número de médias}
	2	3	4	5	6	7	8	9	10
20	4,024	4,639	5,018	5,293	5,510	5,688	5,839	5,970	6,086
21	4,004	4,612	4,986	5,257	5,470	5,646	5,794	5,924	6,038
22	3,986	4,588	4,957	5,225	5,435	5,608	5,754	5,882	5,994
23	3,970	4,566	4,931	5,195	5,403	5,573	5,718	5,844	5,955
24	3,955	4,546	4,907	5,168	5,373	5,542	5,685	5,809	5,919
25	3,942	4,527	4,885	5,144	5,347	5,513	5,655	5,778	5,886
26	3,930	4,510	4,865	5,121	5,322	5,487	5,627	5,749	5,856
27	3,918	4,495	4,847	5,101	5,300	5,463	5,602	5,722	5,828
28	3,908	4,481	4,830	5,082	5,279	5,441	5,578	5,697	5,802
29	3,898	4,467	4,814	5,064	5,260	5,420	5,556	5,674	5,778
30	3,889	4,455	4,799	5,048	5,242	5,401	5,536	5,653	5,756
31	3,881	4,443	4,786	5,032	5,225	5,383	5,517	5,633	5,736
32	3,873	4,433	4,773	5,018	5,210	5,367	5,500	5,615	5,716
33	3,865	4,423	4,761	5,005	5,195	5,351	5,483	5,598	5,698
34	3,859	4,413	4,750	4,992	5,181	5,336	5,468	5,581	5,682
35	3,852	4,404	4,739	4,980	5,169	5,323	5,453	5,566	5,666
36	3,846	4,396	4,729	4,969	5,156	5,310	5,439	5,552	5,651
37	3,840	4,388	4,720	4,959	5,145	5,298	5,427	5,538	5,637
38	3,835	4,381	4,711	4,949	5,134	5,286	5,414	5,526	5,623
39	3,830	4,374	4,703	4,940	5,124	5,275	5,403	5,513	5,611
40	3,828	4,370	4,700	4,936	5,119	5,269	5,396	5,505	6,602
41	3,826	4,366	4,692	4,928	5,111	5,259	5,385	5,494	5,591
42	3,822	4,360	4,685	4,920	5,102	5,250	5,375	5,484	5,580
37	3,840	4,388	4,720	4,959	5,145	5,298	5,427	5,538	5,637
38	3,835	4,381	4,711	4,949	5,134	5,286	5,414	5,526	5,623
39	3,830	4,374	4,703	4,940	5,124	5,275	5,403	5,513	5,611
40	3,828	4,370	4,700	4,936	5,119	5,269	5,396	5,505	5,602
41	3,826	4,366	4,692	4,928	5,111	5,259	5,385	5,494	5,591
42	3,822	4,360	4,685	4,920	5,102	5,250	5,375	5,484	5,580
43	3,817	4,354	4,679	4,912	5,094	5,241	5,366	5,474	5,570
44	3,813	4,349	4,672	4,905	5,085	5,232	5,357	5,465	5,560
45	3,809	4,343	4,666	4,898	5,078	5,224	5,349	5,456	5,551
46	3,806	4,338	4,660	4,891	5,071	5,217	5,340	5,447	5,542
47	3,802	4,334	4,654	4,885	5,064	5,209	5,333	5,439	5,533
48	3,799	4,329	4,649	4,879	5,057	5,202	5,325	5,431	5,525
49	3,796	4,325	4,644	4,873	5,051	5,195	5,318	5,424	5,517
50	3,793	4,321	4,639	4,867	5,045	5,189	5,311	5,416	5,510
55	3,779	4,302	4,617	4,843	5,018	5,160	5,281	5,385	5,477
60	3,761	4,287	4,598	4,822	4,996	5,136	5,255	5,358	5,449
65	3,758	4,274	4,583	4,805	4,977	5,116	5,234	5,336	5,427
70	3,750	4,263	4,570	4,790	4,961	5,099	5,216	5,318	5,407
75	3,743	4,253	4,559	4,777	4,947	5,085	5,201	5,301	5,390
80	3,737	4,245	4,549	4,766	4,935	5,073	5,187	5,287	5,375
100	3,718	4,220	4,520	4,733	4,900	5,035	5,147	5,245	5,331
120	3,702	4,200	4,497	4,709	4,872	5,005	5,118	5,214	5,299
240	3,672	4,160	4,450	4,655	4,814	4,943	5,052	5,145	5,227
∞	3,643	4,120	4,403	4,603	4,757	4,882	4,987	5,078	5,157

apêndice F

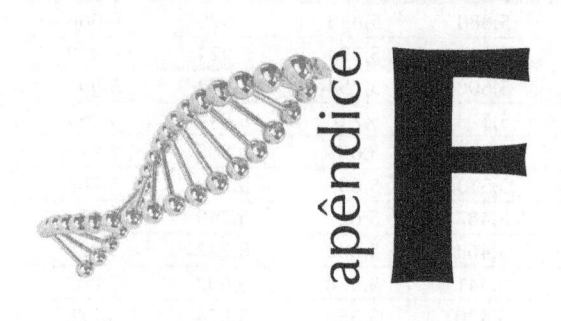

Valores críticos do coeficiente de correlação de postos

Valores críticos do coeficiente de correlação de postos					
Uma cauda	0,100	0,050	0,025	0,010	0,005
Duas caudas	0,200	0,100	0,050	0,020	0,010
n					
4	1,000	1,000	—	—	—
5	0,800	0,900	1,000	1,000	—
6	0,657	0,829	0,886	0,943	1,000
7	0,607	0,714	0,786	0,893	0,929
8	0,524	0,643	0,738	0,833	0,881
9	0,483	0,600	0,700	0,783	0,833
10	0,455	0,564	0,648	0,745	0,794
11	0,427	0,536	0,618	0,709	0,755
12	0,406	0,503	0,587	0,678	0,727
13	0,385	0,484	0,560	0,648	0,703
14	0,367	0,464	0,538	0,622	0,675
15	0,354	0,446	0,521	0,604	0,654
16	0,341	0,429	0,503	0,585	0,635
17	0,328	0,414	0,488	0,566	0,615
18	0,319	0,401	0,472	0,550	0,600
19	0,309	0,391	0,460	0,535	0,584
20	0,299	0,380	0,448	0,522	0,570
21	0,291	0,370	0,435	0,509	0,556
22	0,284	0,361	0,425	0,497	0,544
23	0,278	0,353	0,416	0,486	0,532
24	0,271	0,344	0,406	0,477	0,522
25	0,265	0,338	0,398	0,466	0,511
26	0,259	0,330	0,389	0,456	0,501
27	0,255	0,324	0,383	0,448	0,491
28	0,250	0,318	0,375	0,440	0,483
29	0,245	0,312	0,369	0,433	0,475
30	0,240	0,307	0,362	0,425	0,467

Valores críticos do coeficiente de correlação de postos

Uma cauda	0,100	0,050	0,025	0,010	0,005
Duas caudas	0,200	0,100	0,050	0,020	0,010
n					
31	0,236	0,302	0,356	0,419	0,460
32	0,232	0,296	0,351	0,412	0,453
33	0,229	0,291	0,345	0,405	0,445
34	0,225	0,287	0,340	0,400	0,439
35	0,222	0,283	0,335	0,394	0,433
36	0,219	0,279	0,330	0,388	0,427
37	0,216	0,275	0,326	0,384	0,422
38	0,213	0,271	0,321	0,378	0,416
39	0,210	0,267	0,317	0,373	0,410
40	0,207	0,264	0,313	0,368	0,405
41	0,204	0,261	0,309	0,363	0,400
42	0,202	0,257	0,305	0,360	0,396
43	0,199	0,254	0,301	0,355	0,391
44	0,197	0,251	0,298	0,351	0,386
45	0,194	0,248	0,294	0,347	0,382
46	0,192	0,246	0,291	0,343	0,378
47	0,190	0,243	0,288	0,340	0,374
48	0,188	0,240	0,285	0,336	0,371
49	0,186	0,238	0,282	0,333	0,366
50	0,184	0,235	0,279	0,330	0,363
51	0,182	0,233	0,276	0,326	0,359
52	0,181	0,231	0,274	0,323	0,356
53	0,179	0,229	0,271	0,320	0,353
54	0,177	0,226	0,268	0,317	0,349
55	0,175	0,224	0,266	0,314	0,346
56	0,174	0,222	0,264	0,311	0,343
57	0,172	0,220	0,261	0,308	0,340
58	0,171	0,218	0,259	0,306	0,337
59	0,169	0,216	0,257	0,303	0,335
60	0,168	0,214	0,254	0,301	0,332
61	0,166	0,212	0,252	0,298	0,328
62	0,165	0,211	0,250	0,296	0,326
63	0,164	0,209	0,248	0,293	0,323
64	0,162	0,207	0,247	0,291	0,321
65	0,161	0,206	0,244	0,289	0,318
66	0,160	0,204	0,243	0,287	0,316
67	0,158	0,203	0,241	0,284	0,314
68	0,157	0,201	0,239	0,282	0,311
69	0,156	0,200	0,237	0,280	0,309
70	0,155	0,198	0,235	0,278	0,307
71	0,154	0,197	0,234	0,276	0,305
72	0,153	0,195	0,232	0,274	0,303
73	0,151	0,194	0,231	0,272	0,301
74	0,151	0,193	0,229	0,271	0,298
75	0,150	0,191	0,227	0,269	0,297
76	0,149	0,190	0,226	0,267	0,295
77	0,147	0,189	0,224	0,265	0,292
78	0,147	0,188	0,223	0,264	0,291

Valores críticos do coeficiente de correlação de postos					
Uma cauda	0,100	0,050	0,025	0,010	0,005
Duas caudas	0,200	0,100	0,050	0,020	0,010
n					
79	0,146	0,186	0,222	0,262	0,289
80	0,145	0,185	0,220	0,260	0,288
81	0,144	0,184	0,218	0,258	0,285
82	0,143	0,183	0,217	0,257	0,284
83	0,142	0,182	0,216	0,255	0,282
84	0,141	0,181	0,215	0,254	0,281
85	0,140	0,180	0,213	0,252	0,279
86	0,139	0,179	0,212	0,251	0,277
87	0,139	0,178	0,211	0,249	0,275
88	0,138	0,177	0,210	0,248	0,274
89	0,137	0,175	0,209	0,247	0,273
90	0,136	0,174	0,207	0,245	0,271

apêndice G

Valores críticos para o teste de postos sinalizados de Wilcoxon (como uma estatística *t*)

Valores críticos para o teste de postos sinalizados de Wilcoxon					
Uma cauda	0,100	0,050	0,025	0,010	0,005
Duas caudas	0,200	0,100	0,050	0,020	0,010
n					
4	3,873	—	—	—	—
5	1,773	4,243	—	—	—
6	1,872	2,371	4,583	—	—
7	1,721	2,420	2,925	4,899	—
8	1,508	2,225	2,934	4,123	5,196
9	1,605	1,975	2,704	3,414	4,545
10	1,450	2,049	2,424	3,160	3,862
11	1,502	2,009	2,477	3,074	3,592
12	1,481	1,906	2,416	3,071	3,488
13	1,414	1,869	2,296	2,958	3,468
14	1,394	1,875	2,245	2,919	3,339
15	1,407	1,833	2,238	2,815	3,286
16	1,382	1,827	2,261	2,770	3,170
17	1,385	1,785	2,236	2,763	3,114
18	1,359	1,774	2,178	2,709	3,096
19	1,357	1,785	2,152	2,690	3,034
20	1,373	1,767	2,150	2,637	3,006
21	1,365	1,769	2,167	2,612	3,003
22	1,338	1,748	2,156	2,610	2,966
23	1,363	1,746	2,122	2,580	2,953
24	1,336	1,758	2,108	2,570	2,912
25	1,354	1,750	2,110	2,577	2,893
26	1,327	1,726	2,092	2,560	2,891
27	1,341	1,744	2,089	2,559	2,867
28	1,339	1,719	2,098	2,538	2,858
29	1,325	1,733	2,090	2,532	2,831
30	1,322	1,731	2,069	2,510	2,848
31	0,236	0,302	0,356	0,419	0,460
32	0,232	0,296	0,351	0,412	0,453
33	0,229	0,291	0,345	0,405	0,445
34	0,225	0,287	0,340	0,400	0,439
35	0,222	0,283	0,335	0,394	0,433

Valores críticos para o teste de postos sinalizados de Wilcoxon

Uma cauda	0,100	0,050	0,025	0,010	0,005
Duas caudas	0,200	0,100	0,050	0,020	0,010
n					
36	0,219	0,279	0,330	0,388	0,427
37	0,216	0,275	0,326	0,384	0,422
38	0,213	0,271	0,321	0,378	0,416
39	0,210	0,267	0,317	0,373	0,410
40	0,207	0,264	0,313	0,368	0,405
41	0,204	0,261	0,309	0,363	0,400
42	0,202	0,257	0,305	0,360	0,396
43	0,199	0,254	0,301	0,355	0,391
44	0,197	0,251	0,298	0,351	0,386
45	0,194	0,248	0,294	0,347	0,382
46	0,192	0,246	0,291	0,343	0,378
47	0,190	0,243	0,288	0,340	0,374
48	0,188	0,240	0,285	0,336	0,371
49	0,186	0,238	0,282	0,333	0,366
50	0,184	0,235	0,279	0,330	0,363
51	0,182	0,233	0,276	0,326	0,359
52	0,181	0,231	0,274	0,323	0,356
53	0,179	0,229	0,271	0,320	0,353
54	0,177	0,226	0,268	0,317	0,349
55	0,175	0,224	0,266	0,314	0,346
56	0,174	0,222	0,264	0,311	0,343
57	0,172	0,220	0,261	0,308	0,340
58	0,171	0,218	0,259	0,306	0,337
59	0,169	0,216	0,257	0,303	0,335
60	0,168	0,214	0,254	0,301	0,332
61	1,304	1,680	2,013	2,406	2,688
62	1,301	1,675	2,007	2,405	2,680
63	1,301	1,673	2,012	2,408	2,683
64	1,298	1,675	2,005	2,406	2,682
65	1,297	1,673	2,009	2,407	2,677
66	1,300	1,674	2,009	2,398	2,675
67	1,300	1,678	2,005	2,398	2,676
68	1,296	1,671	2,004	2,402	2,673
69	1,301	1,675	2,007	2,402	2,674
70	1,297	1,674	2,005	2,398	2,670
71	1,295	1,671	2,001	2,397	2,669
72	1,297	1,670	1,999	2,392	2,672
73	1,295	1,672	2,000	2,397	2,670
74	1,296	1,671	2,003	2,392	2,665
75	1,294	1,673	1,998	2,390	2,663
76	1,295	1,671	2,001	2,390	2,664
77	1,293	1,667	1,995	2,388	2,661
78	1,293	1,670	1,997	2,387	2,661
79	1,296	1,670	1,996	2,390	2,657
80	1,296	1,668	1,998	2,389	2,656
81	1,293	1,668	1,997	2,390	2,658
82	1,293	1,666	1,998	2,384	2,656
83	1,295	1,666	1,996	2,385	2,657
84	1,294	1,668	1,997	2,388	2,660
85	1,291	1,667	1,995	2,383	2,650
86	1,295	1,668	1,995	2,381	2,653

Valores críticos para o teste de postos sinalizados de Wilcoxon					
Uma cauda	0,100	0,050	0,025	0,010	0,005
Duas caudas	0,200	0,100	0,050	0,020	0,010
n					
87	1,292	1,667	1,993	2,385	2,652
88	1,295	1,664	1,993	2,383	2,649
89	1,296	1,667	1,994	2,382	2,648
90	1,294	1,664	1,994	2,379	2,649

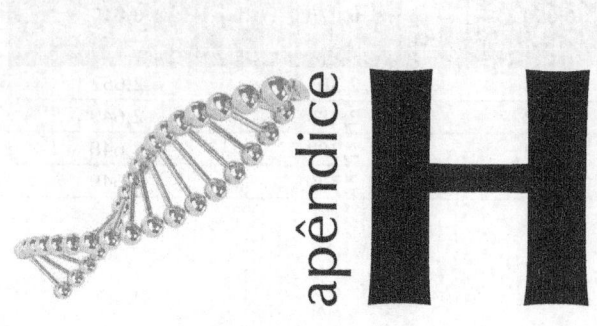

apêndice H — Valores críticos para o teste da soma de postos de Wilcoxon (como uma estatística t)

Valores críticos para o teste da soma de postos de Wilcoxon					
Uma cauda	0,100	0,050	0,025	0,010	0,005
Duas caudas	0,200	0,100	0,050	0,020	0,010
$n_1 = n_2$					
3	3,674	1,871	—	—	—
4	1,594	2,898	4,382	—	—
5	1,732	2,077	3,031	3,781	5,000
6	1,526	1,982	2,550	3,321	3,847
7	1,546	1,887	2,497	3,008	3,662
8	1,409	1,944	2,249	2,985	3,450
9	1,408	1,726	2,330	2,757	3,260
10	1,394	1,845	2,248	2,705	3,097
11	1,374	1,836	2,173	2,642	3,070
12	1,352	1,747	2,179	2,662	2,929
13	1,384	1,792	2,171	2,585	2,966
14	1,353	1,712	2,096	2,576	2,906
15	1,368	1,737	2,131	2,558	2,846
16	1,336	1,752	2,105	2,533	2,840
17	1,342	1,681	2,078	2,504	2,824
18	1,344	1,723	2,049	2,513	2,802
19	1,343	1,723	2,055	2,477	2,776
20	1,339	1,719	2,055	2,474	2,783
21	1,333	1,712	2,050	2,467	2,750
22	1,326	1,703	2,043	2,456	2,746
23	1,318	1,693	2,034	2,469	2,738
24	1,309	1,704	2,045	2,451	2,726
25	1,320	1,690	2,031	2,432	2,736
26	1,308	1,696	2,037	2,434	2,718
27	1,315	1,699	2,039	2,432	2,720
28	1,320	1,682	2,021	2,428	2,718
29	1,307	1,683	2,020	2,422	2,714
30	1,309	1,681	2,017	2,414	2,689
31	1,310	1,679	2,012	2,421	2,698
32	1,310	1,689	2,022	2,410	2,688
33	1,309	1,684	2,014	2,412	2,692
34	1,294	1,678	2,020	2,413	2,679

Valores críticos para o teste da soma de postos de Wilcoxon

Uma cauda	0,100	0,050	0,025	0,010	0,005
Duas caudas	0,200	0,100	0,050	0,020	0,010
$n_1 = n_2$					
35	1,305	1,672	2,010	2,412	2,679
36	1,301	1,677	2,013	2,409	2,677
37	1,298	1,680	2,002	2,405	2,673
38	1,305	1,682	2,002	2,400	2,669
39	1,300	1,673	1,991	2,394	2,663
40	1,305	1,674	2,000	2,398	2,667
41	1,299	1,674	1,997	2,390	2,659
42	1,303	1,673	2,004	2,391	2,660
43	1,296	1,671	1,999	2,391	2,660
44	1,299	1,669	1,994	2,391	2,658
45	1,300	1,667	1,998	2,389	2,647
46	1,293	1,672	1,992	2,378	2,644
47	1,294	1,668	2,001	2,383	2,649
48	1,287	1,672	1,994	2,379	2,652
49	1,294	1,667	1,995	2,382	2,647
50	1,294	1,669	1,994	2,377	2,648
51	1,286	1,664	1,993	2,379	2,642
52	1,291	1,665	1,991	2,380	2,641
53	1,296	1,666	1,989	2,373	2,641
54	1,294	1,667	1,993	2,372	2,639
55	1,292	1,666	1,990	2,371	2,637
56	1,296	1,660	1,987	2,376	2,640
57	1,293	1,665	1,983	2,374	2,637
58	1,296	1,664	1,991	2,371	2,633
59	1,293	1,662	1,986	2,368	2,629
60	1,289	1,666	1,987	2,370	2,635

apêndice I

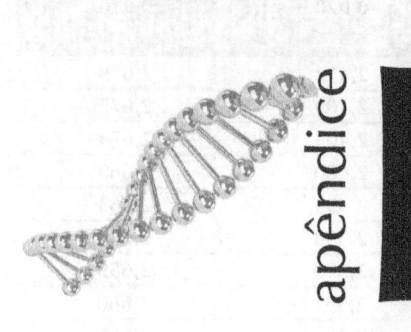

Valores críticos para o teste de Kruskal-Wallis (expresso como estatística F)

Valores críticos para o teste de Kruskal-Wallis, $\alpha = 0{,}10$									
n por grupo	Número de grupos								
	2	3	4	5	6	7	8	9	10
3	3,501	4,105	3,170	2,724	2,472	2,289	2,164	2,069	1,989
4	8,400	3,300	2,733	2,438	2,247	2,109	2,008	1,930	1,865
5	4,313	2,898	2,520	2,290	2,131	2,018	1,930	1,860	1,804
6	3,929	2,731	2,413	2,209	2,069	1,966	1,885	1,822	1,769
7	3,562	2,650	2,355	2,162	2,029	1,932	1,856	1,795	1,745
8	3,778	2,621	2,315	2,130	2,003	1,908	1,835	1,778	1,729
9	3,380	2,562	2,280	2,104	1,981	1,891	1,821	1,763	1,716
10	3,406	2,534	2,257	2,085	1,966	1,877	1,809	1,752	1,707
11	3,082	2,506	2,238	2,071	1,954	1,866	1,798	1,745	1,699
12	3,054	2,486	2,223	2,059	1,945	1,858	1,790	1,738	1,692
13	3,213	2,469	2,212	2,048	1,935	1,851	1,784	1,731	1,687
14	3,117	2,452	2,201	2,041	1,928	1,845	1,780	1,726	1,683
15	3,018	2,443	2,192	2,034	1,923	1,839	1,775	1,722	1,679
16	3,068	2,437	2,185	2,028	1,918	1,835	1,765	1,719	1,676
17	2,825	2,421	2,177	2,023	1,913	1,832	1,764	1,716	1,673
18	2,970	2,418	2,172	2,017	1,908	1,827	1,761	1,713	1,671
19	2,857	2,409	2,167	2,014	1,906	1,825	1,758	1,711	1,668
20	2,954	2,404	2,163	2,011	1,902	1,823	1,759	1,709	1,666
21	2,837	2,401	2,159	2,008	1,898	1,820	1,757	1,706	1,665
22	2,900	2,394	2,155	2,003	1,896	1,817	1,756	1,705	1,663
23	2,865	2,389	2,152	2,001	1,894	1,815	1,754	1,704	1,662
24	2,827	2,387	2,148	1,998	1,892	1,813	1,752	1,702	1,661
25	2,856	2,383	2,146	1,995	1,891	1,812	1,750	1,701	1,659
26	2,876	2,377	2,141	1,994	1,888	1,811	1,748	1,699	1,658
27	2,886	2,376	2,141	1,992	1,887	1,808	1,747	1,698	1,657
28	2,830	2,374	2,140	1,990	1,886	1,807	1,747	1,697	1,656
29	2,831	2,370	2,137	1,989	1,885	1,806	1,746	1,697	1,655
30	2,827	2,367	2,134	1,987	1,883	1,805	1,744	1,694	1,654

Valores críticos para o teste de Kruskal-Wallis, α = 0,05

n por grupo	\	\	\	Número de grupos	\	\	\	\	\
	2	3	4	5	6	7	8	9	10
3	—	7,000	4,483	3,640	3,226	2,941	2,718	2,561	2,431
4	19,200	4,826	3,727	3,187	2,854	2,628	2,463	2,339	2,238
5	6,224	4,072	3,377	2,950	2,673	2,482	2,342	2,230	2,142
6	6,500	3,885	3,183	2,812	2,574	2,402	2,271	2,171	2,089
7	5,185	3,646	3,073	2,731	2,508	2,348	2,226	2,130	2,052
8	5,059	3,545	2,998	2,678	2,464	2,309	2,194	2,103	2,028
9	5,428	3,480	2,945	2,634	2,430	2,284	2,171	2,080	2,008
10	5,055	3,415	2,904	2,604	2,404	2,260	2,151	2,065	1,993
11	4,722	3,370	2,870	2,580	2,384	2,243	2,136	2,053	1,981
12	4,428	3,329	2,844	2,560	2,369	2,230	2,123	2,042	1,972
13	4,713	3,295	2,821	2,543	2,354	2,219	2,113	2,032	1,964
14	4,394	3,275	2,804	2,529	2,343	2,210	2,106	2,024	1,958
15	4,327	3,257	2,790	2,517	2,335	2,201	2,099	2,018	1,951
16	4,432	3,231	2,778	2,508	2,326	2,194	2,085	2,013	1,948
17	4,317	3,213	2,764	2,499	2,318	2,188	2,083	2,008	1,943
18	4,354	3,199	2,756	2,491	2,313	2,182	2,078	2,004	1,939
19	4,222	3,189	2,747	2,484	2,308	2,178	2,073	2,000	1,936
20	4,221	3,179	2,739	2,479	2,302	2,174	2,075	1,998	1,933
21	4,204	3,172	2,730	2,473	2,296	2,170	2,072	1,994	1,930
22	4,175	3,162	2,725	2,467	2,293	2,165	2,070	1,991	1,927
23	4,135	3,151	2,722	2,463	2,288	2,162	2,066	1,989	1,926
24	4,089	3,146	2,714	2,458	2,286	2,159	2,063	1,986	1,924
25	4,126	3,141	2,709	2,455	2,283	2,158	2,061	1,985	1,921
26	4,148	3,133	2,703	2,451	2,279	2,156	2,059	1,983	1,920
27	4,158	3,127	2,700	2,450	2,276	2,153	2,056	1,981	1,918
28	4,084	3,125	2,700	2,446	2,275	2,150	2,056	1,980	1,917
29	4,079	3,116	2,695	2,442	2,274	2,149	2,054	1,979	1,916
30	4,067	3,112	2,691	2,440	2,270	2,147	2,052	1,976	1,913

Valores críticos para o teste de Kruskal-Wallis, α = 0,025

n por grupo	\	\	\	Número de grupos	\	\	\	\	\
	2	3	4	5	6	7	8	9	10
3	—	8,739	6,133	4,792	4,084	3,642	3,315	3,081	2,895
4	—	6,789	4,860	3,995	3,501	3,171	2,936	2,758	2,615
5	9,188	5,570	4,304	3,644	3,236	2,959	2,758	2,602	2,479
6	11,029	5,110	4,016	3,443	3,092	2,843	2,656	2,516	2,404
7	9,046	4,750	3,842	3,321	2,994	2,763	2,592	2,459	2,353
8	7,735	4,589	3,717	3,239	2,930	2,708	2,547	2,421	2,318
9	6,078	4,447	3,636	3,173	2,880	2,671	2,514	2,389	2,290
10	6,680	4,370	3,568	3,127	2,842	2,637	2,487	2,368	2,270
11	6,469	4,292	3,523	3,092	2,813	2,614	2,466	2,349	2,254
12	6,221	4,226	3,480	3,063	2,790	2,595	2,447	2,335	2,241
13	6,315	4,164	3,444	3,037	2,769	2,579	2,434	2,322	2,230
14	6,009	4,126	3,420	3,017	2,752	2,566	2,424	2,311	2,221
15	5,727	4,095	3,397	2,998	2,740	2,555	2,413	2,303	2,212
16	5,926	4,061	3,379	2,986	2,728	2,544	2,393	2,294	2,207
17	5,628	4,034	3,356	2,972	2,716	2,535	2,389	2,289	2,201
18	5,728	4,012	3,344	2,960	2,708	2,527	2,382	2,283	2,195
19	5,609	3,997	3,333	2,950	2,699	2,522	2,376	2,278	2,191
20	5,641	3,980	3,320	2,939	2,692	2,515	2,380	2,274	2,186

Valores críticos para o teste de Kruskal-Wallis, $a = 0{,}025$

n por grupo	2	3	4	5	6	7	8	9	10
21	5,643	3,963	3,306	2,935	2,684	2,508	2,375	2,269	2,183
22	5,624	3,954	3,300	2,927	2,680	2,503	2,371	2,266	2,180
23	5,588	3,935	3,292	2,918	2,673	2,499	2,366	2,262	2,177
24	5,539	3,928	3,281	2,913	2,671	2,494	2,363	2,258	2,174
25	5,482	3,917	3,275	2,908	2,665	2,492	2,359	2,256	2,171
26	5,516	3,902	3,267	2,903	2,661	2,489	2,358	2,253	2,170
27	5,440	3,897	3,261	2,898	2,658	2,486	2,354	2,251	2,166
28	5,448	3,890	3,259	2,893	2,654	2,482	2,352	2,248	2,165
29	5,443	3,881	3,253	2,889	2,652	2,479	2,350	2,248	2,163
30	5,351	3,874	3,247	2,885	2,648	2,477	2,347	2,244	2,160

Valores críticos para o teste de Kruskal-Wallis, $a = 0{,}01$

n por grupo	2	3	4	5	6	7	8	9	10
3	—	12,882	8,773	6,630	5,422	4,685	4,189	3,838	3,558
4	—	10,293	6,502	5,188	4,431	3,940	3,593	3,334	3,131
5	25,000	7,953	5,681	4,644	4,019	3,615	3,322	3,103	2,932
6	14,798	7,025	5,213	4,326	3,802	3,437	3,175	2,975	2,819
7	10,969	6,489	4,931	4,133	3,653	3,321	3,081	2,893	2,746
8	11,905	6,115	4,730	4,006	3,556	3,241	3,013	2,836	2,697
9	10,629	5,894	4,601	3,906	3,483	3,186	2,964	2,792	2,657
10	9,593	5,717	4,489	3,837	3,428	3,137	2,927	2,762	2,627
11	9,427	5,584	4,418	3,780	3,383	3,103	2,894	2,734	2,606
12	8,580	5,477	4,349	3,736	3,345	3,072	2,867	2,714	2,586
13	8,799	5,391	4,292	3,698	3,316	3,051	2,851	2,695	2,571
14	8,055	5,322	4,255	3,667	3,290	3,030	2,833	2,679	2,557
15	8,100	5,261	4,217	3,639	3,273	3,015	2,820	2,668	2,547
16	8,065	5,219	4,190	3,621	3,255	3,000	2,789	2,658	2,537
17	7,977	5,178	4,156	3,595	3,237	2,984	2,785	2,648	2,530
18	7,854	5,136	4,134	3,579	3,225	2,973	2,773	2,639	2,521
19	7,709	5,099	4,116	3,566	3,210	2,966	2,765	2,633	2,516
20	7,746	5,075	4,096	3,552	3,203	2,955	2,771	2,627	2,509
21	7,742	5,058	4,077	3,545	3,189	2,948	2,762	2,620	2,506
22	7,542	5,033	4,068	3,532	3,182	2,939	2,759	2,616	2,499
23	7,496	5,005	4,052	3,520	3,174	2,934	2,753	2,610	2,495
24	7,432	4,991	4,037	3,511	3,168	2,928	2,749	2,607	2,492
25	7,484	4,976	4,027	3,500	3,162	2,923	2,743	2,602	2,488
26	7,387	4,954	4,016	3,497	3,159	2,920	2,741	2,600	2,486
27	7,397	4,944	4,008	3,487	3,148	2,913	2,736	2,595	2,481
28	7,388	4,929	4,002	3,481	3,147	2,908	2,731	2,589	2,480
29	7,263	4,916	3,993	3,473	3,145	2,905	2,728	2,589	2,476
30	7,233	4,905	3,983	3,469	3,137	2,903	2,724	2,585	2,471

Valores críticos para o teste de Kruskal-Wallis, $a = 0{,}005$

n por grupo	2	3	4	5	6	7	8	9	10
3	—	27,000	11,285	8,106	6,591	5,593	4,936	4,459	4,100
4	—	12,000	7,930	6,205	5,218	4,574	4,120	3,794	3,534
5	99,900	10,092	6,813	5,443	4,650	4,135	3,768	3,494	3,277
6	20,643	8,614	6,204	5,031	4,366	3,902	3,575	3,331	3,132

Valores críticos para o teste de Kruskal-Wallis, $\alpha = 0{,}005$

n por grupo	\multicolumn{9}{c}{Número de grupos}								
	2	3	4	5	6	7	8	9	10
7	16,608	7,938	5,818	4,782	4,174	3,754	3,458	3,220	3,043
8	13,836	7,382	5,548	4,611	4,045	3,650	3,368	3,152	2,981
9	13,364	7,022	5,379	4,485	3,946	3,579	3,304	3,095	2,932
10	12,598	6,851	5,215	4,388	3,876	3,518	3,259	3,058	2,896
11	10,942	6,636	5,121	4,317	3,818	3,472	3,218	3,022	2,869
12	11,029	6,505	5,034	4,259	3,772	3,436	3,184	2,997	2,843
13	10,339	6,384	4,956	4,208	3,733	3,408	3,163	2,975	2,824
14	10,186	6,282	4,901	4,166	3,701	3,377	3,139	2,954	2,809
15	9,958	6,195	4,854	4,134	3,676	3,360	3,123	2,941	2,795
16	10,049	6,134	4,819	4,109	3,656	3,346	3,087	2,927	2,781
17	9,719	6,082	4,773	4,078	3,630	3,321	3,078	2,915	2,771
18	9,673	6,016	4,744	4,052	3,617	3,310	3,067	2,905	2,764
19	9,324	5,975	4,721	4,037	3,598	3,296	3,055	2,898	2,757
20	9,443	5,939	4,688	4,018	3,588	3,287	3,063	2,889	2,746
21	9,289	5,919	4,669	4,007	3,572	3,276	3,053	2,879	2,743
22	9,120	5,875	4,655	3,988	3,558	3,265	3,047	2,875	2,734
23	9,116	5,835	4,638	3,976	3,548	3,258	3,038	2,867	2,730
24	9,081	5,820	4,618	3,967	3,543	3,251	3,035	2,862	2,726
25	9,021	5,807	4,604	3,954	3,537	3,245	3,027	2,857	2,722
26	8,944	5,770	4,594	3,944	3,534	3,239	3,023	2,856	2,719
27	8,982	5,764	4,580	3,929	3,517	3,232	3,016	2,849	2,710
28	8,750	5,738	4,569	3,925	3,518	3,227	3,012	2,840	2,711
29	8,868	5,718	4,557	3,912	3,511	3,221	3,009	2,842	2,706
30	8,739	5,704	4,543	3,909	3,505	3,218	3,002	2,838	2,701

apêndice J Estudos de caso[1]

A Desgaste de lentes de contato

Coles et al. [6] abordaram a possibilidade das novas lentes de contato gelatinosas tratadas com uma solução de condicionamento oferecerem um maior grau de conforto ao paciente do que lentes semelhantes sem esse tratamento. Para isso,

Sessenta e um usuários experientes de lentes de contato com características oculares incomuns foram recrutados no banco de dados de indivíduos da Breman Consultants e por anúncio em jornais locais. Para serem elegíveis para participar do estudo, os indivíduos tinham que ter pelo menos 18 anos de idade e estar usando lentes de contato gelatinosas com sucesso por pelo menos um mês antes do estudo. Os míopes com até –12,00 D com menos de 0,75 D de anisometropia foram incluídos.

Os dados de 59 dos indivíduos, 24 homens e 35 mulheres, foram considerados apropriados para análise. A idade média desses indivíduos era de 31,5, com um desvio padrão de 10,2.

Os pacientes foram categorizados como pertencentes a um de dois grupos, aqueles que no começo do estudo responderam com um "sim" à pergunta "Você é capaz de usar suas lentes pelo tempo que desejar?" e aqueles que responderam negativamente à mesma pergunta. Os pacientes nas duas categorias tiveram uma lente condicionada colocada em um olho escolhido aleatoriamente e uma lente não condicionada colocada no outro olho. A ordem de inserção, isto é, lente condicionada primeiro ou lente não condicionada primeiro, também foi aleatória. Os pacientes não puderam saber qual das lentes era condicionada.

As lentes foram inseridas durante uma visita na parte da manhã ao local da pesquisa. Depois da inserção, os indivíduos responderam com qual lente se sentiam mais confortáveis. Aproximadamente oito horas depois, os indivíduos retornaram para uma visita à tarde, quando foram novamente questionados sobre a lente mais confortável. Os pacientes não poderiam indicar "nenhuma diferença", de modo que foram exigidas designações de escolha forçada. Os resultados para essa parte do estudo são dados na Tabela J.1.

---

[1] As descrições de estudos nesta seção foram abreviadas e/ou então simplificadas por motivos de espaço e irrelevância com relação ao material deste livro. O leitor deverá consultar os detalhes na publicação original (referências).

Tabela J.1	Contagens de preferência de lentes.			
	Não		Sim	
	Lente tratada	Lente não tratada	Lente tratada	Lente não tratada
manhã	10	2	23	24
tarde	7	5	26	21

Na tabela, "não" significa não para a pergunta de duração, "sim" significa sim para a pergunta de duração, "lente tratada" significa que o indivíduo escolheu a lente tratada com solução de condicionamento, "lente não tratada" significa que o indivíduo escolheu a lente sem solução de condicionamento, "manhã" significa que a avaliação foi feita durante a visita da manhã, e "tarde" significa que a avaliação foi feita durante a visita da tarde.

Além desses dados, diversas variáveis de saúde ocular foram avaliadas para cada olho em cada visita. Essas medições constituem uma escala contínua.

B Braceletes magnéticos para aliviar a dor da osteoartrite

Harlow et al. [21] realizaram um ensaio clínico para estudar a eficácia de braceletes magnéticos para aliviar a dor associada à osteoartrite do joelho ou do quadril. Para isso, indivíduos foram atribuídos a um de três grupos. O primeiro grupo recebeu braceletes magnéticos de força padrão (tratamento padrão), o segundo, um bracelete magnético enfraquecido (tratamento fraco) e o terceiro um bracelete não magnetizado (fictício ou placebo). Os indivíduos foram impedidos de saber o tipo de bracelete recebido.

O principal resultado foi um escore (contínuo) na escala de dor de membros inferiores da osteoartrite das Universidades de Western Ontario e McMaster (WOMAC A). Escores mais altos nessa escala indicam mais dor do que os escores mais baixos. A avaliação da dor foi feita na linha de base e ao final de 12 semanas de uso.

Os participantes do estudo tinham idades entre 45 e 80 anos, e foram recrutados em cinco consultórios médicos rurais de Mid Devon, Inglaterra. Todos os indivíduos tiveram diagnósticos de osteoartrite no joelho ou no quadril.

As médias e os desvios padrão das idades dos grupos formados aleatoriamente foram os seguintes: grupo de tratamento padrão, $\bar{x} = 66{,}6$, $s = 8{,}4$; grupo de tratamento fraco, $\bar{x} = 66{,}8$, $s = 8{,}3$; grupo fictício ou placebo, $\bar{x} = 66{,}3$, $s = 9{,}1$.

As médias e desvios padrão dos escores de dor WOMAC A na linha de base e ao final de 12 semanas são dados na Tabela J.2. Os tamanhos de amostra para os três grupos são $n_1 = 65$, $n_2 = 64$ e $n_3 = 64$.

Para avaliar a eficácia em impedir que os indivíduos soubessem o tipo de bracelete que usavam, foi pedido a eles ao final do teste que indicassem se acreditavam estar usando um bracelete real ou um fictício. Os resultados são relatados na Tabela J.3.[2]

Tabela J.2	Médias e desvios padrão dos escores de dor WOMAC A na linha de base e ao final de 12 semanas.					
	Padrão		Fraco		Placebo	
Tempo	$\bar{x}_1$	s_1	$\bar{x}_2$	s_2	$\bar{x}_3$	s_3
Linha de base	10,7	2,1	11,0	2,0	10,9	2,1
12 semanas	7,8	3,9	8,8	3,2	9,3	3,2

[2] Dez indivíduos não fizeram o acompanhamento e não aparecem nesta tabela.

Tabela J.3	Respostas de indivíduos quanto à crença de estarem usando braceletes reais ou fictícios.		
Crença	Padrão	Fraco	Placebo
Real	35	24	10
Fictício	5	12	30
Não sabem	22	23	22

Uma resposta correta para os membros do grupo "padrão" seria "real", enquanto para o grupo "placebo" a resposta correta seria "fictício". Como acreditava-se que os ímãs colocados nos braceletes do grupo "fraco" eram muito fracos para ter um valor terapêutico, outra resposta correta para os membros desse grupo seria "fictício".

C Tratamentos para infarto do miocárdio invasivo e não invasivo

Boden et al. [3] designaram aleatoriamente 920 pacientes que recentemente sofreram infarto do miocárdio para tratamento pelo método padrão invasivo ($n = 462$) ou pelo método não invasivo ($n = 458$). Um dos principais resultados foi saber se o paciente continuava vivo nos períodos de tempo especificados após o tratamento. A Tabela J.4 mostra o número de pacientes mortos e vivos no momento da alta do hospital, um mês após o tratamento, um ano após o tratamento e 23 meses após o tratamento.

Tabela J.4 Número de mortes nos grupos de tratamento invasivo e não invasivo para infarto do miocárdio em diversos períodos.				
	Invasivo		Não invasivo	
Período	Morto	Vivo	Morto	Vivo
alta	21	441	6	452
um mês	23	439	9	449
um ano	58	404	36	422
23 meses	80	382	59	399

D Correlação entre volume cerebral e desempenho neurocognitivo em pacientes infectados por HIV

Patel et al. [37] realizaram um estudo cuja intenção era determinar se a função neuropsicológica nas pessoas infectadas com HIV estaria correlacionada à perda de volume cerebral. O desempenho neuropsicológico foi acessado pela aplicação de uma bateria de teste de funcionamento neuropsicológico (NPZ-8), enquanto o volume cerebral foi medido como porcentagem de volume parenquimatoso do cérebro, obtido pela imagem de ressonância magnética (MRI). Os pesquisadores formularam uma hipótese de que existe uma relação entre essas duas medidas antes mesmo que a disfunção clínica visível seja evidente.

A Tabela J.5 mostra medidas do volume parenquimatoso do cérebro (PBV), função neuropsicológica (NPZ-8), *status* de HIV (positivo ou negativo), se o paciente foi diagnosticado ou não como manifestando o estágio do complexo de demência da AIDS (ADC) e o *status* do sistema imunológico (CD4) para os indivíduos envolvidos no estudo. Valores mais baixos de PBV indicam menor volume cerebral, enquanto escores mais baixos de NPZ-8 indicam melhor função neuropsicológica. Um valor

Tabela J.5 Medidas de volume cerebral, função neuropsicológica e *status* do sistema imunológico em 15 indivíduos HIV positivo e 5 indivíduos HIV negativo.

Indivíduo	PBV	NPZ-8	Status de HIV	Estágio de ADC	CD4
1	0,791	12	+	+	16
2	0,782	5	+	+	324
3	0,646	3	+	+	256
4	0,740	5	+	+	563
5	0,804	2	+	+	321
6	0,858	6	+	+	190
7	0,729	8	+	+	818
8	0,803	0	+	−	355
9	0,831	3	+	−	465
10	0,826	0	+	−	519
11	0,786	0	+	−	87
12	0,882	7	+	−	108
13	0,889	3	+	−	190
14	0,917	0	+	−	573
15	0,885	0	+	−	1032
16	0,886	0	−		
17	0,833	0	−		
18	0,851	1	−		
19	0,897	0	−		
20	0,901	0	−		

ADC positivo indica que foi feito um diagnóstico de demência da AIDS. Para pacientes com AIDS, contagens de CD4 mais altas estão associadas ao melhor funcionamento do sistema imunológico.

E Teste de triagem para pancreatite aguda

A pancreatite aguda pode ser difícil de diagnosticar a tempo. Para ajudar nessa tarefa, Kemppainen et al. [25] desenvolveram um teste rápido de triagem por sonda para a pancreatite, baseado na medição imunocromatográfica do trypsinogen-2 urinário.

Para verificar as propriedades do novo método, o teste foi administrado a 500 pacientes consecutivos que reclamaram de dor abdominal aguda que chegaram aos departamentos de emergência de dois hospitais. Cada paciente foi subsequentemente avaliado por métodos padrão para determinar se sofria de pancreatite aguda.

Dos 53 pacientes diagnosticados com pancreatite aguda, 50 testaram positivo no novo teste, enquanto 3 testaram negativo. Dos 447 pacientes não diagnosticados com pancreatite aguda, 21 testaram positivo, enquanto 426 testaram negativo.

F Reinfecção como causa de tuberculose recorrente

Há muito tempo supomos que a tuberculose recorrente é normalmente causada pela reativação da infecção endógena em vez de uma nova infecção exógena. Para testar a validade dessa hipótese, van Rie et al. [48] realizaram análise de DNA em pares de isolados de *Mycobacterium tuberculosis* de 16 pacientes que tiveram uma reincidência de tuberculose pulmonar após o tratamento curativo da tuberculose pós-primária. Os pacientes moravam em áreas da África do Sul em que a tuberculose é endêmica.

A análise de DNA mostrou que, para 12 dos 16 pacientes, a reinfecção estava relacionada a um agente causador diferente em vez de à recorrência do agente causador original. Os pesquisadores concluíram que "a reinfecção exógena parece ser uma das principais causas de tuberculose pós-primária após uma cura anterior em uma área com alta incidência dessa doença".

G Esclerose múltipla em gêmeos

O papel relativo dos fatores ambientais e genéticos na determinação da suscetibilidade à esclerose múltipla não foi claramente determinado. Para auxiliar nessa tarefa, Ebers et al. [11] pesquisaram os registros de 5.463 pacientes que frequentavam 10 clínicas de esclerose múltipla no Canadá. Foi descoberto que 70 desses pacientes tinham um gêmeo (27 eram monozigóticos[3] e 43 eram dizigóticos[4]). Além disso, 4.582 pacientes foram estudados e não tinham um gêmeo, mas tinham um irmão ou uma irmã. Descobriu-se que sete dos gêmeos monozigóticos tinham um gêmeo portador da doença, enquanto um dos 43 gêmeos dizigóticos tinha um gêmeo portador da doença. Dos 4.582 pacientes não gêmeos, 87 tinham um irmão ou uma irmã portadores da doença. (Suporemos que os pacientes não gêmeos tinham apenas um único irmão.)

H Comparação entre dois tratamentos contra cistinose nefropática

Smolin et al. [43] compararam a eficácia de duas drogas, cisteamina (MEA) e fosfocisteamina (MEAP), para o tratamento de crianças com cistinose nefropática. A MEA atualmente é usada para o tratamento dessa doença, mas a MEAP tem a vantagem de gosto e cheiro melhores e, portanto, pode ser mais agradável para as crianças. Um resultado primário do estudo foi determinar se existe uma diferença entre a capacidade das duas drogas de reduzir o conteúdo de cistina leucocitária.

O estudo foi realizado por meio da administração das duas drogas a seis crianças. Os autores relatam que "a diminuição percentual no conteúdo da cistina leucocitária obtida por meio da administração de MEA (61,9%) não foi significativamente diferente da diminuição observada quando a MEAP foi administrada (65,3%)". Eles concluem que "MEA e MEAP parecem ser igualmente eficazes em suas propriedades de esgotamento de cistina".

I Comparação entre dois tratamentos contra infarto agudo do miocárdio

A dissolução rápida dos trombos arterial-coronários (obstrução) é desejável no tratamento de pacientes que experimentam um infarto agudo do miocárdio. Os investigadores da Continuous Infusion *versus* Double-Bolus Administration of Alteplase (COBALT) [46] compararam as taxas de mortalidade associadas aos dois métodos de dissolução de trombos. O primeiro método, a infusão

---

3 De um único óvulo fertilizado.

4 De dois óvulos diferentes.

acelerada (AI), requer cerca de 90 minutos, enquanto o método da pílula dupla (D-B) requer um período ainda mais curto.

O estudo foi realizado pela designação aleatória de 7.169 pacientes aos dois tratamentos, sendo o grupo D-B composto por 3.685 pacientes e o grupo AI composto por 3.684 pacientes. O resultado de interesse foi a morte por qualquer causa durante o período de 30 dias após o tratamento. A finalidade do estudo foi determinar se D-B e AI poderiam ser considerados terapeuticamente equivalentes no que se refere à morte após o tratamento. Mais precisamente, os pesquisadores considerariam D-B pelo menos tão bom quanto AI se a proporção de mortes associadas ao tratamento D-B excedesse a proporção sob tratamento AI em menos de 0,004. A proporção de mortes no grupo D-B foi de 0,0798, enquanto a proporção no grupo AI foi 0,0753.

J Tratamento oral *versus* intravenoso contra febre em pacientes com câncer

A terapia padrão para o tratamento de febre em pacientes com câncer com granulocitopenia (baixa contagem de células brancas no sangue) envolve agentes antimicrobianos administrados de forma intravenosa. Se a terapia administrada oralmente pudesse ser comprovadamente tão eficaz quanto a terapia aplicada de forma intravenosa, melhorias marcantes na qualidade de vida e nos custos da terapia poderiam ser alcançadas.

Para determinar se essa equivalência pode ser estabelecida, Kern et al. [26] realizaram um estudo em que os pacientes com câncer que sofrem de febre e granulocitopenia receberam aleatoriamente tratamentos orais e intravenosos. Todos os pacientes foram hospitalizados e os tratamentos prescritos foram administrados. Um tratamento foi considerado bem-sucedido para determinado paciente se os seguintes objetivos foram alcançados sem uma mudança no regime de tratamento "... a temperatura estava normal por pelo menos três dias consecutivos (ou dois dias para pacientes com febre inesperada e rápida recuperação da granulocitopenia), os sintomas e sinais de infecção em locais identificáveis de infecção desapareceram, o patógeno primário foi erradicado e a infecção documentada primária não se repetiu dentro de uma semana após o final do tratamento".

Os resultados mostraram que 138 dos 161 pacientes que receberam terapia oral e 127 dos 151 pacientes que receberam terapia intravenosa foram considerados um sucesso. Os pesquisadores decidiram que a equivalência seria declarada se a diferença absoluta entre as proporções de sucessos atribuídas aos dois regimes de tratamento fosse 0,10 ou menos.

K Educação em segurança na fazenda

A agricultura é uma das ocupações mais perigosas nos Estados Unidos. Somente as capotagens de trator são responsáveis por aproximadamente 132 mortes por ano. Além disso, cerca de 500 trabalhadores da agricultura sofrem diariamente ferimentos que causam mutilação. Infelizmente, em média 104 adolescentes com 19 anos de idade ou menos são mortos anualmente em acidentes em fazendas.

Liller et al. [32] realizaram um esforço em grande escala para educar os jovens com relação aos perigos e questões de segurança relacionados à agricultura. Como parte desse esforço, desenvolveu-se um currículo voltado para a segurança em fazendas. Com a ajuda do sistema educacional local, cinco escolas localizadas em áreas principalmente rurais do município foram escolhidas para o estudo. Por um período estendido, as lições de segurança na fazenda foram apresentadas a todos os alunos do quinto ano nas cinco escolas. Os alunos receberam um teste desenvolvido especialmente, antes e depois da apresentação das lições. Todos os testes foram avaliados e a nota média antes e depois do teste *para cada escola* foi registrada. Essas notas médias aparecem na Tabela J.6.

Tabela J.6 Notas médias pré e pós-teste em um teste de segurança em fazendas de cinco escolas participantes em um estudo de segurança em fazendas.

Escola	Média pré-teste	Média pós-teste
1	5,93	8,68
2	5,65	7,83
3	6,84	8,09
4	5,68	7,78
5	6,05	8,03

L Avaliação do impacto da enfermagem na escola

Perrin, Goad e Williams [38] avaliaram o impacto econômico de empregar enfermeiras locais em escolas de ensino médio em um grande sistema escolar da região Sudeste. As enfermeiras foram autorizadas a tratar do corpo docente e dos alunos. Como parte de sua avaliação, elas examinaram a relação entre a idade dos funcionários que sofriam algum acidente no emprego e a gravidade do acidente sofrido. Os dados coletados em relação a isso são fornecidos pela Tabela J.7.

Acidentes leves foram definidos como acidentes que não exigiram tratamento, acidentes moderados foram aqueles que exigiram tratamento, mas não exigiram hospitalização, e acidentes graves foram aqueles que exigiram hospitalização.

Tabela J.7 Gravidade dos acidentes sofridos por funcionários da escola classificados por idade.

Idade	Acidentes leves	Acidentes moderados	Acidentes graves
< 30	255	57	14
30 – 39	332	105	44
40 – 49	533	201	46
50+	561	205	66

M Tratamento contra distúrbios do sono em alpinistas

Uma reclamação comum entre os alpinistas é sua incapacidade de dormir o suficiente ao alcançarem altitudes de moderada a alta. A falta de sono pode ser tratada com certas classes de medicamentos, mas existem questões quanto a se os medicamentos podem interferir na respiração — uma consideração importante em tais altitudes.

Röggla, Moser e Röggla [40] realizaram um estudo projetado para avaliar o efeito do temazepam sobre os níveis de oxigênio e dióxido de carbono de alpinistas em altitudes de 171 e 300 metros. Os níveis de oxigênio e dióxido de carbono de sete alpinistas foram avaliados antes e uma hora após a administração do medicamento. Os resultados obtidos antes e depois da ingestão do medicamento a 300 metros aparecem na Tabela J.8.

Tabela J.8 Níveis de oxigênio e dióxido de carbono de sete alpinistas antes e depois da ingestão da medicação para o sono.

Indivíduo	Oxigênio		Dióxido de carbono	
	Antes	Depois	Antes	Depois
1	9,3	8,6	4,3	4,4
2	8,6	8,4	4,4	4,7
3	8,9	8,2	4,4	4,7
4	9,1	8,3	4,0	4,3
5	8,5	8,1	4,1	4,4
6	9,1	8,1	4,4	4,7
7	9,4	8,4	4,0	4,8

N Fatores de risco relacionados a adolescentes do sexo masculino abusados sexualmente

Uma grande proporção de adolescentes do sexo masculino abusados sexualmente se transforma em abusadora, enquanto uma proporção considerável não. Skuse et al. [42] investigaram os fatores de risco associados ao comportamento agressivo por parte de garotos adolescentes abusados. Em seu estudo, eles identificaram 25 garotos adolescentes abusados sexualmente com idades entre 11 anos e 15 anos e 11 meses, 11 dos quais abusaram de outros garotos e 14 dos quais não o fizeram. Os fatores de risco investigados incluíram: sofrer violência intrafamiliar, testemunhar violência intrafamiliar, sofrer rejeição por parte da família, ter uma identificação fraca com uma figura paterna e outros.

Os resultados parciais desse estudo aparecem na Tabela J.9.

A primeira coluna dessa tabela mostra o fator de risco em potencial, enquanto a segunda e a terceira colunas mostram o número de indivíduos nos dois grupos que experimentaram esse fator em particular.

Tabela J.9 Fatores de risco para abuso sexual por adolescentes do sexo masculino abusados sexualmente.

Fator de risco	Apenas abusado ($n = 14$)	Abusado e abusador ($n = 11$)
Sofreu violência intrafamiliar	5	10
Testemunhou violência intrafamiliar	5	9
Rejeitado pela família	8	10
Rejeitado por colegas	3	5

O Como fazer uma conferência

Em um artigo intitulado "Como fazer uma conferência: estatísticas para o não estatístico. I: Diferentes tipos de dados precisam de diferentes testes estatísticos", Greenhalgh [19] oferece diretrizes (ou conselhos) a pesquisadores médicos sobre o uso de procedimentos estatísticos. Diversos pontos sobre esse artigo merecem ser observados.[5]

---

5 As caracterizações feitas aqui servem para ajudá-lo a entender as questões estatísticas, e não para avaliar esse artigo. A utilidade dos comentários feitos nesse artigo deve ser avaliada apenas após a leitura do artigo em sua totalidade.

1. O autor oferece exemplos de diversas escalas de medida e observa que "números normalmente são usados para rotular as propriedades das coisas". Como um exemplo, números podem ser atribuídos para representar altura e peso. Diferentemente, números também poderiam ser usados para rotular a propriedade "cidade de origem", onde 1 = Londres, 2 = Manchester, 3 = Birmingham, e assim por diante. Finalmente, números poderiam ser atribuídos para representar "tendência para x", onde 1 = nenhuma, 2 = pouca e 3 = muita.

2. O autor afirma que "em geral, os testes paramétricos são mais poderosos do que aqueles não paramétricos, e por isso devem ser usados se possível".

3. O autor afirma que "testes não paramétricos examinam a ordem dos valores (qual é o menor, qual vem em seguida e assim por diante) e ignoram as diferenças absolutas entre eles. Como você poderia imaginar, o significado estatístico é mais difícil de mostrar com testes não paramétricos...".

4. Depois de discutir a curva normal, o autor observa que algumas variáveis biológicas como o peso corporal mostram uma distribuição de "assimetria normal".

5. O autor afirma que "usar testes com base na distribuição normal para analisar os dados distribuídos anormalmente, porém, é definitivamente uma fraude".

6. O autor descreve o teste de Kruskal-Wallis como, "efetivamente, uma generalização do teste t emparelhado ou do teste dos pares combinados de Wilcoxon, em que três ou mais conjuntos de observações são feitos em uma única amostra".

7. Uma situação de exemplo em que o teste de Kruskal-Wallis poderia ser usado é dada como "determinar se o nível de glicose no plasma é mais alto uma hora, duas horas ou três horas após uma refeição".

8. O autor indica que a correlação dos postos de Spearman "avalia a força da associação em linha reta entre duas variáveis contínuas".

9. Embora discuta amplamente a hipótese de normalidade, o autor não trata de questões como homocedasticidade e independência.

P Monitoração da glicose sanguínea

Evans et al. [12] realizaram um estudo cuja finalidade era, em parte, investigar padrões de automonitoração da concentração de glicose sanguínea nos pacientes diabéticos de tipos I e II. No decorrer desse estudo, os autores construíram um banco de dados que representava a população de pacientes diabéticos em Tayside, na Escócia. Entre outras variáveis, o banco de dados mostrou números de pacientes diabéticos divididos por tipo de diabete (Tipo I ou Tipo II), idade e sexo. As categorizações de pacientes aparecem na Tabela J.10.

Tabela J.10 Pacientes diabéticos em Tayside, na Escócia, divididos por tipo de diabete, sexo e idade.

Idade	Tipo I		Tipo II	
	Homens	Mulheres	Homens	Mulheres
0 – 14	29	42	0	0
15 – 24	70	65	0	0
25 – 44	252	157	22	16
45 – 65	90	74	163	152
> 65	10	18	195	242
Σ	451	356	380	410

apêndice K

Respostas dos exercícios

Capítulo um

1.1 (a) A organização e o resumo de dados e (b) a elaboração de inferência sobre populações com base nas amostras.

1.3 Os dados se referem aos registros de medições feitas com base em características.

A. As respostas a seguir se referem ao "Estudo de caso A".

1.5 A amostra consiste em 24 participantes homens e 35 participantes mulheres no estudo. Essa amostra é mais bem caracterizada como uma população comum. Podemos caracterizar as contagens de preferências de lentes na Tabela J.1 como uma amostra de uma população estatística.

1.7 A população comum provavelmente consiste em homens e mulheres que possuem pelo menos 18 anos de idade, que não possuem características oculares incomuns e que têm usado lentes de contato gelatinosas com sucesso por pelo menos um mês. Os míopes com até −12,00 D e com menos de 0,75 D de anisometropia também estão presentes. As contagens de preferências de lente podem ser usadas para estimar a preferência da lente na população estatística.

1.9 Não. A população estatística não estava disponível para estudo, de modo que nenhum parâmetro pode ser obtido.

B. As respostas a seguir se referem ao "Estudo de caso B".

1.11 A amostra consiste em 65 + 64 + 64 = 193 indivíduos que participaram do estudo. Como essa amostra caracteriza-se por pessoas em vez de características, ela é considerada uma população comum. Também temos três amostras que consistem em valores de intensidade de dor. Essas amostras pertencem a uma população estatística.

1.13 A população comum provavelmente consiste em pessoas com idades entre 45 e 80 anos que sofrem de osteoartrite de quadril ou joelho e que vão ao médico na área de Mid Devon, na Inglaterra. A população estatística consiste na dor cuja intensidade pode ser descrita como um valor na escala de dor do membro inferior da osteoartrite das Universidades de Western Ontario e McMaster. A média e o desvio padrão dessa população estatística provavelmente estão em torno de 67 e 8 ou 9, respectivamente.

1.15 Nenhum parâmetro é fornecido, pois a população estatística não estava disponível para estudo.

F. A resposta a seguir se refere ao "Estudo de caso F".

1.17 Provavelmente não. Esses indivíduos viviam em áreas da África do Sul em que a tuberculose é endêmica com alta incidência. Não podemos supor que o mecanismo para reinfecção encontrado em uma área de alta incidência é o mesmo daquele encontrado em uma área de baixa incidência.

Capítulo dois

2.1 (a) Ordinal. Podemos determinar se uma enfermeira tem mais tempo de serviço do que outra, mas não podemos dizer o quanto mais (ou menos).

(b) A *variável* de dias de licença é contínua, pois os dias podem ser fracionados em qualquer nível, por exemplo, 2,313 etc. Porém, os *dados* indicados aqui poderiam ser considerados discretos, pois somente medições de dias inteiros foram registradas. A classificação dos dados como contínuos ou discretos às vezes é um tanto arbitrária.

(c) i. 1, 8, 5

ii. $2 + 9 + 1 + 0 + 5 + 4 + 6 + 7 + 8 + 8 = 50$

iii. $6 + 3 + 7 + 8 + 9 + 2 + 8 + 9 + 6 + 8 + 5 = 71$

iv. Aqui, somos instruídos a somar todos os escores. Mas já somamos os 10 primeiros em 1(c)ii e o restante em 1(c)iii, de modo que a soma é $50 + 71 = 121$.

v. Aqui, somos instruídos a somar *todos* os valores ao *quadrado*. Ou seja, temos que calcular $2^2 + 9^2 + \ldots + 8^2 + 5^2 = 853$.

(d) Pelas regras de somatório na página 11, sabemos que

$$\sum_{i=1}^{n}(x_i + c) = \sum_{i=1}^{n} x_i + nc$$

de modo que, para esse problema,

$$\sum_{i=1}^{n}(x_i + 2) = \sum_{i=1}^{n} x_i + (21)(2) = \sum_{i=1}^{n} x_i + 42$$

(e)

Dias de licença	Frequência	Frequência cumulativa	Frequência relativa	Frequência relativa-cumulativa
9	3	21	0,143	1,000
8	5	18	0,238	0,857
7	2	13	0,095	0,619
6	3	11	0,143	0,524
5	2	8	0,095	0,381
4	1	6	0,048	0,286
3	1	5	0,048	0,238
2	2	4	0,095	0,190
1	1	2	0,048	0,095
0	1	1	0,048	0,048

(f) Os três gráficos aparecem na Figura K.1. Observe que rotulamos o eixo x com valores de dados em vez de limites reais superior e inferior dos intervalos de valor de dados, como fizemos com as figuras 2.2, 2.3 e 2.4. Isso é prática comum com os dados desagrupados, mas também seria correto usar rótulos reais de limite superior e inferior.

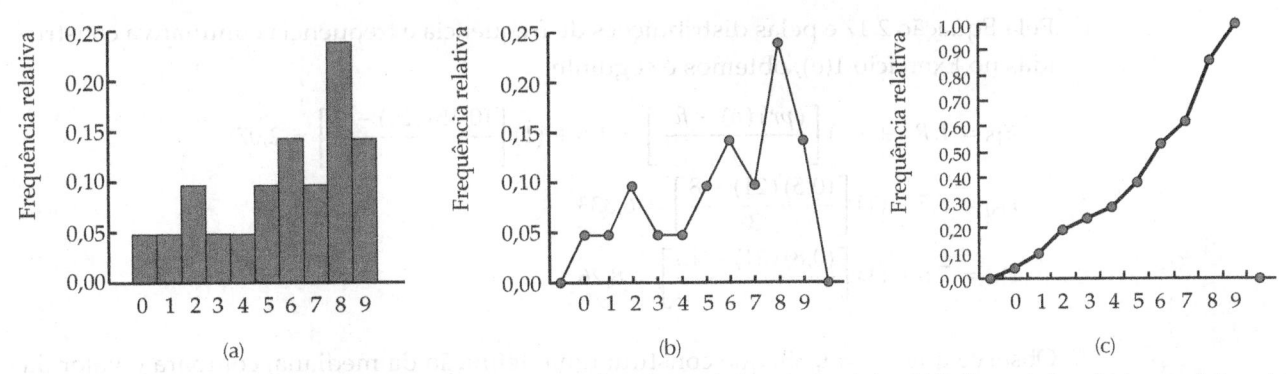

Figura K.1 Figuras para o Exercício 2.1(f): (a) Frequência relativa. (b) Polígono da frequência relativa. (c) Polígono de frequência cumulativa-relativa.

(g) i. Pela Equação 2.1, obtemos

$$\bar{x} = \frac{\sum x}{n} = \frac{121}{21} = 5{,}762.$$

Colocando os dias de licença na ordem do menor ao maior e aplicando a Equação 2.3, obtemos

$$\text{Mediana } (n \text{ ímpar}) = x_{\frac{n+1}{2}} = x_{\frac{21+1}{2}} = x_{11} = 6.$$

Pela discussão na página 27 e pela observação da distribuição de frequência no Exercício 1(e), notamos que 8 é a observação que mais ocorre e, portanto, é a moda.

ii. Pelas equações 2.12 e 2.16,

$$s^2 = \frac{\sum x^2 - \frac{(\sum x)^2}{n}}{n-1} = \frac{853 - \frac{(121)^2}{21}}{21-1} = 7{,}790$$

e

$$s = \sqrt{\frac{\sum x^2 - \frac{(\sum x)^2}{n}}{n-1}} = \sqrt{\frac{853 - \frac{(121)^2}{21}}{21-1}} = 2{,}791.$$

iii. Pelas equações 2.6 e 2.7,

$$\text{Amplitude (exclusiva)} = x_L - x_S = 9 - 0 = 9$$

e

$$\text{Amplitude (inclusiva)} = LRS_L - LRI_S = 9{,}5 - (-0{,}5) = 10.$$

iv. Os escores z dados a seguir foram gerados por meio da Equação 2.23 usando $\bar{x} = 5{,}762$ e $s = 2{,}791$. Por exemplo, a enfermeira 1 teve 2 dias de licença médica, de modo que o escore z associado é

$$z = \frac{x - \bar{x}}{s} = \frac{2{,}0 - 5{,}762}{2{,}791} = -1{,}348.$$

Número da enfermeira	z	Número da enfermeira	z	Número da enfermeira	z
1	−1,348	8	0,444	15	1,160
2	1,160	9	0,802	16	−1,348
3	−1,706	10	0,802	17	0,802
4	−2,064	11	0,085	18	1,160
5	−0,273	12	−0,990	19	0,085
6	−0,631	13	0,444	20	0,802
7	0,085	14	0,802	21	−0,273

v. Pela Equação 2.17 e pelas distribuições de frequência e frequência cumulativa construídas no Exercício 1(e), obtemos o seguinte:

$$P_{15} = LRI + (w)\left[\frac{(pr)(n) - fc}{f}\right] = 1,5 + (1)\left[\frac{(0,15)(21) - 2}{2}\right] = 2,075$$

$$P_{50} = 5,5 + (1)\left[\frac{(0,5)(21) - 8}{3}\right] = 6,333$$

$$P_{80} = 7,5 + (1)\left[\frac{(0,8)(21) - 13}{5}\right] = 8,26$$

Observe que $P_{50} = 6,33$, que constitui uma definição da mediana, compara o valor da mediana de 6 obtido pelo método mais bruto, porém mais utilizado, empregado no Exercício 2.1(g)i.

vi. Pela discussão na página 36, sabemos que a posição do percentil dependerá de nossa definição de posto percentil relacionado aos três escores. Assim, poderíamos usar as equações 2.20, 2.21 ou 2.22 para o cálculo. Usaremos a Equação 2.21, mas o uso de uma das outras duas também seria correto.

$$PR_2 = 100\left[\frac{(0,5)(f) + fc}{n}\right] = 100\left[\frac{(0,5)(2) + 2}{21}\right] = 14,286 \text{ ou } 14$$

$$PR_5 = 100\left[\frac{(0,5)(2) + 6}{21}\right] = 33,333 \text{ ou } 33$$

$$PR_8 = 100\left[\frac{(0,5)(5) + 13}{21}\right] = 73,810 \text{ ou } 74$$

vii. Pelas equações 2.25 e 2.26,

$$\text{Assimetria} = \frac{\sum z^3}{n} = \frac{-12,480}{21} = -0,594$$

e

$$\text{Curtose} = \frac{\sum z^4}{n} = \frac{41,931}{21} = 1,997.$$

A. As respostas a seguir se referem ao "Estudo de caso A".

2.3 Sim, manhã/tarde, sim/não, tratado/não tratado. Essas são variáveis de nível nominal.

2.5 Como a idade média pertence à amostra de indivíduos usados no estudo, o símbolo apropriado seria $\bar{x}$. Usaríamos s para representar o desvio padrão da amostra (idade).

2.7 Pela Equação 2.23,

$$z = \frac{x - \bar{x}}{s}$$

de modo que os escores z para os indivíduos com idade de 18 e 75 anos seriam

$$z_{18} = \frac{18,0 - 31,5}{10,2} = -1,32$$

e

$$z_{75} = \frac{75,0 - 31,5}{10,2} = 4,26.$$

D. As respostas a seguir se referem ao "Estudo de caso D".

2.9 Veja a Figura K.2.

2.11 Pela Equação 2.1,

$$\bar{x} = \frac{\sum x}{n} = \frac{16,537}{20} = 0,827.$$

Pela Equação 2.4,

$$\text{Mediana } (n \text{ par}) = \frac{x_{\frac{n}{2}} + x_{\frac{n}{2}+1}}{2} = \frac{x_{10} + x_{11}}{2} = \frac{0,831 + 0,833}{2} = 0,832$$

ou, pelo método demonstrado na página 26, notamos que qualquer ponto entre 0,8315 e 0,8325 satisfaz a definição da mediana, de modo que tomamos o ponto central desse intervalo, ou 0,832, como mediana.

Como todos os escores ocorrem com frequência um, não existe moda.

2.13 Ao notarmos que o primeiro, o segundo e o terceiro quartis são, respectivamente, P_{25}, P_{50} e P_{75} (veja a página 36), calculamos cada um desses valores.

Como $(0,25)(20) = 5$, P_{25} é o ponto na escala abaixo do qual caem 5 observações. Como zero observações caem abaixo de $-0,5$ e nove caem abaixo de 0,5, o ponto abaixo do qual 5 observações caem deverá estar no intervalo $-0,5$ a 0,5 (ou seja, os limites reais inferior e superior do intervalo zero). O uso dessa informação juntamente com a Equação 2.17, que declara

$$P_p = LRI + (w)\left[\frac{(pr)(n) - fc}{f}\right]$$

resulta em

$$P_{25} = -0,5 + (1)\left[\frac{(0,25)(20) - 0}{9}\right] = 0,056.$$

Como $(0,5)(20) = 10$ e 10 observações caem abaixo do limite real superior de 1,5, $P_{50} = 1,5$. Ao notarmos que $(0,75)(20) = 15$, que 14 observações caem abaixo do limite real superior de 4,5 e 16 caem abaixo de 5,5, empregamos a Equação 2.17 como a seguir.

$$P_{75} = 4,5 + (1)\left[\frac{(0,75)(20) - 14}{2}\right] = 5$$

2.15 Usando a média e o desvio padrão calculados em 2.10 e 2.12 e a Equação 2.23, que declara que

$$z = \frac{x - \bar{x}}{s}$$

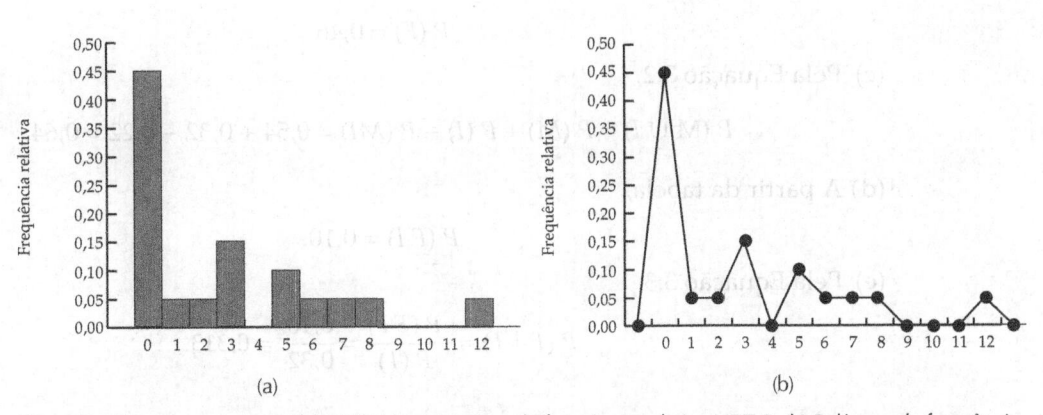

Figura K.2 Figuras para o Exercício 2.9: (a) Histograma da frequência relativa NPZ-8. (b) Polígono de frequência.

calculamos

$$z_0 = \frac{0 - 2{,}75}{3{,}432} = -0{,}801$$

$$z_1 = \frac{1 - 2{,}75}{3{,}432} = -0{,}510$$

$$z_2 = \frac{2 - 2{,}75}{3{,}432} = -0{,}219$$

$$z_3 = \frac{3 - 2{,}75}{3{,}432} = 0{,}073$$

$$z_5 = \frac{5 - 2{,}75}{3{,}432} = 0{,}656$$

$$z_6 = \frac{6 - 2{,}75}{3{,}432} = 0{,}947$$

$$z_7 = \frac{7 - 2{,}75}{3{,}432} = 1{,}238$$

$$z_8 = \frac{8 - 2{,}75}{3{,}432} = 1{,}530$$

$$z_{12} = \frac{12 - 2{,}75}{3{,}432} = 2{,}695$$

Usando a Equação 2.25 e levando em conta a frequência associada a cada valor z, obtemos

$$\text{Assimetria} = \frac{\sum z^3}{n}$$

$$= \frac{(9)(-0{,}801^3) + (-0{,}510^3) + (-0{,}219^3) + (3)(0{,}073^3) + (2)(0{,}656^3) + (0{,}947^3) + (1{,}238^3) + (1{,}530^3) + (2{,}695^3)}{20}$$

$$= 1{,}085$$

Isso mostra assimetria positiva, que foi a conclusão a que chegamos por inspeção em 2.14.

O. A resposta a seguir se refere ao "Estudo de caso O".

2.17 Altura e peso são mais bem caracterizados como medições do nível de razão, cidade de origem como nominal e gosto por x como ordinal.

Capítulo três

3.1 (a) Pela Equação 3.3,

$$P(\overline{I} \mid F) = \frac{P(\overline{I}F)}{P(F)} = \frac{0{,}36}{0{,}46} = 0{,}783.$$

(b) A partir da tabela,

$$P(F) = 0{,}46.$$

(c) Pela Equação 3.2,

$$P(M \cup I) = P(M) + P(I) - P(MI) = 0{,}54 + 0{,}32 - 0{,}22 = 0{,}64.$$

(d) A partir da tabela,

$$P(F I) = 0{,}10.$$

(e) Pela Equação 3.3,

$$P(F \mid I) = \frac{P(FI)}{P(I)} = \frac{0{,}10}{0{,}32} = 0{,}313.$$

(f) Pela Equação 3.2,

$$P(M \cup F) = P(M) + P(F) - P(MF) = 0{,}54 + 0{,}46 - 0{,}00 = 1{,}0.$$

(Você precisa ser um ou outro, certo?)

3.3 Pela informação dada, sabemos que $P(F) = 0{,}50$, $P(T) = 0{,}20$ e $P(FT) = 0{,}10$, onde F indica feminino e T representa apoiador do aumento de imposto. Notamos que $P(F)(T) = (0{,}50)(0{,}20) = 0{,}10$, que é igual a $P(FT)$, de modo que, por 3.5, gênero e apoio para aumento são independentes.

Também poderíamos ter aplicado a Equação 3.4 notando que $P(T \mid F) = \frac{P(TF)}{P(F)} = \frac{0{,}10}{0{,}50} = 0{,}20$, que é igual a $P(T) = 0{,}20$. Teríamos chegado à mesma conclusão se tivéssemos escolhido comparar $P(F \mid T)$ com $P(F)$?

3.5 A tabela de probabilidade é a seguinte:

	B	$\overline{B}$	
A	0,624	0,176	**0,800**
$\overline{A}$	0,096	0,104	**0,200**
	0,720	**0,280**	

Começamos pelo preenchimento dos valores marginais. Sabemos que $P(\overline{A}) = 0{,}20$, de modo que $P(A) = 1 - P(\overline{A}) = 1 - 0{,}20 = 0{,}80$. De modo semelhante, $P(B) = 0{,}72$ de modo que $P(\overline{B}) = 1 - 0{,}72 = 0{,}28$. Agora, voltamos a atenção para as probabilidades conjuntas. Como sabemos que $P(\overline{B} \mid A) = \frac{P(A\overline{B})}{P(A)}$, podemos multiplicar os dois lados por $P(A)$ para obter

$$P(\overline{B} \mid A) P(A) = P(A\overline{B})$$

que é a probabilidade conjunta de que precisamos. Assim, calculamos $P(A\overline{B}) = (0{,}22)(0{,}80) = 0{,}176$. Agora podemos usar os valores marginais para preencher as outras probabilidades conjuntas.

$$P(AB) = P(A) - P(A\overline{B}) = 0{,}800 - 0{,}176 = 0{,}624$$
$$P(\overline{A}B) = P(B) - P(AB) = 0{,}720 - 0{,}624 = 0{,}096$$
$$P(\overline{A}\overline{B}) = P(\overline{B}) - P(A\overline{B}) = 0{,}280 - 0{,}176 = 0{,}104$$

3.7 (a) Pela Equação 3.6,

$$\text{Sensibilidade} = P(+ \mid D) = \frac{0{,}065}{0{,}070} = 0{,}929$$

(b) Pela Equação 3.7,

$$\text{Especificidade} = P(- \mid \overline{D}) = \frac{0{,}92}{0{,}93} = 0{,}989$$

(c) Pela Equação 3.8,

$$VPP = P(D \mid +) = \frac{0{,}065}{0{,}075} = 0{,}867$$

(d) Pela Equação 3.9,

$$VPN = P(\overline{D} \mid -) = \frac{0{,}920}{0{,}925} = 0{,}995$$

3.9 Considere que U represente uma pessoa com menos de 40 anos, $\overline{U}$, uma pessoa com 40 anos ou mais e M uma pessoa que dá suporte à inoculação. Então, pela informação dada, temos $P(U) = 0{,}40$, $P(S|U) = 0{,}72$ e $P(S|\overline{U}) = 0{,}52$. Temos que determinar $P(U|M)$.

Poderíamos prosseguir como no Exercício 3.5, mas um método mais direto é aplicar a regra de Bayes como expressa pela Equação 3.13, que declara

$$P(B|A) = \frac{P(A|B)P(B)}{P(A|B)P(B) + P(A|\overline{B})P(\overline{B})}$$

Nesse caso, isso se torna

$$P(U|M) = \frac{P(M|U)P(U)}{P(M|U)P(U) + P(M|\overline{U})P(\overline{U})} = \frac{(0{,}72)(0{,}40)}{(0{,}72)(0{,}40) + (0{,}52)(0{,}60)} = 0{,}48$$

3.11 (a) Temos que achar a área entre um ponto na curva (98) e a média (80), de modo que precisamos apenas determinar o escores Z para o ponto e interpretar a área associada a partir do Apêndice A. Assim, pela Equação 2.24,

$$Z = \frac{x - \mu}{\sigma} = \frac{98 - 80}{12} = 1{,}5.$$

Pela coluna dois do Apêndice A, descobrimos que a área é 0,4332.

(b) Essa área está na cauda inferior da curva, de modo que precisamos apenas determinar o escore Z para 74 e interpretar a área associada a partir da coluna três da tabela.

$$Z = \frac{74 - 80}{12} = -0{,}5.$$

Pela coluna três do Apêndice A, descobrimos que a área é 0,3085.

(c) Essa é a área abaixo de um ponto que está acima da média da distribuição. Determinaremos a área entre 80 e 82 e somaremos o resultado a 0,5, que é a área abaixo da média da distribuição.

$$Z = \frac{82 - 80}{12} = 0{,}17.$$

Pela coluna dois, obtemos 0,0675, de modo que a área abaixo de 82 é $0{,}5000 + 0{,}0675 = 0{,}5675$.

(d) A área está entre dois pontos, um dos quais está acima e o outro abaixo da média da distribuição. Determinaremos a área associada a cada um e somaremos as duas para determinar a área total entre os dois pontos.

$Z = \frac{94-80}{12} = 1{,}17$, que tem uma área associada de 0,3790.

$Z = \frac{72-80}{12} = -0{,}67$, que tem uma área associada de 0,2486.

A área total entre os dois pontos é, portanto, $0{,}3790 + 0{,}2486 = 0{,}6276$.

(e) Essa é a área entre dois pontos, sendo que ambos estão abaixo da média da distribuição. A estratégia consiste em determinar as áreas associadas a cada um dos dois pontos e subtrair a área menor da maior para calcular a área entre os dois pontos.

$Z = \frac{60-80}{12} = -1{,}67$, que tem uma área associada de 0,4525.

$Z = \frac{56-80}{12} = -2{,}00$, que tem uma área associada de 0,4772.

A área entre os dois pontos é, então, $0{,}4772 - 0{,}4525 = 0{,}0247$.

(f) Essa é a área acima de um ponto que está acima da média da distribuição. Assim, é uma área na cauda direita da distribuição.

$Z = \frac{104-80}{12} = 2{,}00$, que tem uma área associada na coluna três de 0,0228.

(g) Essa é a área abaixo de um ponto que está abaixo da média da distribuição. Assim, é uma área na cauda esquerda da distribuição.

$Z = \frac{54-80}{12} = -2,17$, que tem uma área associada na coluna três de 0,0150.

(h) Essa é a área entre dois pontos, ambos acima da média da distribuição. A estratégia consiste em determinar as áreas associadas a cada um dos dois pontos e subtrair a área menor da maior para calcular a área entre os dois pontos.

$Z = \frac{82-80}{12} = 0,17$, que tem uma área associada de 0,0675.

$Z = \frac{94-80}{12} = 1,17$, que tem uma área associada de 0,3790.

A área entre os dois pontos é, então, $0,3790 - 0,0675 = 0,3115$.

A. As respostas a seguir se referem ao "Estudo de caso A".

3.13 $P(M) = \frac{24}{59} = 0,41$.

3.15   (a) $P(T)$ pode ser lido diretamente da margem da tabela, e é 0,56.

(b) $P(Y)$ pode ser lido diretamente da margem da tabela, e é 0,80.

(c) $P(T \mid Y) = \frac{23}{47} = 0,49$.

(d) $P(T \mid N) = \frac{10}{12} = 0,83$.[1]

(e) Para o Exercício 3.15(a): a probabilidade de escolher aleatoriamente um indivíduo que escolheu uma lente tratada.

Para o Exercício 3.15(b): a probabilidade de escolher aleatoriamente um indivíduo que respondeu "sim" à pergunta de duração.

Para o Exercício 3.15(c): a probabilidade de escolher aleatoriamente, *dentre os indivíduos que responderam "sim" à pergunta de duração*, um indivíduo que escolheu a lente tratada.

Para o Exercício 3.15(d): a probabilidade de escolher aleatoriamente, *dentre os indivíduos que responderam "não" à pergunta de duração*, um indivíduo que escolheu a lente tratada.

(f) Não. Seguindo a Equação 3.5 e notando que $P(T)\,P(N) = \left(\frac{33}{59}\right)\left(\frac{12}{59}\right) = 0,11$ não é igual a $P(TN) = \frac{10}{59} = 0,17$.

3.17   Pela Equação 3.11,

$$RR = \frac{P(U \mid N)}{P(U \mid Y)} = \frac{\frac{2}{12}}{\frac{24}{47}} = 0,33.$$

Isso indica que as pessoas que não podem usar as lentes pelo tempo que quiserem têm menos risco de escolher a lente não tratada do que as pessoas que podem usar lentes pelo tempo que desejarem. Isso pode indicar que as pessoas que não podem usar lentes pelo tempo que quiserem poderiam se beneficiar mais com as lentes tratadas do que as pessoas que usam as lentes pelo tempo que quiserem.

3.19   As chances de escolher uma lente não tratada para pessoas que responderam "sim" à pergunta de duração são, pela discussão iniciada na página 54,

$$\frac{P(U \mid Y)}{P(T \mid Y)} = \frac{\frac{24}{47}}{\frac{23}{47}} = 1,04.$$

Para as pessoas que responderam "não" à pergunta de duração, as chances seriam

$$\frac{P(U \mid N)}{P(T \mid N)} = \frac{\frac{2}{12}}{\frac{10}{12}} = 0,20.$$

---

1   Observe que, se tivéssemos usado valores 0,17 e 0,20 da tabela de probabilidade, teríamos obtido um resultado diferente. Isso porque esses valores são arredondados, o que introduz um erro no cálculo.

E. As respostas a seguir se referem ao "Estudo de caso E".

3.21 Montamos uma tabela da seguinte forma:

	D	$\overline{D}$	
+	0,100	0,042	0,142
−	0,006	0,852	0,858
	0,106	0,894	

Então, pela Equação 3.6,

$$\text{Sensibilidade} = P(+\mid D) = \frac{0{,}100}{0{,}106} = 0{,}943.$$

Pela Equação 3.7,

$$\text{Especificidade} = P(-\mid \overline{D}) = \frac{0{,}852}{0{,}894} = 0{,}953$$

Pela Equação 3.8,

$$VPP = P(D\mid +) = \frac{0{,}100}{0{,}142} = 0{,}704$$

Pela Equação 3.9,

$$VPN = P(\overline{D}\mid -) = \frac{0{,}852}{0{,}858} = 0{,}993$$

P. As respostas a seguir se referem ao "Estudo de caso P".

3.22 (a) A probabilidade de selecionar um paciente que seja do sexo feminino, sofra de diabetes do Tipo I e tenha entre 25 e 44 anos.

(b) A probabilidade conjunta pode ser determinada pela divisão do número de pacientes que possuem as três características pelo número total de pacientes ou $\frac{157}{1.597} = 0{,}098$.

(c) Isso incluiria todos os pacientes do sexo feminino *ou* que sofrem de diabetes do Tipo I *ou* que estão na faixa etária entre 24 e 44 anos. Em resumo, são todos exceto os pacientes do sexo masculino que sofrem de diabetes do Tipo II e estão em uma faixa etária diferente de 24 a 44 anos. A inspeção da Tabela J.10 mostra que existem 163 + 195 desses pacientes, de modo que a probabilidade é $1 - \frac{163+195}{1.597} = 0{,}776$.

(d) Essa é a probabilidade de selecionar um homem entre os pacientes que estejam na faixa etária entre 15 e 24 anos *ou* que sofram de diabetes do Tipo II.

(e) Há um total de 380 + 410 pacientes que sofrem de diabetes do Tipo II e mais 70 + 65 pacientes na faixa etária de 15 a 24 anos para um total de 925. Como existem 380 + 70 = 450 homens nesse grupo, a probabilidade de selecionar um homem dentre o grupo designado seria de $\frac{450}{925} = 0{,}486$.

Capítulo quatro

4.1 Pela Equação 4.2,

$$\sigma_{\bar{x}}^2 = \frac{\sigma^2}{n} = \frac{2500}{100} = 25$$

4.3 Ele diminui.

4.5 Pela Equação 4.3,

$$Z = \frac{\bar{x} - \mu}{\frac{\sigma}{\sqrt{n}}} = \frac{45 - 50}{\frac{10}{\sqrt{25}}} = -2{,}5.$$

A referência à coluna três do Apêndice A mostra que a probabilidade desejada é de 0,0062.

4.7 O uso do limite real superior de 0,35 para uma proporção de 0,30 na Equação 4.6 resulta em

$$Z = \frac{0,35 - 0,40}{\sqrt{\frac{0,40(1-0,40)}{10}}} = -0,32.$$

A referência à coluna três no Apêndice A fornece uma estimativa de probabilidade de 0,3745. Isso está muito próximo do valor exato, o que é uma surpresa, dado o tamanho pequeno da amostra.

4.9 Como σ não é dado, um teste t para uma média será apropriado para o teste de hipótese. As somas necessárias para o cálculo de s, $\bar{x}$ e t são

x	x^2
3	9
3	9
2	4
1	1
0	0
6	36
5	25
4	16
Σ 24	100

Então, pela Equação 2.16, pela Equação 2.1 e pela Equação 4.8,

$$s = \sqrt{\frac{\sum x^2 - \frac{(\sum x)^2}{n}}{n-1}} = \sqrt{\frac{100 - \frac{(24)^2}{8}}{8-1}} = 2,0$$

$$\bar{x} = \frac{\sum x}{n} = \frac{24}{8} = 3,0$$

$$t = \frac{\bar{x} - \mu_0}{\frac{s}{\sqrt{n}}} = \frac{3,0 - 5,0}{\frac{2,0}{\sqrt{8,0}}} = -2,828.$$

A referência ao Apêndice B mostra que o valor crítico para esse teste t unicaudal com $8 - 1 = 7$ graus de liberdade realizado em 0,05 é –1,895. Como o t crítico de –2,828 é menor do que esse valor, a hipótese nula é rejeitada.

4.11 A forma das hipóteses indicadas mostra que esse é um teste de equivalência bicaudal. São usados testes Z, em vez de t, pois σ é fornecido.

Calculando Z para o teste um,

$$Z_1 = \frac{\bar{x} - \mu_0}{\frac{\sigma}{\sqrt{n}}} = \frac{0,52 - 1,0}{\frac{24}{\sqrt{144}}} = -0,24$$

e, para o teste dois,

$$Z_2 = \frac{0,52 - (-1,0)}{\frac{24}{\sqrt{144}}} = 0,76.$$

Os valores críticos unicaudais para os dois testes são –1,65 e 1,65, respectivamente, de modo que a hipótese nula de equivalência não é rejeitada.

4.13 Pela discussão sobre os testes bicaudais exatos para π que começa na página 99, vemos que o valor crítico de $\hat{p}$ para esse teste é 0,30 para a região crítica da cauda inferior, sem que haja um valor crítico na região superior. Isso pode ser visto notando que $P(0) + P(1) + P(2) +$

$P(3) = 0,000006 + 0,000138 + 0,001447 + 0,009002 = 0,010593$, que é menor do que $\alpha/2 = 0,025$, enquanto $P(0) + P(1) + P(2) + P(3) + P(4) = 0,000006 + 0,000138 + 0,001447 + 0,009002 + 0,036757 = 0,047350$, que é maior do que $\alpha/2 = 0,025$. Para a cauda superior, $P(10) = 0,028248$, que é maior do que $\alpha/2$, de modo que nenhum valor de $\hat{p}$ satisfaz o critério de ter uma probabilidade associada menor do que $\alpha/2$.

Claramente, o $\hat{p}$ calculado de 0,10 está na região crítica da cauda inferior, de modo que a hipótese nula é rejeitada. O p-valor bicaudal é $2(0,000006 + 0,000138) = 0,000288$, que é menor do que $\alpha = 0,05$, de modo que a rejeição também é indicada por esse método. Os cálculos de probabilidades para valores individuais de $\hat{p}$ são fornecidos pela Equação 4.5 da seguinte forma:

$$P(0) = \frac{10!}{0!(10-0)!} 0,7^0 (1-0,7)^{10-0} = 0,000006$$

$$P(1) = \frac{10!}{1!(10-1)!} 0,7^1 (1-0,7)^{10-1} = 0,000138$$

$$P(2) = \frac{10!}{2!(10-2)!} 0,7^2 (1-0,7)^{10-2} = 0,001447$$

$$P(3) = \frac{10!}{3!(10-3)!} 0,7^3 (1-0,7)^{10-3} = 0,009002$$

$$P(4) = \frac{10!}{4!(10-4)!} 0,7^4 (1-0,7)^{10-4} = 0,036757$$

$$P(9) = \frac{10!}{9!(10-9)!} 0,7^9 (1-0,7)^{10-9} = 0,121061$$

$$P(10) = \frac{10!}{10!(10-10)!} 0,7^{10} (1-0,7)^{10-10} = 0,028248$$

4.15 Pela discussão sobre os testes unicaudais exatos para π a partir da página 96, vemos que o p-valor para esse teste é $P(0) + P(1)$ onde, pela Equação 4.5,

$$P(0) = \frac{9!}{0!(9-0)!} 0,5^0 (1-0,5)^{9-0} = 0,001953$$

$$P(1) = \frac{9!}{1!(9-1)!} 0,5^1 (1-0,5)^{9-1} = 0,017578$$

de modo que o p-valor unicaudal é $0,001953 + 0,017578 = 0,019531$. Como esse valor é menor do que $\alpha = 0,05$, a hipótese nula é rejeitada.

Como $P(0) + P(1) = 0,001953 + 0,017578 = 0,019531$, que é menor do que $\alpha = 0,05$ e $P(0) + P(1) + P(2) = 0,019531 + 0,070313 = 0,089844$ é maior do que $\alpha = 0,05$, o $\hat{p}$ crítico é $1/9 = 0,11$. Como o $\hat{p}$ calculado de 0,11 cai nessa região crítica, a hipótese nula é rejeitada.

4.17 O nível de significância do teste (α).
O tamanho da amostra (n).
A forma da distribuição alternativa.

4.19 Novamente, a aplicação da Equação 4.10 juntamente com o erro padrão da média que reflete $n = 100$ resulta em

$$Z_\beta = \frac{40 - 42}{2} + 1,65 = 0,65$$

que tem um poder associado de 0,2578. Beta é então $1,0 - 0,2578 = 0,7422$.

4.21 Pela Equação 4.11 com $\alpha/2$ no lugar de alfa para refletir o teste bicaudal e a discussão que acompanha o teste, calculamos

$$n = \frac{\sigma^2 (Z_\beta - Z_{\alpha/2})^2}{(\mu_0 - \mu)^2} = \frac{4(1,28 - (-1,96))^2}{(10 - 6)^2} = 2,6244$$

que arredondamos para 3.[2] O tamanho pequeno da amostra reflete o fato de que a média da alternativa é de

$$\frac{6-10}{\frac{2}{\sqrt{2,6244}}} = -3,24$$

erros padrão abaixo da média da distribuição nula.

4.23 Notando que $\hat{p} = 150/200 = 0,75$ e aplicando as equações 4.16 e 4.17, obtemos

$$I = \hat{p} - Z\sqrt{\frac{\hat{p}\hat{q}}{n}} = 0,75 - 1,96\sqrt{\frac{(0,75)(0,25)}{200}} = 0,690$$

e

$$S = \hat{p} + Z\sqrt{\frac{\hat{p}\hat{q}}{n}} = 0,75 + 1,96\sqrt{\frac{(0,75)(0,25)}{200}} = 0,810.$$

4.25 Pela discussão que começa na página 132 e pelas equações 4.20 e 4.21, calculamos

$$gl_{IN} = 2(n - P + 1) = 2(10 - 6 + 1) = 10$$
$$gl_{ID} = 2P = 2 \times 6 = 12$$

O Apêndice C mostra que, para os graus de liberdade do numerador e do denominador de 10 e 12, respectivamente, o valor F apropriado para um intervalo de confiança de 95% é 2,75. Usando esse valor na Equação 4.18, temos

$$I = \frac{P}{P + (n - P + 1)F_I} = \frac{6}{6 + (10 - 6 + 1)2,75} = 0,304.$$

A. A resposta a seguir se refere ao "Estudo de caso A".

4.27 Como notamos na página 123, uma estatística de amostra, quando usada como estimativa de um parâmetro, é chamada de "estimativa pontual".

Pelo artigo, sabemos que

$$\bar{x} = 31,5$$
$$s = 10,2$$
$$n = 59$$

Então, pelas equações 4.14 e 4.15,

$$I = \bar{x} - t\frac{s}{\sqrt{n}} = 31,5 - 2,002\frac{10,2}{\sqrt{59}} = 28,8$$

e

$$S = \bar{x} + t\frac{s}{\sqrt{n}} = 31,5 + 2,002\frac{10,2}{\sqrt{59}} = 34,2.$$

Assim, podemos ter 95% de confiança de que a idade média da população está entre 28,8 e 34,2.

---

[2] É útil esboçar o problema como fizemos na Figura 4.26.

B. A resposta a seguir se refere ao "Estudo de caso B".

4.29 Nesse caso, usaremos um método aproximado para formar os intervalos de confiança exigidos. Para isso, considere que os subscritos S, W e P indiquem, respectivamente, os grupos Standard (padrão), Weak (fraco) e Placebo. Então, pelas equações 4.16 e 4.17, que declaram

$$I = \hat{p} - Z\sqrt{\frac{\hat{p}\hat{q}}{n}}$$

e

$$S = \hat{p} + Z\sqrt{\frac{\hat{p}\hat{q}}{n}}$$

e notando que

$$\hat{p}_S = \frac{35}{62} = 0,565$$
$$\hat{p}_W = \frac{12}{59} = 0,203$$
$$\hat{p}_P = \frac{30}{62} = 0,484$$

de modo que

$$I_S = 0,565 - 1,96\sqrt{\frac{(0,565)(0,435)}{62}} = 0,442$$

$$S_S = 0,565 - 1,96\sqrt{\frac{(0,565)(0,435)}{62}} = 0,688$$

e

$$I_W = 0,203 - 1,96\sqrt{\frac{(0,203)(0,797)}{59}} = 0,100$$

$$S_W = 0,203 + 1,96\sqrt{\frac{(0,203)(0,797)}{59}} = 0,306$$

e

$$I_P = 0,484 - 1,96\sqrt{\frac{(0,484)(0,516)}{62}} = 0,360$$

$$S_P = 0,484 + 1,96\sqrt{\frac{(0,484)(0,516)}{62}} = 0,608.$$

É provável que alguns indivíduos tenham observado que seus braceletes atraíam objetos de metal, enquanto outros tenham notado que isso não acontecia.

D. A resposta a seguir se refere ao "Estudo de caso D".

4.31 Não. Para realizar o teste Z, teríamos que saber qual é o σ, o que não sabemos. Naturalmente, poderíamos testar essa hipótese com um teste t para uma média.

O. A resposta a seguir se refere ao "Estudo de caso O".

4.33 Não se soubermos que o teste é robusto contra a violação da hipótese de normalidade sob a circunstância para a qual ela é empregada.

Capítulo cinco

5.1 Os escores de diferença, seus quadrados e as somas de cada um são os seguintes:

d	d^2
−14	196
−11	121
2	4
−2	4
−19	361
8	64
0	0
−18	324
Σ −54	1074

Usando essas somas, a média e o desvio padrão dos escores de diferença é

$$\bar{d} = \frac{\Sigma d}{n} = \frac{-54}{8} = -6{,}75$$

e

$$s_d = \sqrt{\frac{\Sigma d^2 - \frac{(\Sigma d)^2}{n}}{n-1}} = \sqrt{\frac{1074 - \frac{(-54)^2}{8}}{8-1}} = 10{,}068.$$

(a) Pela Equação 5.1,

$$t = \frac{\bar{d}}{\frac{s_d}{\sqrt{n}}} = \frac{-6{,}75}{\frac{10{,}068}{\sqrt{8}}} = -1{,}896.$$

O t crítico para um teste bicaudal com $n - 1 = 8 - 1 = 7$ graus de liberdade realizados em $\alpha = 0{,}05$ é, pelo Apêndice B, ±2,365, de modo que a hipótese nula não é rejeitada.

(b) Pelas equações 5.2 e 5.3,

$$I = \bar{d} - t\frac{s_d}{\sqrt{n}} = -6{,}75 - (2{,}365)\left(\frac{10{,}068}{\sqrt{8}}\right) = -15{,}168$$

e

$$S = \bar{d} + t\frac{s_d}{\sqrt{n}} = -6{,}75 + (2{,}365)\left(\frac{10{,}068}{\sqrt{8}}\right) = 1{,}1668$$

(c) O teste t não significativo ou, de modo equivalente, o fato de que o intervalo de confiança continha zero, indica que não temos evidência suficiente para afirmar um efeito de mudança de colesterol para a dieta.

5.3 (a) i. Usando a discussão da página 160 e desconsiderando (S-S) e (I-I) como não informativo, calculamos

$$\hat{p} = \frac{5}{5+2} = 0{,}7143.$$

As probabilidades binomiais para $\pi = 0{,}5$ e $n = 7$ são, pela Equação 4.5, as seguintes:

Proporção $\hat{p}$	Número de sucessos y	Probabilidade $P(y)$
0,0000	0	0,00781
0,1429	1	0,05469
0,2857	2	0,16406
0,4286	3	0,27344
0,5714	4	0,27344
0,7143	5	0,16406
0,8571	6	0,05469
1,0000	7	0,00781

Empregando o método esboçado a partir da página 96 para determinar o p-valor para um teste exato bicaudal, obtemos $p = 2\,(0,00781 + 0,05469 + 0,16406) = 0,45312$. A hipótese nula não é rejeitada, de modo que não podemos afirmar que o tratamento é eficaz na melhora da percepção do paciente sobre sua própria aparência.

ii. Usando a discussão na página 131 e notando que $S = 5$ e $n = 7$, descobrimos a partir das equações 4.20 e 4.21 que os graus de liberdade do numerador e do denominador para F_L são, respectivamente,

$$gl_{IN} = 2\,(n - P + 1) = 2\,(7 - 5 + 1) = 6$$

e

$$gl_{ID} = 2P = 2 \cdot 5 = 10.$$

Então, pela Equação 4.18, o limite inferior do intervalo de confiança é

$$I = \frac{P}{P + (n - P + 1)\,F_I} = \frac{5}{5 + (7 - 5 + 1)\,4,07} = 0,291.$$

Os graus de liberdade do numerador e do denominador para S são, pelas equações 4.22 e 4.23,

$$gl_{SN} = 2\,(P + 1) = 2\,(5 + 1) = 12$$

e

$$gl_{SD} = 2\,(n - P) = 2\,(7 - 5) = 4.$$

Então, pela Equação 4.19,

$$S = \frac{(P + 1)\,F_S}{n - P + (P + 1)\,F_S} = \frac{(5 + 1)\,8,75}{7 - 5 + (5 + 1)\,8,75} = \frac{52,5}{54,5} = 0,963.$$

Você ficou surpreso ao ver que 0,5 não está no intervalo? (É preferível que não.)

(b) i. Descartando S-S e I-I como não informativos, calculamos

$$\hat{p} = \frac{71}{71 + 20} = 0,780.$$

Então, pela Equação 5.4,

$$Z = \frac{\hat{p} - 0,5}{\frac{0,5}{\sqrt{n}}} = \frac{0,780 - 0,5}{\frac{0,5}{\sqrt{91}}} = 5,342$$

A referência ao Apêndice A mostra que o Z crítico para um teste bicaudal em $\alpha = 0{,}05$ é $\pm 1{,}96$. A hipótese nula $H_0 : \pi = 0{,}5$ é rejeitada, de modo que podemos declarar que o tratamento possui um efeito benéfico em relação à percepção do paciente quanto a sua própria aparência.

ii. Pela discussão na página 166 e pelas equações 4.16 e 4.17,

$$I = \hat{p} - Z\sqrt{\frac{\hat{p}\hat{q}}{n}} = 0{,}780 - 1{,}96\sqrt{\frac{(0{,}78)(0{,}22)}{91}} = 0{,}695$$

e

$$S = \hat{p} + Z\sqrt{\frac{\hat{p}\hat{q}}{n}} = 0{,}780 + 1{,}96\sqrt{\frac{(0{,}78)(0{,}22)}{91}} = 0{,}865.$$

Você ficou surpreso ao ver que 0,5 não está no intervalo? (É preferível que não.)

5.5 (a) Pela Equação 5.12,

$$\widehat{OR} = \frac{b}{c} = \frac{24}{9} = 2{,}667$$

o que significa que, nessa amostra, as chances de ser um guarda que dirige uma motocicleta para aqueles que sofrem de câncer de pele são 2,667 vezes as chances para aqueles que não sofrem de câncer de pele.

(b) Pelo primeiro método, começamos pela construção de um intervalo de confiança para a estimativa de π, depois usamos a relação entre $\widehat{OR}$ e $\hat{p}$ para converter o intervalo em uma estimativa de OR. Para esse fim, primeiro usamos o resultado de 5.5(a) e a Equação 5.14 para obter

$$\hat{p} = \frac{\widehat{OR}}{1 + \widehat{OR}} = \frac{2{,}667}{1 + 2{,}667} = 0{,}727.$$

Então, pelas equações 5.15 e 5.16, calculamos

$$I = \hat{p} - Z\sqrt{\frac{\hat{p}(1-\hat{p})}{n}} = 0{,}727 - 1{,}96\sqrt{\frac{0{,}727(1-0{,}727)}{33}} = 0{,}575$$

e

$$S = \hat{p} + Z\sqrt{\frac{\hat{p}(1-\hat{p})}{n}} = 0{,}727 + 1{,}96\sqrt{\frac{0{,}727(1-0{,}727)}{33}} = 0{,}879.$$

Agora, empregamos a Equação 5.17 para converter essas extremidades em razões de chances da seguinte forma:

$$I = \frac{\hat{p}}{1-\hat{p}} = \frac{0{,}575}{1-0{,}575} = 1{,}353$$

e

$$S = \frac{\hat{p}}{1-\hat{p}} = \frac{0{,}879}{1-0{,}879} = 7{,}264.$$

Um segundo método produz o intervalo de confiança diretamente por meio das equações 5.18 e 5.19, da seguinte forma:

$$I = \exp\left(\ln(\widehat{OR}) - Z\sqrt{\frac{1}{b} + \frac{1}{c}}\right) = \exp\left(\ln(2{,}667) - 1{,}96\sqrt{\frac{1}{24} + \frac{1}{9}}\right) = 1{,}240$$

$$S = \exp\left(\ln(\widehat{OR}) + Z\sqrt{\frac{1}{b} + \frac{1}{c}}\right) = \exp\left(\ln(2{,}667) + 1{,}96\sqrt{\frac{1}{24} + \frac{1}{9}}\right) = 5{,}738.$$

Como podemos ver, as duas aproximações produzem estimativas um tanto semelhantes para I, mas diferem substancialmente na estimativa de S.

(c) Pela discussão na página 186 e usando as equações 5.22, 5.23, 5.24, 5.25, 5.20 e 5.21, obtemos

$$gl_{IN} = 2(c+1) = 2(9+1) = 20$$

e

$$gl_{ID} = 2b = 2 \cdot 24 = 48$$

de modo que

$$I = \frac{b}{b + (c+1)F_I} = \frac{24}{24 + (9+1)2{,}01} = 0{,}542.$$

Os graus de liberdade para o cálculo de S são

$$gl_{SN} = 2(b+1) = 2(24+1) = 50$$

e

$$gl_{SD} = 2c = 2 \cdot 9 = 18$$

de modo que

$$S = \frac{(b+1)F_S}{c + (b+1)F_S} = \frac{(24+1)2{,}35}{9 + (24+1)2{,}35} = 0{,}867.$$

Convertendo as extremidades do intervalo em estimativas de OR por meio da Equação 5.17, obtemos

$$I = \frac{\hat{p}}{1 - \hat{p}} = \frac{0{,}542}{1 - 0{,}542} = 1{,}183$$

e

$$S = \frac{\hat{p}}{1 - \hat{p}} = \frac{0{,}867}{1 - 0{,}867} = 6{,}519.$$

Comparar o intervalo exato com as duas aproximações nos leva a concluir que, embora as duas aproximações fossem bastante precisas, iríamos sempre preferir o intervalo exato.

A. A resposta a seguir se refere ao "Estudo de caso A".

5.7 Como os dados são emparelhados e dicotômicos, eles provavelmente usaram o teste de McNemar.[3]

Se esse não fosse um exercício de livro-texto, usaríamos um método exato para o teste, mas, devido aos cálculos envolvidos, usaremos um método aproximado fornecido pela Equação 5.4. Primeiro, notamos que $\hat{p} = \frac{8}{16} = 0{,}50$, de modo que

---

[3] Esse, de fato, é o teste que eles relatam ter usado.

$$Z = \frac{\hat{p} - 0{,}5}{\frac{0{,}5}{\sqrt{n}}} = \frac{0{,}5 - 0{,}5}{\frac{0{,}5}{\sqrt{16}}} = 0.$$

Como os valores críticos para um teste bicaudal realizado em $\alpha = 0{,}05$ são $\pm 1{,}96$, deixamos de rejeitar a hipótese nula, que combina com o resultado relatado pelos autores. Assim, nenhuma mudança poderia ser demonstrada.

K. As respostas a seguir se referem ao "Estudo de caso K".

5.9 A hipótese de independência poderia ter sido violada se medições de pressão sanguínea individuais tivessem sido usadas na análise. Os alunos de determinada escola podem ser mais semelhantes entre si do que aos alunos de outras escolas devido a fatores socioeconômicos ou outros, como irmãos em determinada família podem ser mais semelhantes entre si do que aos filhos de uma família diferente.

5.11 Um intervalo de confiança teria sido mais informativo, pois teria fornecido uma estimativa de *quanto* a média mudou em vez de simplesmente afirmar que essa mudança ocorreu. Usando os valores para $\bar{d}$ e s_d calculados em 5.10 juntamente com as equações 5.2 e 5.3, temos

$$I = \bar{d} - t\frac{s_d}{\sqrt{n}} = 2{,}052 - 4{,}604\frac{0{,}537}{\sqrt{5}} = 0{,}946$$

e

$$S = \bar{d} + t\frac{s_d}{\sqrt{n}} = 2{,}052 + 4{,}604\frac{0{,}537}{\sqrt{5}} = 3{,}158.$$

Assim, podemos ter 99% de confiança de que a mudança média de escola estava entre 0,946 e 3,158 pontos.

M. A resposta a seguir se refere ao "Estudo de caso M".

5.13 Seguindo as mesmas etapas dadas em 5.12, obtemos

$$\bar{d} = \frac{\sum d}{n} = \frac{2{,}4}{7} = 0{,}343$$

e

$$s_d = \sqrt{\frac{\sum d^2 - \frac{(\sum d)^2}{n}}{n-1}} = \sqrt{\frac{1{,}1 - \frac{(2{,}4)^2}{7}}{7-1}} = 0{,}215.$$

Então, por 5.2 e 5.3,

$$I = \bar{d} - t\frac{s_d}{\sqrt{n}} = 0{,}343 - 2{,}447\frac{0{,}215}{\sqrt{7}} = 0{,}144$$

e

$$S = \bar{d} + t\frac{s_d}{\sqrt{n}} = 0{,}343 + 2{,}447\frac{0{,}215}{\sqrt{7}} = 0{,}542.$$

Capítulo seis

6.1 Os dados são dispostos para análise por meio de um teste t com amostras independentes, como mostra a Tabela K.1. Pela Equação 6.2,

$$s_P^2 = \frac{\left(\sum x_1^2 - \frac{(\sum x_1)^2}{n_1}\right) + \left(\sum x_2^2 - \frac{(\sum x_2)^2}{n_2}\right)}{n_1 + n_2 - 2}$$

$$= \frac{\left(5913,29 - \frac{(239,3)^2}{10}\right) + \left(5957,57 - \frac{(240,7)^2}{10}\right)}{10 + 10 - 2}$$

$$= \frac{186,841 + 163,921}{18}$$

$$= 19,487.$$

Continuando,

$$\bar{x}_1 = \frac{\sum x_1}{n_1} = \frac{239,3}{10} = 23,93$$

e

$$\bar{x}_2 = \frac{\sum x_2}{n_2} = \frac{240,7}{10} = 24,07.$$

Então, pela Equação 6.1,

$$t = \frac{\bar{x}_1 - \bar{x}_2 - \delta_0}{\sqrt{s_P^2\left(\frac{1}{n_1} + \frac{1}{n_2}\right)}} = \frac{23,93 - 24,07}{\sqrt{19,487\left(\frac{1}{10} + \frac{1}{10}\right)}} = -0,071.$$

O Apêndice B mostra que o valor crítico para um teste t unicaudal com 18 graus de liberdade realizado com $\alpha = 0,05$ é 1,734. A hipótese nula não é rejeitada. Portanto, não encontramos evidência suficiente para concluir que as crianças que residem dentro de um quilômetro de um restaurante "fast food" tenham IMC médio mais alto do que as crianças que moram a uma distância maior de um restaurante desse tipo.

6.3 Usando alguns dos resultados obtidos no Exercício 6.1 com as equações 6.3 e 6.4, obtemos

$$I = (\bar{x}_1 - \bar{x}_2) - t\sqrt{s_P^2\left(\frac{1}{n_1} + \frac{1}{n_2}\right)} = (23,93 - 24,07) - 2,101\sqrt{19,487\left(\frac{1}{10} + \frac{1}{10}\right)} = -4,288$$

e

$$S = (\bar{x}_1 - \bar{x}_2) + t\sqrt{s_P^2\left(\frac{1}{n_1} + \frac{1}{n_2}\right)} = (23,93 - 24,07) + 2,101\sqrt{19,487\left(\frac{1}{10} + \frac{1}{10}\right)} = 4,008.$$

Tabela K.1	Dados dispostos para análise para o Exercício 1.		
Grupo um		Grupo dois	
x_1	x_1^2	x_2	x_2^2
26,2	686,44	25,9	670,81
24,5	600,25	20,1	404,01
20,0	400,00	22,2	492,84
30,2	912,04	29,7	882,09
28,4	806,56	28,0	784,00
18,6	345,96	29,4	864,36
21,5	462,25	20,2	408,04
21,7	470,89	20,7	428,49
29,9	894,01	26,3	691,69
18,3	334,89	18,2	331,24
Σ 239,3	5913,29	240,7	5957,57

Isso nos dá 95% de confiança de que $\mu_1 - \mu_2$ está entre −4,288 e 4,008. Do ponto de vista dos pesquisadores, isso indica com 95% de confiança que a diferença entre os pesos médios dos dois grupos é como especifica o intervalo de confiança. Observe que o zero está no intervalo. O que isso significa em termos de testes de hipótese?

6.5 Pela Equação 6.5,

$$Z = \frac{\hat{p}_1 - \hat{p}_2 - \delta_0}{\sqrt{\frac{\hat{p}_1 \hat{q}_1}{n_1} + \frac{\hat{p}_2 \hat{q}_2}{n_2}}} = \frac{0{,}312 - 0{,}288}{\sqrt{\frac{(0{,}312)(0{,}688)}{1777} + \frac{(0{,}288)(0{,}712)}{1821}}} = 1{,}57$$

O Apêndice A mostra que os valores críticos para um teste Z bicaudal realizado com $\alpha = 0{,}05$ são ±1,96. Assim, o teste não é significativo, de modo que não pudemos demonstrar uma diferença entre as proporções de fumantes homens e mulheres.

6.7 Pelas equações 6.6 e 6.7,

$$I = (\hat{p}_1 - \hat{p}_2) - \left(Z\sqrt{\frac{\hat{p}_1\hat{q}_1}{n_1 - 1} + \frac{\hat{p}_2\hat{q}_2}{n_2 - 1}} + \frac{1}{2}\left(\frac{1}{n_1} + \frac{1}{n_2}\right)\right)$$

$$= (0{,}312 - 0{,}288) - \left(1{,}96\sqrt{\frac{(0{,}312)(0{,}688)}{1777 - 1} + \frac{(0{,}288)(0{,}712)}{1821 - 1}} + \frac{1}{2}\left(\frac{1}{1777} + \frac{1}{1821}\right)\right)$$

$$= -0{,}007$$

e

$$S = (0{,}312 - 0{,}288) + \left(1{,}96\sqrt{\frac{(0{,}312)(0{,}688)}{1777 - 1} + \frac{(0{,}288)(0{,}712)}{1821 - 1}} + \frac{1}{2}\left(\frac{1}{1777} + \frac{1}{1821}\right)\right)$$

$$= 0{,}055$$

Um teste de hipótese bicaudal realizado em $\alpha = 0{,}05$ não seria tão significativo quanto o zero no intervalo. O intervalo estima $\pi_1 - \pi_2$ ou, no contexto do estudo, a diferença entre as proporções de fumantes homens e mulheres.

6.9 (a) Para fins de análise, será conveniente organizar os dados da seguinte forma:

		Câncer	
		sim	não
Dentro	sim	590	9258
de 500 m	não	577	12535

Pela Equação 6.9,

$$\widehat{RR} = \frac{a/(a+b)}{c/(c+d)} = \frac{590/(590 + 9258)}{577/(577 + 12535)} = 1{,}361.$$

Realizamos o teste um[4] por meio da Equação 6.10 da seguinte forma:

$$Z = \frac{\ln(\widehat{RR}) - \ln(RR_0)}{\sqrt{\frac{b/a}{a+b} + \frac{d/c}{c+d}}} = \frac{\ln(1{,}361) - \ln(1{,}100)}{\sqrt{\frac{9258/590}{590+9258} + \frac{12535/577}{577+12535}}} = 3{,}735.$$

Pelo Apêndice A, determinamos que o valor crítico para um teste Z unicaudal realizado em $\alpha = 0{,}05$ é −1,65. Como o Z calculado de 3,735 é maior do que esse valor, a hipótese nula não é rejeitada.

O teste dois é, então,

---

[4] Na realidade, podemos ver por inspeção que o teste não será significativo, pois a estatística de teste não está em IE.

$$Z = \frac{\ln(\widehat{RR}) - \ln(RR_0)}{\sqrt{\frac{b/a}{a+b} + \frac{d/c}{c+d}}} = \frac{\ln(1{,}361) - \ln(0{,}910)}{\sqrt{\frac{9258/590}{590+9258} + \frac{12535/577}{577+12535}}} = 7{,}061.$$

Como 7,061 é maior do que o Z crítico de 1,65, o teste dois é significativo.

Como *tanto* o teste um *quanto* o teste dois devem ser significativos para que a hipótese nula da equivalência bicaudal seja rejeitada, o teste de equivalência não é significativo. Assim, a segurança não foi estabelecida. A conclusão é que os estudos anteriores não mostraram que as linhas de alimentação eram perigosas, enquanto o estudo atual deixou de mostrar que elas eram seguras.

(b) $H_{0E}: RR \leq 0{,}91$ ou $RR \geq 1{,}10$
$H_{AE}: 0{,}91 < RR < 1{,}1$

(c) $H_0: RR = 1$
Qual seria a conclusão se essa hipótese fosse testada nesse estudo?

(d) Se $RR = 1$, supomos que não há uma relação entre as linhas de alimentação e o câncer. Assim, um teste da hipótese nula $RR = 1$ supõe segurança e tenta rejeitar a hipótese de segurança em favor de uma alternativa que nega a segurança.

A hipótese nula declarada no Exercício 6.9(b) supõe perigo ($RR \geq 1{,}1$ ou $RR \leq 0{,}91$) e tenta rejeitar a hipótese nula de perigo em favor de uma hipótese alternativa de segurança.

6.11 (a) Usando a tabela construída como resposta ao Exercício 6.8(a) juntamente com a Equação 6.14, obtemos

$$\widehat{OR} = \frac{ad}{bc} = \frac{(196)(237)}{(95)(191)} = 2{,}560$$

(b) Pela Equação 6.15,

$$Z = \frac{\ln(\widehat{OR}) - \ln(OR_0)}{\sqrt{\frac{1}{a} + \frac{1}{b} + \frac{1}{c} + \frac{1}{d}}} = \frac{\ln(2{,}560)}{\sqrt{\frac{1}{196} + \frac{1}{95} + \frac{1}{191} + \frac{1}{237}}} = 5{,}935.$$

Como o Z crítico é ±1,96, a hipótese nula é rejeitada, o que nos leva à conclusão de que a chance de que pacientes com lesões desenvolvam esclerose múltipla é maior do que a chance de pacientes sem essas lesões.

6.13 Pelas equações 6.16 e 6.17,

$$I = \exp\left[\ln(\widehat{OR}) - Z\sqrt{\frac{1}{a} + \frac{1}{b} + \frac{1}{c} + \frac{1}{d}}\right]$$

$$= \exp\left[\ln(2{,}560) - 1{,}96\sqrt{\frac{1}{196} + \frac{1}{95} + \frac{1}{191} + \frac{1}{237}}\right]$$

$$= 1{,}877$$

e

$$S = \exp\left[\ln(\widehat{OR}) + Z\sqrt{\frac{1}{a} + \frac{1}{b} + \frac{1}{c} + \frac{1}{d}}\right]$$

$$= \exp\left[\ln(2{,}560) + 1{,}96\sqrt{\frac{1}{196} + \frac{1}{95} + \frac{1}{191} + \frac{1}{237}}\right]$$

$$= 3{,}492.$$

Assim, podemos ter 95% de confiança de que as chances de que pacientes com lesões desenvolvam esclerose múltipla está entre 1,877 e 3,492 vezes aquela de pacientes sem essas lesões.

Esse intervalo indica que um teste bicaudal de $H_0 : OR = 1$ seria rejeitado porque 1 não está no intervalo que é o resultado obtido no Exercício 6.11(b).

A. A resposta a seguir se refere ao "Estudo de caso A".

6.15 A hipótese nula é rejeitada, como mostra o fato de que zero não está no intervalo de confiança.

B. As respostas a seguir se referem ao "Estudo de caso B".

6.17 Não, porque nenhum tratamento foi administrado nesse ponto e os indivíduos foram escolhidos aleatoriamente para os grupos. Considerando que a escolha aleatória foi realizada corretamente, uma descoberta significativa provavelmente se daria devido a um erro do Tipo I.

6.19 Usando os métodos empregados no Exercício 6.18, obtemos

$$SQ_S = (65 - 1)(3,9^2) = 973,44$$

e

$$SQ_P = (64 - 1)(3,2^2) = 645,12.$$

Obtemos, então,

$$s_P^2 = \frac{973,44 + 645,12}{65 + 64 - 2} = 12,745.$$

Os limites são, então,

$$I = (7,8 - 9,3) - 1,979\sqrt{12,745\left(\frac{1}{65} + \frac{1}{64}\right)} = -2,744$$

e

$$S = (7,8 - 9,3) + 1,979\sqrt{12,745\left(\frac{1}{65} + \frac{1}{64}\right)} = -0,256$$

Esse intervalo estima a magnitude da diferença entre os efeitos dos braceletes magnetizado e fictício, como expressa pela diferença entre os escores de dor médios produzidos pelos dois tratamentos. Como zero não está no intervalo, podemos afirmar que um resultado do tratamento é a diminuição do nível de dor.

6.21 (a) Observando que $\hat{p}_s = \frac{35}{62} = 0,565$ e $\hat{p}_w = \frac{12}{59} = 0,203$, e aplicando a Equação 6.5, obtemos

$$Z = \frac{\hat{p}_1 - \hat{p}_2 - \delta_0}{\sqrt{\frac{\hat{p}_1 \hat{q}_1}{n_1} + \frac{\hat{p}_2 \hat{q}_2}{n_2}}} = \frac{0,565 - 0,203}{\sqrt{\frac{(0,565)(0,435)}{62} + \frac{(0,203)(0,797)}{59}}} = 4,420.$$

Como esse valor é superior a 1,96, rejeitamos a hipótese nula e concluímos que a proporção de indivíduos que usaram o bracelete padrão e que puderam identificar corretamente o tipo de bracelete que estavam usando é maior do que a proporção daqueles que usaram o bracelete "fraco".

(b) $\hat{p}_p = \frac{30}{62} = 0,484$

$$Z = \frac{0,565 - 0,484}{\sqrt{\frac{(0,565)(0,435)}{62} + \frac{(0,484)(0,516)}{62}}} = 0,906$$

A hipótese nula não é rejeitada, de modo que não podemos demonstrar uma diferença entre as duas proporções.

(c)
$$Z = \frac{0{,}203 - 0{,}484}{\sqrt{\frac{(0{,}203)(0{,}797)}{59} + \frac{(0{,}484)(0{,}516)}{62}}} = -3{,}415$$

A hipótese nula é rejeitada.

6.23 Primeiro, notamos que as proporções de indivíduos nos grupos "fraco" e "placebo" que indicaram o uso de um bracelete "fictício" são $\frac{12}{59} = 0{,}203$ e $\frac{30}{62} = 0{,}484$, respectivamente. Notamos ainda que a diferença entre as duas proporções é de $0{,}203 - 0{,}484 = -0{,}281$, que é menor do que IE_I de $-0{,}02$, de modo que o teste dois não é significativo. Portanto, podemos declarar o teste dois como não significativo, sem lançar mão de cálculo da estatística de teste, de modo que a hipótese nula de equivalência não é rejeitada. Não podemos declarar os dois grupos equivalentes.

C. As respostas a seguir se referem ao "Estudo de caso C".

6.25 Intervalos de confiança, porque são mais informativos do que os testes de hipótese.

6.27 Os intervalos de confiança para RR podem ser formados por meio das equações 6.11 e 6.12 da seguinte forma:

$$I = \exp\left[\ln(\widehat{RR}) - Z\sqrt{\frac{b/a}{a+b} + \frac{d/c}{c+d}}\right]$$

e

$$S = \exp\left[\ln(\widehat{RR}) + Z\sqrt{\frac{b/a}{a+b} + \frac{d/c}{c+d}}\right]$$

A aplicação dessas equações aos dados para os quatro períodos de tempo produz o seguinte:

alta
$$I = \exp\left[\ln(3{,}470) - 1{,}96\sqrt{\frac{441/21}{21+441} + \frac{452/6}{6+452}}\right] = 1{,}414$$
$$S = \exp\left[\ln(3{,}470) + 1{,}96\sqrt{\frac{441/21}{21+441} + \frac{452/6}{6+452}}\right] = 8{,}518$$

um mês
$$I = \exp\left[\ln(2{,}533) - 1{,}96\sqrt{\frac{439/23}{23+439} + \frac{449/9}{9+449}}\right] = 1{,}185$$
$$S = \exp\left[\ln(2{,}533) + 1{,}96\sqrt{\frac{439/23}{23+439} + \frac{449/9}{9+449}}\right] = 5{,}415$$

um ano
$$I = \exp\left[\ln(1{,}597) - 1{,}96\sqrt{\frac{404/58}{58+404} + \frac{422/36}{36+422}}\right] = 1{,}076$$
$$S = \exp\left[\ln(1{,}597) + 1{,}96\sqrt{\frac{404/58}{58+404} + \frac{422/36}{36+422}}\right] = 2{,}371$$

23 meses
$$I = \exp\left[\ln(1{,}344) - 1{,}96\sqrt{\frac{382/80}{80+382} + \frac{399/59}{59+399}}\right] = 0{,}985$$
$$S = \exp\left[\ln(1{,}344) + 1{,}96\sqrt{\frac{382/80}{80+382} + \frac{399/59}{59+399}}\right] = 1{,}833$$

D. As respostas a seguir se referem ao "Estudo de caso D".

6.29 (a) Teste t com amostras independentes. Ele foi usado para comparar dois grupos independentes (indivíduos infectados e não infectados com HIV). Além disso, como havia 15 indivíduos em um grupo e 5 no outro, os graus de liberdade para o teste com amostras independentes seriam 15 + 5 − 2 = 18, que são os graus de liberdade relatados para o teste.

(b) Primeiro, notamos que um t calculado de 2,26 deverá ter um p-valor menor do que o t de 1,79. Ainda assim, os autores relatam que o primeiro é significativo no nível 0,05, e o último, no nível 0,01. Segundo, o t crítico para os testes unicaudal e bicaudal com 18 graus de liberdade realizados com $\alpha = 0{,}01$ são 2,552 e 2,878, respectivamente, de modo que o t calculado de 1,79 não poderia produzir um resultado significativo no nível 0,01, como relatam os autores.

(c) O cálculo de s_P^2 para os dados NPZ-8 por meio da Equação 6.2 resulta em

$$s_P^2 = \frac{\left(\sum x_1^2 - \frac{(\sum x_1)^2}{n_1}\right) + \left(\sum x_2^2 - \frac{(\sum x_2)^2}{n_2}\right)}{n_1 + n_2 - 2}$$

$$= \frac{\left(374 - \frac{(54)^2}{15}\right) + \left(1 - \frac{(1)^2}{5}\right)}{15 + 5 - 2}$$

$$= 10{,}022$$

então

$$t = \frac{\bar{x}_1 - \bar{x}_2 - \delta_0}{\sqrt{s_P^2 \left(\frac{1}{n_1} + \frac{1}{n_2}\right)}} = \frac{3{,}6 - 0{,}2}{\sqrt{10{,}022 \left(\frac{1}{15} + \frac{1}{5}\right)}} = 2{,}080$$

Para os dados PBV,

$$s_P^2 = \frac{\left(9{,}94394 - \frac{(12{,}169)^2}{15}\right) + \left(3{,}81950 - \frac{(4{,}368)^2}{5}\right)}{15 + 5 - 2} = 0{,}00418.$$

Então,

$$t = \frac{0{,}8113 - 0{,}8736}{\sqrt{0{,}00418 \left(\frac{1}{15} + \frac{1}{5}\right)}} = -1{,}866.$$

O t crítico para um teste bicaudal no nível 0,05 é ±2,101, e no nível 0,01 é ±2,878. Assim, os resultados para os dois testes não são significativos. Também notamos que nossos valores t calculados diferem daqueles relatados pelos autores.

(d) Pela inspeção visual, parece que a variância dos escores NPZ-8 no grupo HIV é muito maior do que aquela no grupo de controle. Isso é confirmado pelos cálculos que mostram que a primeira é aproximadamente 12,829 e a outra é 0,2. Parece que a hipótese de homogeneidade da variância é violada. Além disso, como os tamanhos da amostra são relativamente pequenos e decididamente desiguais, não podemos depender de propriedades robustas do teste t com amostras independentes para fornecer um resultado válido.

E. A resposta a seguir se refere ao "Estudo de caso E".

6.31 Começamos pela disposição dos dados da seguinte forma:

	sim	não
Teste +	50	21
−	3	426

Pela Equação 6.14,

$$\widehat{OR} = \frac{ad}{bc} = \frac{(50)(426)}{(21)(3)} = 338{,}095.$$

Pelas equações 6.16 e 6.17,

$$I = \exp\left[\ln(\widehat{OR}) - Z\sqrt{\frac{1}{a} + \frac{1}{b} + \frac{1}{c} + \frac{1}{d}}\right]$$

$$= \exp\left[\ln(338{,}095) - 1{,}96\sqrt{\frac{1}{50} + \frac{1}{21} + \frac{1}{3} + \frac{1}{426}}\right]$$

$$= 97{,}379$$

$$S = \exp\left[\ln(\widehat{OR}) + Z\sqrt{\frac{1}{a} + \frac{1}{b} + \frac{1}{c} + \frac{1}{d}}\right]$$

$$= \exp\left[\ln(338{,}095) + 1{,}96\sqrt{\frac{1}{50} + \frac{1}{21} + \frac{1}{3} + \frac{1}{426}}\right]$$

$$= 1173{,}848$$

H. As respostas a seguir se referem ao "Estudo de caso H".

6.33 Os autores não tinham base para a conclusão a que chegaram. Basicamente, eles usaram a falha de rejeição de uma hipótese nula como evidência de que a hipótese nula é verdadeira. Esse erro se combinou ao fato de que lidavam com uma amostra extremamente pequena, o que dava margem à questão de se o teste tinha poder suficiente para detectar alguma diferença que não fosse grave.

6.35 Não, não há nada no artigo que nos faça pensar que um teste de equivalência tenha sido executado. Novamente, os autores parecem ter simplesmente usado um teste de significância convencional e não souberam interpretar corretamente um resultado não significativo.

I. As respostas a seguir se referem ao "Estudo de caso I".

6.37 A afirmação a seguir feita pelos autores implica um teste de equivalência unicaudal. "Mais precisamente, os pesquisadores considerariam D-B pelo menos tão bom quanto AI se a proporção de mortes associadas ao tratamento D-B excedesse a proporção tratada por AI em menos de 0,004".

6.39 Em referência ao teste um, como $0{,}0798 - 0{,}0753 = 0{,}0045$ é maior do que 0,004, o valor Z será positivo e, portanto, não poderá ser menor ou igual ao valor crítico de $-1{,}65$, de modo que a hipótese nula de equivalência não será rejeitada.

6.41 Não, pelo mesmo motivo esboçado na questão 6.39.

J. A resposta a seguir se refere ao "Estudo de caso J".

6.43 Considerando $\hat{p}_1 = \frac{138}{161} = 0{,}857$ e $\hat{p}_2 = \frac{127}{151} = 0{,}841$, e realizando o teste um por meio da Equação 6.5, obtemos

$$Z_1 = \frac{\hat{p}_1 - \hat{p}_2 - \delta_0}{\sqrt{\frac{\hat{p}_1\hat{q}_1}{n_1} + \frac{\hat{p}_2\hat{q}_2}{n_2}}} = \frac{0{,}857 - 0{,}841 - 0{,}10}{\sqrt{\frac{(0{,}857)(0{,}143)}{161} + \frac{(0{,}841)(0{,}159)}{151}}} = -2{,}070.$$

O teste dois é, então,

$$Z_2 = \frac{0{,}857 - 0{,}841 - (-0{,}10)}{\sqrt{\frac{(0{,}857)(0{,}143)}{161} + \frac{(0{,}841)(0{,}159)}{151}}} = 2{,}859.$$

Os valores críticos para o teste um e para o teste dois são −1,65 e 1,65, respectivamente, de modo que as duas hipóteses nulas são rejeitadas e a hipótese nula de equivalência é rejeitada, e a equivalência é estabelecida.

O. A resposta a seguir se refere ao "Estudo de caso O".

6.45 Testes como o teste t com amostras independentes geralmente são menos robustos contra as violações dessas hipóteses do que à hipótese de normalidade. É estranho que se dedique tanto esforço a uma hipótese enquanto se ignoram duas hipóteses tão importantes.

Capítulo sete

7.1 Para fins de cálculo, é conveniente dispor os dados como vemos na tabela a seguir. Para simplificar a notação, manteremos as observações para os três grupos com 1, 2 e 3 subscritos, respectivamente.

	Escritório		Perigoso		Não perigoso	
	x_1	x_1^2	x_2	x_2^2	x_3	x_3^2
	58	3364	88	7744	65	4225
	64	4096	59	3481	70	4900
	71	5041	74	5476	79	6241
	66	4356	80	6400	66	4356
	79	6241	81	6561	74	5476
	74	5476	69	4761	79	6241
	70	4900	90	8100	60	3600
Σ	482	33474	541	42523	493	35039

(a) Usando as somas a partir dessa tabela, calculamos as somas dos quadrados para os grupos individuais da seguinte forma:

$$SQ_1 = \sum x_1^2 - \frac{\left(\sum x_1\right)^2}{n_1} = 33474 - \frac{(482)^2}{7} = 284{,}857$$

$$SQ_2 = \sum x_2^2 - \frac{\left(\sum x_2\right)^2}{n_2} = 42523 - \frac{(541)^2}{7} = 711{,}429$$

$$SQ_3 = \sum x_3^2 - \frac{\left(\sum x_3\right)^2}{n_3} = 35039 - \frac{(493)^2}{7} = 317{,}714$$

Pela Equação 7.4,

$$SQ_d = SQ_1 + SQ_2 + \cdots + SQ_k = 284{,}857 + 711{,}429 + 317{,}714 = 1314{,}000.$$

Então, pela Equação 7.3,

$$QM_d = \frac{SQ_d}{N-k} = \frac{1314{,}0}{21-3} = 73{,}0.$$

(b) Pela Equação 7.8,

$$SQ_e = \frac{\left(\sum_{i=1}^{n_1} x_{i1}\right)^2}{n_1} + \frac{\left(\sum_{i=1}^{n_2} x_{i2}\right)^2}{n_2} + \cdots + \frac{\left(\sum_{i=1}^{n_k} x_{ik}\right)^2}{n_k} - \frac{\left(\sum_{Todos} x_{..}\right)^2}{N}$$

$$= \frac{(482)^2}{7} + \frac{(541)^2}{7} + \frac{(493)^2}{7} - \frac{(1516)^2}{21}$$

$$= 281{,}238$$

E pela Equação 7.6,

$$QM_e = \frac{SQ_e}{k-1} = \frac{281{,}238}{3-1} = 140{,}619.$$

(c) Pela Equação 7.2, o F calculado é

$$F = \frac{QM_e}{QM_d} = \frac{146{,}619}{73{,}0} = 1{,}93.$$

O Apêndice C mostra que o F crítico para um teste com 2 e 18 graus de liberdade realizado com $\alpha = 0{,}05$ é 3,55. Como o F calculado de 1,93 não excede esse valor, a hipótese nula não é rejeitada. Concluímos, portanto, que deixamos de mostrar quaisquer diferenças entre as frequências cardíacas médias entre os três grupos.

7.3 Realizaremos uma análise qui-quadrado 2 por 3, pois somente três grupos estão envolvidos.

	Instalação um	Instalação dois	Instalação três	
Participam	[46] (48,86)	[52] (48,36)	[36] (36,77)	134
Não participam	[51] (48,14)	[44] (47,64)	[37] (36,23)	132
	97	96	73	$N = 266$

Os valores esperados são, então,

$$f_{e11} = \frac{(134)(97)}{266} = 48{,}86$$

$$f_{e12} = \frac{(134)(96)}{266} = 48{,}36$$

$$f_{e13} = \frac{(134)(73)}{266} = 36{,}77$$

$$f_{e21} = \frac{(132)(97)}{266} = 48{,}14$$

$$f_{e22} = \frac{(132)(96)}{266} = 47{,}64$$

$$f_{e23} = \frac{(132)(73)}{266} = 36{,}23$$

O qui-quadrado calculado é, então,

$$\chi^2 = \frac{(46{,}0 - 48{,}86)^2}{48{,}86} + \frac{(52{,}0 - 48{,}36)^2}{48{,}36} + \frac{(36{,}0 - 36{,}77)^2}{36{,}77} + \frac{(51{,}0 - 48{,}14)^2}{48{,}14}$$

$$+ \frac{(44{,}0 - 47{,}64)^2}{47{,}64} + \frac{(37{,}0 - 36{,}23)^2}{36{,}23}$$

$$= 0{,}167 + 0{,}274 + 0{,}016 + 0{,}170 + 0{,}278 + 0{,}016 = 0{,}921$$

Pelo Apêndice D, vemos que, para $k - 1 = 3 - 1 = 2$ graus de liberdade, o χ^2 crítico para um teste com $\alpha = 0{,}05$ é 5,991. Como o χ^2 calculado é menor do que o χ^2 crítico, a hipótese nula não é rejeitada, de modo que a alegação de que há um efeito diferencial para os três métodos de instrução não pode ser considerada.

7.5 Não, essa afirmação não está correta. O erro em família é a probabilidade de que uma ou mais das hipóteses nulas *verdadeiras* seja *rejeitada*, e não a probabilidade de que uma ou mais das hipóteses nulas sejam falsas.

B. As respostas a seguir se referem ao "Estudo de caso B".

7.7 Dada a atribuição aleatória e a ausência de um tratamento diferencial concedido aos grupos, o resultado significativo esperado seria um erro do Tipo I. Assim, a probabilidade de tal evento ocorrer seria de α.

7.9 Usando os desvios padrão mostrados na Tabela 1 e o fato de que a soma dos quadrados (SQ) para qualquer grupo pode ser expressa como $(n-1)s^2$, calculamos

$$SQ_s = (65-1)\,3{,}9^2 = 973{,}44$$
$$SQ_w = (64-1)\,3{,}2^2 = 645{,}12$$
$$SQ_p = (64-1)\,3{,}2^2 = 645{,}12$$

Então, pelas equações 7.4[5] e 7.3,

$$SQ_{dentro} = SQ_s + SQ_W + SQ_p = 973{,}44 + 645{,}12 + 645{,}12 = 2263{,}68$$

$$QM_{dentro} = \frac{SQ_{dentro}}{N-k} = \frac{2263{,}68}{193-3} = 11{,}914.$$

Notando que a soma das observações para qualquer grupo em particular pode ser expressa como $n\bar{x}$, calculamos as somas para os grupos "padrão", "fraco" e "placebo" como $(65)(7{,}8) = 507$, $(64)(8{,}8) = 563$, e $(64)(9{,}3) = 595$, respectivamente.[6] A soma para os três grupos é, então, $507 + 563 + 595 = 1665$. Então, pela Equação 7.8,

$$SQ_e = \frac{\left(\sum_{i=1}^{n_1} x_{i1}\right)^2}{n_1} + \frac{\left(\sum_{i=1}^{n_2} x_{i2}\right)^2}{n_2} + \cdots + \frac{\left(\sum_{i=1}^{n_k} x_{ik}\right)^2}{n_k} - \frac{\left(\sum_{Total} x_{..}\right)^2}{N}$$

$$= \frac{(507)^2}{65} + \frac{(563)^2}{64} + \frac{(595)^2}{64} - \frac{(1665)^2}{193}$$

$$= 75{,}021.$$

Então, pela Equação 7.6,

$$QM_e = \frac{SQ_e}{k-1} = \frac{75{,}021}{2} = 37{,}511.$$

Pela Equação 7.2, o F calculado é, então,

$$F = \frac{QM_e}{QM_{dentro}} = \frac{37{,}511}{11{,}914} = 3{,}148$$

Os graus de liberdade para o F crítico são 2 e 190. Se não encontrarmos esse valor na tabela F, usamos de forma conservadora 2 e 150 graus de liberdade, que gera o F crítico de 3,06. (Por que caracterizamos esse valor como conservador?) A hipótese nula é rejeitada, o que nos leva à conclusão de que os três tratamentos não foram iguais em seu efeito sobre a dor, como medido pela escala WOMAC A.

---

5 Observe que usamos SQ_{dentro} para representar a soma dos quadrados dentro porque, para esse problema, usamos SQ_w para representar a soma dos quadrados para o grupo do bracelete "fraco". Por consistência, usaremos o mesmo subscrito para a média dos quadrados dentro.

6 As médias relatadas no artigo foram arredondadas, de modo que o arredondamento para o inteiro mais próximo é necessário para a recuperação da soma das observações para alguns grupos.

7.11 Os dados são dispostos para análise como mostramos nos colchetes da célula.

	Padrão	Fraco	Placebo	
Correto	[35] (26,09)	[12] (24,83)	[30] (26,09)	77
Não correto	[27] (35,91)	[47] (34,17)	[32] (35,91)	106
	62	59	62	$N = 183$

Os valores esperados para as células (nos parênteses) são calculados pela Equação 7.11 como

$$f_e = \frac{(N_R)(N_C)}{N}.$$

Os valores esperados para as seis células são, então,

$$f_{e11} = \frac{(77)(62)}{183} = 26,09$$

$$f_{e12} = \frac{(77)(59)}{183} = 24,83$$

$$f_{e13} = \frac{(77)(62)}{183} = 26,09$$

$$f_{e21} = \frac{(106)(62)}{183} = 35,91$$

$$f_{e22} = \frac{(106)(59)}{183} = 34,17$$

$$f_{e23} = \frac{(106)(62)}{183} = 35,91$$

Então, pela Equação 7.10,

$$\chi^2 = \sum_{\text{todas as células}} \left[\frac{(f_o - f_e)^2}{f_e}\right].$$

De modo que

$$\chi^2 = \frac{(35 - 26,09)^2}{26,09} + \frac{(12 - 24,83)^2}{24,83} + \frac{(30 - 26,09)^2}{26,09} + \frac{(27 - 35,91)^2}{35,91}$$
$$+ \frac{(47 - 34,17)^2}{34,17} + \frac{(32 - 35,91)^2}{35,91}$$
$$= 3,04 + 6,63 + 0,59 + 2,21 + 4,82 + 0,43$$
$$= 17,72$$

Pelo Apêndice D, vemos que o χ^2 crítico para um teste com 2 graus de liberdade, realizado no nível 0,05, é 5,991. A hipótese nula é rejeitada, o que nos leva à conclusão de que os três grupos não foram igualmente eficazes na determinação do tipo de bracelete que usavam.

C. A resposta a seguir se refere ao "Estudo de caso C".

7.13 Para fins de análise, será conveniente dispor os dados para cada período de tempo da seguinte forma:

	Morto	Vivo
Invasivo	a	b
Não invasivo	c	d

Então, pelas equações 6.9 e 6.10,

$$\widehat{RR} = \frac{a/(a+b)}{c/(c+d)}$$

e

$$Z = \frac{\ln(\widehat{RR}) - \ln(RR_0)}{\sqrt{\frac{b/a}{a+b} + \frac{d/c}{c+d}}}.$$

Alta

$$\widehat{RR} = \frac{21/(21+441)}{6/(6+452)} = 3{,}470$$

$$Z = \frac{\ln(3{,}470)}{\sqrt{\frac{441/21}{21+441} + \frac{452/6}{6+452}}} = 2{,}715 \qquad p = 2 \times 0{,}0033 = 0{,}0066$$

Um mês

$$\widehat{RR} = \frac{23/(23+439)}{9/(9+449)} = 2{,}533$$

$$Z = \frac{\ln(2{,}533)}{\sqrt{\frac{439/23}{23+439} + \frac{449/9}{9+449}}} = 2{,}398 \qquad p = 2 \times 0{,}0082 = 0{,}0164$$

Um ano

$$\widehat{RR} = \frac{58/(58+404)}{36/(36+422)} = 1{,}597$$

$$Z = \frac{\ln(1{,}597)}{\sqrt{\frac{404/58}{58+404} + \frac{422/36}{36+422}}} = 2{,}321 \qquad p = 2 \times 0{,}0102 = 0{,}0204$$

23 meses

$$\widehat{RR} = \frac{80/(80+382)}{59/(59+399)} = 1{,}344$$

$$Z = \frac{\ln(1{,}344)}{\sqrt{\frac{382/80}{80+382} + \frac{399/59}{59+399}}} = 1{,}866 \qquad p = 2 \times 0{,}0307 = 0{,}0614$$

A comparação do menor p-valor, 0,0066, com $\frac{0{,}05}{4} = 0{,}0125$, gera um resultado significativo. O segundo menor p-valor, 0,0164, comparado com $\frac{0{,}05}{3} = 0{,}0167$, também é significativo, como no terceiro menor, 0,0204, quando comparado com $\frac{0{,}05}{2} = 0{,}0250$. O p-valor restante, 0,0614, é comparado com $\frac{0{,}05}{1} = 0{,}0500$, e é não significativo. Assim, podemos declarar diferenças significativas para a data da alta, um mês depois e um ano depois, mas não podemos fazer o mesmo no caso de 23 meses. Além disso, podemos fazer essas declarações sabendo que a taxa de erro da família não ultrapassa 0,05.

G. A resposta a seguir se refere ao "Estudo de caso G".

7.15 Os dados são dispostos para análise como mostram os colchetes da célula.

	Monozigóticos	Dizigóticos	Não gêmeos	
EM	[7] (0,55)	[1] (0,88)	[87] (93,57)	95
Sem EM	[20] (26,45)	[42] (42,12)	[4495] (4488,43)	4557
	27	43	4582	$N = 4652$

Os valores esperados para as células (entre parênteses) são calculados pela Equação 7.11 como

$$f_{e11} = \frac{(95)(27)}{4652} = 0{,}55$$

$$f_{e12} = \frac{(95)(43)}{4652} = 0{,}88$$

$$f_{e13} = \frac{(95)(4582)}{4652} = 93{,}57$$

$$f_{e21} = \frac{(4557)(27)}{4652} = 26{,}45$$

$$f_{e22} = \frac{(4557)(43)}{4652} = 42{,}12$$

$$f_{e23} = \frac{(4557)(4582)}{4652} = 4488{,}43$$

Pela Equação 7.10,

$$\chi^2 = \sum_{\text{todas as células}} \left[\frac{(f_o - f_e)^2}{f_e} \right].$$

De modo que

$$\chi^2 = \frac{(7-0{,}55)^2}{0{,}55} + \frac{(1-0{,}88)^2}{0{,}88} + \frac{(87-93{,}57)^2}{93{,}57} + \frac{(20-26{,}45)^2}{26{,}45}$$

$$+ \frac{(42-42{,}12)^2}{42{,}12} + \frac{(4495-4488{,}43)^2}{4488{,}43}$$

$$= 75{,}64 + 0{,}02 + 0{,}46 + 1{,}57 + 0{,}00 + 0{,}00$$

$$= 77{,}69$$

Pelo Apêndice D, vemos que o χ^2 crítico para um teste com 2 graus de liberdade realizado no nível de 0,05 é 5,991. A hipótese nula é rejeitada, o que nos leva à conclusão de que os três grupos não tinham as mesmas proporções dos irmãos com EM.

Notamos que duas das células tinham valores esperados de 0,55 e 0,88. Valores esperados com um tamanho tão pequeno nos levaram a duvidar da validade dessa análise.

Capítulo oito

8.1 Dadas as variáveis x e y, defina ou explique os seguintes termos.
  (a) Correlação positiva indica que valores x altos tendem a estar associados a valores y altos e valores x baixos tendem a estar associados a valores y baixos.
  (b) Correlação negativa indica que valores x altos tendem a estar associados a valores y baixos e valores x baixos tendem a estar associados a valores y altos.
  (c) Correlação zero indica que não existe uma relação *linear* entre x e y.
  (d) Força de relação indica quão forte é a tendência linear de x e y para estarem associados em um padrão positivo ou negativo. A força está no valor máximo quando $r = 1$ ou $r = -1$, e está nos valores mínimos quando $r = 0$.
  (e) A relação entre x e y pode ser caracterizada por uma linha, como vemos nas figuras 8.1 e 8.2.
  (f) A correlação de 1,0 indica que x e y assumem o mesmo valor quando expressos em uma escala comum (por exemplo, escores z). A correlação de -1,0 indica que, quando expres-

sos em uma escala comum (por exemplo, escores z), x e y têm o mesmo valor absoluto, mas com sinais algébricos opostos.

8.3 Os dados são dispostos para análise na tabela a seguir.

	Categoria um	Categoria dois	Categoria três	
(+)	[19] (14,87)	[7] (8,40)	[13] (15,73)	39
(−)	[44] (47,27)	[29] (26,72)	[51] (50,01)	124
(I)	[6] (6,86)	[3] (3,88)	[9] (7,26)	18
	69	39	73	$N = 181$

Pela Equação 7.11,

$$f_{e11} = \frac{(39)(69)}{181} = 14{,}87 \quad f_{e12} = \frac{(39)(39)}{181} = 8{,}40 \quad f_{e13} = \frac{(39)(73)}{181} = 15{,}73$$

$$f_{e21} = \frac{(124)(69)}{181} = 47{,}27 \quad f_{e22} = \frac{(124)(39)}{181} = 26{,}72 \quad f_{e23} = \frac{(124)(73)}{181} = 50{,}01$$

$$f_{e31} = \frac{(18)(69)}{181} = 6{,}86 \quad f_{e32} = \frac{(18)(39)}{181} = 3{,}88 \quad f_{e33} = \frac{(18)(73)}{181} = 7{,}26$$

Então, pela Equação 7.10, o qui-quadrado calculado é

$$\chi^2 = \frac{(19{,}0 - 14{,}87)^2}{14{,}87} + \frac{(7{,}0 - 8{,}40)^2}{8{,}40} + \frac{(13{,}0 - 15{,}73)^2}{15{,}73} + \frac{(44{,}0 - 47{,}27)^2}{47{,}27} + \frac{(29{,}0 - 26{,}72)^2}{26{,}72}$$
$$+ \frac{(51{,}0 - 50{,}01)^2}{50{,}01} + \frac{(6{,}0 - 6{,}86)^2}{6{,}86} + \frac{(3{,}0 - 3{,}88)^2}{3{,}88} + \frac{(9{,}0 - 7{,}26)^2}{7{,}26}$$
$$= 1{,}147 + 0{,}233 + 0{,}474 + 0{,}226 + 0{,}195 + 0{,}020 + 0{,}108 + 0{,}200 + 0{,}417$$
$$= 3{,}02.$$

Pelo Apêndice D, vemos que o qui-quadrado crítico para um teste com

$$(j - 1)(k - 1) = (3 - 1)(3 - 1) = 4$$

graus de liberdade realizado com $\alpha = 0{,}05$ é 9,488. A hipótese nula não é rejeitada, de modo que não podemos afirmar que existe uma relação entre o horário de prisão e o resultado do teste.

D. As respostas a seguir se referem ao "Estudo de caso D".

8.5 Sim, r de Pearson representa a relação linear entre as duas variáveis, independentemente da forma da população bivariada envolvida.

8.7 Sim, avaliações PBV mais altas indicam maior volume cerebral, enquanto escores NPZ-8 mais baixos indicam melhor função neurofisiológica. Assim, existe uma tendência de que altas avaliações de PBV estejam associadas a escores NPZ-8 mais baixos.

8.9 Não, eles obtiveram uma correlação para uma mistura de indivíduos infectados com HIV e não infectados com HIV, que é contrária ao seu objetivo declarado. Além disso, a correlação para os indivíduos infectados por HIV apenas é significativamente inferior àquela para a mistura.

L. A resposta a seguir se refere ao "Estudo de caso L".

8.11

	Ferimento pequeno	Ferimento moderado	Ferimento grave	
< 30	[255] (226,54)	[57] (76,55)	[14] (22,91)	326
30 – 39	[332] (334,25)	[105] (112,94)	[44] (33,80)	481
40 – 49	[533] (542,03)	[201] (183,15)	[46] (54,82)	780
50+	[561] (578,17)	[205] (195,36)	[66] (58,47)	832
	1681	568	170	N = 2419

$$f_{e11} = \frac{(326)(1681)}{2419} = 226{,}54 \quad f_{e12} = \frac{(326)(568)}{2419} = 76{,}55 \quad f_{e13} = \frac{(326)(170)}{2419} = 22{,}91$$

$$f_{e21} = \frac{(481)(1681)}{2419} = 334{,}25 \quad f_{e22} = \frac{(481)(568)}{2419} = 112{,}94 \quad f_{e23} = \frac{(481)(170)}{2419} = 33{,}80$$

$$f_{e31} = \frac{(780)(1681)}{2419} = 542{,}03 \quad f_{e32} = \frac{(780)(568)}{2419} = 183{,}15 \quad f_{e33} = \frac{(780)(170)}{2419} = 54{,}82$$

$$f_{e41} = \frac{(832)(1681)}{2419} = 578{,}17 \quad f_{e42} = \frac{(832)(568)}{2419} = 195{,}36 \quad f_{e43} = \frac{(832)(170)}{2419} = 58{,}47$$

Pela Equação 7.10, o qui-quadrado calculado é

$$\chi^2 = \frac{(255 - 226{,}54)^2}{226{,}54} + \frac{(57 - 76{,}55)^2}{76{,}55} + \frac{(14 - 22{,}91)^2}{22{,}91}$$
$$+ \frac{(332 - 334{,}25)^2}{334{,}25} + \frac{(105 - 112{,}94)^2}{112{,}94} + \frac{(44 - 33{,}80)^2}{33{,}80}$$
$$+ \frac{(533 - 542{,}03)^2}{542{,}03} + \frac{(201 - 183{,}15)^2}{183{,}15} + \frac{(46 - 54{,}82)^2}{54{,}82}$$
$$+ \frac{(561 - 578{,}17)^2}{578{,}17} + \frac{(205 - 195{,}36)^2}{195{,}36} + \frac{(66 - 58{,}47)^2}{58{,}47}$$

$$= 3{,}58 + 4{,}99 + 3{,}47 + 0{,}02 + 0{,}56 + 3{,}08 + 0{,}15 + 1{,}74 + 1{,}42 + 0{,}51 + 0{,}48 + 0{,}97$$
$$= 20{,}97$$

Consultar o Apêndice D com (4 − 1)(3 − 1) = 6 graus de liberdade resulta em um valor de qui-quadrado crítico de 12,592 para um teste realizado no nível 0,05. Como o qui-quadrado calculado de 20,97 excede esse valor, rejeitamos a hipótese nula de independência e concluímos que a gravidade do ferimento está relacionada à idade do indivíduo ferido.

M. A resposta a seguir se refere ao "Estudo de caso M".

8.13 Usando a Equação 8.2, calculamos

$$r = \frac{522{,}25 - \frac{(62{,}9)(58{,}1)}{7}}{\sqrt{\left[565{,}89 - \frac{(62{,}9)^2}{7}\right]\left[482{,}43 - \frac{(58{,}1)^2}{7}\right]}}$$
$$= 0{,}485$$

Pelas equações 8.6 e 8.7,

$$I = \frac{(1+F)r + (1-F)}{(1+F) + (1-F)r}$$

$$= \frac{(1+7{,}15)(0{,}485) + (1-7{,}15)}{(1+7{,}15) + (1-7{,}15)(0{,}485)}$$

$$= -0{,}425$$

$$S = \frac{(1+F)r - (1-F)}{(1+F) - (1-F)r}$$

$$= \frac{(1+7{,}15)(0{,}485) - (1-7{,}15)}{(1+7{,}15) - (1-7{,}15)(0{,}485)}$$

$$= 0{,}907$$

$F = 7{,}15$ foi obtido a partir de uma consulta ao Apêndice C para um intervalo de confiança bilateral com graus de liberdade do numerador e do denominador iguais a $7 - 2 = 5$.

Capítulo nove

9.1 (a) A partir da Equação 9.9 e da Equação 9.13,

$$\widehat{R}^2 = \frac{SQ_{reg}}{SQ_y}$$

e

$$\widehat{R}^2 = r_{y\hat{y}}^2$$

(b) A partir da Equação 9.8 e da Equação 9.12,

$$1 - \widehat{R}^2 = \frac{SQ_{res}}{SQ_y}$$

e

$$1 - \widehat{R}^2 = 1 - r_{y\hat{y}}^2$$

(c) Pela discussão na Seção 9.2.4,

$$SQ_{res} = 0 \text{ e } SQ_{reg} = SQ_y.$$

(d) Pela discussão na Seção 9.2.4,

$$SQ_{res} = SQ_y \text{ e } SQ_{reg} = 0.$$

9.3

$$R_{y.1,2,3,4}^2 - R_{y.2,4}^2$$

É feita uma comparação entre um modelo que contém todas as variáveis, incluindo x_1 e x_3, e um modelo que contém todas as variáveis *exceto* x_1 e x_3. Assim, se R^2 for maior para o modelo maior, deve ser por causa da presença de x_1 e x_3.

9.5 As respostas são fornecidas pela Equação 9.23

$$F = \frac{\frac{\widehat{R}^2}{p}}{\frac{1 - \widehat{R}^2}{N - p - 1}}$$

e pela Equação 9.24

$$F = \frac{\frac{R^2_{y.L} - R^2_{y.S}}{p_L - p_S}}{\frac{1 - R^2_{y.L}}{N - p_L - 1}}$$

(a) Por 9.23,

$$F = \frac{\frac{\widehat{R}^2_{y.1,2,3,4}}{4}}{\frac{1 - \widehat{R}^2_{y.1,2,3,4}}{40 - 4 - 1}} = \frac{\frac{0{,}68}{4}}{\frac{1 - 0{,}68}{35}} = 18{,}59.$$

Para 4 e 35 graus de liberdade, o F crítico é 2,64, de modo que a hipótese nula é rejeitada.
Resposta: **sim**

(b) Por 9.24,

$$F = \frac{\frac{R^2_{y.1,2,3,4} - R^2_{y.2,3,4}}{4 - 3}}{\frac{1 - R^2_{y.1,2,3,4}}{40 - 4 - 1}} = \frac{\frac{0{,}68 - 0{,}43}{1}}{\frac{1 - 0{,}68}{35}} = 27{,}34$$

Para 1 e 35 graus de liberdade, o F crítico é 4,12, de modo que a hipótese nula é rejeitada.
Resposta: **sim**

(c) Por 9.23,

$$F = \frac{\frac{\widehat{R}^2_{y.2,4}}{2}}{\frac{1 - \widehat{R}^2_{y.2,4}}{40 - 2 - 1}} = \frac{\frac{0{,}14}{2}}{\frac{1 - 0{,}14}{37}} = 3{,}01.$$

Para 2 e 37 graus de liberdade, o F crítico é 3,25, de modo que a hipótese nula não é rejeitada.
Resposta: **evidência insuficiente para que essa afirmação seja feita**

(d) Por 9.24,

$$F = \frac{\frac{R^2_{y.1,2,3,4} - R^2_{y.1,3}}{4 - 2}}{\frac{1 - R^2_{y.1,2,3,4}}{40 - 4 - 1}} = \frac{\frac{0{,}68 - 0{,}27}{2}}{\frac{1 - 0{,}68}{35}} = 22{,}42$$

Para 2 e 35 graus de liberdade, o F crítico é 3,27, de modo que a hipótese nula é rejeitada.
Resposta: **sim**

D. As respostas a seguir se referem ao "Estudo de caso D".

9.7 Considerando que y representa escores NPZ-8, x_1 PBV e x_2 valores de CD4, começamos pelo cálculo dos seguintes valores intermediários (veja os cálculos na página 294).

$$SQ_y = \sum y^2 - \frac{(\sum y)^2}{n} = 374 - \frac{(54)^2}{15} = 179{,}6$$

$$SQ_{x_1} = \sum x_1^2 - \frac{(\sum x_1)^2}{n} = 9{,}944 - \frac{(12{,}169)^2}{15} = 0{,}0717$$

$$SQ_{x_2} = \sum x_2^2 - \frac{(\sum x_2)^2}{n} = 3356299 - \frac{(5817)^2}{15} = 1100466{,}4$$

$$SQ_{yx_1} = \sum yx_1 - \frac{(\sum y)(\sum x_1)}{n} = 42{,}962 - \frac{(54)(12{,}169)}{15} = -0{,}8464$$

$$SQ_{yx_2} = \sum yx_2 - \frac{(\sum y)(\sum x_2)}{n} = 16442 - \frac{(54)(5817)}{15} = -4499{,}2$$

$$SQ_{x_1x_2} = \sum x_1x_2 - \frac{(\sum x_1)(\sum x_2)}{n} = 4736{,}929 - \frac{(12{,}169)(5817)}{15} = 17{,}7908$$

Pelas equações 9.20 e 9.21,

$$b_1 = \frac{(SQ_{x_2})(SQ_{yx_1}) - (SQ_{x_1x_2})(SQ_{yx_2})}{(SQ_{x_1})(SQ_{x_2}) - (SQ_{x_1x_2})^2}$$

$$= \frac{(1100466,4)(-0,8464) - (17,7908)(-4499,2)}{(0,0717)(1100466,4) - (17,7908)^2}$$

$$= -10,8337$$

$$b_2 = \frac{(SQ_{x_1})(SQ_{yx_2}) - (SQ_{x_1x_2})(SQ_{yx_1})}{(SQ_{x_1})(SQ_{x_2}) - (SQ_{x_1x_2})^2}$$

$$= \frac{(0,0717)(-4499,2) - (17,7908)(-0,8464)}{(0,0717)(1100466,4) - (17,7908)^2}$$

$$= -0,0039$$

Notando que $\bar{y} = \frac{54}{15} = 3,60$ e $\bar{x}_1 = \frac{12,169}{15} = 0,8113$ e $\bar{x}_2 = \frac{5817}{15} = 387,8$, e aplicando a Equação 9.19, obtemos

$$a = \bar{y} - b_1\bar{x}_1 - b_2\bar{x}_2 = 3,6 - (-10,8337)(0,8113) - (-0,0039)(387,8) = 13,9018.$$

O modelo de dois previsores é, então,

$$\hat{y} = a + b_1 x_1 + b_2 x_2 = 13,9018 - 10,8337 x_1 - 0,0039 x_2.$$

(a) Pela Equação 9.22,

$$SQ_{reg} = b_1 SQ_{yx_1} + b_2 SQ_{yx_2} + \cdots + b_p SQ_{yx_p}$$

$$= (-10,8337)(-0,8464) + (-0,0039)(-4499,2)$$

$$= 26,7165$$

Então, usando SQ_y conforme calculado anteriormente e a Equação 9.9,

$$\hat{R}^2_{y.12} = \frac{SQ_{reg}}{SQ_y} = \frac{26,7165}{179,6} = 0,1488.$$

(b) Usando o resultado de 9.6(c) com a Equação 9.24, obtemos

$$F = \frac{\frac{\hat{R}^2_{y.L} - \hat{R}^2_{y.S}}{p_L - p_S}}{\frac{1 - \hat{R}^2_{y.L}}{N - p_L - 1}} = \frac{\frac{0,1488 - 0,0556}{2 - 1}}{\frac{1 - 0,1488}{15 - 2 - 1}} = 1,314.$$

A referência ao Apêndice C com 1 e 12 graus de liberdade oferece um F crítico de 4,75 para um teste no nível 0,05. O resultado é não significativo, de modo que não podemos demonstrar um aumento em R^2 como consequência da inclusão de CD4 ao modelo.

(c)

$$\hat{y}_1 = 13,9018 - 10,8337 (0,791) - 0,0039 (16) = 5,27$$
$$\hat{y}_2 = 13,9018 - 10,8337 (0,782) - 0,0039 (324) = 4,17$$
$$\hat{y}_3 = 13,9018 - 10,8337 (0,646) - 0,0039 (256) = 5,90$$
$$\hat{y}_4 = 13,9018 - 10,8337 (0,740) - 0,0039 (563) = 3,69$$
$$\hat{y}_5 = 13,9018 - 10,8337 (0,804) - 0,0039 (321) = 3,94$$

Parece haver pouca ou nenhuma melhoria decorrente do uso do modelo de dois previsores.

(d) Usando $\hat{R}^2_{y.12} = 0,1488$ calculado no Exercício 9.7(a) juntamente com a Equação 9.23, obtemos

$$F = \frac{\frac{\hat{R}^2}{p}}{\frac{1 - \hat{R}^2}{N - p - 1}} = \frac{\frac{0,1488}{2}}{\frac{1 - 0,1488}{15 - 2 - 1}} = 1,049$$

A referência ao Apêndice C com 2 e 12 graus de liberdade gera o F crítico como 3,89 para um teste no nível 0,05. Como o F calculado de 1,049 é menor do que esse valor, a hipótese nula não é rejeitada. Não pudemos, portanto, mostrar que PBV e CD4, quando usados juntos, são responsáveis por qualquer variação nos escores de NPZ-8.

Capítulo dez

10.1 Pela Equação 10.1, quando cinco testes são administrados, $P_n = n! = 5! = 120$. Para seis testes, $6! = 720$.

10.3 (a) Pela discussão na página 311, calculamos $3! = 6$.
(b) Não. O menor p-valor possível é $1/6 = 0,167$.

10.5 Como observado na página 318, usamos a Equação 8.4 e o resultado é então referenciado na Tabela B com $n - 2$ graus de liberdade, de modo que

$$t = \frac{r}{\sqrt{\frac{1-r^2}{n-2}}} = \frac{0,88}{\sqrt{\frac{1-0,88^2}{124-2}}} = 20,464.$$

O t crítico para um teste bicaudal com 122 graus de liberdade em $\alpha = 0,10$ é $\pm 1,657$, de modo que a hipótese nula é rejeitada.

10.7 Os postos sinalizados (sr), seus quadrados (sr^2) e a soma de cada um deles são os seguintes:

sr	sr^2
2	4
5	25
−4	16
−1	1
3	9
9	81
7	49
−6	36
8	64
Σ 23	285

A estatística t com amostras emparelhadas (Equação 5.1) com R_d no lugar de d para indicar que a análise é realizada sobre postos sinalizados de escores da diferença em vez de escores da diferença é a seguinte:

$$t = \frac{\bar{R}_d}{\frac{s_{R_d}}{\sqrt{n}}} = \frac{2,556}{\frac{5,318}{\sqrt{9}}} = 1,442$$

onde $\bar{R}_d = \frac{23}{9} = 2,556$, e

$$s_{R_d} = \sqrt{\frac{\sum R_d^2 - \frac{(\sum R_d)^2}{n}}{n-1}} = \sqrt{\frac{285 - \frac{(23)^2}{9}}{9-1}} = 5,318.$$

A referência ao Apêndice G mostra que o valor crítico bicaudal para a estatística dos postos sinalizados para $n = 9$ e $\alpha = 0,05$ é $\pm 2,704$. A hipótese nula não é rejeitada.

10.9 A conversão para postos resulta no seguinte:

Público	Privado
18	11
14	8
5	13
16	15
19	20
10	3
9	4
2	1
17	6
12	7

O posto médio para o primeiro grupo é

$$\bar{R}_1 = \frac{\sum R_1}{n_1} = \frac{122}{10} = 12,2$$

enquanto para o segundo é

$$\bar{R}_2 = \frac{\sum R_2}{n_2} = \frac{88}{10} = 8,8.$$

A estimativa de variância em *pool* (pela Equação 6.2) é

$$s^2_{P_R} = \frac{\left(\sum R_1^2 - \frac{(\sum R_1)^2}{n_1}\right) + \left(\sum R_2^2 - \frac{(\sum R_2)^2}{n_2}\right)}{n_1 + n_2 - 2}$$

$$= \frac{\left(1780 - \frac{(122)^2}{10}\right) + \left(1090 - \frac{(88)^2}{10}\right)}{10 + 10 - 2}$$

$$= 33,733$$

Pela Equação 6.1, o t calculado, com substituições apropriadas de R para x, é então

$$t = \frac{\bar{R}_1 - \bar{R}_2}{\sqrt{s^2_{P_R}\left(\frac{1}{n_1} + \frac{1}{n_2}\right)}}$$

$$= \frac{12,2 - 8,8}{\sqrt{33,733\left(\frac{1}{10} + \frac{1}{10}\right)}}$$

$$= 1,309.$$

A referência ao Apêndice H mostra que o t crítico para um teste de Wilcoxon bicaudal realizado com $\alpha = 0,05$ é $\pm 2,248$. Não pudemos rejeitar a hipótese nula e, portanto, não pudemos demonstrar uma diferença nos tempos de espera nas duas instituições.

10.11 Os postos para os três grupos aparecem aqui.

Aula	Internet	Filme
8	11	15
6	5	14
2	1	10
12	3	9
7	13	4

Se considerarmos que R_1 representa os postos do primeiro grupo, R_1^2 os postos ao quadrado do primeiro grupo e os subscritos 2 e 3 para os grupos restantes, então calculamos

$$\sum R_1 = 8 + 6 + 2 + 12 + 7 = 35$$
$$\sum R_1^2 = 8^2 + 6^2 + 2^2 + 12^2 + 7^2 = 297$$
$$\sum R_2 = 11 + 5 + 1 + 3 + 13 = 33$$
$$\sum R_2^2 = 11^2 + 5^2 + 1^2 + 3^2 + 13^2 = 325$$
$$\sum R_3 = 15 + 14 + 10 + 9 + 4 = 52$$
$$\sum R_3^2 = 15^2 + 14^2 + 10^2 + 9^2 + 4^2 = 618$$

As somas dos quadrados para os três grupos são as seguintes:

$$SQ_1 = \sum R_1^2 - \frac{(\sum R_1)^2}{n_1} = 297 - \frac{(35)^2}{5} = 52{,}0$$

$$SQ_2 = \sum R_2^2 - \frac{(\sum R_2)^2}{n_2} = 325 - \frac{(33)^2}{5} = 107{,}2$$

$$SQ_3 = \sum R_3^2 - \frac{(\sum R_3)^2}{n_2} = 618 - \frac{(52)^2}{5} = 77{,}2$$

Pela Equação 7.4, a soma dos quadrados dentro é

$$SQ_d = SQ_1 + SQ_2 + SQ_3 = 52{,}0 + 107{,}2 + 77{,}2 = 236{,}4.$$

Pela Equação 7.3, a média dos quadrados dentro é

$$QM_d = \frac{SQ_d}{N-k} = \frac{236{,}4}{15-3} = 19{,}7$$

onde SQ_d é a soma dos quadrados dentro, N é o número total de observações e k é o número de grupos.

Pela Equação 7.7, com substituição de x por R para indicar que o cálculo se refere a postos e não a observações originais, a soma dos quadrados entre é

$$SQ_e = n \left[\sum_{j=1}^{k} \bar{R}_j^2 - \frac{\left(\sum_{j=1}^{k} \bar{R}_j\right)^2}{k} \right]$$

onde n é o número de observações em *cada* grupo e $\bar{R}_j$ são as médias do grupo de postos. Pelos cálculos anteriores, obtemos

$$\bar{R}_1 = \frac{\sum R_1}{n_1} = \frac{35}{5} = 7{,}0$$
$$\bar{R}_2 = \frac{\sum R_2}{n_2} = \frac{33}{5} = 6{,}6$$
$$\bar{R}_3 = \frac{\sum R_3}{n_3} = \frac{52}{5} = 10{,}4$$

Então,

$$\sum \bar{R} = 7{,}0 + 6{,}6 + 10{,}4 = 24{,}0$$

e

$$\sum \overline{R}^2 = 7{,}0^2 + 6{,}6^2 + 10{,}4^2 = 200{,}72.$$

Fazendo as devidas substituições na Equação 7.7, obtemos

$$SQ_e = 5\left[200{,}72 - \frac{(24{,}00)^2}{3}\right] = 43{,}6,$$

Pela Equação 7.6, a média dos quadrados entre é

$$QM_e = \frac{SQ_e}{k-1} = \frac{43{,}6}{3-1} = 21{,}8,$$

onde SQ_e é a soma dos quadrados entre e k é o número de grupos. Finalmente, pela Equação 7.2, o F calculado é

$$F = \frac{QM_e}{QM_d} = \frac{21{,}8}{19{,}7} = 1{,}107.$$

Com $\alpha = 0{,}05$, três grupos e cinco observações por grupo, o Apêndice I oferece o F crítico como 4,072. Como o F calculado de 1,107 é menor do que esse valor, não pudemos rejeitar a hipótese nula e, portanto, não pudemos demonstrar uma diferença no impacto dos três métodos de instrução.

A. A resposta a seguir se refere ao "Estudo de caso A".

10.13 Essa afirmação é enganosa porque os testes não paramétricos podem ser menos ou mais poderosos do que os correspondentes paramétricos.

D. As respostas a seguir se referem ao "Estudo de caso D".

10.15 (a) O teste da soma dos postos de Wilcoxon, que também é conhecido como teste de Mann-Whitney.

(b) A substituição de escores NPZ-8 por postos produz o seguinte:

HIV +	HIV −
20,0	5,0
15,5	5,0
13,0	10,0
15,5	5,0
11,0	5,0
17,0	
19,0	
5,0	
13,0	
5,0	
5,0	
18,0	
13,0	
5,0	
5,0	

Usando os subscritos 1 e 2 para representar os grupos HIV positivo e negativo, respectivamente, calculamos s_p^2 nos postos por meio da Equação 6.2 da seguinte forma:

$$s^2_{P_R} = \frac{\left(\sum R_1^2 - \frac{(\sum R_1)^2}{n_1}\right) + \left(\sum R_2^2 - \frac{(\sum R_2)^2}{n_2}\right)}{n_1 + n_2 - 2}$$

$$= \frac{\left(2607{,}5 - \frac{(180)^2}{15}\right) + \left(200 - \frac{(30)^2}{5}\right)}{15 + 5 - 2}$$

$$= 25{,}972$$

Então, aplicando a Equação 6.1 aos postos, obtemos

$$t = \frac{\bar{R}_1 - \bar{R}_2}{\sqrt{s^2_{P_R}\left(\frac{1}{n_1} + \frac{1}{n_2}\right)}} = \frac{12{,}0 - 6{,}0}{\sqrt{25{,}972\left(\frac{1}{15} + \frac{1}{5}\right)}} = 2{,}280.$$

A referência ao Apêndice B oferece os valores críticos para um teste t bicaudal com 18 graus de liberdade, realizado com $\alpha = 0{,}05$ como $\pm 2{,}101$,[7] que resulta em rejeição da hipótese nula. Os postos para os dados de PBV são os seguintes:

HIV +	HIV −
6	16
4	11
1	12
3	18
8	19
13	
2	
7	
10	
9	
5	
14	
17	
20	
15	

s^2_P é então

$$s^2_P = \frac{\left(1664 - \frac{(134)^2}{15}\right) + \left(1206 - \frac{(76)^2}{5}\right)}{15 + 5 - 2} = 28{,}763$$

e o t calculado é

$$t = \frac{8{,}933 - 15{,}200}{\sqrt{28{,}763\left(\frac{1}{15} + \frac{1}{5}\right)}} = -2{,}263.$$

A referência ao Apêndice B oferece os valores críticos para um teste t bicaudal com 18 graus de liberdade, realizado com $\alpha = 0{,}05$ como $\pm 2{,}101$ (veja a nota de rodapé 7), o que resulta em rejeição da hipótese nula.

(c) A hipótese de não igualdade das observações foi violada para o teste sobre escores NPZ-8, mas não para o teste sobre valores de PBV.

(d) Um teste aproximado foi necessário para a análise do NPZ-8 devido à presença de igualdade das observações. Um teste exato poderia ter sido executado para a análise do PBV,

---

[7] Esse valor seria visto com cuidado, pois foi tomado de uma distribuição t e os dois tamanhos de amostra não são ambos maiores do que 15. O valor crítico exato é $\pm 2{,}263$, que também resulta em rejeição da hipótese nula.

mas, como a tabela disponível de valores críticos foi construída para tamanhos de amostra iguais, foi feita uma referência a uma distribuição t, de modo que foi realizado um teste aproximado.

(e) Uma versão exata do teste dos postos sobre escores de NPZ-8 poderia ser obtida pela conversão dos escores originais em postos da maneira mostrada, e depois pelo desenvolvimento da distribuição de permutação da estatística t e referencialidade da estatística de teste a essa distribuição. Uma versão exata do teste sobre escores PBV poderia ser obtida pela referencialidade da estatística de teste a uma tabela que inclui tamanhos de amostra desiguais.

10.17 Os postos para os três grupos são os seguintes:

ADC +	ADC −	HIV −
20,0	5,0	5,0
15,5	13,0	5,0
13,0	5,0	10,0
15,5	5,0	5,0
11,0	18,0	5,0
17,0	13,0	
19,0	5,0	
	5,0	

Ao atribuirmos aos três grupos os subscritos 1, 2 e 3, respectivamente, calculamos as somas dos quadrados para os grupos da seguinte forma:

$$SQ_1 = \sum R_1^2 - \frac{(\sum R_1)^2}{n_1} = 1820,5 - \frac{(111)^2}{7} = 60,357$$

$$SQ_2 = \sum R_2^2 - \frac{(\sum R_2)^2}{n_2} = 787 - \frac{(69)^2}{8} = 191,875$$

$$SQ_3 = \sum R_3^2 - \frac{(\sum R_3)^2}{n_3} = 200 - \frac{(30)^2}{5} = 20,000$$

Então, por 7.4,

$$SQ_d = SQ_1 + SQ_2 + \cdots + SQ_k = 60,357 + 191,875 + 20,000 = 272,232$$

Por 7.3,

$$QM_d = \frac{SQ_d}{N-k} = \frac{272,232}{20-3} = 16,014.$$

Pela Equação 7.8,

$$SQ_e = \frac{(\sum_{i=1}^{n_1} x_{i1})^2}{n_1} + \frac{(\sum_{i=1}^{n_2} x_{i2})^2}{n_2} + \cdots + \frac{(\sum_{i=1}^{n_k} x_{ik})^2}{n_k} - \frac{(\sum_{Total} x_{..})^2}{N}$$

$$= \frac{(111)^2}{7} + \frac{(69)^2}{8} + \frac{(30)^2}{5} - \frac{(210)^2}{20}$$

$$= 330,268.$$

Pela Equação 7.6,

$$QM_e = \frac{SQ_e}{k-1} = \frac{330,268}{3-1} = 165,134.$$

O F calculado é, então,

$$F = \frac{QM_e}{QM_d} = \frac{165{,}134}{16{,}014} = 10{,}312.$$

Entrando no Apêndice C com 2 e 17 graus de liberdade, descobrimos que o F crítico para um teste com $\alpha = 0{,}05$ é 3,59. Como o F calculado de 10,312 ultrapassa esse valor, rejeitamos a hipótese de médias de população iguais.

Como esse teste é aproximado, além de outros motivos, não devemos analisar muito uma comparação com a ANOVA realizada sobre os escores NPZ-8 originais (veja o Exercício 7.14), mas é interessante observar que o F calculado sobre os postos é maior do que aquele calculado sobre os escores originais.

K. A resposta a seguir se refere ao "Estudo de caso K".

10.19 Não, por dois motivos. (1) Sob uma hipótese nula verdadeira, os escores de diferença tendem a ser simétricos, independentemente da forma das distribuições pré-teste/pós-teste. O teste t com amostras emparelhadas tende a ser robusto contra a não normalidade da população, desde que a distribuição dos escores de diferença seja simétrica. (2) Os escores pré-teste e pós-teste são médias, em vez de observações individuais, e, devido ao teorema do limite central, as médias tendem à normalidade, independentemente da forma da população.

O. As respostas a seguir se referem ao "Estudo de caso O".

10.21 Não, isso é puro mito. Existem circunstâncias em que os testes paramétricos são mais poderosos e circunstâncias em que os testes não paramétricos são mais poderosos. Declarações universais desse tipo são injustificadas.

10.23 Isso definitivamente não é verdade. O teste de Kruskal-Wallis pode ser considerado uma generalização do teste da soma de postos de Wilcoxon (ou Mann-Whitney), mas definitivamente não do teste de postos sinalizados.

10.25 Não, isso é feito pelo r de Pearson realizado nos dados originais, mas o Spearman usa postos. Como resultado, a avaliação pelo teste baseado em postos não é para uma relação em linha reta, mas, sim, para uma relação monotônica.

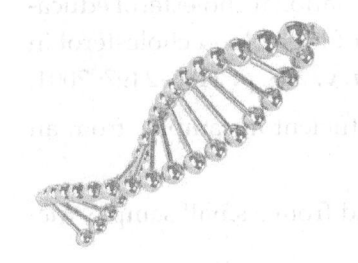

Referências

1. BLAIR, R. C.; HIGGINS, J. J. A comparison of the power of Wilcoxon's rank-sum statistic to that of student's statistic under various non-normal distributions, *Journal of Educational Statistics*, v. 5, p. 309–335, 1980.

2. BLAIR, R. C.; HIGGINS, J. J. Comparison of the power of the paired samples t-test to that of Wilcoxon's signed rank test under various population shapes, *Psychological Bulletin*, v. 97, p. 119–128, 1985.

3. BODEN, W. E.; O'ROURKE, R. A.; CRAWFORD, M. H.; BLAUSTEIN, A. S.; DEEDWANIA, P. C.; ZOBLE, R. G.; WEXLER, L. F.; KLEIGER, R. E.; PEPINE, C. J.; FERRY, D. R.; CHOW, B. K.; LAVORI, P. W. Outcomes in patients with acute Non-Q-Wave myocardial infarction randomly assigned to an invasive as compared with a conservative management strategy, *The New England Journal Of Medicine*, v. 338, p. 1785–1792, 1998.

4. BRADLEY, J. V. *Distribution-free statistical tests*. 1. ed. Englewood Cliffs: Prentice-Hall, Inc., 1968.

5. BRESLOW, N. E.; DAY, N. E. Statistical methods in cancer research, volume i – the analysis of case-control studies, *IARC Scientific Publications*, n. 32, Lyon: International Agency for Research on Cancer, 1980.

6. COLES, C.; BRENNAN, N. A.; SHULEY V.; WOODS, J.; PRIOR, C.; VEHIGE, J. G.; SIMMONS, A. The influence of lens conditioning on signs and symptoms with new hydrogel contact lenses, *Clinical and Experimental Optometry*, v. 87, p. 367–371, 2004.

7. CONOVER, W. J. *Practical nonparametric statistics*. 2. ed. Nova York, Chichester, Brisbane, Toronto: John Wiley and Sons, 1980.

8. CONOVER, W. J.; IMAN, R. I. Rank transformations as a bridge between parametric and nonparametric statistics, *The American Statistician*, v. 35, p. 124–129, 1981.

9. CYTEL Software Corporation. *Statxact: software for exact nonparametric inference*, versão 6, Cambridge, 2003.

10. DUSOIR, A. E. *Statistical calculator*, versão 2.03, Mole Software, 2004.

11. EBERS, G. C.; BULMAN, D. E.; SADOVNICK, A. D.; PATY, D. W.; WARREN, S.; HADER, W.; MURRAY, T. J.; SELAND, T. P.; DUQUETTE, P.; GREY, T. et al. A population-based study of multiple sclerosis in twins, *The New England Journal Of Medicine*, v. 315, p. 1638–1642, 1986.

12. EVANS, J. M. M.; NEWTON, R. W.; RUTA, D. A.; MACDONALD, T. M.; STEVENSON, R. J.; MORRIS A. D. Frequency of blood Glucose monitoring in relation to Glycaemic control: observational study with diabetes database, *British Medical Journal*, v. 319, p. 83–86, 1999.

13. EVANS, L.; FRICK, M. C. Helmet effectiveness of preventing motorcycle driver and passenger fatalities, *Accident Analysis and Prevention*, v. 20, p. 447-458, 1988.

14. EXPERT PANEL ON DETECTION, EVALUATION, AND TREATMENT OF HIGH BLOOD CHOLESTEROL IN ADULTS. Executive summary of the third report of the national cholesterol education program (NCEP) expert panel on detection, evaluation, and treatment of high blood cholesterol in adults (Adult Treatment Panel III), *Journal of the American Medical Association*, v. 285, p. 2486-2497, 2001.

15. FISHER, R. A. Frequency distributions of the values of the correlation coefficient in samples from an indefinitely large population, *Biometrika*, v. 10, p. 507-521, 1915.

16. FISHER, R. A. On the "probable error" of a coefficient of correlation deduced from a small sample, *Metron*, v. 1, p. 3-32, 1921.

17. FISHER, R. A. Applications of "Student's" distribution, *Metron*, v. 5, p. 90-104, 1925.

18. FLEISS, J. L. *Statistical methods for rates and proportions*, New York: John Wiley and Sons, 1981.

19. GREENHALGH, T., How to read a paper: Statistics for the non-statistician. I: Different types of data need different statistical tests, *British Medical Journal*, v. 315, p. 364-366, 1997.

20. GREENLAND, S. Applications of stratified analysis methods, In: ROTHMANN, K.; GREENLAND, S. (Eds.) *Modern Epidemiology*. 2. ed. Philadelphia: Lippincott-Raven, 1998.

21. HARLOW, T.; GREAVES, C.; WHITE, A.; BROWN, L.; HART, A.; ERNST, E. Randomised controlled trial of magnetic bracelets for relieving pain in osteoarthritis of the hip and knee, *British Medical Journal*, v. 329, p. 18-25, 2004.

22. HOCHBERG, Y.; TAMHANE, A. C. *Multiple comparison procedures*, New York: John Wiley and Sons, 1987.

23. HOENIG, J. M.; HEISEY, D. M. The abuse of power: The pervasive fallacy of power calculations for data analysis, *The American Statistician*, 55, p. 19-24, 2001.

24. HOLM, S. A simple sequentially rejective multiple test procedure, *Scandinavian Journal of Statistics*, v. 6, p. 65-70, 1979.

25. KEMPPAINEN, E. A.; HEDSTRÖM, J. I.; PUOLAKKAINEN, P. A.; SAINIO, V. S.; HAAPIAINEN, R. K.; PERHONIEMI, V.; OSMAN, S.; KIVILAAKSO, E. O.; STENMAN, U. Rapid measurement of urinary trypsinogen-2 as a screening test for acute pancreatitis, *The New England Journal Of Medicine*, v. 336, p. 1788-1793, 1997.

26. KERN, W. V.; COMETTA, A.; De BOCK, R.; LANGENAEKEN, J.; PAESMANS, M.; GAYA, H.; ZANETTI, G.; CALANDRA, T.; GLAUSER, M. P.; CROKAERT, F.; KLASTERSKY, J.; SKOUTELIS, A.; BASSARIS, H.; ZINNER, S. H.; VISCOLI, C.; ENGELHARD, D.; PADMOS, A. For the International Antimicrobial Therapy Cooperative Group of the European Organization for Research and Treatment Of Cancer, Oral versus intravenous empirical antimicrobial therapy for fever in patients with granulocytopenia who are receiving cancer chemotherapy, *The New England Journal Of Medicine*, 341, p. 312-318, 1999.

27. KIRK, R. E. *Experimental design: Procedures for the behavioral sciences*. 3. ed. Belmont: Wadsworth Publishing Company, 1994.

28. KRUSKAL, W. H.; WALLIS, W. A. Use of ranks in one-criterion variance analysis, *Journal of the American Statistical Association*, v. 48, p. 907-911, 1953.

29. KUZMA, J. W. *Basic statistics for the health sciences*. 3. ed. Mountain View: Mayfield Publishing Company, 1998.

30. KUZMA, J. W.; BOHNENBLUST, S. E. *Basic statistics for the health sciences*. 4. ed. Mountain View: Mayfield Publishing Company, 2001.

31. LILIENFELD, A. M.; LILIENFELD, D. E. *Foundations of epidemiology*. 2. ed. New York: Oxford University Press, 1980.

32. LILLER, K. D.; NOLAND, V.; RIJAL, P.; PESCE, K.; GONZALEZ, R. Development and evaluation of the Kids Count Farm Safety Lesson, *Journal of Agricultural Safety and Health*, v. 8, p. 411–421, 2002.

33. LORD, F. M. On the statistical treatment of football numbers, *American Psychologist*, v. 8, p. 750–751, 1953.

34. MARKELLO, T. C.; BERNARDINI, I. M.; GAHL, W. A. Improved renal function in children with cystinosis treated with cysteamine, *The New England Journal Of Medicine*, v. 328, p. 1157–1162, 1993.

35. MASLACH, C.; JACKSON, S. E. *Maslach burnout inventory: Manual*. 2. ed. Palo Alto: Consulting Psychologists Press, 1986.

36. MENDENHALL, W.; BEAVER, R. J. *Introduction to probability and statistics*. 8. ed. Boston: PWS-Kent Publishing Company, 1991.

37. PATEL, S. H.; KOLSON, D. L.; GLOSSER, G.; MATOZZO, I.; GE, Y.; BABB, J. S.; MANNON, L. J.; GROSSMAN, R. I. Correlation between percentage of brain parenchymal volume and neurocognitive performance in hiv-infected patients, *American Journal of Neuroradiology*, v. 23, p. 543–549, 2002.

38. PERRIN, K. M.; GOAD, S. L.; WILLIAMS, C. Can school nurses save money by treating school employees as well as students?, *Journal of School Health*, v. 72, p. 305–306, 2002.

39. RAMSEY, P. H.; RAMSEY, P. P. Evaluating the normal approximation to the binomial test, *Journal of Educational Statistics*, v. 13, p. 173–182, 1988.

40. RÖGGLA, G.; MOSER, B.; RÖGGLA, M. Effect of temazepam on ventilatory response at moderate altitude, *British Medical Journal*, v. 320, p. 1–5, 2000.

41. SIMON, J.; BRUCE, P. *Resampling stats software*, Resampling Stats, Inc., 1973-2004.

42. SKUSE, D.; BENTOVIM, A.; HODGES, J.; STEVENSON, J.; ANDREOU, C.; LANYADO, M.; NEW, M.; WILLIAMS, B.; MCMILLAN, D. Risk factors for development of sexually abusive behaviour in sexually victimised adolescent boys: cross sectional study, *British Medical Journal*, v. 317, p. 175–179 1998.

43. SMOLIN, L. A.; CLARK, K. F.; THOENE, J. G.; GAHL, W. A.; SCHNEIDER, J. A. A comparison of the effectiveness of cysteamine and phosphocysteamine in elevating plasma cysteamine concentration and decreasing leukocyte free cystine in nephropathic cystinosis, *Pediatric Research*, v. 23, p. 616–620, 1988.

44. STEVENS, S. S. On the theory of scales of measurement, *Science*, v. 161, p. 677–680, 1946.

45. STUDENT, The probable error of a mean, *Biometrika*, v. 6, p. 1–25, 1908.

46. THE CONTINUOUS INFUSION VERSUS DOUBLE-BOLUS ADMINISTRATION OF ALTEPLASE (COBALT) INVESTIGATORS. A comparison of continuous infusion of alteplase with double-bolus administration for acute myocardial infarction, *The New England Journal Of Medicine*, v. 337, p. 1124–1130, 1997.

47. TUKEY, J. W. The problem of multiple comparisons, *Mimeographed monograph*, Princeton University, 1953, In: HOCHBERG, Y.; TAMHANE, A. C. *Multiple Comparison Procedures*, Nova York: John Wiley and Sons, 1987.

48. VAN RIE, A.; WARREN, R.; RICHARDSON, M.; VICTOR, T. C.; GIE, R. P.; ENARSON, D. A.; BEYERS, N.; VAN HELDEN, P. D. Exogenous reinfection as a cause of recurrent tuberculosis after curative treatment, *The New England Journal Of Medicine*, v. 341, p. 1174–1179, 1999.

49. WILCOXON, F. Individual comparisons by ranking methods, *Biometrics*, v. 1, p. 80–83, 1945.

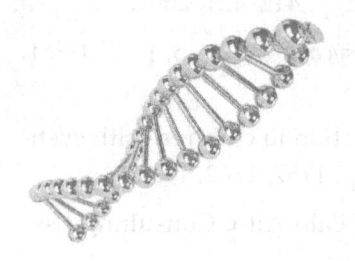

Índice remissivo

A

$1-\alpha$, 110
β, como parâmetro correspondente a b nos modelos de regressão, 291
Agrupamento, 196
Alfa (α), 79, 110
  empírico, 89
  nominal, 89
Alternativa de deslocamento, 249
Amostra, 1-6
Amplitude exclusiva, ver variabilidade; amplitude; exclusiva
Amplitude inclusiva, ver variabilidade; amplitude; inclusiva
Amplitude, ver variabilidade; amplitude
Análise de comparações múltiplas, 254, 255
Análise de extremidade múltipla, 254, 255
ANOVA, tabela, 242-244, 246
  exemplo, 244
Assimetria negativa, ver forma de distribuição; assimetria; negativa
Assimetria positiva, ver forma de distribuição; assimetria; positiva
Assimetria, ver forma de distribuição; assimetria

B

Bayes, regra, 54-56
  exemplo, 55, 56
Beta (β), 112, 116, 184
  cálculo de, 115-119
    exemplo, 117-120
  definição, 111
  determinantes de, 114-117
    forma da alternativa, 115
    nível de significância, 114
    tamanho da amostra, 114
  exemplo, 113
Bioequivalência, 104
Bioestatística, 1
Bonferroni, Carlo E., 257
Bonferroni, método do tipo descendente, 257-259
  exemplo, 258
Bonferroni, método modificado, ver Bonferroni, método do tipo descendente
Bradley, James V., 338

C

Cálculo de tamanho da amostra, 119-120
  exemplo, 120
Categoria modal, 27
CD4, contador, 150,
Chances, 53, 177, 221
Cobertura (de um intervalo de confiança), 123
Coeficiente de correlação de Pearson, ver coeficiente de correlação
Coeficiente de correlação, 286
  amplitude de valores, 265
  causa-efeito, 276-277
  exemplo, 266, 267
  força da relação, 270-275
    máxima, 270
  inferência relativa a ρ, 277-279

natureza da relação, 268-270
relação linear, 276
valor negativo, 269, 285
valor positivo, 269, 285
valor de −1,0, 273
valor de 1,0, 270
valor zero de, 270, 275-276
Combinações, 305-310, 334, 337-339, 356, 365
definição, 307
exemplo, 308, 309
Comparação entre testes de hipótese e intervalos de confiança, 135-138
Comparações múltiplas, 254-262
Coorte prospectivo, 178, 222, 223
Correção de continuidade, 76, 77, 103
Correlação negativa, 269, 285
Correlação positiva, 269, 285
Correlação zero, 270, 275
Covariância, 266, 283
Curtose, *ver* forma de distribuição; curtose
Curva em forma de sino, *ver* curva normal
Curva normal, 57-63
cálculo de áreas sob, 58-60
exemplo, 59, 60
características, 57, 58
como modelo para distribuição de $\bar{x}$, 70-72
exemplo, 72
como modelo para distribuição de $\hat{p}$, 75-77
exemplo, 77
como modelo para distribuição amostral, 70
como modelo de probabilidade, 61-63
exemplo, 62
definição, 58
teorema central do limite, 69
Curva *t*, *ver* distribuição *t*

D

Dados emparelhados, 141
Dados não emparelhados, 192
Dados, 1-5
Decil, *ver* posição relativa; percentis; decis
Decisões corretas no teste de hipótese, 110, 111
Desvio padrão, *ver* variabilidade; desvio padrão
Desvio relativamente à média, *ver* variabilidade; desvio relativamente à média
Diagrama bivariado, 269, 270, 272, 273, 274, 275, 276, 283
Dispersão, *ver* variabilidade

Distribuição binomial
como base para teste de hipótese, 96
como modelo para distribuição de $\hat{p}$, 72-75
exemplo, 74, 75
definição, 72
Distribuição de frequência cumulativa, *ver* distribuições; frequência cumulativa
Distribuição de frequência relativa cumulativa, *ver* distribuições; frequência relativa cumulativa
Distribuição de frequência relativa, *ver* distribuições; frequência relativa
Distribuição de frequência, *ver* distribuições; frequência
Distribuição independente, 310
Distribuição normal bivariada, 280
Distribuição *t*, 91, 92, 195
Distribuições amostrais, 67-77
de $\bar{x}$, 68-69
exemplo, 69
de $\hat{p}$, 71-72
exemplo, 72
de $\bar{x}_1 - \bar{x}_2$, 195
definição, 67
Distribuições, 13-16
agrupadas, 15-16
frequência, 14-18, 20
frequência cumulativa, 14-18, 24, 26, 34-36
frequência relativa, 14-19, 61, 62, 67-72, 91
frequência relativa cumulativa, 14-19

E

Equação computacional, 31
Equação conceitual, 32
Erro da família, 255, 256
controle de, 256-259
Erro do tipo I, 111, 254
Erro do tipo II, 111, 114
Erro padrão, 208
de $\bar{x}$, 68
de $\hat{p}$, 71
da média, 68, 69, 115
definição, 68
Erro por comparação, 254
Escala de intervalo igual, *ver* escalas de medida; intervalo
Escala de intervalo, *ver* escalas de medida; intervalo
Escala de razões, *ver* escalas de medida; razão
Escala nominal, *ver* escalas de medida; nominal

Escala ordinal, *ver* escalas de medida; ordinal
Escalas de medida, 7-8
 intervalo, 9
 nominal, 8, 14, 27
 ordinal, 8, 13, 14, 27
 razão, 9
Escore das diferenças (*d*), 128, 129
Escore de desvio, 29, 30, 38
Escore z, *ver* posição relativa; escores z
Especificidade, 52, 55
 exemplo, 52, 53
Estatística descritiva, *ver* estatística; descritivo
Estatística inferencial, *ver* estatística; inferencial
Estatística, 1, 31
 símbolos para, 4
Estatisticamente significativo, 79
Estatísticas, 1, 31
 descritivas, 4, 77
 inferenciais, 4-5, 46, 77, 91
Estimativa de ponto, 123
Estudo caso-controle, 178, 222, 230
Evans, L. e Frick, M.C., 171, 175
Exposição defensiva, 179

F

Fatal Accident Reporting System (FAST), 171
Fatorial de *n*, 73, 307
Fisher, R. A., 91, 99, 278
Folha, 20
Forma da distribuição, 39-42
 assimétrica, 39, 90, 96, 310
  exemplo, 40
  negativa, 39
  positiva, 39
 curtose, 39-42, 310
  exemplo, 42
  leptocurtose, 41
  platicurtose, 41
 simétrica, 39, 41
Frequência esperada, 250, 251, 281
Frequência observada, 250, 280
Função hipergeométrica, 358

G

Gossett, William S., 91
Gráfico de barras, *ver* gráficos; barras
Gráficos, 16-21

 barras, 17
 diagramas de ramo e folhas, 20-21
 histograma, 17-18
 polígono, 18-19
Graus de liberdade, 92-95, 107, 129, 130, 132-134
Greenland, S., 171, 177

H

Hipóteses
 ANOVA, teste F, 249
 IC para μ, σ conhecido, 125
 IC para μ, σ desconhecido, 128
 IC para $\mu_1 - \mu_2$, 205
 IC para μ_d, 142
 IC para π, método aproximado, 131, 156
 IC para π, método exato, 132, 159
 IC para $\pi_1 - \pi_2$, 207
 IC para ρ, 280
 IC para OR (dados emparelhados), 188
 IC para RR (dados emparelhados), 177
 IC para RR (dados não emparelhados), 221
 teste para $\rho = 0$, 279
 teste para $\rho = \rho_0$, 283
 teste para $OR = OR_0$ (dados emparelhados), 188
 teste para $RR = 1$ (dados emparelhados), 177
 teste para $RR = 1$ (dados não emparelhados), 220
 teste para $RR = RR_0$ (dados emparelhados), 177
 teste qui-quadrado para independência, 265, 280, 282, 283
 teste qui-quadrado 2 por k, 254
 teste *t* com amostras independentes, 205
 teste *t* para uma média, 95
 teste para uma proporção, 96
 teste Z com amostras independentes para diferença entre proporções, 213
 teste Z para uma média, 87-88
 testes e intervalos de confiança relacionados a modelos de regressão, 302
Histograma, *ver* gráficos; histograma
Holm, S., 257

I

Independência
 definição, 50, 51
 exemplo, 51
Independente de distribuição, 310
Intervalo de classe, 18

Intervalo mediano, 24, 25, 26
Intervalos de confiança
   interpretação, 124-125
   para $\mu_1 - \mu_2$, 203-205
      exemplo, 204, 205
   para μ_d, 151-154
      exemplo, 153, 154
   para $\pi_1 - \pi_2$, 211-213
      exemplo, 212, 213
   para β, 292
      exemplo, 292
   para μ, σ conhecido, 125-128
      exemplo, 126-128
   para μ, σ desconhecido, 128-130
      exemplo, 129-130
   para π, método aproximado, 130-131, 166-168
      exemplo, 131, 166, 167
   para π, método exato, 132-135, 166-168
      exemplo, 132-134, 166, 167
   para ρ, 278-279
      exemplo, 279
   para OR (dados emparelhados), 184-188
      exemplo, 185-187
   para OR (dados não emparelhados), 228-230
      exemplo, 228, 229
   para RR (dados emparelhados), 174-176
      exemplo, 175, 176
   para RR (dados não emparelhados), 219-221
      exemplo, 219, 220
   raciocínio, 121-124
      unilateral, 123-124
      bilateral, 121-123
Isomorfismo, 23

L

Leptocurtose, *ver* forma de distribuição; curtose; leptocurtose
Limite inferior (de um intervalo de confiança), 123
Limite real inferior, 23, 24, 29, 34, 36, 37, 62, 76, 77
Limite real superior, 18, 23, 25, 29, 35-37, 62, 76
Limite superior (de um intervalo de confiança), 123
Limites reais, *ver* limite real superior *ou* limite real inferior
LogMar, escore, 109, 144, 145, 154

M

Malatol, 172, 173, 176, 181, 182, 216-218
Mann-Whitney, teste, *ver* testes baseados em permutação, teste da soma dos postos de Wilcoxon
Maslach Burnout Inventory, 84, 293
McNemar, teste de, 155-161, 166, 170, 171, 173, 177, 179, 180
Média aritmética, *ver* tendência central; média
Média, *ver* tendência central; média
Mediana, *ver* tendência central; mediana
Mínimos quadrados, 289
Moda, *ver* tendência central; moda
Modelo linear geral, 302

N

Não paramétrico, 310
Nível de confiança, 123, 125, 126, 128, 130, 131, 133, 136
Nível de significância, 111
Notação de somatório, 10-11
   quadro regras de, 11-13

P

Paramétrico, 310
Parâmetro de localização, 57
Parâmetro, 3, 31
   símbolos para, 4
Percentis, *ver* posição relativa; percentis
Permutações, 306
   definição, 306
   exemplo, 307
Platicurtose, *ver* forma de distribuição; curtose; platicurtose
Poder, 111-120
   cálculo de, 116-119
      exemplo, 117-119
   como $1-\beta$, 112
   determinantes de, 114-116
      forma da distribuição alternativa, 115
      nível de significância, 114
      tamanho da amostra, 114
   exemplo, 114
Polígono, *ver* gráficos; polígono
Ponto central, 18, 25, 26, 35, 36
População, 2-6
   dicotômica, 71
   estatística, 2
   finita, 2

infinita, 2
não normal, 75, 89
natureza abstrata, 2
popular, 2
Posição relativa
   escores z, 33
   percentis, 33
Posição relativa, 33-39
   escores z, 33, 38-39, 42
      em uma amostra, 38
      em uma população, 38
   percentis, 33-37,
      decis, 35
      exemplo, 38, 39
      quantis, 35
      quartis, 35
      quintis, 35
      semiamplitude interquartílica, 35
   postos de percentil, 33, 35-37
      exemplo, 36, 37
Posto de percentil, ver posição relativa; postos de percentil
Prevalência, 52, 54, 55
   exemplo, 52-54
Probabilidade condicional, ver probabilidade; condicional
Probabilidade conjunta, ver probabilidade; conjunta
Probabilidade marginal, ver probabilidade; marginal
Probabilidade
   condicional, 48-50
   conjunta, 50, 51
   de eventos contínuos, 56-63
   de eventos dicotômicos, 47-56
      exemplo, 49
   definição, 47
   equações úteis para, 50
   independência, 50-51
      exemplo, 51
   marginal, 50, 51
   propriedades, 47
Proporção
   como estatística, 71
   como parâmetro, 71
Psicometria, 8, 9

Q

Quadrado médio dentro de (QM_d), 238-240, 246-249
   exemplo, 239
Quadrado médio entre (QM_e), 240, 241, 246-249
   exemplo, 240
Quantil, ver posição relativa; percentis; quantis
Quartil, ver posição relativa; percentis; quartil
Quintil, ver posição relativa; percentis; quintis

R

Ramo e folhas, ver gráficos; ramo e folhas
Ramo, 20
Ramsey e Ramsey, 103
Razão de chances
   como parâmetro, 54
   como estatística, 54
   definição, 54
   exemplo, 54
Razão de risco
   como parâmetro, 53
   como estatística, 53
   definição, 53-54
   exemplo, 53
Região crítica, 78-87, 90, 92, 93, 97-101, 105, 108, 112, 113, 115-117, 135-137
Regra de término, 258
Regressão linear simples, ver regressão; simples
Regressão múltipla, ver regressão; múltipla
Regressão
   coeficiente de determinação (R^2), 287-291, 293
      exemplo, 289
   coeficiente de não determinação ($1 - R^2$), 287-291, 293
      exemplo, 289
   múltipla, 294-301
      exemplo, 297
      teste F parcial, 297-301
   resíduo, 286
   simples, 286-293
      exemplo, 286
Relações curvilíneas, 302
Risco, 168, 213
Robusto, 95

S

s^2_p, 195, 196
Semiamplitude interquartílica, ver posição relativa; percentis; semiamplitude interquartílica
Sensibilidade, 52, 55

exemplo, 52, 53
Simétrica, *ver* forma de distribuição; simétrica
Soma dos quadrados dentro de (SQ_d), 239
Soma dos quadrados entre (SQ_e), 240, 241
Soma dos quadrados, 31, 196, 239
Statistical Calulator, 364
StatXact, 364
Stevens, S.S., 7

T

Tabelas de contingência
   relacionados à probabilidade, 47-56
Taxa de erro da família, 255, 256
Tendência central, 21-28
   média, 9, 20, 21-22, 28, 29, 38, 68
      como estatística, 21
      como parâmetro, 21
      de variável dicotômica, 71
      distribuição amostral, 68-69
      exemplo, 22
      valor esperado, 68
   mediana, 22-29, 33-35, 41, 43-45
      como um percentil, 33
      exemplo, 22, 23, 26
   moda, 27-28, 42
      exemplo, 27
Teorema central do limite
   exemplo, 75
   explicação, 69
Teste anticonservador, *ver* teste liberal
Teste conservador, 89, 90
Teste da soma dos postos de Wilcoxon, 310, 333, 337, 339, 340, 341, 343, 344, 354, 364
Teste de equivalência, 103-110
   intervalo de equivalência, 104
   raciocínio, 103
   teste bicaudal, 104-109
      hipótese alternativa, 104
      hipótese nula, 104
   teste unicaudal, 80-82, 84, 90, 92, 93, 95-97, 108, 119
      hipótese alternativa, 109
      hipótese nula, 109
Teste de hipótese
   alfa, 79
   argumento e método, 78-79
   bicaudal, 80, 85-87, 89
      obtido *versus* método crítico, 80

      p-valor *versus* método alfa, 80
   decisão referente a hipóteses nulas e alternativas, 78-79
   erros e decisões corretas, 110-112
   hipótese alternativa, 78
   hipótese nula, 78
   hipóteses, 87
   região crítica, 79, 87
   unicaudal, 80-85
      calculado *versus* método crítico, 82-84
      método do *p*-valor *versus* alfa, 80-81, 84
Teste HSD de Tukey, 260-262
Teste liberal, 90
Teste robusto, 89-91
Teste unilateral, *ver* teste unicaudal
Testes baseados em permutação
   Hoteling e Pabst, teste para o posto correlação, 315-321
      exemplo, 318-320
      hipóteses, 320-321
   Kruskal-Wallis, teste, 349-354
      exemplo, 351, 354
      hipóteses, 354
   teste da soma de postos de Wilcoxon, 337-345
      exemplo, 339, 341, 342, 344
      hipóteses, 345-346
   teste de Pitman para correlação, 311-314
      exemplo, 314
      hipóteses, 315
   teste de postos sinalizados de Wilcoxon, 325-333
      exemplo, 329-331
      hipóteses, 332-333
   teste exato de Fisher, 356-363
      exemplo, 358, 359, 361
      hipóteses, 363
   teste F ANOVA de permutação, 346-350
      exemplo, 349
      hipóteses, 349
   teste t para permutação de amostras independentes, 333-336
      exemplo, 336
      hipóteses, 336
   teste t para permutação de amostras emparelhadas, 322-324
      exemplo, 324, 325
      hipóteses, 325
Testes de equivalência
   com $\mu_1 - \mu_2$
      via testes t de amostras independentes, 200-203

via testes t de amostras independentes: exemplo, 200, 201
com μ_0
  via testes t para uma média: exemplo, 106
  via testes Z para uma média: exemplo, 106, 109
com μ_{d0}
  via teste t com amostras emparelhadas (diferenças), 146-151
  via teste t com amostras emparelhadas (diferenças): exemplo, 146, 148-150
com π_0
  via testes binomiais: exemplo, 108
com $\pi_0 = 0,5$
  via testes binomiais e testes Z, 161-166
  via testes binomiais e testes Z: exemplo, 162-164
com $\pi_1 - \pi_2$
  via testes Z para uma diferença entre proporções, 209-211
  via testes Z para uma diferença entre proporções: exemplo, 210
com $OR_0 = 1$ (dados emparelhados)
  via testes para π, 181-184
  via testes para π: exemplo, 182, 183
com $OR_0 = 1$ (dados não emparelhados)
  via um teste aproximado, 225-228
  via um teste aproximado: exemplo, 226, 227
com $RR_0 = 1$ (dados emparelhados)
  via um teste aproximado, 172-174
  via um teste aproximado: exemplo, 173, 174
com $RR_0 = 1$ (dados não emparelhados)
  via um teste aproximado, 216-219
  via um teste aproximado: exemplo, 217, 218
Testes de hipótese
  H_0: duas variáveis categorizadas são independentes
    teste qui-quadrado para independência, 280-282
    teste qui-quadrado para independência: exemplo, 281
  H_0: $OR = 1$ (dados emparelhados)
    teste de McNemar, 179-180
    teste de McNemar: exemplo, 179-180
  H_0: $OR = 1$ (dados não emparelhados)
    teste Z para amostras independentes OR, 223-225
    teste Z para amostras independentes OR: exemplo, 224, 225
  H_0: $RR = 1$ (dados emparelhados)
    teste de McNemar, 170-172
    teste de McNemar: exemplo, 170, 171
  H_0: $RR = 1$ (dados não emparelhados)
    teste Z para amostras independentes RR, 214-216
    teste Z para amostras independentes RR: exemplo, 215
  H_0: $R^2 = 0$
    teste F, 292, 296
    teste F: exemplo, 292
  H_0: $R^2_{y.L} - R^2_{y.S} = 0$
    teste F parcial, 299-301
    teste F parcial: exemplo, 299, 301
  H_0: $\beta = 0$
    teste t, 292
    teste t: exemplo, 292
  H_0: $\mu = \mu_0$
    teste t para uma média, 91-95
    teste t para uma média: exemplo, 92, 93
    teste Z para uma média, 80-91
    teste Z para uma média: exemplo, 83, 85, 87
  H_0: $\mu_1 = \mu_2$
    teste t de amostras independentes, 192-199
    teste t de amostras independentes: exemplo, 196, 197
  H_0: $\mu_1 = \mu_2 = \cdots = \mu_k$
    teste F ANOVA, 237-249, 265
    teste F ANOVA: exemplo, 243, 244
  H_0: $\mu_d = \mu_{d0}$
    teste t em amostras emparelhadas (diferenças), 141-146
    teste t em amostras emparelhadas (diferenças): exemplo, 143, 144
  H_0: $\pi = \pi_0$
    aproximado: teste Z, 102
    aproximado: teste Z: exemplo, 102
    exato: teste binomial, 96-98
    exato: teste binomial: exemplo, 98, 100, 102
  H_0: $\pi = 0,5$
    teste de McNemar (aproximado), 156-159
    teste de McNemar (aproximado): exemplo, 158
    teste de McNemar (exato), 159-160
    teste de McNemar (exato): exemplo, 160
  H_0: $\pi_1 = \pi_2$
    teste Z para diferença entre proporções, 206-208
    teste Z para diferença entre proporções: exemplo, 208
  H_0: $\pi_1 = \pi_2 = \cdots = \pi_k$
    teste qui-quadrado 2 por k, 249-254, 265
    teste qui-quadrado 2 por k: exemplo, 251, 252
  H_0: $\rho = 0$
    teste t para correlação, 277-278
    teste t para correlação: exemplo, 277

$H_0: \rho = \rho_0$
    teste Z de Fisher para correlação, 277-278
    teste Z de Fisher para correlação: exemplo, 277
Testes F, *ver* testes de hipótese
Testes independentes da distribuição, *ver* testes baseados em permutação
Testes não paramétricos, *ver* testes baseados em permutação
Testes qui-quadrado, *ver* testes de hipótese
Testes Z, *ver* testes de hipótese

V

Valor crítico, 92, 93, 97, 100, 105, 106, 108
Valor esperado
    de $\hat{p}$, 71
    de s, 68
    de $\bar{x}$, 68
    definição, 68
    símbolo para, 68
Valor preditivo negativo, 52, 56
    exemplo, 52, 53
Valor preditivo positivo, 52, 53, 55
    exemplo, 52, 53
Valores absolutos, 29, 30, 31
Variabilidade, 28-33
    amplitude, 17, 27-28
        exclusiva, 28
        exemplo, 29
        inclusiva, 29
    desvio padrão, 28, 32, 38, 39, 41, 68, 70, 71
        como estatística, 32
        como parâmetro, 32
        exemplo, 32
    desvio relativo à média, 28-31
        exemplo, 30
    variância, 28, 31-33, 120
        exemplo, 31, 32
        de variável dicotômica, 71
Variância, *ver* variabilidade; variância
Variável contínua, *ver* variável; contínua
Variável dicotômica, *ver* variável; dicotômica
Variável discreta, *ver* variável; discreta
Variável, 2
    contínua, 9, 17, 24
    dicotômica, 9, 71
        média, 71
        variância, 71
    discreta, 9, 17